U0233404

Imaging in Neurology
神经影像学

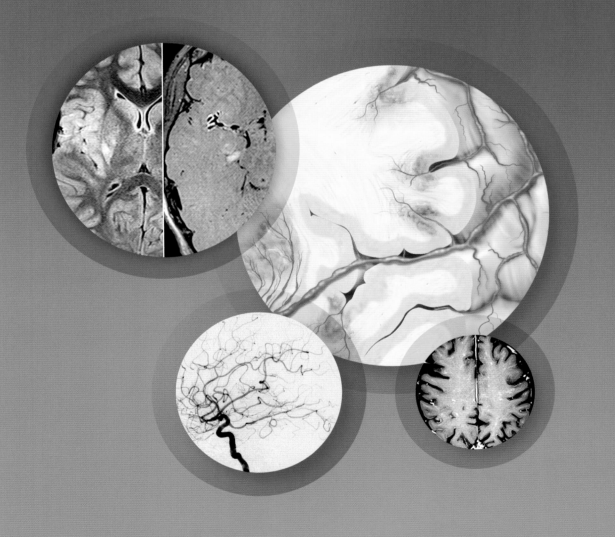

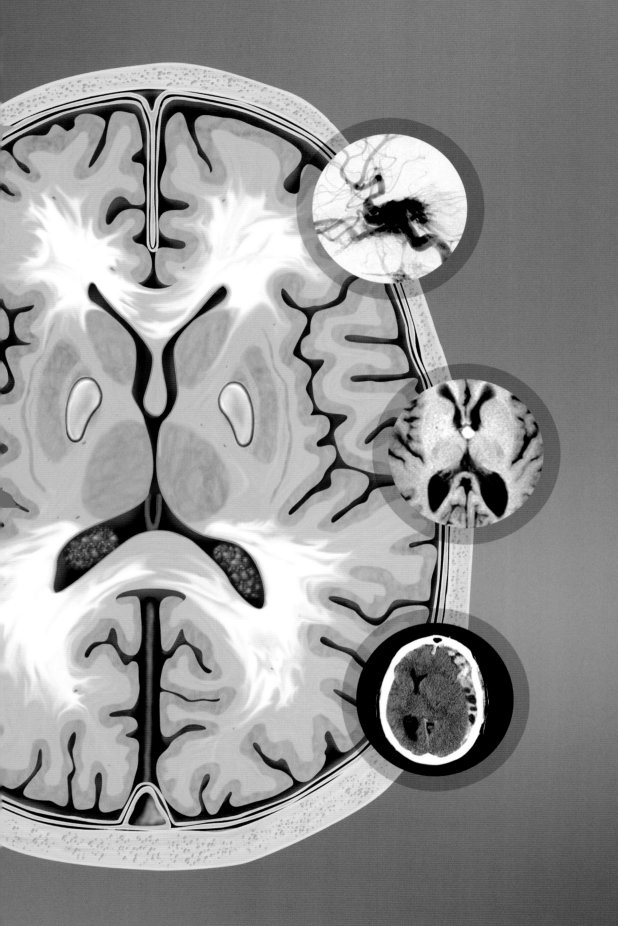

Imaging in Neurology
神经影像学

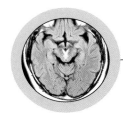

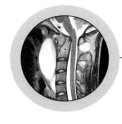

原　著　Anne G. Osborn
　　　　Kathleen B. Digre

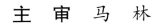

主　译　娄　昕
　　　　江桂华
主　审　马　林

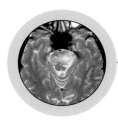

北京大学医学出版社

SHENJING YINGXIANGXUE

图书在版编目（CIP）数据

神经影像学/（美）奥斯本（Osborn），（美）迪格雷（Digre）原著；娄昕，江桂华主译. —北京：北京大学医学出版社，2019.1（2021.7 重印）
书名原文：Imaging in Neurology
ISBN 978-7-5659-1866-7

Ⅰ. ①神… Ⅱ. ①奥… ②迪… ③娄… ④江… Ⅲ. ①神经系统疾病—影像诊断 Ⅳ. ①R741.04

中国版本图书馆 CIP 数据核字（2018）第 232877 号

北京市版权局著作权合同登记号：图字：01-2018-7432

ELSEVIER

Elsevier（Singapore）Pte Ltd.
3 Killiney Road，#08-01 Winsland House I，Singapore 239519
Tel：（65）6349-0200；Fax：（65）6733-1817

神经影像学

主　　译：娄　昕　江桂华
出版发行：北京大学医学出版社
地　　址：（100191）北京市海淀区学院路 38 号　北京大学医学部院内
电　　话：发行部 010-82802230；图书邮购 010-82802495
网　　址：http://www.pumpress.com.cn
E - mail：booksale@bjmu.edu.cn
印　　刷：北京强华印刷厂
经　　销：新华书店
责任编辑：畅晓燕　　责任校对：靳新强　　责任印制：李　啸
开　　本：889 mm×1194 mm　1/16　　印张：31　　字数：953 千字
版　　次：2019 年 1 月第 1 版　2021 年 7 月第 3 次印刷
书　　号：ISBN 978-7-5659-1866-7
定　　价：298.00 元

版权所有，违者必究
（凡属质量问题请与本社发行部联系退换）

译者名单

主　审　马　林

主　译　娄　昕　江桂华

副主译　田成林　王　岩　方　金　汪文胜　郭　钒

译　者（按姓名汉语拼音排序）

陈旺强	陈新静	邓达标	方　金	郭　钒	韩东山
韩　凝	江桂华	金　迪	兰怡娜	梁　龙	梁新明
林楚岚	刘梦雨	刘文佳	娄　昕	卢志杰	吕晋浩
马笑笑	秦转丽	申永国	苏欢欢	孙　屹	田成林
汪天悦	汪文胜	王　佩	王　婷	王　岩	王宇军
王玉林	吴筠凡	吴　珂	武　雷	席一斌	肖华锋
颜剑豪	虞康惠	于嵩林	曾少庆	周晨光	周　娜
左　卫					

译者前言

近年来，随着医学影像和计算机技术的长足发展，神经影像在神经系统各种疾病的诊治流程中扮演着越来越重要的角色。既往绝大部分的影像学书籍为放射学专业人员编写，主要针对本专业从业人员，而适合神经科医师的影像学书籍较少。本书由著名的神经放射学和神经病学专家共同编写，不但适合放射专业人员学习，对非放射专业的神经科医生也是一本极具价值的参考书。

本书在简单介绍神经影像学的基本概况后，主要分为两部分：脑和脊柱。在颅脑部分，本书一方面基于病理分类对各种疾病进行了介绍，另一方面基于解剖部位对各种疾病进行了总结。在脊柱部分，不但阐述了各种后天获得的疾病，同时也涵盖了与正常的脊髓脊柱发育、解剖相关的疾病。

本书每一个章节，针对具体的病例，均给出非常典型、清晰的影像图片并进行了征象解析，同时也对该疾病特征性的临床症状、体征、实验室检查等进行了阐述，做到了临床与影像的结合，十分全面。此外，本书几乎涵盖了所有神经科日常工作中常见的疾病，且包括了一部分少见病和罕见病，临床指导性强。

希望本书对于每一位读者，包括不同级别的神经科医师、神经放射专业人员甚至从事神经科学研究的人员有所帮助。由于译者水平及时间所限，错误之处在所难免，希望同行批评指正。

娄　昕

解放军总医院放射诊断科

2018 年 12 月 1 日

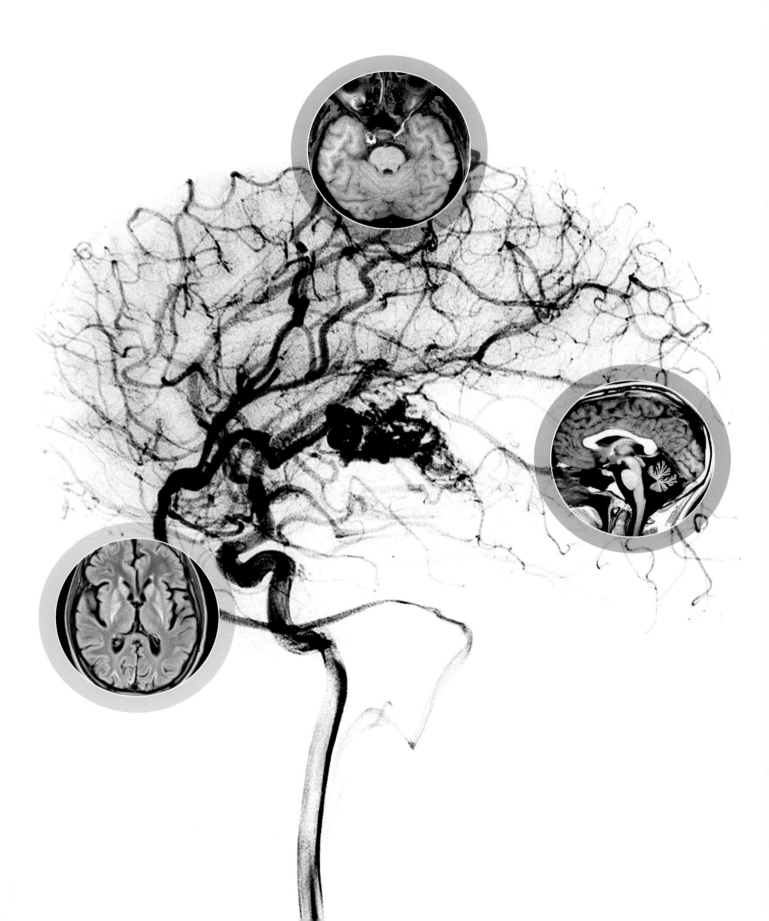

原著前言

在几乎整个职业生涯中，我和 Anne G. Osborn 教授都是同事。当她邀请我一起为神经科医师编写一本影像学方面的书籍时，我欣然接受。神经科医师每天都使用影像学作为神经系统检查的补充。事实上，影像学对于正确诊断和随访至关重要，而神经放射学是最好的影像学书籍。有机会和这位著名的神经放射学家合作，写出一本对我以及世界各地的神经病学同道都很有用的书，何乐而不为？

这本书的目的，是用一种易于理解的方式为最常见和最重要的神经系统疾病提供主要的影像学描述，包括典型而恰当的影像学和病理学图例，以及显示关键结构的精美示图，还提供了必要的临床图片。

本书分为三部分：影像学简介、基于病理学和解剖学的脑部影像、脊柱影像。对于一些比较难的内容，如先天性发育畸形、创伤、血管解剖、肿瘤、感染性病变以及代谢性疾病，会有概述章节。对于脑室、垂体、桥小脑角以及眼眶等章节则有解剖学概述。脊柱部分也有精彩的正常解剖概述，使这些复杂的内容变得简单。

每一章节都由优秀的神经放射学家执笔，描述每种疾病或解剖区域的主要影像表现，之后介绍重要的临床特征。每一章的组织结构都力求使神经科医师快速了解该章节的关键术语、影像学表现、病理基础和重要的临床细节。所选图像都出自经典病例，并且 Anne G. Osborn 教授花费了大量时间在每一个结构上标注了箭头，以方便读者准确理解每幅图的关键所在。

对于每一位神经科执业医师和内科医师，本书都很有价值。此外，住院医师还可以使用这本书来备考医师执照考试和专业委员会考试。

感谢所有为编写本书提供帮助的人。首先感谢来自 Utah 大学的 Kelsey Juster-Switlyk 和 Reuben Valenzuela 博士，他们已经完成了神经病学住院医师培训，目前正在接受专科医师培训。他们两位重点解决了不太清楚的内容，并补充了遗漏的关键点。还要感谢出色的资深编辑，Karen E. Concannon 博士，保证本书按期出版。

最后，感谢我们的家人和同事对本书给予的支持。

Kathleen B. Digre，MD

Professor of Neurology，University of Utah School of Medicine

Chief，Division of Headache and Neuro-Ophthalmology

John A. Moran Eye Center

Salt Lake City，Utah

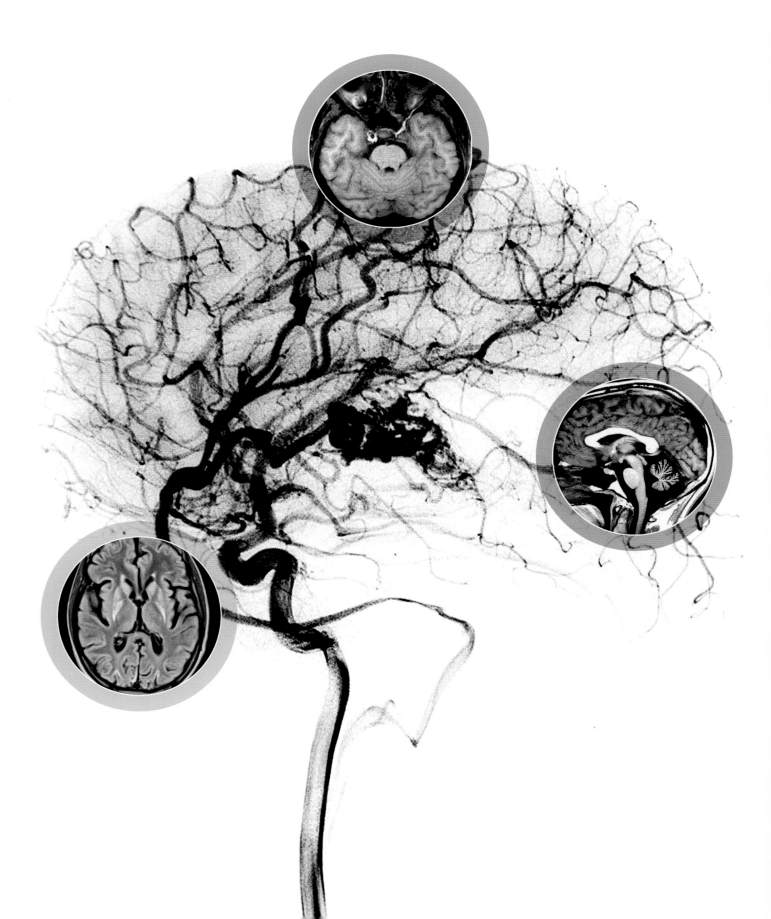

原著者名单

Miral D. Jhaveri, MD
Associate Professor
Director of Neuroradiology
Department of Diagnostic Radiology & Nuclear Medicine
Rush University Medical Center
Chicago, Illinois

Karen L. Salzman, MD
Professor of Radiology
Leslie W. Davis Endowed Chair in Neuroradiology
University of Utah School of Medicine
Salt Lake City, Utah

Jeffrey S. Ross, MD
Senior Associate Consultant
Neuroradiology Division
Department of Radiology
Mayo Clinic Arizona
Professor of Radiology
Mayo Clinic College of Medicine
Phoenix, Arizona

Kevin R. Moore, MD
Pediatric Neuroradiologist
Primary Children's Hospital
Salt Lake City, Utah

Lubdha M. Shah, MD
Associate Professor of Radiology
Division of Neuroradiology
University of Utah School of Medicine
Salt Lake City, Utah

James M. Provenzale, MD
Professor of Radiology
Duke University Medical Center
Durham, North Carolina

H. Ric Harnsberger, MD
R.C. Willey Chair in Neuroradiology
Professor of Radiology and Otolaryngology
University of Utah School of Medicine
Salt Lake City, Utah

Bryson Borg, MD
Fairfield, California

Gregory L. Katzman, MD, MBA
Professor, Neuroradiology
Vice Chair, Radiology Operations
Chief Quality Officer
Chief Business Development Officer
Department of Radiology
University of Chicago Medicine
Chicago, Illinois

Susan I. Blaser, MD, FRCPC
Staff Neuroradiologist
The Hospital for Sick Children
Professor of Neuroradiology
University of Toronto
Toronto, Ontario, Canada

Bronwyn E. Hamilton, MD
Professor of Radiology
Oregon Health & Science University
Portland, Oregon

Perry P. Ng, MBBS (Hons), FRANZCR
Adjunct Associate Professor, Department of Radiology
University of Utah School of Medicine
Salt Lake City, Utah
Interventional Neuroradiologist
Centura Health Physician Group
Denver, Colorado

A. James Barkovich, MD
Professor of Radiology and Biomedical Imaging, Neurology,
Pediatrics and Neurological Surgery
UCSF-Benioff Children's Hospital
University of California, San Francisco
San Francisco, California

Julia R. Crim, MD
Chief of Musculoskeletal Radiology
Professor of Radiology
University of Missouri at Columbia
Columbia, Missouri

Laurie A. Loevner, MD
Chief, Division of Neuroradiology
Director, Head and Neck Radiology
Professor of Radiology, Otorhinolaryngology: Head and
Neck Surgery, and Neurosurgery
University of Pennsylvania Health System Perelman School
of Medicine at the University of Pennsylvania
Philadelphia, Pennsylvania

Gilbert Vézina, MD
Director, Program in Neuroradiology
Children's National Medical Center
Professor of Radiology and Pediatrics
The George Washington University School of Medicine
and Health Sciences
Washington, DC

Sheri L. Harder, MD, FRCPC
Assistant Professor of Radiology
Division of Neuroradiology
Loma Linda University Medical Center
Loma Linda, California

Chang Yueh Ho, MD
Assistant Professor of Radiology
Director of Pediatric Neuroradiology
Program Director, Pediatric Neuroradiology Fellowship
Riley Hospital for Children
Indiana University School of Medicine
Indianapolis, Indiana

Majda M. Thurnher, MD
Associate Professor of Radiology
Medical University of Vienna
Department of Biomedical Imaging and Image-Guided Therapy
Vienna, Austria

H. Christian Davidson, MD
Professor of Radiology
University of Utah School of Medicine
Salt Lake City, Utah

Yoshimi Anzai, MD, MPH
Professor of Radiology
Associate Chief Medical Quality Officer
University of Utah
Salt Lake City, Utah

Anna Illner, MD
Pediatric Neuroradiologist
Texas Children's Hospital
Assistant Professor of Radiology
Baylor College of Medicine
Houston, Texas

Ulrich Rassner, MD
Associate Professor of Radiology
Division of Neuroradiology
University of Utah School of Medicine
Salt Lake City, Utah

Charles Raybaud, MD, FRCPC
Derek Harwood-Nash Chair in Medical Imaging
Division Head of Neuroradiology
The Hospital for Sick Children
Professor of Radiology
University of Toronto
Toronto, Ontario, Canada

John H. Rees, MD
Chief of Neuroradiology: Partners Imaging
Sarasota, Florida
Assistant Professor of Radiology
Georgetown University
Previously: Visiting Scientist
Armed Forces Institute of Pathology
Washington, DC

Jeffrey S. Anderson, MD, PhD
Associate Professor of Radiology and Bioengineering
University of Utah School of Medicine
Salt Lake City, Utah

P. Ellen Grant, MD
Associate Professor in Radiology, Harvard Medical School
Founding Director, Center for Fetal-Neonatal Neuroimaging
and Developmental Science
Director of Fetal and Neonatal Neuroimaging Research
Boston Children's Hospital Endowed Chair in Neonatology
Boston Children's Hospital
Boston, Massachusetts

Gary L. Hedlund, DO
Adjunct Professor of Radiology
University of Utah School of Medicine
Pediatric Neuroradiologist
Department of Medical Imaging
Primary Children's Hospital
Salt Lake City, Utah

Blaise V. Jones, MD
Associate Director of Radiology
Neuroradiology Section Chief
Cincinnati Children's Hospital Medical Center
Professor of Clinical Radiology and Pediatrics
University of Cincinnati College of Medicine
Cincinnati, Ohio

Luke N. Ledbetter, MD
Assistant Professor of Radiology
Division of Neuroradiology
University of Kansas Medical Center
Kansas City, Kansas

Deborah R. Shatzkes, MD
Professor of Radiology
Hofstra North Shore-LIJ School of Medicine
Chief, Head & Neck Radiology
Lenox Hill Hospital and
The New York Head & Neck Institute
North Shore-LIJ Health System
New York, New York

Rebecca S. Cornelius, MD, FACR
Professor of Radiology and Otolaryngology-
Head and Neck Surgery
University of Cincinnati College of Medicine
University of Cincinnati Medical Center
Cincinnati, Ohio

Patricia A. Hudgins, MD, FACR
Professor of Radiology/Otolaryngology
Director of Head & Neck Radiology
Department of Radiology and Imaging Sciences
Emory University School of Medicine
Atlanta, Georgia

Nicholas A. Koontz, MD
Assistant Professor of Clinical Radiology
Department of Radiology and Imaging Sciences
Indiana University School of Medicine
Indianapolis, Indiana

Gary M. Nesbit, MD
Professor of Radiology, Neurology, Neurological Surgery
and the Dotter Interventional Institute
Oregon Health & Science University
Portland, Oregon

Edward P. Quigley, III, MD, PhD
Assistant Professor of Radiology
Division of Neuroradiology
University of Utah School of Medicine
Salt Lake City, Utah

Palmi Shah, MD
Assistant Professor
Rush University Medical Center
Chicago, Illinois

献　词

献给我的丈夫——
Michael Varner，
感谢他无尽的爱和鼓励！

KBD

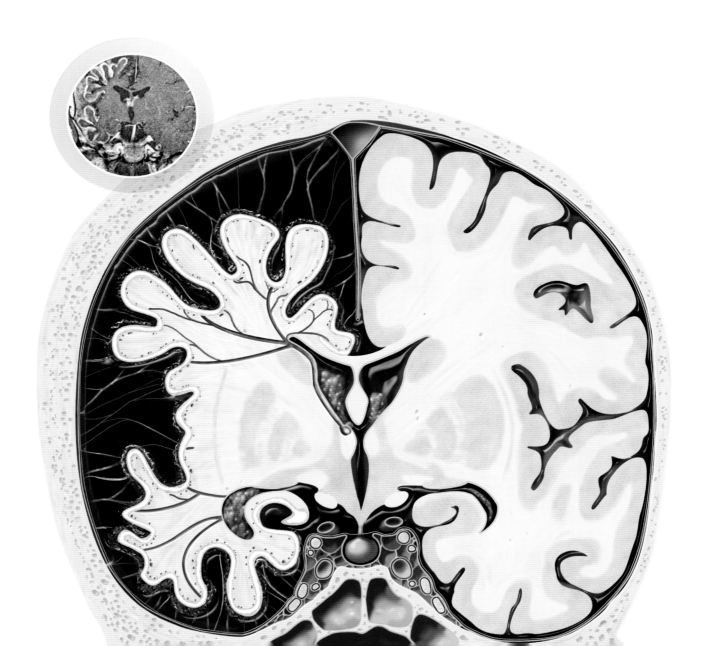

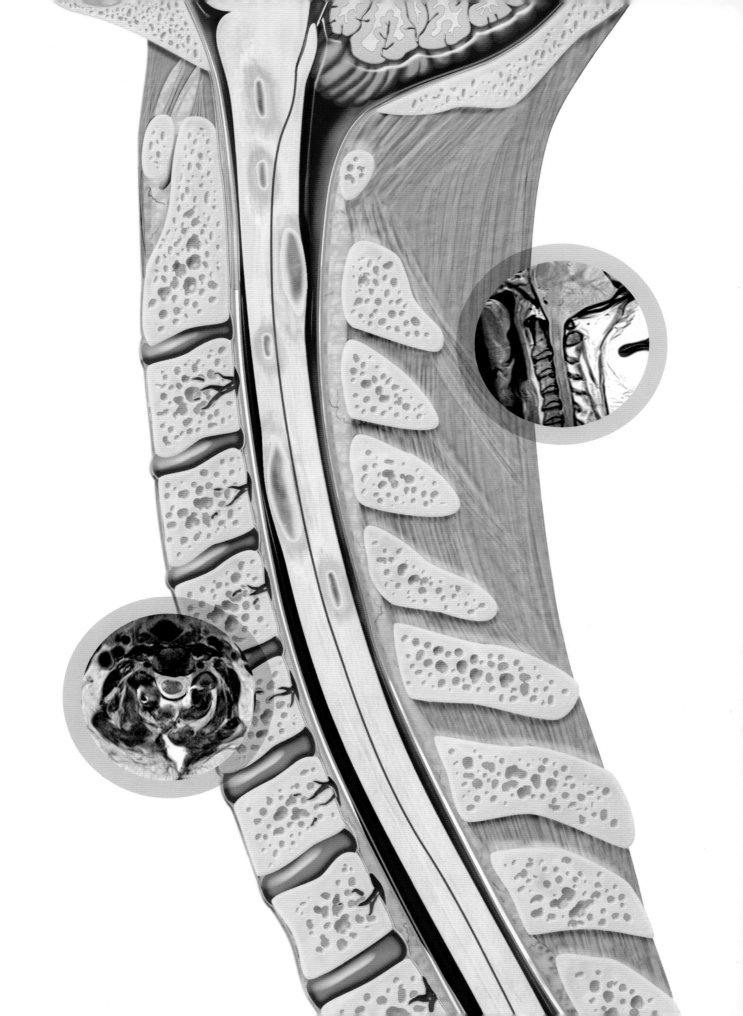

致　谢

Text Editors

Arthur G. Gelsinger, MA
Nina I. Bennett, BA
Tricia L. Cannon, BA
Terry W. Ferrell, MS
Lisa A. Gervais, BS
Emily C. Fassett, BA

Image Editors

Jeffrey J. Marmorstone, BS
Lisa A. M. Steadman, BS

Medical Editors

Kelsey Juster-Switlyk, MD
Reuben Mari Valenzuela, MD

Illustrations

Laura C. Sesto, MA
Lane R. Bennion, MS
Richard Coombs, MS

Art Direction and Design

Tom M. Olson, BA
Laura C. Sesto, MA

Lead Editor

Karen E. Concannon, MA, PhD

Production Coordinators

Angela M. Terry, BA
Rebecca L. Hutchinson, BA

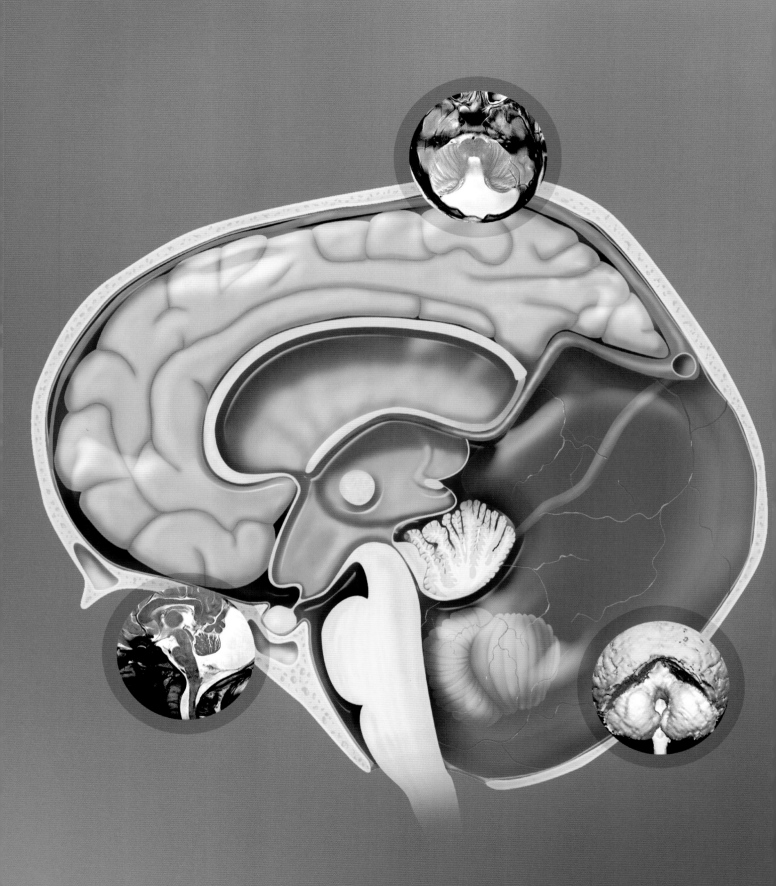

篇章目录

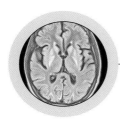

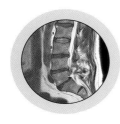

目 录

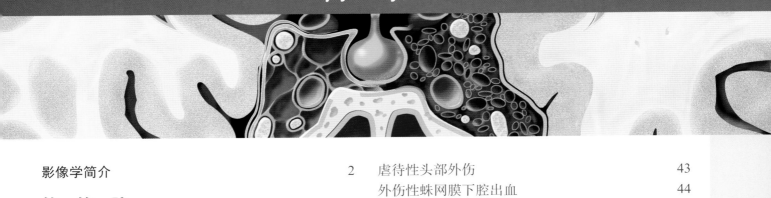

目　录

目　录

目　录

目 录

目　录

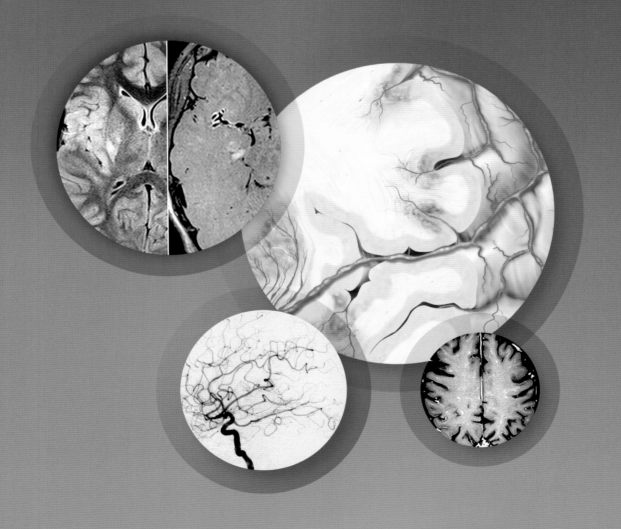

简介

近几十年来医学影像学的快速发展极大地提高了影像学在医学中的地位。影像学在神经系统疾病的诊断、治疗、疗效评估以及随访中起着不可或缺的作用。

良性的神经系统疾病和恶性肿瘤均表现为相似的非特异性症状。诊断需要临床病史结合神经功能评价，例如实验室检查、脑电图、腰椎穿刺以及其他检查。计算机断层扫描（computed tomography，CT）和磁共振（magnetic resonance，MR）则是这些患者影像学检查的重要组成部分。神经系统疾病较为复杂，诊断常需应用神经解剖学、病理学、生理学以及神经影像等辅助检查。

影像检查方法

X 线成像（"平片"和新近出现的数字 X 线成像）在过去的影像检查中起着重要作用。随着 CT 和 MR 等先进影像技术的出现，X 线成像的作用明显削弱。目前，CT 和 MR 是脑部和脊柱疾病最常用的影像技术。除了能够显示精细的解剖结构，先进的磁共振灌注成像、磁共振波谱成像（MR spectroscopy，MRS）和功能磁共振成像（functional MR，fMRI）还可以提供相应的生理学信息。

单光子发射计算机断层 CT（single-photon emission CT，SPECT）和正电子发射计算机断层扫描（positron emission tomography，PET）有着同样突出的作用，这些检查也可同时获得大脑的结构和功能图像。而超声和彩色多普勒则能够评估头颈部血管结构。

CT

CT 技术与 X 线成像有相同的物理原理。利用各种组织对 X 线的不同吸收系数，产生图像上的密度差异，测量单位用 HU（Hounsfield units）表示。CT 可以进行横截面或多个平面成像。多排螺旋 CT（multidetector CT，MDCT）扫描更快、空间分辨率更高，且能更好地进行多平面重建。

CT 在急性神经创伤的诊治中至关重要，因其能对颅脑和脊柱外伤患者进行快速扫描成像。常见的病变包括颅骨骨折、急性脑内和脑外出血、出血性脑挫裂伤、弥漫性轴索损伤和脊柱骨折。

CT 在急性脑卒中的诊治中起着关键作用，是首选的影像学检查方法。它可以迅速判断观察到的症状和体征是否由脑出血、缺血性卒中或肿瘤性病变引起。CT 平扫的一个主要作用是排除颅内出血，帮助选择合适的卒中患者进行组织型纤溶酶原激活剂（tissue plasminogen activator，tPA）溶栓治疗。虽然 CT 对发现急性缺血性梗死病灶没有 MR 敏感，但非增强 CT（CT 平扫）发现大面积脑梗死（非腔隙性梗死）的敏感度可达到 50% ～ 60%。

CT 平扫对发现肿瘤性疾病相对不敏感，尤其当肿瘤体积较小时。因此，需要评估肿瘤性病变时，往往需要 CT 增强扫描。

CT 血管造影

CT 血管造影（CT angiogram，CTA）可用于了解急性和非急性神经血管情况，包括急性脑卒中。与磁共振血管造影（MR angiography，MRA）相比，其速度快且伪影少。

从主动脉弓到颅顶的头颈联合 CTA 图像，仅需静脉注射 70 ml 造影剂，15 s 内即可获得。鉴于急性心源性卒中的发病率较高，目前在进行 CTA 评估时甚至可以将覆盖范围扩大到心脏。

CT 静脉造影

CT 静脉造影（CT venogram，CTV）与 CTA 原理相似，主要通过延迟成像来获得最佳静脉系统图像。其成像速度快，是急诊排除静脉窦血栓形成的可靠方法。

CT 灌注成像

CT 灌注成像（CT perfusion，CTP）是指依靠团注造影剂首次通过脑实质而得到的动态脑灌注图。在团注造影剂通过时，对于大脑的特定区域进行重复扫描，产生脑每个像素的时间-衰减曲线，然后通过 CTP 软件处理这些数据，获得脑血容量（cerebral blood volume，CBV）、脑血流量（cerebral blood flow，CBF）、平均通过时间（mean transit time，MTT）、达峰时间（time to peak，TTP）、渗透图（permeability maps，kPS）。CTP 的目的是检测大脑不可逆的梗死病灶（梗死"核心"）和可能发生梗死风险的区域（"半暗带"或潜在可挽救的脑组织）之间的不匹配度。渗透图（kPS）有助于评定胶质瘤等级，区分肿瘤复发与放射性坏死。

磁共振（MR）

几乎所有临床图像的磁共振信号都来自氢原子核，后者由不断旋转的单个质子组成。扫描仪发射的无线电频率脉冲（射频脉冲）首先导致一些氢质子被"翻转"180°，从而与主磁场呈平行反向排列。关闭射频脉冲后，氢质子从射频脉冲获得的能量消失，将返回到与主磁场平行同向排列的状态，磁共振信号即在此过程中产生。随后磁共振信号被分解、进行空间定位，产生图像。

T1、T2 和质子密度是 MR 的基本参数，用来确定组织之间的对比。MR 序列中，强调组织 T1 弛豫差别的称为 T1 加权，强调组织 T2 弛豫差别的称为 T2 加权。T1 加权序列中，T1 弛豫时间短的物质，例如脂肪、黑色素和蛋白质呈现"明亮"的高信号，而脑脊液（cerebrospinal fluid，CSF）呈相对低信号。T2 加权序列中，CSF T2 弛豫时间长，表现为明亮的高信号。

自旋回波和梯度回波是磁共振成像的 2 个基础序列。所有其他序列都是在这两种序列其中之一的基础上变化而来，以便于更好地显示特定的组织对比。MPRAGE 是一种三维薄层 T1 加权容积扫描，被越来越多地应用于脑部疾病的评估。

液体衰减反转恢复（fluid-attenuation inversion recovery，FLAIR）序列可以消除 CSF 信号，使其表现为黑色。FLAIR 能更好地显示脑室或脑沟附近的脑实质内病变，例如多发性硬化斑块和小的皮质梗死，而这些病灶在常规 T2 加权序列中显示不明显。FLAIR 序列中脑沟表现为"明亮"的高信号提示软脑膜病变导致正常脑脊液中出现脓液（脑膜炎）、血液（蛛网膜下腔出血）或肿瘤细胞（软脑膜癌）。

短时间反转恢复（short tau inversion recovery，STIR）序列可以消除脂肪信号，有利于诊断含脂肪的病变，例如脂肪瘤、皮样囊肿。

弥散加权成像（DWI）是一种显示组织内水分子扩散运动的方法。DWI 可以产生弥散图和表观弥散系数（apparent diffusion coefficient，ADC）图。ADC 代表扩散速率。弥散受限表现为弥散图高信号和 ADC 图低（暗）信号。急性脑梗死中的细胞毒性水肿是临床工作中最常见的弥散受限病理过程，最早可在发病后 30 min 出现。弥散受限也可在其他疾病中出现，例如化脓性脓肿、细胞密集的肿瘤、表皮样囊肿和克雅病。以血管源性水肿为病理表现的病变（如大部分可逆性后部脑病综合征）通常不引起弥散受限。

弥散张量成像（diffusion tensor imaging，DTI）也属于弥散成像，记录至少 6 个不同方向上的弥散情况，比标准 DWI 具有更完整的弥散信息。这些信息可以用来推测轴突纤维的方向，并创建三维彩色编码的脑白质束图。红色表示由右向左，绿色为由前至后，蓝色表示由上至下白质束方向。

梯度回波序列（gradient echo sequence，GRE）对少量血液分解产物、钙、金属沉积、脂肪和空气敏感。

磁敏感加权成像（susceptibility weighted imaging，SWI）是一个非常敏感的梯度回波序列，最常用于少量出血/血液产物或钙的鉴别，两者可能在其他 MR 序列中都显示不清。具有顺磁性、抗磁性、铁磁性的化合物都可以影响局部磁场，导致信号丢失。顺磁性化合物包括去氧血红蛋白、铁蛋白和含铁血黄素。抗磁性化合物包括骨矿物质和营养不良性钙化。SWI 比 GRE 对于脑微出血更敏感。

MRA

时间飞跃（time-of-flight，TOF）是最常用的 MRA 成像技术。颅内动脉的信号与血流相关，因此不需静脉注射钆剂。TOF MRA 可以进行二维（2D）和三维（3D）成像。

对比增强 MRA 常用来评价颈部血管。颅内增强 MRA 可用于有支架和（或）线圈的患者。

MR 静脉血管成像

MR 静脉血管成像（MR venogram，MRV）可使用 2D/3D TOF 技术，且不需要静脉注射钆剂。对比增强 MRV 相比 TOF 技术更少受伪影的影响。

MR 灌注成像

MR 灌注成像（增强）有 2 个主要的技术：动态磁敏感对比灌注成像（dynamic susceptibility contrast MR perfusion，DSC）和动态对比增强灌注成像（dynamic contrast-enhanced perfusion，DCE）。对于卒中患者，DSC 能给出相对 CBV（relative CBV，rCBV）、相对 CBF（relative CBF，rCBF）、MTT、TTP 信息。DCE 灌注用于检查血管渗透性，产生渗透图。DSC 和 DCE 技术均可应用于脑肿瘤的评价。

动脉自旋标记（arterial spin labeling，ASL）是利用水作为一个自由扩散示踪剂定量测量 CBF 的 MR 灌注方法。ASL 完全无创、可重复且无需造影剂。

磁共振波谱成像

磁共振波谱成像（MRS）能无创地提供体内组

CT 值

组织	HU
空气	－ 1000
脂肪	－ 120
水 / 脑脊液	0
白质	22 ～ 32
灰质	36 ～ 46
出血	70 ～ 80
钙化	80 ～ 100
骨骼	＋ 400

CT 和 MR 神经成像比较

CT	MR
禁忌证少	禁忌证多（植入式装置）
快速，容易获得	慢，较少使用
辐射暴露	无辐射暴露
非常利于显示急性出血	鉴别出血不同阶段有优势
软组织对比度差	软组织对比度好
造影剂肾毒性	肾源性系统性纤维化
较高的造影过敏率	低造影过敏率
CTA 需要造影剂	无创性 MRA（血流相关）

不同组织 MR 信号特点

	T1	T2
致密骨	低信号	低信号
脂肪	高信号	比 T1 信号低
水（脑脊液）	低信号	高信号
出血	多变（根据血红蛋白分解阶段而不同）	多变（根据血红蛋白分解阶段而不同）
灰质 / 白质	白质信号高于灰质	白质信号低于灰质

织的代谢、生化信息。脑的基本病理代谢改变包括胆碱（Cho）、乳酸和脂质的增多，N- 乙酰天冬氨酸（NAA）和肌酸（Cr）的减少。MRS 临床上可用于局部强化病灶、代谢性疾病、痴呆、癫痫、脑内感染的诊断。

功能磁共振成像

功能磁共振成像（fMRI）是一种通过观察皮质活动来获得功能信息的技术。fMRI 通过检测血流对刺激或运动的反应所产生的微妙变化而成像。临床实践中主要用于脑功能区的术前定位（例如语言和运动功能）和研究新的神经网络。

SPECT

SPECT 运用灌注显像剂或神经受体显像剂提供脑结构和功能图像。

脑灌注显像剂 99mTc-HMPAO 和 99mTc-ECD 是对 rCBF 变化敏感的指标，可用于评估急性缺血、短暂性脑缺血发作、脑卒中和脑血流储备（如动脉狭窄、烟雾病）。通过对灌注缺损分类，可用于痴呆的评估。

脑 SPECT 用铊 -201 和 99mTc- 甲氧异腈可以区分肿瘤残留或复发。铊 -201 SPECT 有助于鉴别 HIV/AIDS 患者中的淋巴瘤和弓形虫病。

多巴胺转运体 SPECT（DaT-SPECT）可以用来鉴别真正的帕金森综合征与血管性帕金森症、药物引起的变化、原发性震颤。

PET

PET 涉及放射性示踪剂注射。示踪剂本质上是一种用正电子同位素标记的生物化合物，例如 ^{18}F、^{11}C 和 ^{15}O。PET 可以在活体进行大脑功能成像，进行 CBF、代谢和受体结合的定量检测。

用于研究神经系统疾病的 PET 示踪剂包括检测葡萄糖代谢的 ^{18}F-2- 脱氧葡萄糖（F-18 FDG）、检测多巴胺 D_2 受体的 ^{11}C- 雷氯必利、检测细胞氨基酸摄取的 ^{11}C- 甲硫氨酸和检测中枢苯二氮䓬类药物结合的 ^{11}C- 氟马西尼。

^{18}F-6- 氟多巴（^{18}F- 多巴）是研究运动疾病中多巴胺系统最常用的一种配体。临床上，鉴别不同类型的帕金森综合征，特别是在疾病的早期，是比较困难的。而 PET 可以作为一些疑难病例诊断的辅助手段。

PET 在癫痫中的主要应用是术前定位部分性癫痫发作患者的致痫灶。

胶质瘤的葡萄糖代谢增加与更高的肿瘤组织学分级（Ⅲ级和Ⅳ级）和更短的生存期相关，F-18 FDG PET 可以据此提供重要的预后信息。同样，对 ^{11}C- 甲硫氨酸（反映细胞的氨基酸摄取）的吸收增加提示高级别胶质瘤和更短的生存期。

F-18 FDG PET 显像已广泛应用于老年痴呆症的研究，并且有可能成为早期诊断和鉴别痴呆类型的有效工具。淀粉样蛋白 PET 成像运用 ^{11}C- 匹兹堡复合物 B（PiB）和 ^{18}F-AV-45（florbetapir）检测淀粉样斑块具有高灵敏度。

超声多普勒

颅外动脉粥样硬化性疾病和斑块形态用灰度表示。彩色多普勒检测湍流血流。多普勒频谱分析测量血流流速（与血管狭窄程度相关）。

数字减影血管造影

数字减影血管造影（digital subtraction angiography, DSA）仍然被认为是血管成像的"金标准"。然而，DSA 是一种侵入性操作，有发生并发症的风险。一般来说，发生神经功能缺失的概率约为 1%，永久性损害的概率约为 0.5%。

DSA 可用于评估 CTA/MR 阴性的动脉瘤性蛛网膜下腔出血，精确评估动静脉畸形以及不明原因脑出血。

参考文献

1. Audebert HJ et al: Brain imaging in acute ischemic stroke—MRI or CT? Curr Neurol Neurosci Rep. 15(3):6, 2015
2. Brinjikji W et al: Contemporary carotid imaging: from degree of stenosis to plaque vulnerability. J Neurosurg. 1-16, 2015
3. Naqvi J et al: Transcranial Doppler ultrasound: a review of the physical principles and major applications in critical care. Int J Vasc Med. 2013:629378, 2013
4. Tai YF et al: Applications of positron emission tomography (PET) in neurology. J Neurol Neurosurg Psychiatry. 75(5):669-76, 2004

（左）轴位 CT 平扫软组织窗（左侧）和骨窗（右侧）显示头部外伤患者左侧大脑凸面的急性硬膜外血肿并占位效应和中线移位。骨窗显示未错位的颅骨骨折。（右）Fahr 综合征患者轴位 CT 平扫显示基底节和丘脑枕核广泛钙化。CT 对于急性出血、钙化和脂肪显示非常敏感

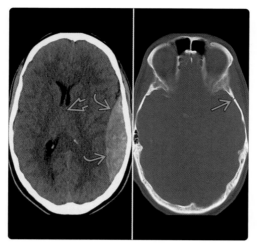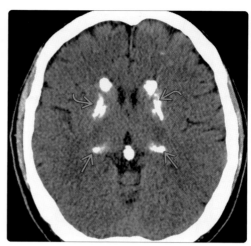

（左）CT 增强轴位显示肺癌患者脑实质内数个均匀强化转移瘤病灶。CT 评估肿瘤时需要静脉注射造影剂。（右）CTA 与斜矢状位曲面多维重建（MPR）显示左侧颈内动脉起始部一个钙化斑块和流动性的低密度腔内血栓。CTA 可以快速、可靠、准确地评估血管疾病

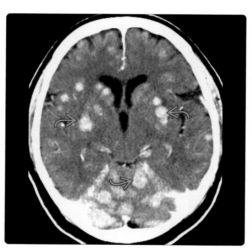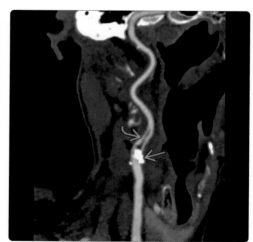

（左）CTA 轴位最大密度投影（maximum intensity projection，MIP）显示急性右侧偏瘫患者左侧颈内动脉末端和大脑中动脉近端血栓性充盈缺损，导致大脑中动脉远端血管闭塞无法显影。（右）同一患者 CT 灌注脑血流图（左侧）显示梗死核心，CBF 明显减低。基于 CT 灌注的彩色编码图（右），通过 CBV 和 MTT 的不匹配显示梗死核心（红色）和缺血半暗带（绿色）

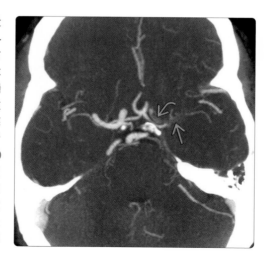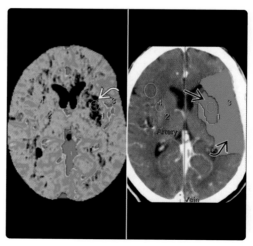

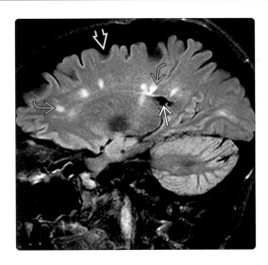

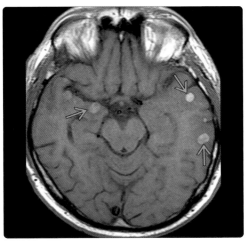

（左）MR 矢状位 FLAIR 显示多发性硬化患者典型的垂直于脑室边缘的脱髓鞘斑块➘。FLAIR 由于侧脑室➜和脑沟➔的脑脊液信号被抑制，因此病变显示更明显。（右）轴位 T1 MR 显示恶性黑色素瘤患者多发 T1 高信号转移灶。黑色素、高铁血红蛋白、脂肪、蛋白质 T1 表现为高信号

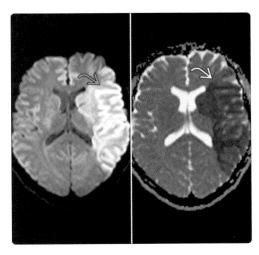

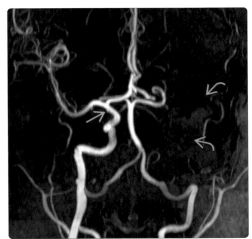

（左）轴位 DWI（左侧）和相应的 ADC 图（右侧）显示左侧大脑中动脉分布区急性大面积梗死灶。急性梗死灶在 DWI 呈高信号➘，ADC 图呈低信号➔。DWI 对于急性梗死非常敏感。（右）同一患者 3D-TOF 最大密度投影（MIP）图像显示左侧颈内动脉颈段近端闭塞导致左侧颈内动脉和大脑中动脉不显影➔。右侧循环正常➘

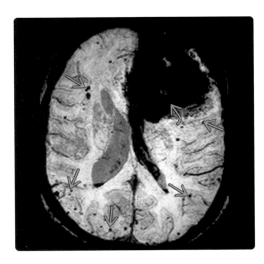

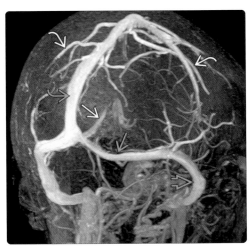

（左）75 岁男性，颅内出血。轴位 SWI MIP 显示左侧额叶大面积信号缺失➘和以皮质及皮质下分布为主的远处微出血➔，此病例是典型的脑血管淀粉样变性。（右）对比增强 MRV MIP 显示硬脑膜静脉窦及皮质静脉正常。上矢状窦➘、横窦➔、乙状窦➔、直窦➔及皮质静脉➘均正常

（左）fMRI 轴位显示执行运动模式时左侧额叶肿瘤外侧缘➡️左手运动区▱激活图像。左下肢运动区▱被肿瘤向后推移。fMRI 有助于大脑功能区的术前定位。（右）同一患者 DTI 成像术显示额叶占位▱使左侧皮质脊髓束➡️侧向位移。右侧皮质脊髓束➡️走行正常

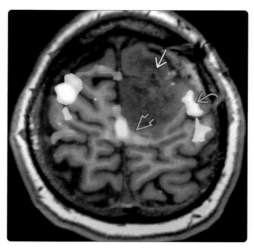
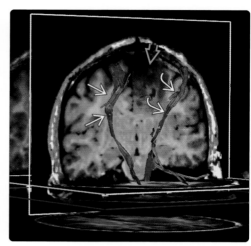

（左）经证实的胶质母细胞瘤▱患者 MRS 表现：胆碱升高➡️，NAA 下降▱和倒置的乳酸峰↗️，该表现可见于高级别肿瘤中。（右）一名健康人（左侧）轴位 DaT-SPECT 显示尾状核和壳核正常对称摄取的"逗点征"➡️。特发性帕金森病患者（右侧）壳核摄取量不对称降低➡️，右侧大于左侧。摄取量形状更像"圆点"而不是"逗号"

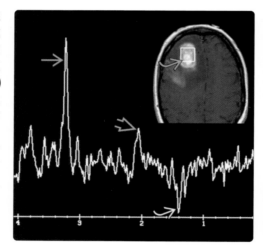
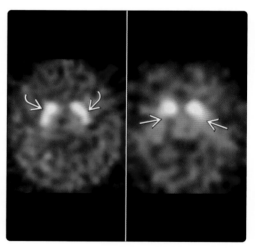

（左）彩色和频谱多普勒显示右颈内动脉起始部狭窄处高速血流↗️。收缩期峰值速度➡️为 237 cm/s，舒张末期血流速度➡️为 85 cm/s，该病例狭窄率超过 70%。（右）选择性左颈内动脉注射 DSA 正位图显示左侧大脑中动脉分叉部囊状动脉瘤▱向外侧突出

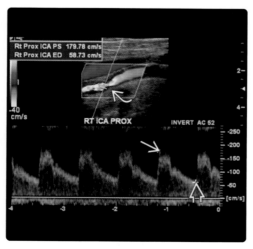
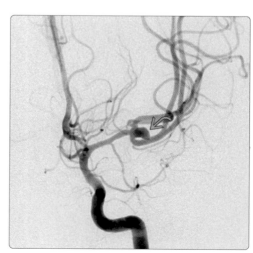

第一篇 脑

第一章
基于病理的诊断：畸形、外伤和卒中

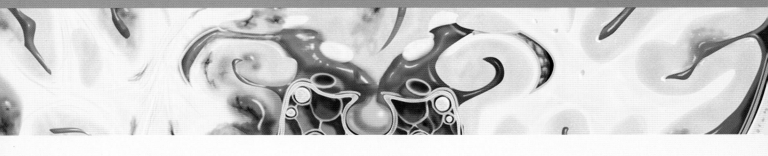

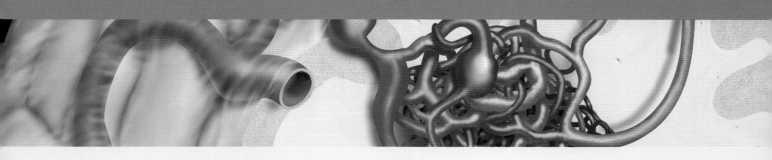

先天性畸形概述

脑畸形一般影像学检查方法

婴儿或儿童因为癫痫或发育迟缓进行影像学检查时，都有可能发现脑畸形。患儿外形异常（耳位置低下、脸部异常、眼距过小）时，潜在脑畸形的可能性更大。对于这些病例，影像学检查应尽可能显示结构异常。检查序列应注意加大灰白质对比度，提高分辨率，尽可能获得容积数据以便多层面重建或表面重建。高分辨率和重建能更好地诊断轻微的畸形。高分辨率 T1WI 容积扫描是实现这些的基础。如有可能，进行 T2WI 容积扫描，但是目前获得很高的分辨率和锐利的灰白质对比度有一定的难度。如果容积扫描获得的图像灰白质对比度较低，可以进行至少两个层面的 2D 扫描，采取较薄的层厚（3～4 mm）。由于灰白质对比度常常较低，FLAIR 序列对于畸形的显示作用不大。DWI 目前也较少使用，而 DTI 的各向异性分数（fractional anisotropy，FA）图可以更好地显示畸形脑组织之间的联系，在不久的将来可能会有帮助。

获得了合适的图像之后，需要进行认真有序的图像分析。每个患者都要评估中线结构（前连合、透明隔、鼻和嗅脑、垂体和下丘脑）、大脑皮质（皮质厚度、脑回形态和皮质–白质连接）、大脑白质（髓鞘化、结节或裂隙的存在）、基底节、脑室系统（所有的脑室是否完整显示、形态是否正常）、半球间裂、中脑和菱脑（脑干和小脑）。

首先，要评估中线结构，因为很多儿童疾病发生在中线部位，包括半球连接异常（胼胝体、前连合和海马连合）、中线肿瘤（鞍上、松果体、脑干和第四脑室）、小脑蚓异常、颅颈交界区异常。半球连接异常是最常见的脑畸形，目前报道的涉及半球连接异常的综合征有 130 多种，其中很多合并下丘脑的异常，因此要仔细观察下丘脑和垂体，确认神经垂体（垂体后叶）位于蝶鞍内而不是下丘脑正中隆起。中线软脑膜在半球连接的发育中很重要，发现中线软脑膜异常时，需要仔细寻找是否合并其他异常，例如半球间脂肪瘤，以及前连合缺失或发育不良时是否合并半球间囊肿。后颅窝巨大的脑脊液空间（大枕大池）常合并小脑异常，病因直到最近才发现。一些小脑的发育因素与覆盖的软脑膜有关，因此小脑软脑膜的异常可以合并小脑的异常，也可以引起小脑周边脑脊液空间的异常。小脑本身和软脑膜的发育异常是 Dandy-Walker 畸形形成的基础。通过中线测量颅面比例可以反映头颅的大小。中线上颅面的比例在新生儿为 5：1 或 6：1，2 岁时为 2.5：1，10 岁时应该为 1.5：1 左右。

评估中线结构之后，从大脑皮质开始由外到内评估脑组织。皮质厚度是否正常（2～3 mm）？如果太厚，要考虑巨脑回或多小脑回。皮质–白质连接是否光滑或规则？如果不规则，要考虑多小脑回或鹅卵石样皮质，后者见于合并先天性肌营养不良，例如肌–眼–脑病。这些异常的部位也很重要。巨脑回以顶枕叶明显，提示 *TUBA1A* 突变；以额叶明显，提示 *DCX* 突变。同理，很多不同的多小脑回综合征部位也不同，如双侧额叶多小脑回、双侧脑外侧裂周围多小脑回和双侧顶枕沟周围多小脑回。报告中体现病变的部位十分重要。如果皮质变薄，应该考虑宫内损伤（感染或缺血），特别是局限性或多发局限性皮质变薄。

接下来评估大脑白质。确认髓鞘化程度是否与年龄匹配（有很多正常髓鞘化表格供参考），寻找深部白质异常髓鞘化区域。弥漫层状髓鞘发育不良或无髓鞘形成合并表面的多小脑回应考虑先天性巨细胞病毒感染。先天性肌营养不良于深部白质可见多发点状的髓鞘形成不良或髓鞘缺失，而局灶性皮质发育不良的髓鞘形成不良更多地位于皮质下白质。局灶性皮质发育不良的髓鞘发育不良可能局限在一个脑回，也可以表现为从皮质到侧脑室外上缘的曲线状圆锥样改变（所谓的"穿通征"）。此外，需要注意脑室周围和深部白质的结节状灰质异位。皮质下的灰质异位一般从皮质延伸到侧脑室壁，而脑室周围的结节状灰质异位局限在室管膜下 / 脑室周围区域。

神经元移行障碍可以引起基底节异常，因为基底节神经元起源于内外侧神经节隆起，这与产生并移行到大脑皮质的 γ 氨基丁酸能神经元的部位相同，特别是对于皮质下灰质异位的患者，基底节异常很常见。此外，皮质发育异常也可合并海马异常，特别是对无脑回畸形患者，海马常折叠不完全。有时，海马是发育迟缓患儿的唯一异常结构，一定要确认海马折叠完全且形态不过于圆钝。

随后观察半球间裂。如果大脑半球通过中线直接相连，则需要考虑前脑无裂畸形。严重的前脑无裂畸形，半球间裂完全缺失；较轻的前脑无裂畸形表现为特定区域的半球间裂缺失（前部缺失导致半脑叶型前脑无裂畸形，中部缺失导致端脑融合畸形）。透明隔的评估也很重要。胼胝体发育不良 / 缺

脑发育异常影像表现

异常	表现
大脑皮质异常	
无脑回 / 巨脑回	皮质增厚，内缘光滑，少部分脑沟变浅
多小脑回	薄的波浪状皮质，内缘不规则
鹅卵石皮质	皮质增厚，内缘不规则，髓鞘化异常
局灶性皮质发育不良	灰-白质交界模糊，± 髓鞘化异常
白质异常合并皮质畸形	
多小脑回	血管周围间隙扩大
鹅卵石皮质	髓鞘化延迟，片状脱髓鞘
先天性巨细胞病毒感染	深层髓鞘形成不良 / 胶质增生
局灶性皮质发育不良	局部皮质下髓鞘化低下
伴透明隔缺失的畸形	
视隔发育不良	
前脑无裂畸形	
双侧脑裂畸形	
双侧多小脑回	
菱脑融合	
伴持续严重脑积水的畸形	

皮质发育畸形分类

机制	举例
细胞增生异常	多小脑回，局灶性皮质发育不良
神经元迁移异常	无脑回畸形Ⅰ，无脑回畸形Ⅱ，灰质异位
皮质结构异常	脑裂畸形，皮质发育不良（气球样细胞）

失、视隔发育不良、部分脑裂畸形或双侧多小脑回畸形均可合并透明隔缺失。观察透明隔时，注意侧脑室大小及形态是否正常。胼胝体异常和巨脑回畸形常合并侧脑室三角区和颞角异常增大。双侧额叶多小脑回畸形常合并侧脑室额角异常增大。

后颅窝的仔细评估也很重要，脑干和小脑的异常经常被忽略。要确认第四脑室和小脑蚓的形态是否正常。新生儿小脑蚓范围为从下丘到闩，婴儿和年龄较大的儿童小脑蚓范围为从丘间沟到闩。此外，还要注意小脑蚓的脑沟。如果小脑蚓脑沟异常，要在轴位和冠状位观察小脑蚓是否存在。如果两侧小脑半球直接相连而无小脑蚓，则诊断为菱脑融合。如果第四脑室表现为异常的矩形（上缘水平）合并狭窄的峡部和小的小脑蚓，要考虑到臼齿畸形，该畸形表现为中脑下部的"磨牙症"，特征包括水平向后的小脑上脚增大和小脑上蚓部纵裂。脑干整体的大小也需要评估。矢状位上，儿童脑桥的高度约为中脑的 2 倍。评估脑桥与小脑蚓的大小可以提供一些信息，因为脑桥腹侧很大部分是由小脑中脚的交叉纤维组成的，小脑发育不良经常合并脑桥腹侧发育不良。如果小脑体积缩小而脑桥大小正常，那小脑体积的缩小很可能发生在怀孕后期或出生后。后颅窝小、低颅压或高颅压可导致小脑降低超过枕大孔，此时，在做出 Chiari 1 型畸形的诊断前需要进一步寻找后颅窝减小（斜坡异常、颅颈交界区异常）和颅内高压（占位病变、脑积水）的原因，或者寻找颅内压减低的征象（静脉窦增粗、垂体增大、脑干下移）。

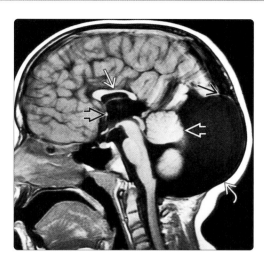

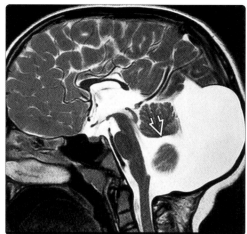

（左）MR 矢状位 T1WI 分析中线结构，Dandy-Walker 谱系疾病典型表现是巨大后颅窝囊肿➡、窦汇抬高➡、小脑蚓部体积小且向上扭转➡，同时发现脑连接异常、胼胝体残留➡、嘴部和压部缺失。前连合➡存在并正常。（右）T2WI，同一患者第四脑室背侧开放➡，与巨大的后颅窝囊肿相通

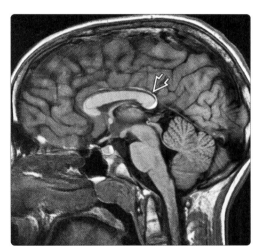

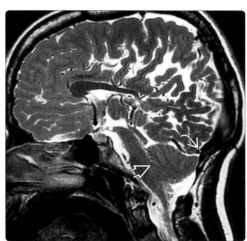

（左）矢状位 T1WI 显示胼胝体嘴部和压部发育不全，及一个小的大脑半球间脂肪瘤➡。（右）矢状位 T2WI 显示后颅窝小、窦汇下移➡、第四脑室延长并缺少顶部➡。这个患者是典型的 Chiari 2 型畸形

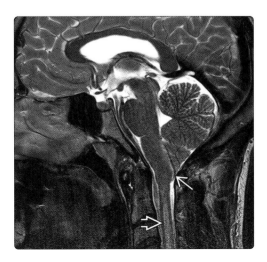

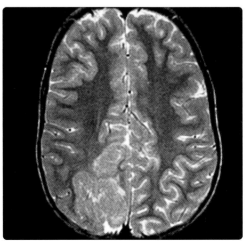

（左）矢状位 T2WI 显示中线结构，后颅窝大小正常。小脑扁桃体➡下移至枕骨大孔 1 cm 以下。注意脊髓高信号➡，提示 Chiari 1 型畸形"空洞前"的状态。（右）同一例患者，轴位 T2WI 显示右侧顶叶内侧灰质肿块样增厚，及皮质发育不良所致的脑沟回扭曲

（左）18岁男性，癫痫发作。轴位CT平扫显示单侧脑裂畸形从软脑膜表面➡延伸至脑室。注意在脑室边缘特征性的脑脊液"乳头"➡。该裂隙被发育不良的增厚的灰质覆盖➡。（右）轴位T2WI显示双侧脑裂畸形➡被发育不良的灰质覆盖➡。注意邻近脑裂的异常皮质静脉➡

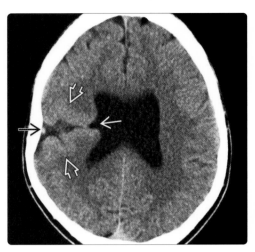
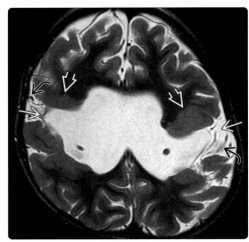

（左）MR轴位T2WI显示中线大脑前纵裂缺失（白质跨越中线直接相连）➡。该表现加上额角的缺失，可以诊断前脑无裂畸形。（右）冠状位显示侧脑室呈方形外观，额角下部变尖➡，透明隔缺失➡、视交叉发育不良➡是视隔发育不良的典型表现

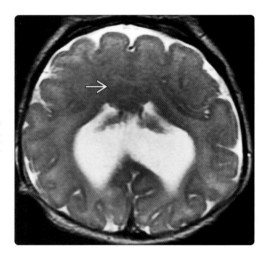
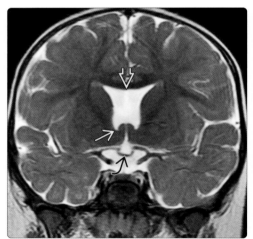

（左）后颅窝中线结构显示第四脑室向上凸起➡、小脑蚓部发育不良➡。（右）同一患者轴位T2WI显示第四脑室延长➡、小脑蚓部裂➡及增厚、水平走行的小脑上脚➡，形成Joubert综合征的经典磨牙征

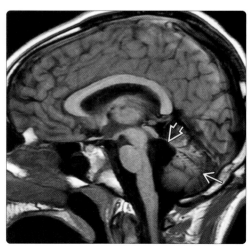
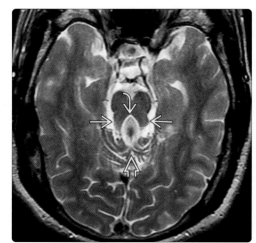

Chiari 1 型

关键点

术语

- Chiari 1 型畸形（CM1）：一组表现（非单一疾病或单纯数据测量）
- 关于定义无明确的共识
  - 常规：小脑扁桃体延长变尖，超过枕大孔进入上颈段椎管
  - 标准为扁桃体超出枕大孔下缘 5 mm，但是并不准确
    - 扁桃体位置随时间而变且形态各异
    - 加上形态改变（扁桃体延长、变尖）
    - 扁桃体位置也是脊髓空洞的危险因素（位置越靠下，脊髓空洞风险越高）
  - 后颅窝拥挤＋脑脊液空间受压
    - ± 闩移位到枕大孔下
  - 评估颅底和上段颈髓
    - 后颅窝可能体积缩小、变窄（特别是儿童）
    - 斜坡短，颅颈交界区同化异常常见

主要鉴别诊断

- 正常变异（扁桃体位于枕大孔下而形态正常）
- 低颅压
  - 不要误认为 Chiari 1 型畸形
- 继发性扁桃体疝（不要称"继发性 Chiari 1 型畸形"）
- 复杂型 Chiari 畸形（神经外科：Chiari 1.5 型）
  - 扁桃体疝合并其他异常（脑干下移，闩低位，骨异常，例如齿突后屈）

临床问题

- 多达 50% 的 Chiari 1 型畸形无症状
  - 头痛、共济失调、下视性眼球震颤、进行性痉挛性四肢轻瘫
- 注意：诊断 Chiari 1 型畸形之前先排除低颅压征象

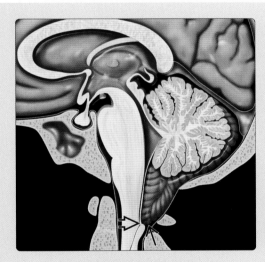
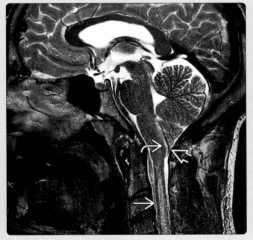

（左）矢状位示意图显示小脑扁桃体变尖呈尖锥形➡，并延伸至枕骨大孔下方，第四脑室延长但位置正常。注意闩位置降低➡。（右）23 岁男性典型 Chiari 1 型畸形，矢状位 T2WI 显示低位变尖的扁桃体➡，闩低于枕大孔➡，合并上颈髓➡高信号，代表"空洞前"状态，薄束核低位

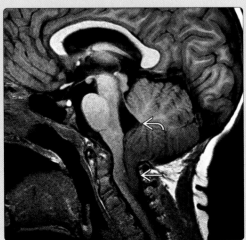
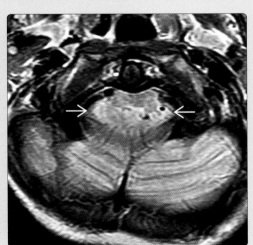

（左）MR 矢状位 T1WI 显示第四脑室的位置和形态正常。第四脑室顶➡处于正常位置，有助于和 Chiari 2 型畸形区分。异位小脑扁桃体➡通过枕大孔下移并伴有齿突后屈、短斜坡。（右）MR 轴位 T2WI 显示异位小脑扁桃体➡下移通过枕大孔，造成枕大孔区拥挤

关键点

术语

- 后脑复合畸形
- 几乎 100% 与神经管闭合缺陷有关，常见腰段脊髓脊膜膨出

影像

- 后颅窝拥挤，小脑幕切迹增宽，鸟嘴样顶盖，下蚓部下移。
- 小瀑布或巨瀑布样小脑 / 脑干下降
  ○ 小脑蚓部呈舌状 / 结节状 / 锥形→僵硬的挂钩
  ○ 延髓扭结（70%）
  ○ 高耸的小脑→中脑压缩，与鸟嘴样顶盖相关
  ○ 第四脑室延长没有后点（尖顶）
- 颅骨陷窝：局部颅骨变薄伴有舀出样外观

主要鉴别诊断

- Chiari 1 型畸形

- Chiari 3 型畸形
- 颅内脑脊液（CSF）低压
- 严重、慢性脑积水分流（先天性）

病理学

- 继发于孕期（妊娠第 4 周）椎管闭合不全造成的脑脊液漏出
- 亚甲基四氢叶酸还原酶（MTHFR）基因突变→叶酸代谢异常
- 脊椎和大脑 / 颅骨异常（脊髓脊膜膨出常见，约 100%）

临床问题

- 进展性脑积水
  ○ 脊髓脊膜膨出患者中最常见的死亡原因

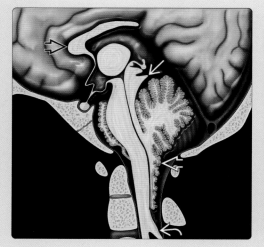
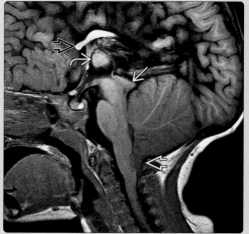

（左）后颅窝和上颈段矢状位示意图显示 Chiari 2 型畸形的特征性表现，包括胼胝体发育不全、鸟嘴样顶盖、小后颅窝、小脑蚓异位、延髓扭结。（右）MR 矢状位 T1WI 显示典型的 Chiari 2 型畸形表现。注意鸟嘴样顶盖、小脑蚓超过枕骨大孔下缘、中间块增大以及胼胝体发育不良

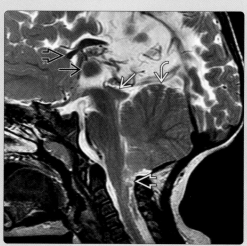
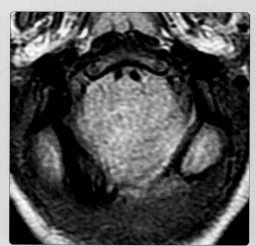

（左）MR 矢状位 T2WI 显示 Chiari 2 型畸形的特征性表现，包括鸟嘴样顶盖、小脑蚓超过枕骨大孔下缘、"高耸的"小脑、中间块增大、胼胝体发育不良。（右）MR 轴位 T2WI 显示典型的枕骨大孔区后颅窝拥挤，反映后颅窝小合并小脑蚓超过枕骨大孔下缘

胼胝体发育不良

关键点

术语

- 胼胝体、海马连合或前连合部分或完全缺失；可以独立存在或与其他脑畸形共存
- 先天性胼胝体结构异常谱系疾病
  - 完全缺如（出生时所有胼胝体解剖结构缺如）
  - 部分缺如（出生时至少一部分但不是全部胼胝体结构缺失）
  - 发育不全（变薄，前后范围正常）
  - 增生（出生后轴突修剪作用减弱导致胼胝体增厚）
  - 发育不良（胼胝体存在，但有某种畸形，包括部分前连合和胼胝体发育不全）

影像

- 矢状面、冠状面上显示胼胝体缺失
- 侧脑室三角部 / 枕角通常扩大（空洞脑）

- DTI：在胼胝体缺失的区域，胼胝体纤维束形成 Probst 束而不交叉
- 大脑前动脉垂直 / 向后走行

临床问题

- 任何年龄；典型情况下在儿童早期发现，胎儿最常见的畸形
- 惊厥，发育迟缓，颅内畸形 / 眼距过宽
- 散发 / 孤立的胼胝体缺如 / 发育不全：3 岁时正常或接近正常（75%），但是随着学习复杂性的增加，逐渐表现出认知障碍
- 胼胝体缺如 / 发育不全伴相关症状，提示预后差

诊断要点

- 寻找缺失 / 不完整的胼胝体，而不是间接的征象
- 充分评估相关病变

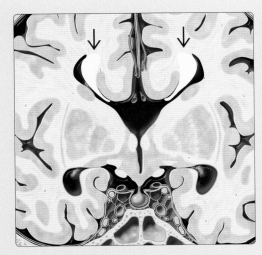

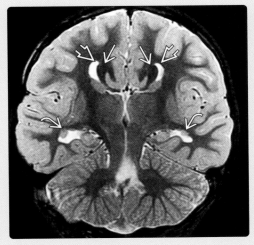

（左）冠状位示意图显示胼胝体缺失和侧脑室分离。大脑半球纵裂延伸至第三脑室。Probst 束➡包含旁矢状面改道的胼胝体束。
（右）胼胝体发育不良的冠状位 T2WI 显示"海盗头盔"或"麋鹿头"外观，与双侧脑室明显分离➡。Probst 束是侧脑室内侧很低信号的白质束➡。注意灰质异位➡

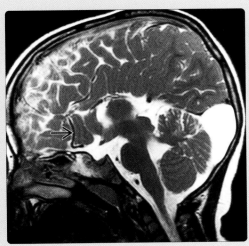

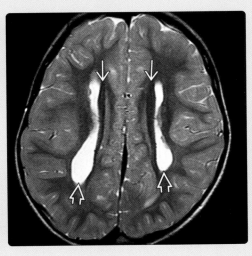

（左）同一患者矢状位 T2WI 显示胼胝体缺如，放射状排列的灰质聚集在高位第三脑室上方。注意大脑前动脉不成对➡。前连合也缺失。（右）同一病例轴位 T2WI 显示胼胝体发育不全特征性的平行、不融合的侧脑室➡。高度髓鞘化的 Probst 束➡位于侧脑室内侧

脂肪瘤

术语

- 颅内脂肪瘤
- 大量成熟脂肪组织（先天性畸形，非真正的肿瘤）

影像

- 轮廓清楚、分叶状的脑外占位，具有脂肪密度/信号
  - CT：－50～－100 HU（脂肪密度）；钙化差异大（无钙化或广泛钙化均可）
  - MR T1WI 高信号（脂肪抑制呈低信号）；也可以包绕血管和脑神经；常合并胼胝体发育不全
- 80% 位于幕上
  - 40%～50% 位于大脑纵裂（在胼胝体上方；可延伸到侧脑室、脉络丛）
  - 15%～20% 位于鞍上（与漏斗、下丘脑相连）
  - 10%～15% 位于顶盖区域（通常是下丘和小脑上蚓部）
- 20% 位于幕下
  - 桥小脑角（可以延伸到内耳道、前庭）

主要鉴别诊断

- 畸胎瘤：位置类似脂肪瘤；来自 3 个胚层

临床问题

- 大多数无症状；癫痫发作或头痛主要由于影响大脑半球纵裂所致

诊断要点

- 当怀疑脂肪瘤时，使用脂肪抑制序列
- T1WI 高信号可能由其他短 T1 信号的物质（如亚急性出血）造成
- 注意：CT 平扫上脂肪瘤可以类似颅内积气（用骨窗鉴别）

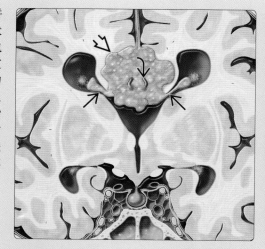
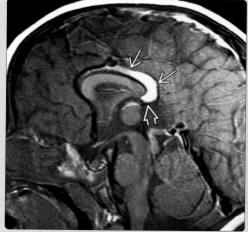

（左）冠状位示意图显示胼胝体发育不全伴巨大管状结节型纵裂脂肪瘤 ⬦，包绕动脉 ⬈并延伸至侧脑室 ⬌。（右）一个 9 个月的婴儿 MR 矢状位 T1WI 显示相当薄的曲线型纵裂脂肪瘤。注意，高信号脂肪瘤 ➡后部比前部厚，环绕胼胝体后下方并沿着体部下部 ➡延伸至中间帆

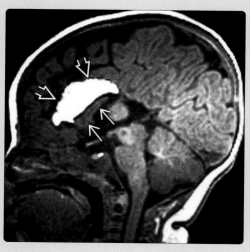
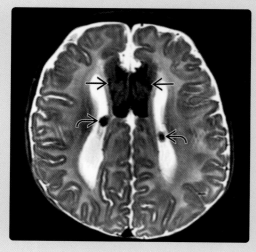

（左）新生儿 MR 矢状位 T1WI 显示一个大的管状结节型纵裂脂肪瘤 ⬌，在残留（无体部、压部）的楔形胼胝体背侧 ➡。（右）同一患者 MR 轴位 T2WI 脂肪抑制序列显示低信号脂肪瘤 ⬌位于 2 个大脑半球之间。脂肪瘤穿过脉络膜裂进入侧脑室 ⬌，位于脉络丛的基质处

第一篇 脑 基于病理的诊断：畸形、外伤和卒中
第一章

Dandy-Walker 谱系疾病

关键点

术语

- Dandy-Walker 谱系疾病（Dandy-Walker spectrum，DWS）代表一系列后颅窝囊性畸形
  - DW 综合征 / 复合体
  - "经典" DW 畸形
  - 小脑蚓部发育不全伴旋转（hypoplastic vermis with rotation，HVR）
  - 永存胚胎 Blake 囊肿（Blake pouch cyst，BPC）
  - 大枕大池（mega cisterna magna，MCM）

影像

- "经典" DW 畸形
  - 第四脑室囊性扩张→后颅窝扩大
  - 小脑蚓部发育不全，向上旋转
- HVR
  - 小脑蚓部各种发育不全
  - 后颅窝 / 脑干正常大小
  - 无或小囊肿，第四脑室钥匙孔形
- BPC
  - "开放"的第四脑室与囊肿相通
  - 第四脑室顶隐窝、原裂，后颅窝 / 脑干正常
- MCM
  - 扩大的小脑周围脑池与颅底蛛网膜下腔交通
- 所有 DWS 类型（包括 MCM）中枕骨都可能出现扇形改变或被重塑
- 常规 MR（矢状位薄层扫描至关重要）

病理学

- 最严重到最轻：DW 畸形伴第四脑室膨出→经典的 DW 畸形→ HVR → BPC → MCM
- 许多综合征与 DWS 相关

临床问题

- 遗传、临床表现具有显著的异质性
- DW 畸形：80% 在 1 岁前诊断

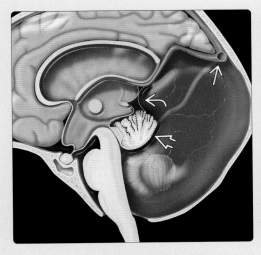
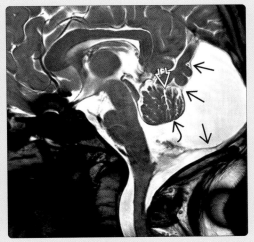

（左）典型 Dandy-Walker 畸形矢状位示意图显示后颅窝扩大，窦汇抬高➔、发育不全的小脑蚓部向上旋转➔、过度扩张的第四脑室壁变薄➔，脑室扩大（脑积水）。（右）MR 矢状位 T2WI DWS 显示发育不全、旋转的小脑蚓部➔，小脑顶皱褶消失，小脑蚓原裂后部分叶不全➔。囊壁隐约可见➔

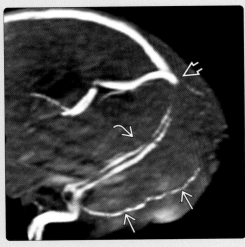
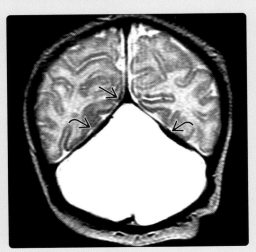

（左）矢状面 MRV 显示窦汇-人字缝反转。横窦➔向上成角与窦汇➔相连，囊肿阻碍了胎儿正常窦汇下降。注意胎儿永存枕窦➔。（右）MR 冠状位 T2WI 显示充满液体的巨大后颅窝。再次注意横窦➔向上成角与窦汇➔相连

视隔发育不良

术语

- 视隔发育不良（septooptic dysplasia，SOD）
- De Morsier 综合征

影像

- 透明隔缺如，视交叉细小
- 视神经、垂体、透明隔
- 冠状位影像显示
  - 脑室顶部变平
  - 前角指向下方
- 三个垂直平面对确认所有表现至关重要
  - 透明隔缺如、额角顶部变平、视交叉细小

临床问题

- 新生儿：低血糖发作性抽搐，呼吸暂停，发绀，肌张力低下，迁延的混合性黄疸和小阴茎（男孩）
- 内分泌功能异常（60%）：寻找多种垂体缺陷
- 内分泌功能正常（40%）：常有脑裂畸形、癫痫发作
- 儿童身材矮小，内分泌失调
- 正常或色盲、视力丧失、眼球震颤、斜视
- ± 精神发育迟滞、痉挛、小头畸形、嗅觉丧失
- 75%～90% 有脑异常，45% 有垂体功能不全
- 双侧视神经发育不全（70%）

诊断要点

- 视隔发育不良见于身材矮小的儿童患者，伴透明隔缺如
- 视神经细小，伴有垂体后叶异位，透明隔缺如

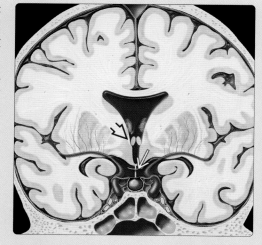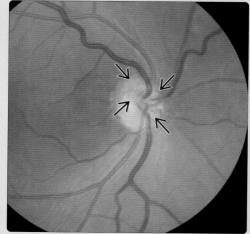

（左）冠状位示意图显示前角顶部变平和中线透明隔缺如，前角的下方包被穹窿➡️，视交叉细小➡️。（右）透明隔缺如、双侧视神经发育不良、垂体后叶异位患者的眼底片显示视盘发育不全➡️

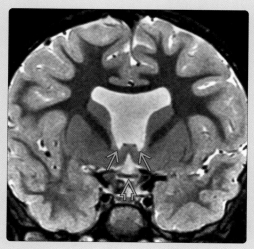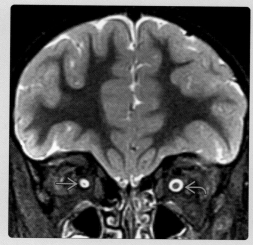

（左）MR 冠状位 T2WI 快速自旋回波序列（FSE）显示透明隔缺如和额角下缘变尖➡️，包被穹窿。注意，视交叉➡️大小正常，这种情况在视隔发育不良中经常出现。（右）同一患者 MR 冠状位 T2WI FSE 眶内视神经水平显示单侧视神经发育不全。右侧视神经➡️细小，穿过狭窄的视神经鞘。左侧视神经➡️正常

灰质异位

关键点

术语

- 异位症（heterotopia，HTP）
- 神经元组群从脑室周围生发区（germinal zone，GZ）到皮质的迁移被拦阻 / 中断

影像

- 所有 MR 序列可见异位结节状或条带状与灰质信号一致的信号
- 脑室周围、皮质下 / 横贯大脑、分子层
- 脑室周围 HTP 紧邻脑室周围白质（大脑皮质 GZ），但不位于胼胝体（纤维束）或靠近基底节（神经节隆起 GZ）
- 差异：病灶可从微小到巨大，孤立或弥漫
- 薄层、高分辨 3D 采集，重 T1 加权可提供最佳的对比度和分辨率
- 巨大结节 HTP：通常有薄的、多小脑回样的皮质覆盖

主要鉴别诊断

- 结节性硬化
- "闭唇"型脑裂畸形
- 肿瘤

病理学

- 弥漫性结节型脑室周围 HTP 通常有遗传性
  - 常涉及 Xq28 上的 *FLNA* 基因（负责细胞迁移到皮质）
- 条带型 HTP：属于无脑回畸形 1 型（经典）中的轻型（无脑回 / 巨脑回 / 双皮质）
  - 主要位于后部的无脑回 / 条带型 HTP：位于 17p13.3 的 *LIS1* 基因缺失
  - 主要位于前部的无脑回 / 条带型 HTP：*DCX* 缺失＝ Xq22.3-q23 上的皮质激素加倍

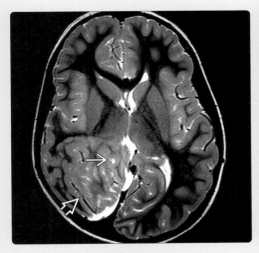
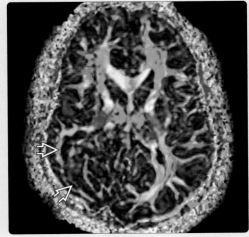

（左）6 岁女孩，难治性癫痫。MR 轴位 T2WI 显示巨大的右侧后部皮质下灰质异位（HTP），含有类似皮质的灰质、白质、脑脊液间隙➡️和血管➡️。占位提示肿瘤，但半球体积较小。注意薄的被覆皮质。（右）同一患者轴位 DTI FA 彩色编码图显示结节状皮质下 HTP 内或周围完全混乱的白质结构➡️。红色代表右-左，绿色代表前-后，蓝色代表上-下的纤维走行方向。其他色彩代表中间走行方向

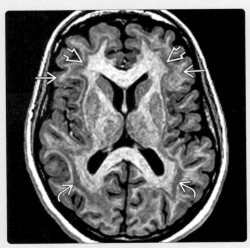
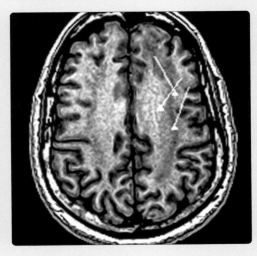

（左）12 岁男孩，MR 轴位三维 T2WI 显示皮质下条带型 HTP。对称的 HTP➡️位于白质中间层➡️以下。其后部较厚➡️，与 *LIS1* 基因突变保持一致（常染色体隐性遗传）。被覆皮质看起来基本正常。（右）同一患者 MR 轴位 T1WI 融合脑磁图（MEG）记录显示，MEG 波峰（三角形）起源于 HTP，HTP 和被覆皮质同时参与癫痫回路

多小脑回畸形

术语

- 由于神经元迁移后期和皮质形成异常导致的畸形
  - 神经元达到皮质但分布异常，形成多个小的、波浪样脑回
  - 皮质包含多个小的脑沟，大体病理学和影像上经常出现皮质融合

影像

- 过小而显著卷积的脑回
- 好发于大脑外侧裂区；当双侧异常时，常有综合征表现
- 小的、不规则脑回，但 MR 上皮质表现正常或变厚
- 可能表现为深部皮质折叠增厚
- MR 可以全面评估畸形；疑似钙化时（TORCH）采用 CT 平扫

主要鉴别诊断

- 小头畸形伴简单的脑回类型
- 半侧巨脑畸形
- 先天性巨细胞病毒感染
- 巨脑回
- "鹅卵石"畸形

临床问题

- 多小脑回最常见→发育迟缓、癫痫
- 癫痫发作和严重程度、神经功能缺损与畸形程度及是否合并其他畸形相关

诊断要点

- 注意多小脑回可以由外伤、感染、代谢性或破坏性疾病导致
- 如有视觉或听觉症状，要排除先天感染

（左）斜冠状位示意图显示多小脑回畸形增厚的鹅卵石样脑回，累及额叶➡️和颞叶➡️岛盖。注意受累部位脑沟异常和不规则的皮质-白质交界面➡️。（右）双侧大脑外侧裂多小脑回患者 MR 轴位 T2WI 显示岛叶增厚、皮质不规则➡️，以及类似表现的额叶和顶叶岛盖➡️。偶发透明隔间腔

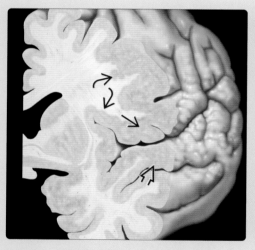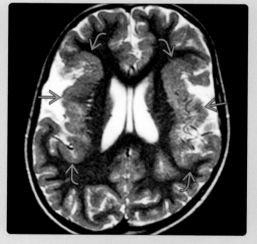

（左）同一患者 MR 冠状位 T1WI 显示增厚的、深波浪形的岛叶➡️和环绕异常外侧裂的岛盖。在冠状位，多小脑回往往具有较少的特征性改变。脑回小且看不到。（右）MR 矢状位 T1WI 显示特征性的外侧裂多小脑回畸形向后延伸至顶上小叶➡️，以上征象可以确诊。可见其他异常的水平脑沟，伴不规则皮质增厚➡️

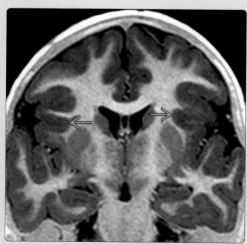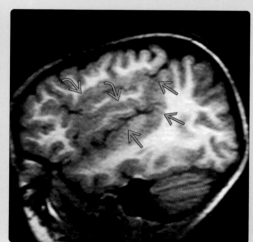

脑裂畸形

影像

- 横贯灰质（gray matter，GM）的线样裂隙
  - 如果裂隙窄／闭合，寻找脑室壁上浅凹陷
- 多达 1/2 的脑裂畸形是双侧的
  - 双侧时，60% 的病例是双侧"开唇"的
- GM 线样裂隙可能表现为高密度
- 伴发巨细胞病毒（CMV）感染或 COL4A1 基因突变可见钙化
- 髓鞘形成前，T2WI 显示病灶更清楚

主要鉴别诊断

- 脑损害性孔洞脑
  - 内衬胶质增生性白质，不是发育不良的 GM
- 积水性无脑畸形
  - 残余组织由后循环供血

- 半叶前脑无裂畸形
  - 可能与双侧"开唇"样脑裂畸形相似

病理学

- 可能是后天在子宫内获得性损害影响神经元迁移所致
- 1/3 脑裂畸形儿童有非中枢神经系统异常
- 感染（CMV）、血管损伤、母体创伤、毒素

临床问题

- 单侧：癫痫发作或轻度运动障碍
- 双侧：发育延迟、麻痹、小头畸形、痉挛
- 单侧裂隙中癫痫发作更常见
- 裂隙的大小和存在的相关畸形决定疾病的严重程度

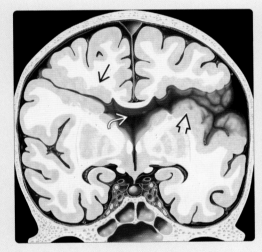
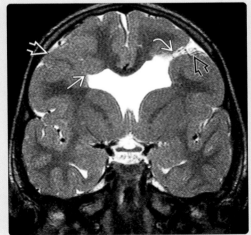

（左）冠状位示意图显示右侧"闭唇"⇗左侧"开唇"⇗脑裂畸形，内衬灰质。注意透明隔缺失➡。（右）MR 冠状位 T2FS 显示双侧脑裂畸形。右侧可见一"闭唇"缺陷➡，从软脑膜表面延伸至脑室外翻处➡，而左侧轻度"开唇"缺陷内衬发育不良的灰质➡。注意在左侧脑裂畸形的裂隙中异常的血管➡

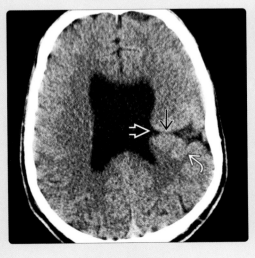
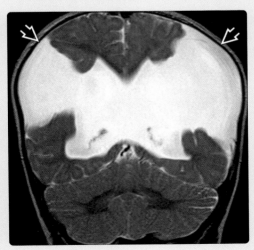

（左）急诊室一名 19 岁的外伤男性轴位 CT 平扫显示一个"乳头状"或"外翻状"左侧侧脑室➡扩展至全层脑脊液裂隙➡。裂隙内衬有灰质异位➡，这是一个典型的单侧脑裂畸形。（右）冠状位 T2WI 显示大的、双侧"开唇"脑裂畸形的裂隙➡

von Hippel-Lindau 综合征

术语

- 家族性常染色体显性遗传综合征，包括血管母细胞瘤（HGBL）、肾透明细胞癌、囊腺瘤、嗜铬细胞瘤

影像

- 中枢神经系统中出现 2 个及以上血管母细胞瘤，或者 1 个血管母细胞瘤伴内脏病灶、视网膜出血
- 血管母细胞瘤的大小各异，可以从微小到巨大，可以伴发巨大的囊肿

主要鉴别诊断

- 血源性转移
- 单发的血管母细胞瘤
- 毛细胞型星形细胞瘤
- 发生于青少年及年轻成人的半球髓母细胞瘤
- 神经血管皮肤综合征中的多发动静脉畸形

病理学

- 基于伴发嗜铬细胞瘤的分型
  - 1 型：伴发嗜铬细胞瘤的风险小
  - 2 型：伴发嗜铬细胞瘤的风险大
    - 2A 型：伴发肾细胞癌的风险小
    - 2B 型：伴发肾细胞癌的风险大
    - 2C 型：家族性嗜铬细胞瘤不伴血管母细胞瘤或 Rathke 裂囊肿

临床问题

- 视觉问题往往是 von Hippel-Lindau（VHL）综合征最早的症状
  - 视网膜血管母细胞瘤，好发于青少年
- 血管母细胞瘤——肿瘤多期生长（通常伴有囊肿体积增大）

诊断要点

- 检查视网膜、小脑

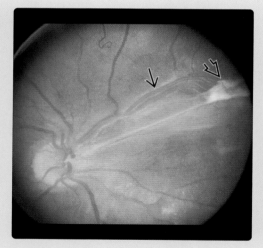
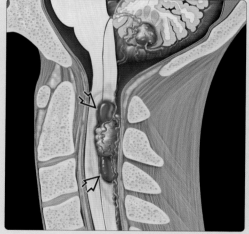

（左）VHL 综合征患者的眼底检查显示视网膜血管瘤⊞，周围出现增粗的供血动脉⊟。（右）矢状位示意图显示 VHL 综合征患者的两个血管母细胞瘤。这例患者，脊髓的血管母细胞瘤伴有囊变⊟，这会导致脊髓病变症状，而位于小脑的小的血管母细胞瘤可能不会产生任何临床症状

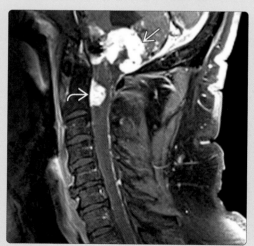
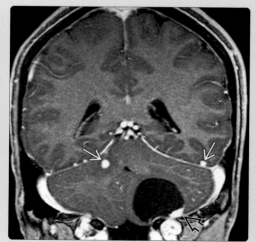

（左）VHL 患者 MR 矢状位 T1WI 压脂增强显示多发的小脑➡、脊髓➡血管母细胞瘤。（右）一位 26 岁伴有胰腺囊肿的无症状患者，有 VHL 家族史，冠状位 T1WI 压脂增强显示 2 个实性结节➡和 1 个表现为囊＋壁结节的血管母细胞瘤⊟

神经纤维瘤病 1 型

术语

- 神经纤维瘤病 1 型（neurofibromatosis type 1，NF1），von Recklinghausen 病，周围神经纤维瘤病

影像

- 70% ～ 90% 的 13 岁以下儿童表现为良性的白质内 T2WI 高信号
  - 边界不清，没有占位效应和强化
  - 病灶常累及小脑白质、苍白球、丘脑、脑干
  - 逐渐增大，进而减小；在 20 岁左右消失
- 肿瘤
  - 丛状神经纤维瘤
    - 蝶骨翼和枕骨发育不良与丛状肿瘤有关
  - 视路胶质瘤（optic pathway gliomas，OPG）
  - 脑实质胶质瘤

- 血管发育不良→狭窄、烟雾病、动脉瘤

病理学

- 常染色体显性遗传；基因位于染色体 17q12
- 基因的产物是神经纤维瘤蛋白（RAS 原癌基因的负调节蛋白）
  - 神经纤维瘤蛋白也调节神经胶质前体的功能
  - 需要正常神经胶质和神经元的发育
  - NF1 不激活→组织增生、肿瘤增殖
- 局部信号异常（暂时）与髓鞘内水肿有关

临床问题

- 约 50% 有巨颅畸形，部分继发于白质体积增大
- 视路胶质瘤可造成进行性视觉丧失
- 牛奶咖啡斑是最早出现的症状
- 最常见的神经皮肤综合征和遗传性肿瘤综合征

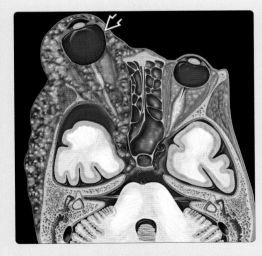
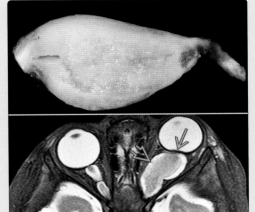

（左）轴位示意图显示中颅窝扩大、蝶骨翼发育不良和巨大的眶部 / 眶周丛状神经纤维瘤。注意受累眼球突出和牛眼征象 ➡️。（右）视路胶质瘤的大体病理（上）表现为经典的视神经境界清晰的梭形增粗。轴位 T2WI（下）显示左侧视神经胶质瘤导致的视神经增粗 ➡️。注意眼球向前移位和后部变形 ➡️

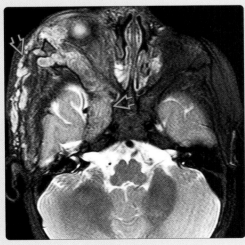
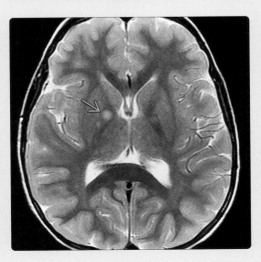

（左）一位 18 个月大的幼儿 MR 轴位 T2FS 显示广泛的丛状神经纤维瘤浸润头皮和眼眶之中，并且通过眶上裂延伸至海绵窦中。注意"虫袋"样征象 ➡️。（右）4 岁患儿，神经纤维瘤病 1 型。轴位 T2WI 在右侧内囊显示两个高信号病灶。这两个病灶到 15 岁时自行消失

神经纤维瘤病 2 型

术语

- 家族性癌症综合征
  - 多发脑神经神经鞘瘤、脑膜瘤、脊髓肿瘤

影像

- 最佳诊断线索：双侧前庭神经鞘瘤
- 多发的脑外肿瘤
  - 脑神经和脊神经神经根的神经鞘瘤
  - 硬膜表面的脑膜瘤（高达 50%）
- 脑内肿瘤
  - 脑干和脊髓的室管膜瘤（6%）
- 建议：用高分辨 T1 压脂增强 MR 检查基底池评价脑神经情况

主要鉴别诊断

- 神经鞘瘤病

- 多发脑膜瘤
- 转移瘤
- 所有的神经纤维瘤病 2 型（NF2）家族都有染色体 22q12 的异常
- *NF2* 基因编码 merlin 蛋白

临床问题

- 通常在 10 ～ 40 岁时表现出听力减退，伴或不伴眩晕
- 发病率 1:（25 000 ～ 30 000）
- 脑膜瘤的存在和低位脑神经病相关的并发症可显著缩短患者的生命周期

诊断要点

- 在儿童 / 青少年 / 年轻人中对于任何新诊断的神经鞘瘤或脑膜瘤，仔细评价其他脑神经情况

（左）轴位示意图显示双侧桥小脑角区神经鞘瘤，神经纤维瘤病 2 型的特征性表现。右侧肿块较大➡，左侧前庭蜗神经可见多发小神经鞘瘤➡。（右）MR 轴位 T1WI 增强显示神经纤维瘤病 2 型患者双侧前庭神经鞘瘤➡和右侧海绵窦脑膜瘤➡

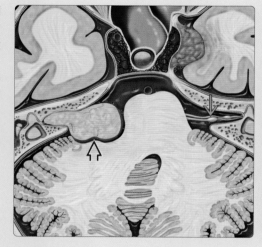
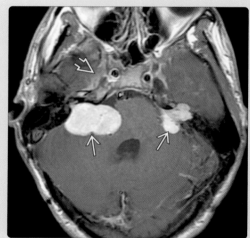

（左）14 岁男性患儿，左侧感音性耳聋。轴位 T2WI 显示左侧内耳道肿物➡和右侧海绵窦肿物➡。注意沿着右侧前庭神经的结节➡。（右）T1WI 压脂增强显示左侧内耳道的肿物明显强化➡，右侧海绵窦的肿物也明显强化➡。另外，在桥前池左侧三叉神经走行方向上可见两个明显强化的结节➡。该患者被诊断为神经纤维瘤病 2 型

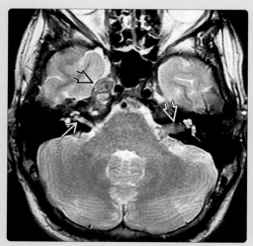
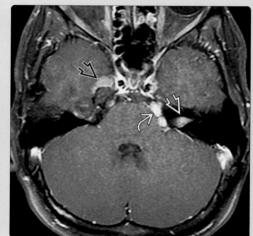

结节性硬化综合征

术语

- 结节性硬化综合征（tuberous sclerosis complex，TSC）
- 多系统基因紊乱伴发癫痫，多器官肿瘤和错构瘤
  - 神经系统错构瘤的病谱分析；均包含发育不良的神经元和巨细胞（气球细胞）
  - 由 *TSC1* 或者 *TSC2* 基因的突变导致
  - 现在认为是一种初期（发展中）的 Tau 蛋白病变
    - TSC 中多种异常神经元和神经胶质细胞中 Tau 蛋白表达异常
    - 与局灶性皮质发育不良（FCD）2 型相似

影像

- FLAIR 和 T1WI 是诊断最敏感的序列
- 钙化的室管膜下结节
  - < 1.3 cm，通常强化（MR 显示更敏感）
- 室管膜下巨细胞型星形细胞瘤（TSC 伴发率 15%）
  - 多发生在室间孔附近
    - > 1.3 cm；明显强化，随时间推移增大
- 皮质 / 皮质下结节（95%）
  - 早期 T1 信号升高，但在髓鞘成熟之后表现各异
- 其他发现
  - 白质放射状迁移线
  - 囊性白质病变（脑囊性退变）

主要鉴别诊断

- Taylor 型皮质发育不良（FCD 2 型）
- X 连锁室管膜下异位

病理学

- TSC 肿瘤抑制基因的突变——异常生发基质增生、分化

临床问题

- 典型临床 3 联征 = 颜面纤维血管瘤（90%）、精神发育迟滞（50%～80%）、癫痫（80%～90%）（三种并存约 30%）

诊断要点

- 室管膜下结节（< 1.3 cm）vs. 室管膜下巨细胞型星形细胞瘤（> 1.3 cm，增大）

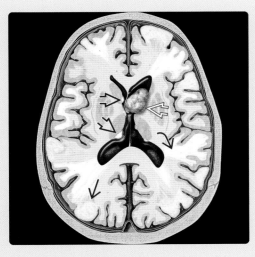
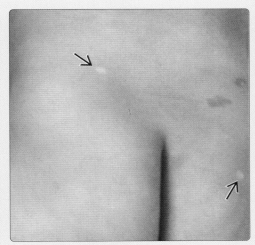
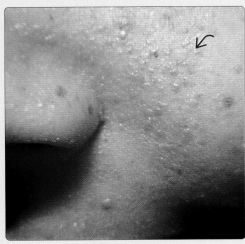
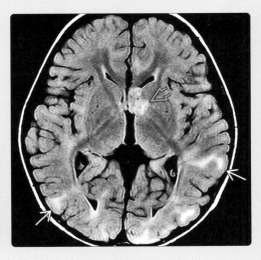

（左）轴位示意图显示脑部典型的结节性硬化综合征（TSC）征象，图示左侧室间孔处巨细胞型星形细胞瘤➡、室管膜下结节➡、白质放射状迁移线➡、皮质和皮质下结节。（右）TSC 患者的临床照片显示典型的色素减退斑"灰叶"点➡

（左）TSC 患者的临床照片显示特征性的数目众多的颜面部纤维血管瘤➡（Courtesy B. Krafchik，MD）。（右）轴位 FLAIR 显示左侧侧脑室前角一个境界清晰的分叶状室管膜下巨细胞型星形细胞瘤➡，患者是一个 14 岁 TSC 男孩。注意多发增大的脑回并灰白质分界欠清➡，及皮质下白质高信号

Sturge-Weber 综合征

关键点

术语

- 同义词：Sturge-Weber-Dimitri，脑三叉神经血管瘤病

影像

- 影像学特征是软脑膜血管瘤伴慢性静脉性缺血后遗症
  - 软脑膜血管瘤单侧 80%，双侧 20%
  - 皮质钙化、萎缩，同侧脉络丛扩张
  - 皮质轨道状的钙化（非血管瘤）
- 早期：短暂高灌注→"加速的"髓鞘成熟
- 晚期：胶质增生部分信号升高，皮质钙化部分信号减低
- 早期：迂曲的软脑膜强化，蛛网膜下腔的软脑膜血管瘤
- SWI 显示增粗迂曲的白质髓静脉，提供侧支引流汇入深部静脉

病理学

- GNAQ 基因体部突变导致 Sturge-Weber 综合征和非综合征性的"葡萄酒"色斑

临床问题

- "葡萄酒"色斑，癫痫，偏身轻瘫
- 发病率：1：（20 000 ～ 50 000）
- 延伸至整个脑叶，造成萎缩，导致癫痫的发生率增加
- 癫痫进一步造成脑损伤

诊断要点

- FLAIR 增强是检查软脑膜血管瘤最敏感的序列（特别是在婴儿期）
- 白质中的 T2 低信号是早期血管瘤的潜在诊断线索
- 轻型 / 早期病变可发现视网膜血管瘤

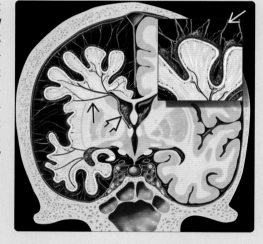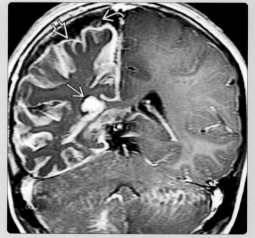

（左）冠状位示意图显示大范围的软脑膜血管瘤病➡围绕受累脑回，显著的深部髓静脉侧支➡，静脉血分流至大脑深部，同侧的脉络丛扩张➡，右侧大脑半球萎缩。（右）8 岁 Sturge-Weber 综合征患者 MR 冠状位 T1 增强显示右侧大脑半球萎缩，软脑膜血管瘤➡导致蛛网膜下腔增宽➡，内可见穿行的血管。注意同侧扩张的脉络丛➡

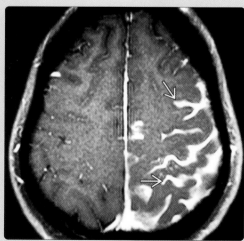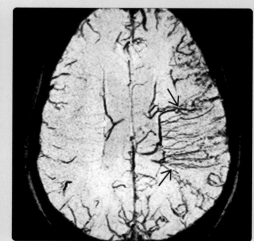

（左）T1 压脂增强显示另一 Sturge-Weber 综合征患者增宽的脑沟中充满了明显强化的软脑膜血管瘤➡。（右）同一病例的 T2 SWI 序列显示多发扩张扭曲的髓静脉➡，从左侧大脑半球汇入深部静脉系统。正常皮质静脉缺乏，强化的软脑膜血管瘤都引流进入同侧的室管膜下静脉和脉络丛静脉

遗传性出血性毛细血管扩张症

术语

- 遗传性出血性毛细血管扩张症（hereditary hemorrhagic telangiectasia，HHT）
  - Rendu-Osler-Weber，Osler-Weber-Rendu 综合征
- 常染色体显性遗传，分布广泛，多系统血管发育不良性病变
  - 内脏器官（主要包括肺、脑、肝）中的黏膜毛细血管扩张和动静脉畸形（arteriovenous malformations，AVM）

影像

- 最佳诊断线索
  - 复发性鼻出血并多发肺或脑动静脉畸形（pAVM/cAVM）
- MR
  - 毛细血管扩张导致的"开花征"（SWI 较 GRE 显示更佳）
    - T1 增强上"蓬松"的强化
  - 脑动静脉畸形：巢穴样（"缠结的"）流空影，

胶质增生
- 肺和肝的多层 CT/CTA 有助于诊断

病理学

- 由 TGF-β/BMP 信号通路突变引起的各种疾病
  - 内皮因子（endoglin，ENG）突变引起 HHT1
  - 激活素 A 受体 II 型样蛋白 1（*ACVRL 1/ALK1*）突变引起 HHT2
  - *SMAD4* 突变导致青少年息肉病及 HHT 综合征
- HHT 的 3 种类型血管畸形：
  - 最常见：毛细血管畸形（61%）
    - 异常血管的缠结
    - 无分流、无扩张的供血动脉或引流静脉
  - 巢型 AVM：43%
    - 异常的扩张血管网
    - AV 分流（早期引流静脉）
  - 直接高流速动静脉瘘：12%
    - 供血动脉和引流静脉之间不存在瘤巢，直接沟通

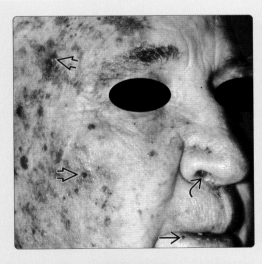
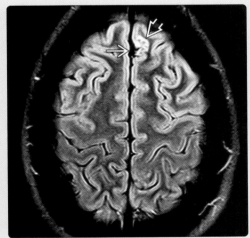

（左）遗传性出血性毛细血管扩张症（HHT）患者的照片，反复的严重鼻出血，伴有数目众多的皮肤毛细血管扩张⇨，口腔黏膜⇨以及鼻部⇨均可见病灶。（右）18 岁具有 HHT 家族史的男性，作为常规筛查的一部分，MR 轴位 FLAIR 显示左侧额叶内侧小的高信号⇨，并可见流空信号➡

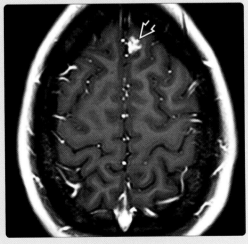
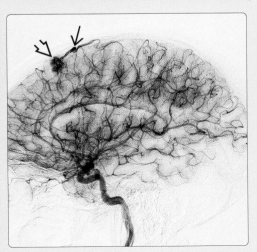

（左）同一患者 MR 轴位 T1 增强显示病灶明显强化➡。（右）同一患者左颈内动脉 DSA 侧位图显示病灶包括小动静脉畸形（AVM）血管巢➡（"微 AVM"）和早期显影的引流静脉➡。遗传分析显示患者 *ENG* 突变

Lhermitte-Duclos 病

术语

- Lhermitte-Duclos 病（Lhermitte-Duclos disease，LDD），又称小脑发育不良性神经节细胞瘤
  - 良性小脑病变；性质不明：肿瘤性？畸形？错构瘤？
- 多发性错构瘤综合征（multiple hamartoma syndrome，MHAM）：常染色体显性遗传病，与 *PTEN* 基因突变有关，可能导致恶性肿瘤发生率上升
  - MHAM 又称 Cowden 综合征（CS）；CS + LDD = 合并 LDD 的 MHAM
    - CS 是 PTEN 错构瘤肿瘤综合征最常见的表型
  - LDD 现在被认为是 MHAM 的一种表现，是一种神经皮肤综合征

影像

- 境界相对清楚的小脑肿块，伴条纹状/层状/虎斑状/脑回样表现
- 肿块一般较大，占位效应明显：小脑扁桃体疝、脑积水

主要鉴别诊断

- 亚急性小脑梗死
- 小脑炎
- 未分类的小脑发育不良
- 节细胞胶质瘤
- 髓母细胞瘤

临床问题

- 最常见的症状：头痛、恶心、呕吐、共济失调、视物模糊
  - 可出现昏迷
- 出现颅高压时选择分流减压或手术切除肿块

诊断要点

- 若诊断 LDD，需要进一步筛查 MHAM；若诊断 MHAM，同样需要筛查 LDD
- 需长期监测癌症，尤其是甲状腺及乳腺癌（MHAM 恶性肿瘤发生率增高）

（左）轴位示意图显示右侧小脑半球小脑叶不规则增厚，小脑体积增大，脑干受压，为 Lhermitte-Duclos 病（LDD）的典型表现。（右）76 岁老年男性，头痛。轴位 T2WI 显示右侧小脑半球长 T2 信号肿块。增宽的"脑回样"脑叶➡️使病灶呈现出较为特征性的条纹征象，在增宽的脑叶之间可见数个点状流空信号➡️

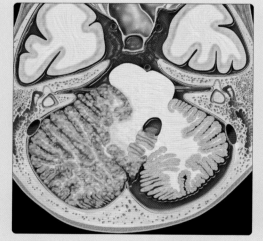
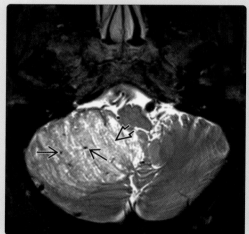

（左）同一患者轴位 T1 压脂增强可见增厚的脑叶无明显强化，T2WI 上点状流空信号呈明显均匀的强化➡️，提示是血管结构。（右）同一患者冠状位 T1 增强血管显示更为清晰➡️，这是 LDD 的特征性表现，因此肿块没有做活检

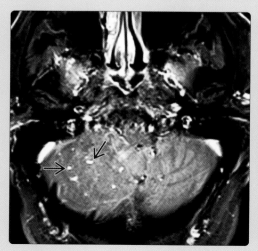
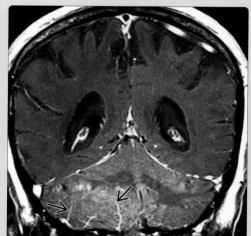

Li-Fraumeni 综合征

术语

- Li-Fraumeni 综合征（Li-Fraumeni syndrome，LFS）
- 常染色体显性遗传性家族肿瘤综合征
  - 75% 的 LFS 病例会有 *TP53* 肿瘤抑制基因的功能丢失突变
  - 骨肉瘤、软组织肉瘤、白血病、乳腺癌、脑肿瘤、黑色素瘤、肾上腺皮质肿瘤的终身发病风险升高

影像

- 星形细胞瘤：大脑＞小脑＞脊髓
- 脉络丛肿瘤：侧脑室＞＞第四脑室

主要鉴别诊断

- 导致家族性癌症的遗传综合征，包括脑肿瘤
- 结节性硬化症
- von Hippel-Lindau 综合征
- 髓母细胞瘤
- 基底细胞痣综合征
- Turcot 综合征
- 神经纤维瘤病 1 型
- Carney 综合征
- 黑色素瘤-星形细胞瘤综合征

病理学

- P53：细胞凋亡、细胞周期控制的重要转录因子；肿瘤常见的突变
- 乳腺癌（24%～30%）、软组织肉瘤（12%～18%）、脑肿瘤（12%～14%）、骨肉瘤（12%～13%）、肾上腺皮质癌（6%）

临床问题

- 有发生多个原发肿瘤的倾向
- 脑肿瘤：10 岁以下儿童高发

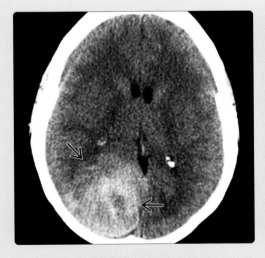
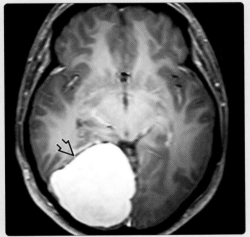

（左）38 岁女性，乳腺癌病史（ER 阳性），数月来逐渐加重的头痛及视力障碍。CT 平扫显示右侧枕叶巨大的高密度肿块➡。（右）同一患者轴位 T1 压脂增强可见病灶明显强化➡

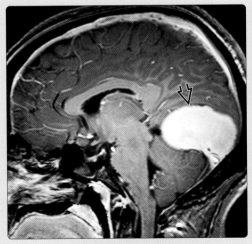
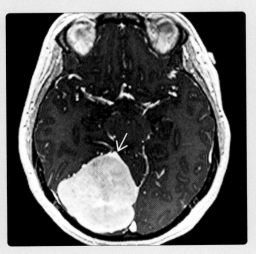

（左）MR 矢状位 T1 压脂增强显示境界清晰并明显强化的肿块➡紧邻硬脑膜。（右）轴位术前对比增强 SPGR 序列显示沿着小脑幕的轻度"脑膜尾"征象➡。术前诊断的脑膜瘤在手术时得到病理证实。进一步的评估发现 *TP53* 基因突变，遂诊断为 Li-Fraumeni 综合征

颅脑外伤

概论

流行病学：外伤是全世界儿童和青少年致死和致残最常见的原因。其中，神经外伤占绝大多数。在美国和加拿大，急诊科每年接诊的头部外伤病例超过 800 万例，占所有急诊病例的 6% ～ 7%。

绝大部分头部外伤患者属于轻微或轻度损伤。轻微头部外伤指外伤后没有神经系统异常或者意识丧失。轻度头部外伤或者脑震荡指患者可行走、可讲话，曾有过意识丧失、遗忘或定向障碍，格拉斯哥昏迷评分（Glasgow Coma Score，GCS）在 13 ～ 15 分之间。在所有头部外伤患者中，大约 10% 患者存在致命性的脑损伤，还有 5% ～ 10% 的脑外伤幸存者会遗留永久性的严重神经功能缺损。多数患者为轻微脑损伤，而 20% ～ 40% 的患者会有中度残疾。

病因和损伤机制

外伤性脑损伤的病因随患者年龄不同而变化。跌倒是 4 岁以下儿童及 75 以上老人主要的受伤原因，青少年及青年男性以枪弹伤为主。车祸伤的发生则无明显的年龄和性别分布特征。

外伤性脑损伤可以是枪弹伤或者非枪弹伤。枪弹伤指外来物体（如子弹）导致的颅骨、脑膜和（或）脑实质穿透伤。

非枪弹闭合性损伤可以由直接的撞击、爆炸及穿透造成。然而，非枪弹引起的闭合性颅脑损伤是神经损伤更常见的原因。交通事故中高速运动中的突然减速或加速，可引起脑组织在颅内移动并撞击颅骨或硬脑膜，引起脑挫伤。旋转力或者角动量的变化也可引起轴索牵拉变形，从而引起轴索损伤。

头部外伤分级

临床最常使用的脑外伤分级方法是格拉斯哥昏迷评分（GCS），根据以下三个特征评定：睁眼情况、语言反应、运动反应。根据 GCS，脑外伤患者可划分为三个等级：轻度（13～15），中度（9～12），重度（≤ 8）。

外伤性脑损伤可分为原发性和继发性脑损伤。原发性损伤指当时产生的损伤，继发性损伤指后期出现的损伤。颅骨骨折、硬膜外和硬膜下血肿、挫伤、轴索损伤都属于原发性损伤。

继发性损伤发生相对延迟，包括脑水肿、灌注异常、脑疝。大动脉例如颈内动脉、椎动脉、脑膜中动脉，可出现原发性损伤或因脑疝等原因出现继发性损伤。

急性头部外伤的影像学检查

影像对急性外伤性脑损伤的诊断及处理非常重要。紧急影像学检查的目标有两点：①识别可治疗的外伤；②观察和预测继发性损伤的发生，例如脑疝等。

多排螺旋 CT：多排螺旋 CT（MDCT）是脑外伤最重要的影像检查方式，也是监测临床处理的手段。尽可能选择螺旋式、薄层、无对比增强的 CT 检查，扫描范围从枕骨大孔至顶骨及顶部的软组织。冠状位和矢状位重建图像能对诊断提供很好的帮助，特别是观察少量的硬膜下出血。

多发外伤患者的全身 CT 检查越来越常见，包括同时进行软组织和骨组织的多维图像重建（冠状位和矢状位）以及脊柱的重建成像。

CTA：CTA 检查适用于颈部穿透伤、颈椎骨折或半脱位、颅底骨折导致穿透颈动脉、硬脑膜静脉窦以及可疑的血管损伤。

MR：MR 检查是第二常用的急性或亚急性颅脑损伤的检查手段，有助于发现局灶性 / 区域性 / 半球性灌注改变，评估出血性或非出血性损伤范围及预后。同时，当临床怀疑可能存在损伤或者 CT 发现损伤时，应考虑进一步行 MR 检查。

哪些人以及何时适合做影像检查？

头部 CT 的滥用越来越多，即使在轻微的外伤中（无意识丧失，神经系统检查正常）。许多临床研究试图建立一个检查适应证标准。临床应用较多的急性头部外伤 CT 检查标准主要有以下三个：①美国放射学会（ACR）适当性标准；②新奥尔良（Orleans）标准；③加拿大头部 CT 规则（CHCR）。

美国放射学会已经发布了修订版头部外伤影像检查适应证标准。一些存在局灶性神经功能缺损和（或）其他危险因素的轻度非枪弹伤患者是可以进行急诊 CT 平扫的，例如所有 2 岁以下外伤的儿童。

6% ～ 7% 的轻度头部损伤患者头部 CT 扫描结果呈阳性，大多数有头痛、呕吐、药物或乙醇（酒精）中毒、癫痫发作、短期记忆缺陷或锁骨上水平创伤的体征。在这些病例以及 60 岁以上和 2 岁以下的患者中，CT 应及时应用。

头部损伤患者无论初始成像结果如何，如果出现突然的恶化，应进行 CT 复查。延迟性或进展性的脑外及脑内出血通常发生在外伤后最初的 36 h 内。

颅底和面部外伤的检查方法

颅底骨折包括从单纯线性骨折到累及颅面骨的

复杂损伤。颅底骨折常合并颅内损伤，如脑挫伤、脑内和脑外出血、血管和神经损伤。对颅底和（或）面部创伤患者进行成像的目的是描述骨折的位置和程度，并确定重要结构的相关损伤。精确的成像解释有助于手术计划制订和预防并发症，如脑脊液漏。

颅底外伤

前颅底骨折：前颅底（anterior skull base，ASB）创伤经常与鼻腔和（或）眼眶损伤相关。这些患者大多数有面部骨折。成像应确定骨折是否穿过筛板、额窦，并确定是否累及眶顶或视神经管。

中央颅底骨折：中央颅底（central skull base，CBS）骨折可累及蝶骨、斜坡、海绵窦和颈动脉管。可能存在颈内动脉和第 3、4、6 对脑神经和（或）三叉神经分支的损伤。

颞骨骨折：颞骨骨折可以平行（纵向）或垂直（横向）于岩骨尖。纵向骨折较常见，穿过乳突和中耳腔，经常破坏听小骨，并延伸到颞骨鳞部。横向骨折通常穿过内耳，并延伸到枕骨。

成像评估包括确定听骨链完整性、内耳和（或）面神经管是否移位，以及是否跨越颞骨顶。

后颅底骨折：枕骨骨折可以独立存在或合并颞骨岩尖横向骨折。后颅底（posterior skull base，PSB）骨折可能延伸到横窦或乙状窦、颈静脉孔或舌下管。颅颈交界处损伤在 PSB 骨折患者中也很常见。

面部外伤

眼眶骨折：眼眶骨折分两类：①累及眼眶壁 / 边缘；②爆裂性骨折。爆裂性骨折可能累及眶底（下方爆裂）或筛骨（内侧爆裂），但眶缘完整。影像学检查应确定：①是否有其他眼眶或面部骨折；②是否累及下直肌 ± 内直肌及脂肪。

面骨（Le Fort）骨折：Le Fort 骨折有 3 种类型。Ⅰ型是通过上颌骨的水平骨折，累及梨状窝。Ⅱ型是锥形骨折，累及鼻梁、眶下缘、眶内侧壁、眶底和颧上颌缝。Ⅲ型骨折线自鼻额缝向两侧横向通过鼻梁、眶部，经颧额缝向后累及翼突，造成颅面分离。

三种 Le Fort 骨折都需要检查翼突，常表现为两种或三种类型混合。

颧上颌骨折：颧弓位置突出，因此容易骨折。颧上颌复合体骨折也被称为"三脚架骨折"，涉及 4 个关节以及 5 个不同的骨折类型。

影像需确定骨折是否错位，是否为粉碎性骨折，是否累及眶底、眶上缘、筛骨，并确定眶外缘移位方式。

复合型面中部骨折：又称为面部粉碎性骨折，由多个面部骨折组成，无法用其中的一种分类命名。确定是否存在面中部的后移是非常重要的，因为这种后移对外形影响较大。对眼眶及面部颅骨的损伤类型必须进行详细的分类。

鼻眶筛（NOE）骨折：可能会破坏内眦腱，并延伸至泪器。应确定是否存在向后移位或沟通筛窦，或向上累及前颅窝。

下颌骨骨折：下颌骨骨折可发生在牙齿内部或后部。下颌骨基本上起着"骨环"的作用，经常发生双侧多发骨折。应对骨折进行定位，确定骨碎片移位程度和方向，并评估髁突脱位或半脱位。下牙槽和牙齿是否累及也要确认。

脊柱和脊髓外伤检查方法

急性脊柱损伤成像

虽然 X 线片仍然用于评估脊柱，但 MDCT 已经成为快速评估脊柱损伤患者的首选检查。在中度至重度损伤的患者中，颈胸腰段脊柱图像常和胸腹盆部的图像一起采集。

薄层轴位图像可重建为矢状位和冠状位图，常用的有骨算法及软组织算法。如果伴随血管损伤的风险（颅底骨折穿过颈动脉管或硬膜静脉窦，颈椎骨折穿过横突孔或引起后部附件半脱位），CTA 是一个很好的辅助诊断手段。急诊 MR 对疑似韧带复合损伤、创伤性椎间盘突出症或脊髓损伤的患者尤其有帮助。

脊柱骨折分类

颅颈交界处：怀疑颅颈交界处（craniovertebral junction，CVJ）损伤的患者初步评估应首先着重于确定是否存在颅颈结构紊乱，然后描述特定骨折。这些是根据损伤的平面和类型以及是否存在潜在的不稳定性来分类。详尽的描述超出了本部分的范围，这里简要描述了几个特定的骨折。

C1 骨折常累及椎弓后部。杰弗逊骨折（Jefferson 骨折）是一种垂直的压缩断裂，寰椎前后弓都存在破坏和径向位移。合并约 7 mm 侧块位移（相对于 C2 侧块）提示横韧带的损伤和潜在的不稳定。

齿状突骨折分为 3 种类型：Ⅰ型为齿状突尖部撕脱性骨折；Ⅱ型为齿状突基底部骨折；Ⅲ型为 C2 椎体体部骨折。齿状突骨折常常发生于经常摔倒的老年骨质疏松患者。

颈椎骨折分类：根据推测的损伤机制，颈椎骨

轻微脑外伤新奥尔良标准

GCS = 15 合并以下任意一条，需行 CT 检查

头痛
呕吐
年龄大于 60 岁
中毒（药物或乙醇）
短期记忆力障碍（顺行性遗忘）
锁骨上方肉眼可见的外伤
癫痫

胸腰部外伤严重程度评分

描述		类型	评分
外伤机制			
	压迫		
		单纯	1
		外侧成角 > 15°	1
		爆裂	1
	平移 / 旋转		3
	牵拉		4
后纵韧带综合征			
	完整		0
	可疑 / 不确定损伤		2
	损伤		3
神经状态			
	神经根受累		2
	脊髓、圆锥受累（不完全）		3
	脊髓、圆锥受累（完全）		2
	马尾神经受累		3

评分包括 3 部分。评分 ≤ 3 分无需手术，4 分不确定，≥ 5 分建议手术。对于外伤机制，取最严重的等级，然后递加外伤分数。例如，牵拉损伤导致爆裂而无成角的评分：1（单纯压迫）＋ 1（爆裂）＋ 4（牵拉）＝ 6 分。

改良自 Vaccaro AR et al：Reliability of a novel classification system for thoracolumbar injuries：the Thoracolumbar Injury Severity Score. Spine（Phila Pa 1976）. 31（11 Suppl）：S62-9；discussion S104，2006.

折按照功能进行分类。颈椎过度弯曲损伤的范围从简单的压缩性骨折到 C7-T1 棘突撕脱性骨折到不稳定的损伤，如后韧带断裂并前半脱位、双侧小关节脱位和颈椎屈曲泪滴样骨折。

在颈椎过曲及旋转损伤中，常见单侧脱位及骨折。脊椎向前移位一般小于椎体前后径 50%。关节柱可在旋转损伤的过伸中断裂。

颈部垂直压迫性损伤可引起杰弗逊骨折。在颈椎过度弯曲引起的"爆裂"骨折中，中轴骨可受累后移。

胸腰部的骨折分类：胸腰椎骨折分类方法众多。胸腰段损伤分类和严重程度评分（thoracolumbar injury classification and severity score，TLICS）应用越来越广泛，该分类通过对损伤机制、后韧带完整性以及神经功能状态分别评分，然后将 TLICS 总分用于指导临床治疗。

参考文献

1. Gordic S et al: Whole-body CT-based imaging algorithm for multiple trauma patients: radiation dose and time to diagnosis. Br J Radiol. 88(1047):20140616, 2015

2. Mietto BS et al: Neurotrauma and inflammation: CNS and PNS responses. Mediators Inflamm. 2015:251204, 2015

3. Readdy WJ et al: A review and update on the guidelines for the acute non-operative management of cervical spinal cord injury. J Neurosurg Sci. 59(2):119-28, 2015

4. Furlow B: Computed tomography imaging of traumatic brain injury. Radiol Technol. 84(3):273CT-94CT, 2013

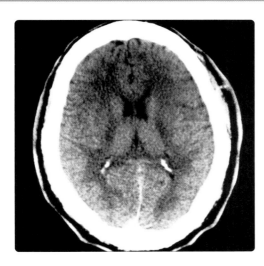

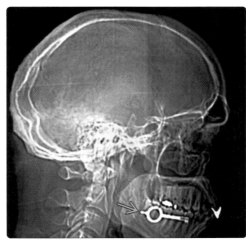

（左）一囚犯头部CT成像未见异常。（右）对同一患者仔细观察，发现囚犯的口腔内藏有异物 ➡（手铐钥匙）。囚犯计划在受伤就诊中逃脱，被放射科医生发现并告知警卫，挫败了该计划。该案例说明在创伤成像中仔细观察的重要性（感谢 J. A. Junker，MD 供图）

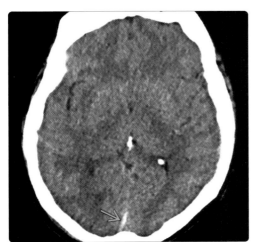

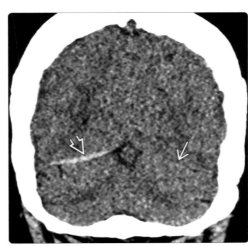

（左）64岁女性，摔倒就诊。轴位CT平扫显示大脑镰旁及窦汇旁线性高密度 ➡。起初图像认为正常。（右）同一患者冠状位重建图显示与左侧小脑镰 ➡ 相比，右侧小脑镰少许急性硬膜下出血 ➡。

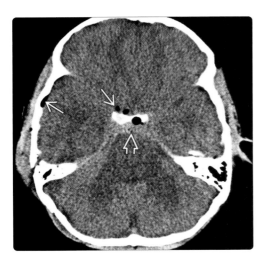

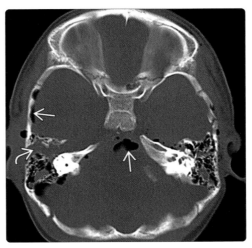

（左）严重头部外伤的3岁男孩CT平扫显示脑肿胀，脑池、脑沟及蛛网膜下腔变窄，颅内可见气体 ➡（"颅内积气"）和蛛网膜下腔出血 ➡。（右）同一患者CT骨窗显示了其在确定颅内积气 ➡ 原因上的重要性。该患者存在多处颅骨骨折，包括导致颅内积气的右侧颞骨的纵行骨折 ➡

（左）冠状位示意图显示3种典型的 Le Fort 骨折。I 型（绿色）累及上颌骨和鼻腔。II 型（红色），又名锥形骨折，向上延伸穿过上颌骨，穿过眶下缘和鼻部。III 型（黑色），又名颅面分离，骨折延伸到眶缘和颧弓。（右）三维 CT 显示 Le Fort I 型骨折通过上颌牙槽和鼻部➡️

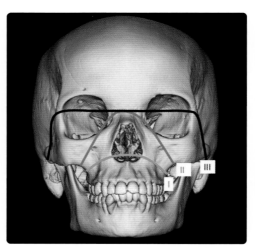
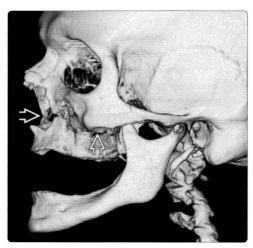

（左）CT 矢状位骨窗重建显示 Le Fort I 型骨折从上颌骨➡️延伸到上颌窦后壁和翼板➡️。（右）三维 CT 显示 Le Fort II 型骨折通过鼻额缝➡️，斜形下降累及眶下壁➡️。Le Fort I 型骨折➡️也可能通过上颌骨和鼻。无移位的下颌骨骨折➡️也存在。通常在同一患者中有多种类型的面部骨折

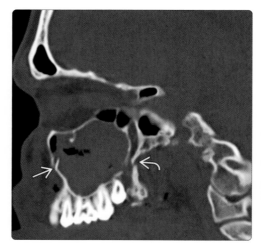
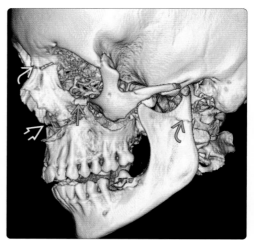

（左）三维 CT 显示了 Le Fort III 型骨折：鼻额骨分离➡️、眶壁骨折➡️和颧额缝分离➡️。（右）CT 轴位骨窗显示复杂的中面部"粉碎"性损伤：鼻骨和筛骨粉碎性塌陷性骨折➡️、上颌窦骨折➡️和颧骨骨折➡️

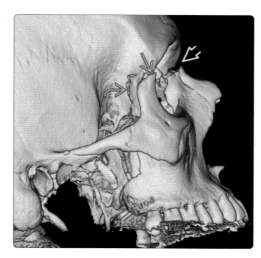
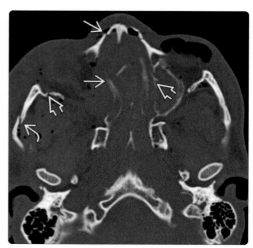

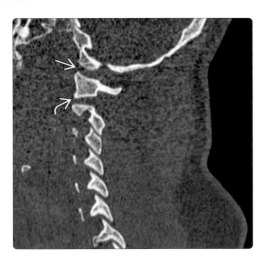

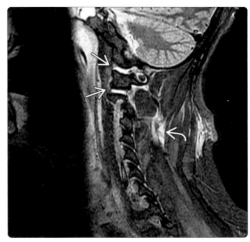

（左）CT矢状位骨窗重建显示颈椎的前后对齐良好。然而，枕骨髁和C1侧块之间➡以及C1-2椎间隙➡扩大。（右）同一患者的MR矢状位STIR扫描更好地显示了软组织损伤。枕骨髁与C1侧块之间、C1-2椎间隙均有增宽，并见高信号➡，C2-4水平后纵韧带损伤➡

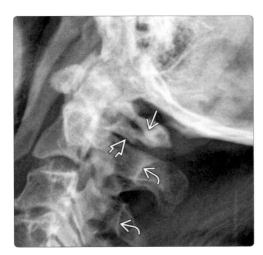

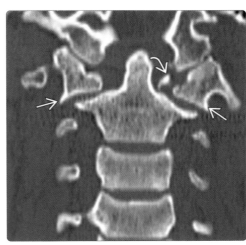

（左）高位颈椎侧位平片显示C1棘突椎板线➡较C2、C3➡向前移位。C1后弓透亮骨折线➡。（右）CT骨窗冠状位重建显示，双侧C1侧块➡均向外移位，还可以看到由于横韧带结节撕脱引起的骨碎片➡

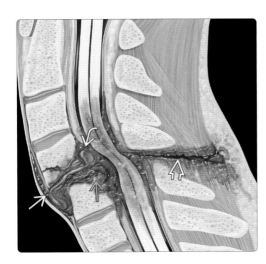

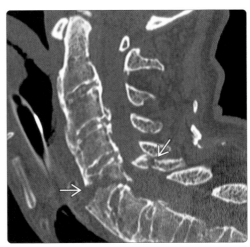

（左）矢状位示意图显示不稳定性颈椎过度屈曲损伤，前➡、后➡纵韧带以及棘间韧带➡损伤、创伤性椎间盘突出症➡、硬膜外出血和脊髓损伤。（右）强直性脊柱炎患者颈椎骨折的CT矢状位重建骨窗很好地显示骨损伤➡，但不能显示软组织损伤程度。MR检查很好地补充了这一点

急性硬膜下血肿

关键点

术语

- 硬脑膜内层和蛛网膜之间的急性出血

影像

- CT 平扫作为初步筛选方法
  - 使用骨骼和软组织算法
  - 使用标准脑，窗宽（150 HU）
  - 冠状位、矢状位重建有利于发现小的硬膜下血肿（subdural hematomas，SDH）
- 脑实质外新月形高密度影积聚
  - 沿着大脑凸面弥漫性延伸
  - 常沿着大脑镰、小脑幕延伸
- 皮质静脉和脑沟向内移位
- 可以穿过颅缝，但不能跨过硬脑膜附着点

主要鉴别诊断

- 其他硬膜下液体积聚

- 混合型 SDH（慢性 / 亚急性 SDH 急性发作）：等密度或低密度液体区内可见高密度病灶
  - 硬膜下水瘤：清亮脑脊液，无包膜包绕
  - 硬膜下渗出液：接近 CSF 密度 / 信号
  - 硬膜下积脓：周边强化，FLAIR 高信号，DWI 弥散受限
- 急性硬膜外血肿（典型为双凸透镜形）

病理学

- 常见：皮质桥静脉撕裂
- 非外伤性（自发性）在老年人更为多见

临床问题

- 精神状态和局灶性神经系统症状可能迅速加重

诊断要点

- 少量的急性 SDH 最好进行多平面重建，并加大宽窗，发现后及时告知临床医生

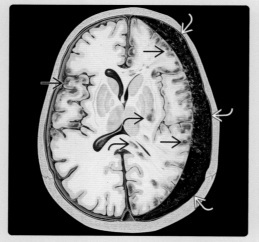
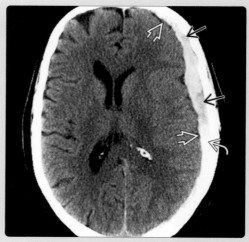
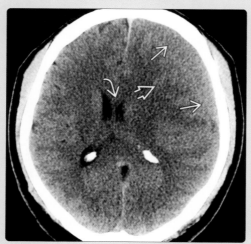
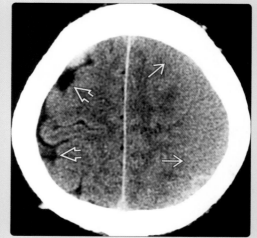

（左）示意图显示急性硬膜下血肿（acute SDH，aSDH）压迫左侧大脑半球和侧脑室，导致中线移位。同时存在皮质挫伤和轴索损伤。（右）58 岁女性，头部外伤。轴位 CT 平扫显示典型的 aSDH 沿左侧大脑凸面延伸，并压迫下面的蛛网膜下腔。高密度 aSDH 中的小的点状低密度，提示急性血肿有快速扩张的风险

（左）急性硬膜下血肿有时可与脑实质密度相仿，注意它的占位效应和压迫造成灰白质交界区的移位，以及侧脑室的大脑镰下疝。（右）同一患者更上层面 CT 轴位图像显示等密度 aSDH。脑沟完全消失，这与对侧正常脑脊液流动的脑沟对比差异明显

亚急性硬膜下血肿

关键点

术语

- 亚急性（3天至3周）血液聚积
  - 在硬膜与蛛网膜之间
  - 部分呈血凝块状态
  - 肉芽组织（"膜"）包围

影像

- 脑实质凸面新月形的等-低密度聚集
  - 在受累半球表面弥漫性分布
  - 可跨越颅缝，但不跨过硬脑膜附着处
  - 可能与病灶下皮质密度相同
  - 寻找脑脊液向内移位的"点"
- MR
  - T1 呈等至高信号
  - T2/FLAIR 均呈高信号（不抑制）
  - DWI 可表现为双层现象
  - 增强扫描可以看到强化的"包膜"

- 一般影像学推荐
  - 初步筛查首选 CT 平扫；出现包膜/分隔则考虑行 CT 增强；MR 对硬膜下血肿更敏感，可检测外伤性脑损伤的其他病变

主要鉴别诊断

- 其他硬膜下积液：渗出、囊肿、积脓
- 硬脑膜病，硬膜增厚（寻找其他低颅压征象）
- 慢性硬脑膜窦血栓形成

病理学

- 皮质桥静脉在穿越硬膜下间隙处受到外伤性牵拉/撕裂
- 外伤可能很轻微，尤其在年长者

临床问题

- 可以在首次轻微外伤几周后出现头痛、癫痫发作、老年人步态异常

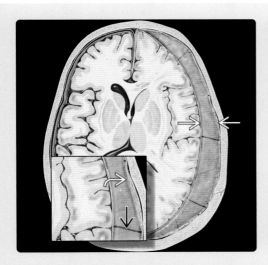
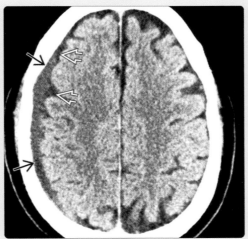

（左）轴位示意图显示典型的亚急性硬膜下血肿（subacute SDH，sSDH）➡。插图示横穿的"桥"静脉➡和继发增生的包膜➡。这些改变往往与老年人轻微的外伤史有关。（右）轴位 CT 平扫显示 sSDH 于大脑凸面呈新月型液体聚积➡，与病灶内侧蛛网膜下腔点状的脑脊液➡相比，呈稍高密度

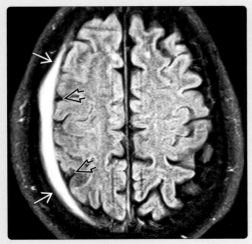
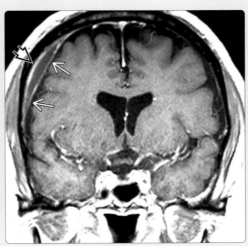

（左）同一患者的 FLAIR 序列显示 sSDH 呈高信号➡，与蛛网膜下腔中呈"黑色"的脑脊液➡可区别。（右）同一患者冠状位 T1 增强显示围绕 sSDH 周围的强化的包膜。外膜➡通常比内膜➡更厚、更明显

慢性硬膜下血肿

术语

- 慢性硬膜下血肿（chronic SDH，cSDH）
- 慢性（＞3周至数月）硬膜下血液聚集
  - 混合性慢性和急性出血较常见

影像

- 新月形脑实质外的血液聚集
  - 弥漫分布在受累半球表面
  - 周围有包膜
  - 经常见分隔，有液平
  - 复发性、混合性出血常见，在儿童患者应警惕非意外性外伤的可能
- 影像推荐
  - CT平扫是首选筛查手段
  - 宽窗设定为150～200 HU
  - MR可更好地显示cSDH

主要鉴别诊断

- 硬膜下水囊瘤
- 硬膜下积液
- 硬膜下积脓

病理学

- 血性液体
- 肉芽组织包裹：内含质脆毛细血管的"假包膜"
- 5%为多房，充满液体-血液密度平面

临床问题

- 治疗
  - 外科引流加包膜切除术
- 年龄大及脑萎缩是创伤性SDH转化为cSDH的主要因素
- 不同类型的复发概率不同
  - 分隔型SDH复发概率最高
  - 术前积血越多，复发概率越大
  - 术后残留量＞80 ml复发概率大

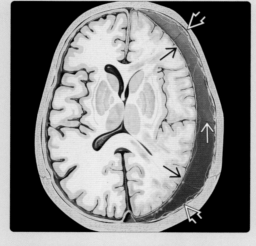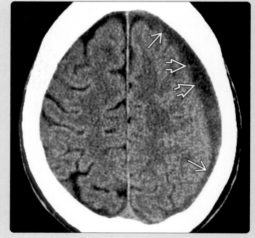

（左）轴位示意图显示典型慢性硬膜下血肿（cSDH）的病理学，形成薄的内膜➡、较厚的外膜➡。注意穿过SDH的拉伸的桥接静脉➡，从顶部到底部呈血清到含更多蛋白质成分的物质渐变。（右）轴位CT平扫显示慢性SDH（cSDH）为左侧大脑半球外的新月形低密度液体聚集➡。拉伸的皮质静脉➡在穿过SDH时仍隐约可见。

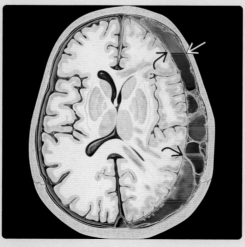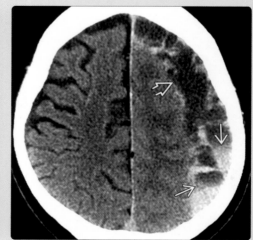

（左）轴位示意图显示"混合"硬膜下血肿。其内包含了多个阶段的出血➡。注意急性或亚急性出血产生的液-液平面➡，新发出血在早期的亚急性和（或）慢性硬膜下出血中较为常见。（右）轴位CT平扫显示经典的左侧"混合"型SDH➡。注意由急性再出血混入早期的cSDH形成的多处液-液平面➡

硬膜外血肿，经典型

术语

- 血液积聚在颅骨与硬脑膜之间的腔隙内

影像

- CT 平扫
  - 颅内脑实质外双凸形高密度影
  - ＞ 95% 发生于单侧、幕上
  - 不会跨越颅缝，除非出现颅缝分离 / 骨折
  - 其下脑组织及蛛网膜下腔受压 / 移位
  - 低密度"旋涡征"：活动性 / 快速出血伴未回缩的血凝块
  - 1/3 ～ 1/2 患者存在其他明显损伤
- 骨 CT 检查
  - 90% ～ 95% 患者存在颅骨骨折

主要鉴别诊断

- 硬膜下血肿
- 肿瘤
- 感染 / 炎症
- 髓外造血

病理学

- 动脉性（90% ～ 95%）
  - 动脉性硬膜外血肿（epidural hematoma，EDH）最常位于脑膜中动脉沟附近的骨折处
- 静脉性 EDH（5% ～ 10%）
  - 邻近硬脑膜静脉窦的骨折
  - 常见位置：顶部以及中颅窝前部

临床问题

- 典型的"中间清醒期"
  - 约 50% 患者出现
- 如果迅速识别并治疗，则预后较好
- 一些 EDH ＜ 1 cm 可采取非手术治疗
  - 中颅窝前部硬膜外血肿通常是静脉性的，且呈良性表现

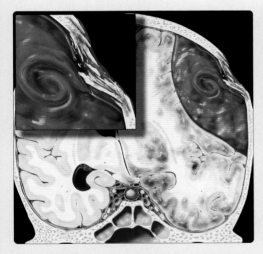

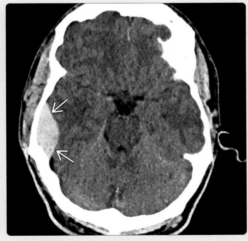

（左）冠状位示意图显示颅骨骨折造成脑膜中动脉撕裂引起旋涡状急性出血。硬膜外血肿扩大造成脑膜向内移位。（右）一名有头部外伤史的 47 岁男性患者轴位 CT 平扫显示右侧中颅窝典型的双凸形（透镜状）均匀高密度的硬膜外血肿（EDH）➡。骨窗 CT（未显示）可见血肿层面下颅骨骨折，断端未见移位

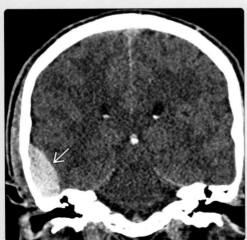

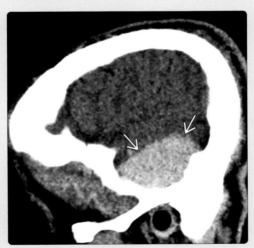

（左）基于轴位重建的冠状位图像很好地显示典型的中颅窝急性 EDH ➡。（右）基于同一患者的轴位图像重建的矢状位 CT 平扫图像显示急性中颅窝 EDH ➡ 典型的双凸形改变（冠状位、矢状位、轴位均显示）

硬膜外血肿，变异型

术语

- "典型"硬膜外血肿（EDH）
  - 动脉裂伤
  - 90% ～ 95% 发生于幕上（颞顶部最常见）
  - 双凸形，单侧
- 非典型 EDH
  - 不寻常的病因
  - 不寻常的位置
  - 不寻常的形状或密度

影像

- 静脉性 EDH（约占 EDH 的 10%）
  - 骨折（线性，移位）穿过硬膜静脉窦
  - 颅底，顶部
  - 容易被忽略
  - 冠状位和矢状位重建图像是诊断关键
- 颞前部 EDH（约占 EDH 的 10%）

- 中颅窝
  - 颞叶前部，但不邻近颞叶
  - 骨折穿过蝶顶窦
  - 通常无症状（1 ～ 2 cm）
- 顶部 EDH（占 EDH 的 1% ～ 2%）
  - 骨折穿过并撕裂上矢状窦
  - 血肿缓慢积累
  - 症状通常延迟出现
  - 在 CT 轴位上容易忽略病灶及低估大小
  - 矢状位和冠状位重建图像是关键
- 斜坡 EDH（< EDH 的 1%）
  - 撕裂斜坡静脉丛
  - 自限性；附着紧张的硬膜，故而较大病灶少见
  - 无症状，除非合并血管或神经损伤
  - 紧贴斜坡背面的双凸形高密度影
  - 矢状位重建图像是诊断关键

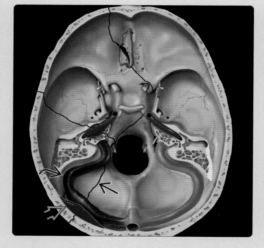
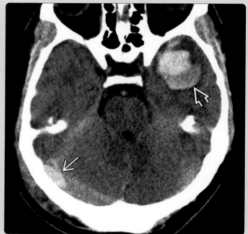

（左）轴位示意图显示不同的颅底骨折穿过并且可能损伤重要的血管结构。线性颅骨骨折穿过右侧横窦➡。静脉窦撕裂导致静脉性硬膜外血肿（EDH）⧗。损伤的硬膜窦经常形成血栓➡。
（右）26 岁男性，从 10 m 高处摔下来后导致左侧颞叶较大范围挫伤➡。邻近右侧横窦见一双凸形高密度液体聚集➡

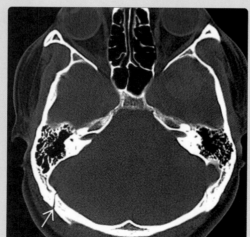
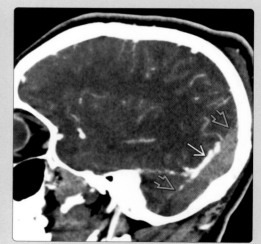

（左）同一患者 CT 骨窗显示骨折穿过右侧人字缝➡。
（右）矢状位 CT 静脉造影显示高密度静脉性 EDH 推压横窦➡，使其抬高且向前移位。注意静脉性 EDH ⧗位于上、下硬脑膜附着处之间。静脉性 EDH 常跨越硬脑膜附着处，然而典型动脉性 EDH 则少见

第一篇 脑 基于病理的诊断：畸形、外伤和卒中
第一章

虐待性头部外伤

关键点

术语

- 故意伤害；虐待性头部外伤（abusive head trauma, AHT），发泄性头部外伤，非意外性头部外伤

影像

- 早期诊断的关键
  - 不同的大脑损伤与不同的病史相关
- 骨骼检查和 CT 平扫作为首选成像方法
  - 检测 / 确定颅内出血特征
  - 检测 / 确定骨折
- MR
  - 检测延迟的脑实质损伤（24 ～ 72 h），证实不易解释的、不同时期的硬膜下血肿（SDH）
    - 使用 T1WI、T2WI 以及 T2*/SWI（对不同时期血肿显示最佳）
    - DWI 是证实脑实质损伤的关键
    - 使用 T1WI 增强发现慢性 SDH 的硬膜下分层
    - 矢状位 / 冠状位对小脑幕周围的小 SDH 显示最佳

病理学

- 直接损伤
  - 颅骨骨折
  - 潜在的脑损伤
- 暴力的"来回"震动
  - 弥漫性分布的硬膜下血肿
  - 皮质挫伤、轴索损伤以及脑实质撕裂
- 缺血损伤
  - 全脑缺氧性损伤
  - 分水岭梗死
  - 兴奋毒性水肿

临床问题

- 婴儿最常见的外伤性死亡原因
- 外伤征象（如 Battle 征和熊猫眼征）可能出现，但不常见

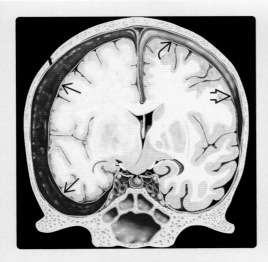
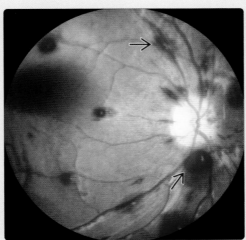

（左）虐待性头部外伤的冠状位示意图显示急性硬膜下血肿（SDH）覆盖整个右侧大脑半球➡️，左侧范围较小的 SDH➡️因血细胞比容效应产生血液产物分层➡️。其他损伤（创伤性蛛网膜下腔出血和皮质挫伤）在 AHT 更常见。（右）怀疑 AHT 的婴儿眼底镜检查显示多发视网膜出血灶。95% 的 AHT 患者出现视网膜出血

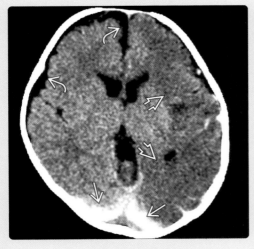
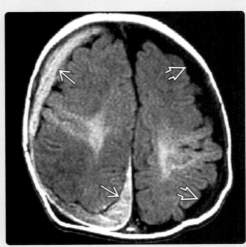

（左）疑似 AHT 的患者轴位 CT 平扫显示 SDH 的多种密度，即右侧低密度➡️和双侧高密度➡️。弥漫性水肿几乎累及整个左侧大脑半球➡️。（右）一位 AHT 婴儿的 MR 轴位 T1WI 显示右侧亚急性 SDH➡️并延伸至大脑纵裂，以及左侧更倾向于慢性的硬膜下脑脊液积聚（慢性 SDH vs. 水囊瘤）➡️

外伤性蛛网膜下腔出血

术语

- 蛛网膜下腔出血
  - 存在于软脑膜和蛛网膜之间

影像

- CT 示高密度，FLAIR 示高信号

主要鉴别诊断

- 非外伤性蛛网膜下腔出血
- 脑膜炎：细胞和蛋白质碎片
- 癌性脑膜炎
- 假性蛛网膜下腔出血
- 钆剂给药
- 吸入高浓度氧

病理学

- 伴挫伤、硬膜下或硬膜外血肿、弥漫性轴索损伤

临床问题

- 头痛、呕吐、意识下降
- 外伤是蛛网膜下腔出血（subarachnoid hemorrhage，SAH）最常见的病因
- 对数回归分析中预后相关因素为
  - 格拉斯哥昏迷评分（GCS）
  - 蛛网膜下腔出血量
- 孤立性外伤性 SAH，如果不伴其他损伤常常是良性的
- 如伴其他颅内损伤，则预后较差
- 血管痉挛较动脉瘤性 SAH 更早出现
- 伴神经心理检测成绩下降，1 年后随访工作能力预后更差

诊断要点

- 孤立的幕上脑沟出血常见
- 脚间池的高密度出血可能是少量蛛网膜下腔出血的唯一表现

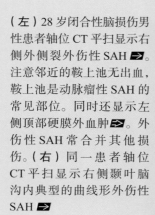

（左）冠状位示意图显示一例严重的外伤性脑损伤。闭合性脑外伤导致多处脑回挫伤和蛛网膜下腔出血（SAH）。大多数外伤性 SAH ⇱ 毗邻脑实质损伤的部位，并且主要集中于大脑外侧裂、额颞叶下部以及大脑凸面的脑沟附近。（右）头部外伤性 SAH 患者，轴位 CT 平扫显示左侧额叶后部紧邻半球间裂的数个脑沟可见局灶性的高密度聚集 ⇒

（左）28 岁闭合性脑损伤男性患者轴位 CT 平扫显示右侧外侧裂外伤性 SAH ⇒。注意邻近的鞍上池无出血，鞍上池是动脉瘤性 SAH 的常见部位。同时还显示左侧顶部硬膜外血肿 ⇒。外伤性 SAH 常合并其他损伤。（右）同一患者轴位 CT 平扫显示右侧颞叶脑沟内典型的曲线形外伤性 SAH ⇒

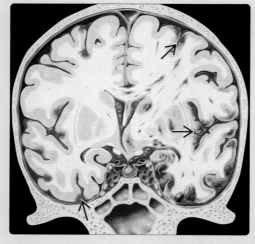
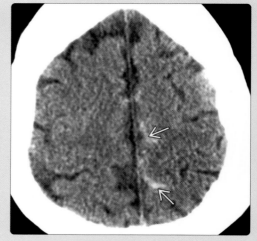
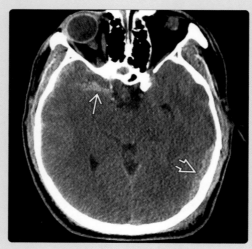
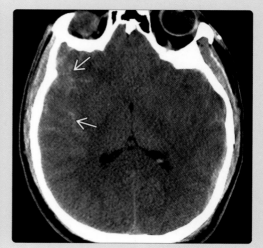

脑挫伤

术语

- 脑表面的损伤，累及灰质和邻近的皮质下白质

影像

- 最佳诊断线索：水肿背景下的斑片状出血
- 特征性位置：毗邻不规则骨性突起或硬膜褶皱处
- 额叶前下部和颞叶前下部最常见
- FLAIR：对高信号的皮质水肿和蛛网膜下腔出血显示最佳
- GRE：低信号出血灶的"开花征"
- 最佳检查方法
  - 采用 CT 检查急性出血性挫伤、其他颅内损伤和脑疝形成
  - 采用 MR 检查损伤是否存在，并描述损伤范围
- 冲击伤：撞击位点下大脑直接损伤
- 对冲伤：撞击位点对侧损伤，通常比冲击伤更为严重

主要鉴别诊断

- 脑梗死
- 静脉窦血栓形成
- 脑炎
- 低级别肿瘤
- 短暂性癫痫发作后改变

病理学

- 炎症——使病灶恶化或扩大

临床问题

- 首发症状：意识模糊→反应迟钝
- 主要目标：防止和治疗继发损伤
- 占位效应和脑疝形成可能需要转院

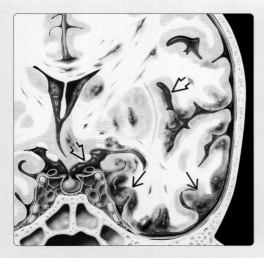

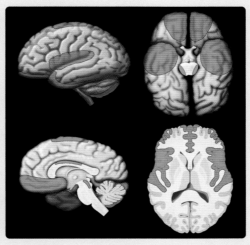

（左）冠状位示意图显示闭合性头部损伤的病理表现。注意出血性病灶累及数个有挫伤脑回的灰质➡️，轴索及深部灰质损伤，伴基底池和外侧裂的外伤性蛛网膜下腔出血➡️。（右）示意图显示红色区域为脑挫伤最常见的部位，绿色区域为脑挫伤的少见部位。脑挫伤最常见的发生部位为额叶和颞叶前下部

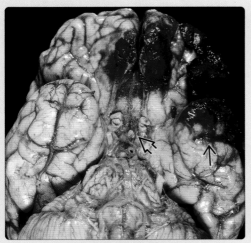

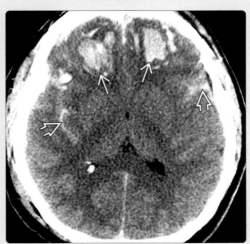

（左）一位死于严重闭合性头部损伤的患者脑部大体病理显示双侧额叶、颞叶出血性挫伤➡️和鞍上池的外伤性蛛网膜下腔出血➡️（Courtesy R.Hewlett, MD）。（右）轴位 CT 平扫显示一位严重脑损伤患者广泛额颞叶脑挫伤➡️和外伤性蛛网膜下腔出血➡️

弥漫性轴索损伤

术语

- 外伤导致的轴索拉伸性损伤

影像

- 一般特征
  - 出血性或非出血性
  - 微出血是弥漫性轴索损伤（diffuse axonal injury, DAI）重要的影像学标记
  - 与 DAI 相关的脑室内出血
- 位置
  - 皮质下或深部白质、胼胝体
  - 大脑较深部位受累与严重程度及预后不良有关
- CT 平扫常常正常（50% ～ 80%）
- MR
  - FLAIR：高信号灶
  - T2*GRE：继发于出血的低信号灶
  - SWI：较 GRE 显示的 DAI 病灶显著增多
- DWI：可能显示弥散受限

病理学

- 闭合性头部损伤
  - 突然减速，角动量骤然变化
- 皮质、白质密度不同，闭合性头部损伤中转动速度不同
  - 轴索被拉伸（很少有截断或"被剪切"）
  - 发生于不同密度组织之间的交界处
- 80% 的病变是微小的、非出血性的

诊断要点

- 如果发现低的格拉斯哥昏迷评分（GCS）及 CT 平扫上显示微小病灶，要考虑 DAI
- 切记
  - 病变位置越深，脑损伤越严重
  - 肉眼可见的病变是"冰山一角"

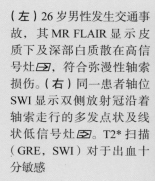

（左）轴索损伤最常见的部位为如图所示红色区域，发生在绿色区域较少见。中脑或脑桥上部（紫色）发生损伤少见，但一旦发生常具有致命性；一般来讲，病变的部位越深，提示损伤越严重。（右）一位 25 岁男性患者发生车祸，轴位 CT 平扫显示皮质下白质➡️、外囊➡️、内囊➡️、基底节➡️及丘脑➡️的多发出血灶。侧脑室及第三脑室亦可见积血

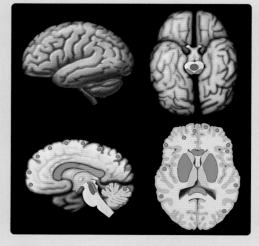

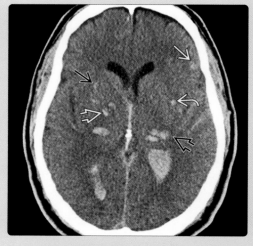

（左）26 岁男性发生交通事故，其 MR FLAIR 显示皮质下及深部白质散在高信号灶➡️，符合弥漫性轴索损伤。（右）同一患者轴位 SWI 显示双侧放射冠沿着轴索走行的多发点状及线状低信号灶➡️。T2* 扫描（GRE，SWI）对于出血十分敏感

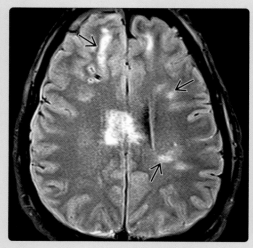

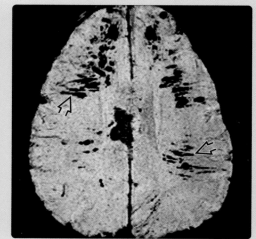

皮质下损伤

关键点

术语

- 皮质下损伤（subcortical injury，SCI）：深部弥漫性轴索损伤性病变，包括脑干、基底节、丘脑及第三脑室周围区域
- 脑室内出血（intraventricular hemorrhage，IVH）：脑室系统内的出血
- 脉络膜出血（choroid hemorrhage，CH）：局限于脉络膜组织的出血

影像

- SCI：FLAIR 最敏感——高信号病灶
- IVH：高密度的脑室内出血，血-液平面很常见
- CH：局限性高密度脉络膜出血

主要鉴别诊断

- SCI：海绵状血管畸形、腔隙性脑梗死、小血管缺血
- IVH：无

- CH：正常钙化可能会掩盖小的出血

病理学

- SCI：最常见的原因是由于剪切应力破坏了穿通支和（或）脉络膜血管
- IVH：室管膜下静脉断裂
- CH：创伤性的剪切力破坏了脉络膜组织

临床问题

- SCI：极重的神经功能缺损
- IVH：意识模糊、癫痫
- CH：可导致 IVH

诊断要点

- 深部病灶常见延迟发展
  - 最开始的扫描可能仅仅显示弥漫性脑实质肿胀
  - 局灶性病变常出现在 24 ～ 48 h 以后
- 切记：病灶越深，损伤越严重

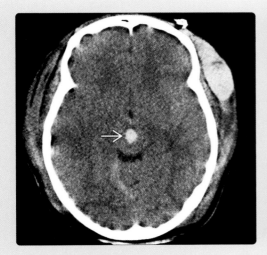
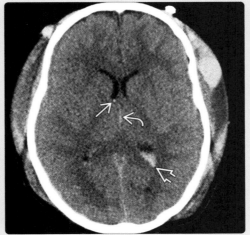

（左）17 岁女性患者，高速机动车辆事故后第一次轴位 CT 平扫仅显示弥漫性脑肿胀（未提供）。由于持续的低 GCS，24 h 后第二次 CT 扫描显示中脑出血灶➡。（右）后来的头部 CT 扫描显示穹窿右侧➡、第三脑室➡及侧脑室➡小片状出血。患者 1 周后死亡，深部的病灶表现及脑室内出血提示严重的皮质下损伤

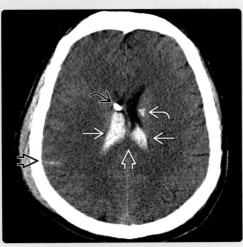
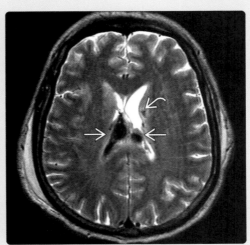

（左）皮质下损伤患者轴位 CT 平扫显示双侧的脑室内高密度脉络丛出血➡。注意蛛网膜下腔出血➡、胼胝体弥漫性轴索损伤（DAI）➡、左侧尾状核出血性 DAI➡以及脑室引流术的导管尖部➡。（右）同一患者轴位 T2WI 显示低信号出血使得脉络膜扩张➡，还可见到左侧尾状核出血性 DAI➡

脑疝综合征

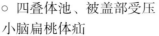

术语

- 脑组织从一个部位移位到另一部位

影像

- 大脑镰下疝
  - 大脑镰下方扣带回移位
  - 侧脑室受压/跨中线移位
  - 对侧脑室扩张
- 单侧小脑幕切迹下疝
  - 颞叶内侧移位到小脑幕切迹
  - 侵犯并占据鞍上池
- 双侧小脑幕切迹下疝("中心疝")
  - 双侧颞叶疝入小脑幕切迹
  - 间脑向颅底方向受压
  - 脑脊液在鞍上池回流受阻
  - 中脑/脑桥下移
- 小脑幕切迹上疝
  - 小脑越过小脑幕切迹向上移位

- 四叠体池、被盖部受压
- 小脑扁桃体疝
  - 小脑扁桃体疝入枕骨大孔
  - 小脑延髓池受阻
- 经蝶骨嵴疝
  - 上行性(中颅窝占位)或下行性(额叶占位)
  - 脑组织、大脑中动脉疝于蝶骨翼
- 经硬脑膜/颅骨的脑疝
  - 脑组织经硬脑膜或颅骨缺损处疝出

主要鉴别诊断

- 低颅压

临床问题

- 钩回疝:同侧的瞳孔麻痹(涉及动眼神经),对侧轻偏瘫
- 不断进展的双侧脑疝:从去皮质化到去大脑化,直至脑死亡

(左)一例死于多发外伤性脑损伤的患者,经脑室轴位大体病理切片显示严重的大脑镰下疝。脑室越过中线,扣带回➡嵌顿于大脑镰下。左侧大脑后动脉供血区梗死➡继发于小脑幕切迹下疝(Courtesy R. Hewlett, MD)。(右)严重脑外伤患者,轴位CT平扫显示大脑镰下疝➡,并可见左侧侧脑室严重受压➡及右侧侧脑室轻度扩大➡

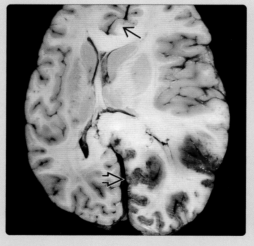
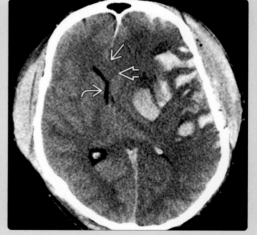

(左)颏下顶位的大体病理标本显示单侧小脑幕切迹下疝。疝出的颞叶底面嵌入并挤压小脑幕形成"槽"➡。注意第3对脑神经受压➡及中线移位(Courtesy R. Hewlett, MD)。(右)轴位T2WI显示多阶段硬膜下血肿➡造成典型的钩回疝。疝出的钩回➡、海马压迫中脑至对侧小脑幕边缘➡

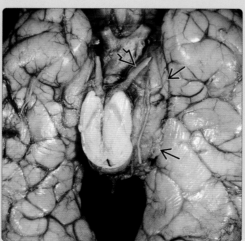
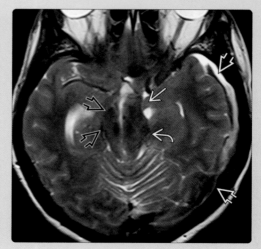

外伤性脑缺血 / 梗死

关键点

术语

- 外伤后脑缺血（posttraumatic cerebral ischemia，PTCI）
- 外伤性脑损伤（traumatic brain injury，TBI）导致的血流动力学异常
  - 可以是局灶的、区域性的或者广泛的灌注改变

影像

- 最佳诊断线索：弥散受限
- 最常发生在大脑后动脉供血区
  - 大脑中动脉和大脑前动脉、椎基底动脉相对常见
  - 少见：穿通动脉、小脑动脉
- 最好的影像方法：MR + DWI/ADC
  - 弥散是最敏感的序列
  - 正中矢状位成像评估脑疝

主要鉴别诊断

- 非外伤性脑缺血 / 梗死；血管性（多发性梗死）痴呆
- 动脉粥样硬化性闭塞
- 蛛网膜下腔相关性血管痉挛

病理学

- 原发 TBI ＝外伤时的直接损伤
- 外伤后的继发性脑损伤
  - 对原发外伤的全身系统性反应
  - 在严重 TBI 时，PTCI 可能是继发脑损伤的常见原因
  - 继发损伤通常比原发 TBI 更具危害性
  - 继发损伤可能发生在初始影像学检查阴性之后
- 合并跨大脑镰和（或）小脑幕的脑组织机械移位的脑疝，80% ～ 90% 会有 PTCI

临床问题

- 最常见体征：格拉斯哥昏迷评分（GCS）≤ 8
- 症状通常延迟 12 ～ 24 h 或数周后发生
- PTCI 占颅脑外伤的 1.9% ～ 10.4%
- 90% 致命性 TBI 存在缺血性损伤

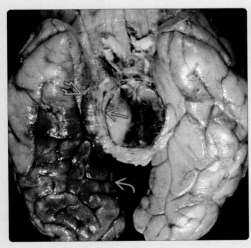
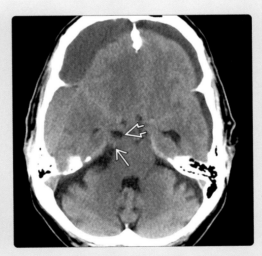

（左）颏下顶位的大脑解剖显示一例钩回疝➡，邻近的大脑后动脉闭塞➡并移位至小脑天幕，同侧枕叶➡继发出血性梗死（Courtesy R. Hewlett，MD）。（右）轴位 CT 平扫显示一例大量多时相硬膜下血肿造成的右侧颞叶钩回疝➡，同侧大脑后动脉受压➡

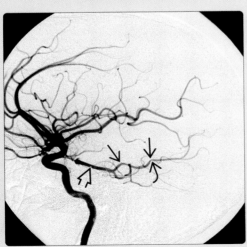
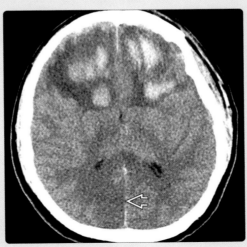

（左）侧位 DSA 显示大脑后动脉下移➡，继发于邻近颞叶的小脑幕切迹下疝。注意大脑后动脉越过小脑幕➡，其远端扭曲、变细➡。不断加重的脑疝会造成大脑后动脉闭塞，引起脑梗死。（右）轴位 CT 平扫显示双侧额叶严重挫伤，引起右侧大脑后动脉供血区域梗死➡

脑死亡

术语

- 脑死亡（brain death，BD）；脑死亡参照神经系统标准（DNC）
- 完全的、不可逆的脑功能终止

影像

- 颅内动脉或静脉窦无血流
  - 在 CT 或 MR 上无血管内增强
  - 放射性核素扫描上"电灯泡"征
- 弥漫性脑水肿
  - 脑回肿胀，脑室／池受压
  - 灰白质分界消失

主要鉴别诊断

- 可逆性弥漫性脑水肿
  - 药物过量
  - 癫痫持续状态：临床与脑死亡相似

- 急性代谢功能障碍（如暴发性肝衰竭）
- 技术性难题
  - 无造影剂填充（核医学，CTA）
  - 血管夹层（介入血管造影）
  - 血管痉挛（介入血管造影）
- 大面积脑梗死或水肿

病理学

- 严重细胞肿胀，颅内压升高

临床问题

- 评估的复杂性，经常被非专业人士及家属误解
  - DNC 的高度可靠性依赖于
    - 有经验的检查者
    - 采用既定标准
- 影像学可以证实但不能代替临床标准
- 排除昏迷的可逆性因素
- 切记：脑死亡首先是临床诊断，法定的标准不一

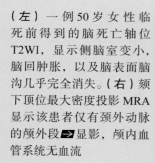

（左）一位弥漫性脑水肿、临床诊断脑死亡的患者，轴位 CT 平扫显示灰白质交界完全消失，弥漫性脑回和脑沟消失，侧脑室后移➡。（右）前后位的锝 -99m 六甲基丙烯胺肟（HMPAO）扫描显示由于脑死亡的颅内血流缺乏而出现典型的"电灯泡"征和"热鼻子"征➡。颅内静脉和动脉未见放射性核素（Courtesy B. Vomocil, MD.）

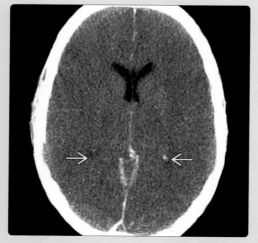

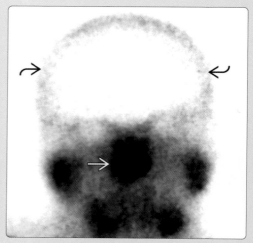

（左）一例 50 岁女性临死前得到的脑死亡轴位 T2WI，显示侧脑室变小，脑回肿胀，以及脑表面脑沟几乎完全消失。（右）颏下顶位最大密度投影 MRA 显示该患者仅有颈外动脉的颅外段➡显影，颅内血管系统无血流

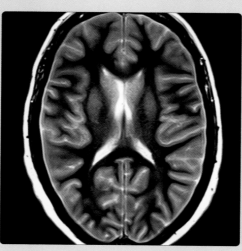

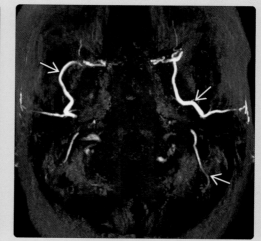

二次撞击综合征

术语

- 自身调节紊乱或二次撞击综合征
- 在先前震荡性脑损伤恢复前，即"易损窗"期间反复头部创伤
- 可能造成致命性的脑肿胀

影像

- 少量急性硬膜下出血肿（aSDH）
  - 不相称的占位效应
    - 中线（大脑镰下）移位程度比实际 aSDH 造成的程度要大
- 脑肿胀，aSDH 下方大脑半球低密度
  - 下方脑沟受压，然后消失
- 最好影像检查手段
  - CT 平扫（首选）±MR T2*，DWI

主要鉴别诊断

- aSDH（无潜在的自身调节功能紊乱）

- 非意外性外伤（儿童虐待）

病理学

- 少量硬膜下血肿
- 潜在脑组织肿胀，充血
  - 可能代表兴奋毒性脑损伤
  - ± 继发性脑梗死
  - ± 钩回疝、中央疝或小脑扁桃体疝

临床问题

- 严重头痛
- 呕吐
- 可能突然激动、崩溃、昏迷
- 最常见于
  - 青少年男性患者，从事高撞击运动项目
  - 受虐儿童
  - 反复跌倒、头部撞伤的老年患者

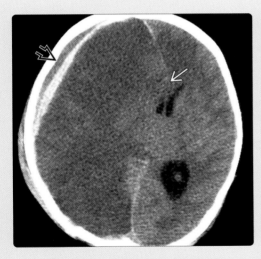
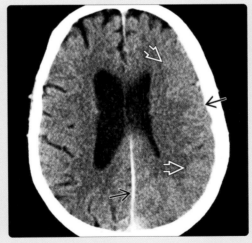

（左）一例反复遭到头部外伤的受虐待幼儿轴位 CT 平扫显示右侧硬膜下混杂密度血肿➡。右侧大脑半球弥漫肿胀呈低密度。注意不相称的占位效应，在相对轻度的硬膜下血肿处形成大脑镰下疝➡。（右）轴位 CT 平扫显示一例老年人因反复跌倒和头部外伤出现少量急性硬膜下血肿➡，硬膜下皮质肿胀➡造成不相称的占位效应，左侧侧脑室受压

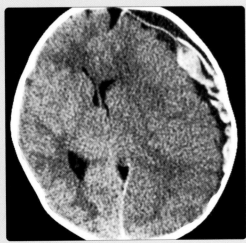
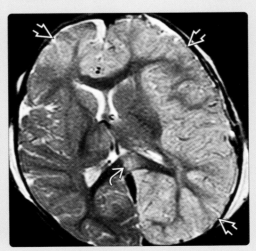

（左）轴位 CT 平扫显示受虐儿童混杂急性期、亚急性期/慢性期硬膜下血肿，同时大脑半球弥漫肿胀，呈低密度。（右）同一例患者 2 天后轴位 T2WI 压脂序列，血肿清除术后，高信号肿胀皮质➡提示双侧硬膜下血肿，注意胼胝体压部高信号➡。这些表现符合兴奋毒性损伤

外伤性颅内动脉夹层

术语

- 夹层
  - 血管壁间血肿沿血管壁延伸
- 夹层性动脉瘤
  - 夹层＋血管外膜包绕的动脉瘤样扩张
- 假性动脉瘤
  - 血管壁外血栓包绕的管腔

影像

- 位置
  - 通常邻近大脑镰、颅骨、小脑幕，或者显著移动区域
  - 后循环最常见
    - 椎动脉最常见（72%）
    - 延伸至基底动脉少见
  - 前循环不常见
    - 颈内动脉的床突上段
    - 血管远段，更多在与硬脑膜及颅骨相邻的周围血管（A2、M2、P2 以及更远）

- CT 平扫：颅底蛛网膜下腔出血（SAH）
  - 看起来像动脉瘤性 SAH
  - 在不常见部位，较外伤性 SAH 更广泛
- MR：高信号血肿＋中心"流空"信号
  - 靶征或新月征
- CTA/MRA/DSA
  - 血管扩张：夹层动脉瘤或附壁血栓造成
  - 长节段狭窄或逐渐变细的闭塞
  - 腔内活瓣（± 在 DSA/MRA 上，DSA 显影更佳）
  - ± 夹层性动脉瘤（不规则，宽颈；位于侧壁，通常不在血管分叉处）

主要鉴别诊断

- 颅内动脉狭窄 / 闭塞
  - 动脉粥样硬化
  - 血管痉挛
  - 血管炎
- 外伤性 SAH
  - 动脉瘤性，中脑周围非动脉瘤性 SAH

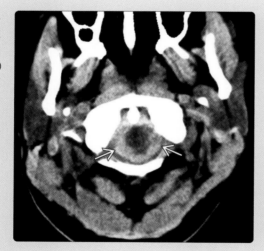
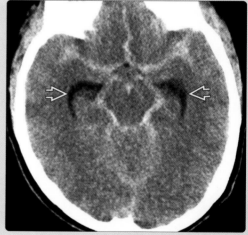

（左）一例遭遇高速机动车辆事故的 29 岁女性，轴位 CT 平扫显示低位延髓周围的蛛网膜下腔出血（SAH）➡。（右）同例患者头颅 CT 平扫发现广泛 SAH，充填基底池，环绕中脑周围。注意扩大的侧脑室颞角➡，提示早期脑室外梗阻性脑积水

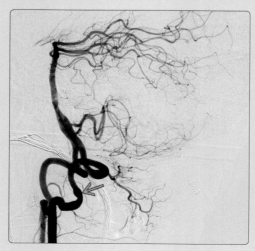
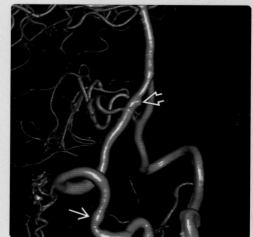

（左）同例患者 DSA 斜侧位图示左侧椎动脉局部梭形扩大➡，提示夹层假性动脉瘤可能是 SAH 的病因。（右）3D 彩色表面遮盖重建斜位图显示右侧椎动脉局部夹层动脉瘤➡及其远端夹层动脉瘤➡。该患者 DSA 检查后发生心脏骤停死亡

外伤性颈动脉海绵窦瘘

术语

- 直接颈动脉海绵窦瘘（carotid cavernous fistula，CCF），高流量颈动脉海绵窦瘘
- 颈内动脉海绵窦段单孔撕裂或横断，伴动静脉分流注入海绵窦

影像

- 一般特点
  - 眼球突出，眼上静脉和海绵窦扩张，眼外肌增粗
  - 颅底骨折累及蝶骨或颈动脉鞘，颈内动脉损伤的可能性增高
- MRA：海绵窦和眼上静脉与血流相关的信号增多
- CT/CTA 检查可提示诊断；确诊和治疗需采用 DSA
- DSA 可明确诊断
  - 海绵窦早期显影＋流出道包括眼上静脉、内眦静脉和面静脉的逆行性显影
  - 根据颈内动脉撕裂的大小，瘘口远端的颈内动脉顺行血流减少或缺乏

主要鉴别诊断

- 间接颈动脉海绵窦瘘（CCF）
  - 低流量 CCF
  - 海绵窦硬脑膜动静脉瘘
  - 常发生于老年人，并且无外伤史

临床问题

- 杂音、搏动性眼球突出、眼眶水肿 / 红斑、视力下降、青光眼、头痛
- 如果 CCF 远端的颈内动脉血流量下降，会造成半球缺血
- 局灶性神经功能缺损，涉及第 3 ～ 6 对脑神经
- 血管内治疗方式包括
  - 经动脉瘘口可分离球囊栓塞
  - 经静脉栓塞
  - 覆膜支架植入
  - 颈内动脉结扎

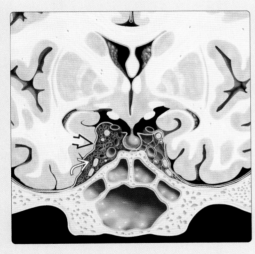

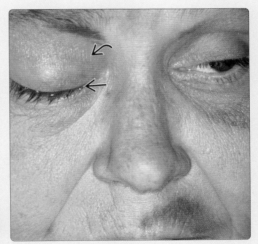

（左）冠状位示意图显示一例颈动脉海绵窦瘘（CCF）。右侧海绵窦➡增大。注意许多扩张的动脉和静脉通道➡，使海绵窦侧方凸起。（右）临床照片显示一例右侧外伤性颈动脉海绵窦瘘患者，表现为搏动性眼球突出➡和第 3、4、6 对脑神经麻痹，引起上睑下垂➡

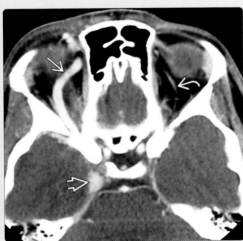

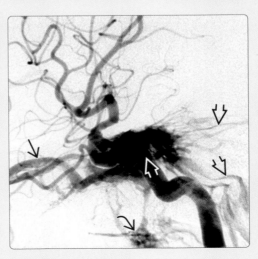

（左）CT 增强扫描示一例外伤性搏动性眼球突出患者右侧海绵窦➡扩张，同侧增粗的眼上静脉➡管径是对侧正常眼上静脉的 4 倍➡。（右）同例患者 DSA 显示海绵窦➡在动脉期显影。许多海绵窦的静脉流出路径也被显示出来，包括眼上静脉➡、岩上 / 下窦➡、翼静脉丛和咽部静脉丛➡

关键点

术语

- 定义
  - 继发于反复脑震荡 / 亚震荡头部外伤的神经退行性疾病
- 同义词
  - 拳击员痴呆（拳击员脑病）
  - 脑震荡后综合征

影像

- MR
  - 与年龄不相称的脑萎缩
    - 基于体素的形态测量显示内侧颞叶不成比例的萎缩
  - 常规 T2 及 FLAIR 上，深部白质（脑室周围）互相融合的点状高信号
  - DTI 显示白质完整性的缺失
    - 钩回和上 / 下纵束
  - 大约 10% T2* 有微出血
- PET
  - FDG-PET 颞顶叶代谢减退
  - 配体磷酸化活体标记 PET 显像可能阳性

病理学

- 病因
  - 反复头部外伤
  - 有接触性运动史（足球、橄榄球、曲棍球、拳击、摔跤和混合格斗等）
  - 战场上的简易爆炸装置产生的爆炸波
- 大体病理：类似八十多岁的阿尔茨海默病患者
- 显微镜：神经纤维缠结，Aβ 斑块

临床问题

- 认知障碍，记忆下降
- 心情改变，性格和行为紊乱

（左）轴位 FLAIR 显示一例中年职业运动员早发性痴呆，大脑双侧半球体积弥漫性减小，皮质下和深部白质呈点状高信号并广泛融合。（右）同一病例轴位 T2*SWI 显示皮质下和深部白质➡大量点状"开花"样低信号，同临床上诊断慢性创伤性脑病的微出血灶相符

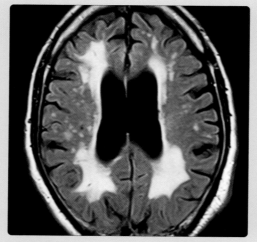
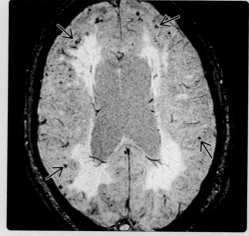

（左）一例严重脑外伤患者后遗效应表现为脑萎缩。注意双侧额叶软化灶➡和广泛皮质下白质胶质增生➡。该例无微出血。（右）轴位 T2*GRE 显示一例老年人中度脑外伤后左侧额叶软化和胶质增生➡，同时邻近皮质➡可见浅表性铁质沉积。注意该例也无微出血

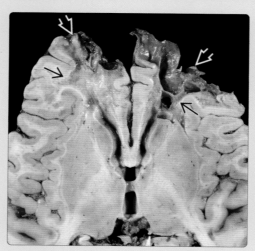
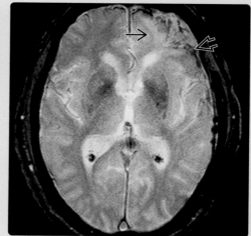

颅内动脉系统概述

术语

缩写

- 大脑前动脉（anterior cerebral artery，ACA）、大脑中动脉（middle cerebral artery，MCA）、大脑后动脉（posterior cerebral artery，PCA）
- 前交通动脉（anterior communicating artery，ACoA）、后交通动脉（posterior communicating artery，PCoA）
- 基底动脉（basilar artery，BA）
- 椎动脉（vertebral artery，VA）
- 小脑前下动脉（anterior inferior cerebellar arteries，AICA）、小脑后下动脉（posterior inferior cerebellar artery，PICA）
- 脉络膜前动脉（anterior choroidal artery，AChoA）
- Heubner 返动脉（recurrent artery of Heubner，RAH）

大体解剖

前循环

- 颈内动脉及其分支＋前、后交通动脉（ACoA、PCoA）

后循环

- 基底动脉（BA）及其分支

影像解剖

概述

- 颈内动脉
  - 从近端至远端分别发出眼动脉、脉络膜前动脉（AChoA）和 PCoA
  - 远端分为大脑前动脉（ACA；较细，内侧）和大脑中动脉（MCA；较粗，外侧）
  - ACA 有 4 段
    - 水平段或交通前段（A1 段），走行在视交叉上方的内侧，通过 ACoA 与对侧 A1 段相通
    - 垂直段或交通后段（A2 段），在半球间裂内上行，包绕胼胝体膝部
    - 远段（A3 段）于大脑镰下缘向后走行，发出皮质支
    - 穿支动脉起自 A1 段或 ACoA
    - Heubner 返动脉（RAH）起自 A1 段远端或 A2 段近端
  - MCA 分为 4 段
    - 水平段（M1 段）走行于大脑外侧裂池，位于前穿质下方，分出 2～3 支
    - MCA "膝部" 沿外侧裂沟转向后上方走行于

外侧裂池
    - 脑岛段（M2 段）在外侧裂沟内走行，在脑岛之上
    - 岛盖段（M3 段）自脑岛顶至外侧裂沟外表面，分出额 / 顶 / 颞叶皮质分支
    - 皮质支（M4 段）延伸至半球皮质表面
    - 穿支动脉起自 M1 段
- 基底动脉
  - 沿桥前池向头侧走行，中脑腹侧分叉
    - 发出小脑前下动脉（AICA）、小脑上动脉（superior cerebellar arteries，SCA）、脑桥及中脑穿支
  - 末端分为左、右大脑后动脉（PCA），后者又分为 4 段
    - 交通前（中脑）段（P1 段），在脚间池内，围绕中脑弯向后外，从 BA 分叉部延伸至与 PCoA 汇合处
    - 环池段（P2 段）自 PCoA-PCA 交界处延伸至中脑后方，刚好在小脑幕和动眼神经上方绕过大脑脚
    - 四叠体段（P3 段）从四叠体向后内侧延伸
    - 皮质段（P4 段）起自 PCA 远端，达距状沟
    - 穿通支多发自 BA 分叉部及 P1 段近端
      - 重要变异：Percheron 动脉（丘脑及中脑穿支由同一侧发出）
  - 椎动脉
    - 颅内段（V4 段）从枕大孔附近穿过硬脑膜
    - 发出脊髓前 / 后动脉、延髓穿支、小脑后下动脉（PICA）

血管供血区域

- ACA、MCA、PCA 各血管分布情况因人而异，都有典型的最大区域和最小区域
- 2 个分水岭区，存在 2 支血管共同供血，容易受到低灌注影响
  - 皮质分水岭：ACA/MCA/PCA 皮质支在软脑膜下汇合区域
  - 深部白质分水岭：深部皮质穿通支和来自 Willis 环的穿通支汇合区域
- 大脑前动脉
  - 穿通支：胼胝体嘴部、尾状核头、前连合、壳核 / 苍白球 / 内囊前肢前内侧（如果 RAH 存在）
  - 皮质支：额叶底面，大脑内侧面前 2/3，大脑凸面 1～2 cm 内

- **大脑中动脉**
  - 穿通支：壳核／苍白球绝大部分，内囊上半部，尾状核绝大部分，部分深部白质
  - 皮质支：大脑半球侧表面绝大部分，颞叶前极
- **大脑后动脉**
  - 穿通支：多数脑中央深部结构（丘脑、下丘脑），中脑，脉络丛
    - Percheron 动脉：丘脑，中脑
  - 皮质支：颞叶下表面、枕极，绝大部分半球后外侧面

- **基底动脉**
  - 所有 PCA 责任区域（包括穿通支），脑桥绝大部分，小脑上部／小脑蚓
- **椎动脉**
  - 延髓绝大部分，小脑扁桃体，小脑蚓和小脑半球下部

解剖影像注意事项

成像推荐
- DSA 动脉晚期（毛细血管期）脑染色能显示血管供血区域

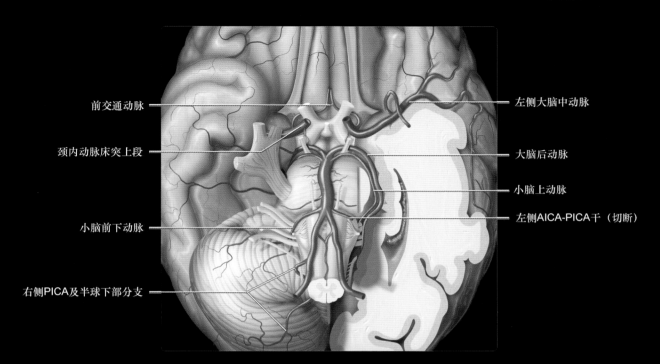

前交通动脉

颈内动脉床突上段

小脑前下动脉

右侧PICA及半球下部分支

左侧大脑中动脉

大脑后动脉

小脑上动脉

左侧AICA-PICA干（切断）

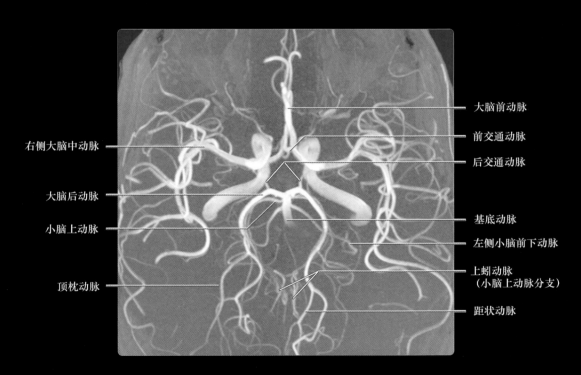

右侧大脑中动脉

大脑后动脉

小脑上动脉

顶枕动脉

大脑前动脉

前交通动脉

后交通动脉

基底动脉

左侧小脑前下动脉

上蚓动脉
（小脑上动脉分支）

距状动脉

（上）图像描绘了大脑血管系统及它们的大体关系。大脑前动脉（ACA）沿半球间裂向头侧走行，双侧大脑前动脉通过前交通动脉连接，供应前 2/3 脑内侧面区域，后 1/3 区域由大脑中动脉（MCA）供应。大脑中动脉供应大脑半球外侧面大部分。大脑后动脉主要供应颞叶下表面，除外颞叶前上极。右侧小脑前下动脉（AICA）和小脑后下动脉（PICA）显示在右。左侧存在 AICA-PICA 总干，这是一种常见的正常变异。（下）颏下顶位 3T MRA 图像描述正常颅内循环，可与上图对比

示意图

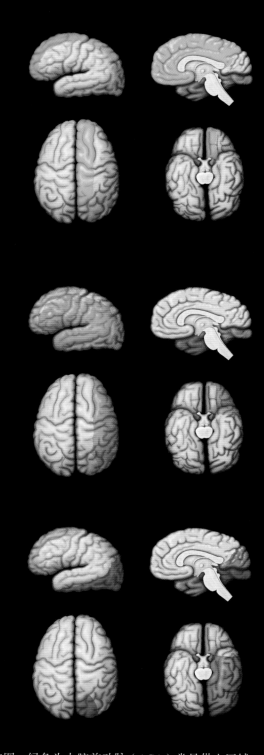

（上）3 条主要大脑动脉供血区域如图。绿色为大脑前动脉（ACA）常见供血区域，分别从侧位（上左）、正中矢状位（上右）、顶颏位（下左）、颏顶位（下右）观察。大脑前动脉供应除枕叶以外的大部分半球内侧面区域。（中）红色为大脑中动脉（MCA）常见供血区，供应大部分半球外上侧面，除外少许顶叶（ACA）、枕极和后下侧颞叶（PCA）。（下）紫色为大脑后动脉供血区，供应枕极和大部分颞叶底面，除外颞叶顶（MCA）

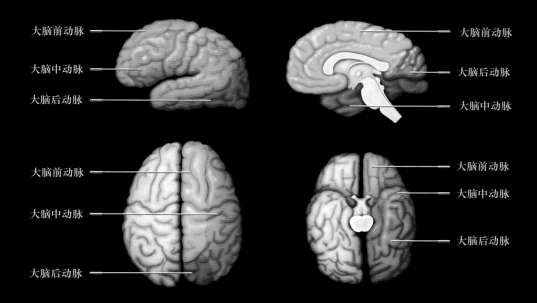

大脑前动脉
大脑中动脉
大脑后动脉

大脑前动脉
大脑后动脉
大脑中动脉

大脑前动脉
大脑中动脉
大脑后动脉

大脑前动脉
大脑中动脉
大脑后动脉

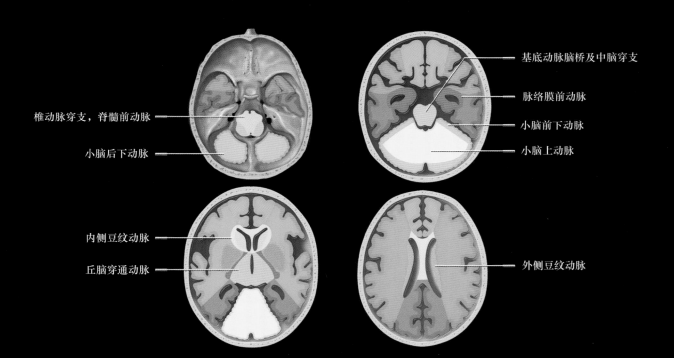

椎动脉穿支，脊髓前动脉
小脑后下动脉

基底动脉脑桥及中脑穿支
脉络膜前动脉
小脑前下动脉
小脑上动脉

内侧豆纹动脉
丘脑穿通动脉

外侧豆纹动脉

（上）3 条主要大脑动脉供血区域组成大脑半球的拼图。ACA 显示为绿色，MCA 显示为红色，PCA 显示为紫色。各区域连接处形成皮质分水岭。3 大血管分布区交汇处，如上方 4 图的下左图所示，容易受到低灌注影响。（下）穿支供血区域轴位图。PICA（棕褐色）供应小脑下部及延髓侧方。小脑上动脉显示为黄色，AICA 为浅监色。延髓（浅绿）、脑桥动脉和丘脑的穿支（淡紫色）来自椎基底动脉。脉络膜前动脉（酒红色）、外侧豆纹动脉（中蓝）和内侧豆纹动脉（淡绿）供应基底节、尾状核、胼胝体大部

示意图

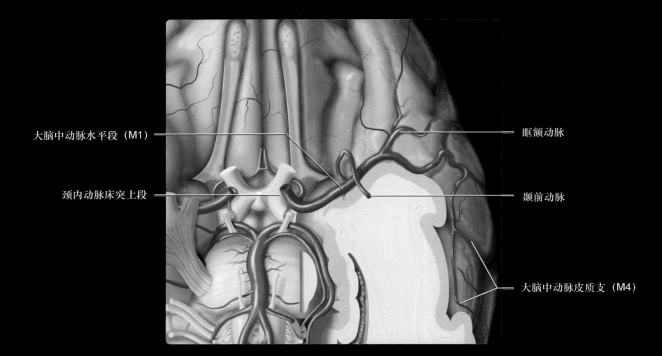

大脑中动脉水平段（M1）
颈内动脉床突上段
眶额动脉
颞前动脉
大脑中动脉皮质支（M4）

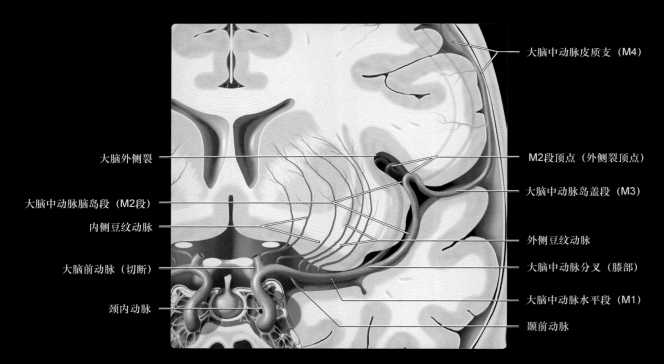

大脑外侧裂
大脑中动脉脑岛段（M2段）
内侧豆纹动脉
大脑前动脉（切断）
颈内动脉

大脑中动脉皮质支（M4）
M2段顶点（外侧裂顶点）
大脑中动脉岛盖段（M3）
外侧豆纹动脉
大脑中动脉分叉（膝部）
大脑中动脉水平段（M1）
颞前动脉

（上）大脑中动脉及其与邻近结构的关系如图所示。额顶位显示左侧颞叶被侧脑室颞角分开。MCA 供应大部分大脑外侧面，是颈内动脉 2 个终末分支中的较大分支。（下）前后位显示大脑中动脉及其与邻近结构的关系。大脑中动脉沿外侧裂走行，M1 ～ M4 段清楚显示。部分内侧和大量外侧豆纹动脉起自 MCA 水平段（M1）上壁，走在前穿质上方，供应基底节和内囊

颅内动脉系统概述

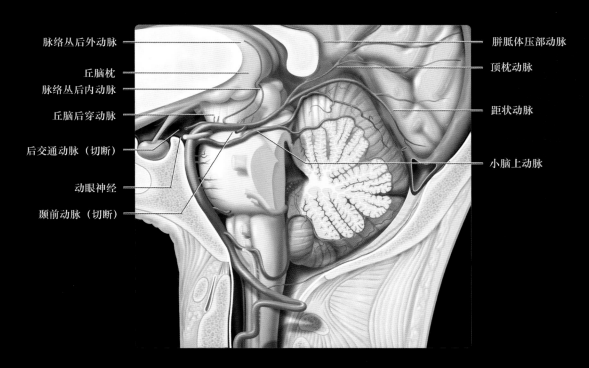

脉络丛后外动脉 —— 胼胝体压部动脉
丘脑枕 —— 顶枕动脉
脉络丛后内动脉 —— 距状动脉
丘脑后穿动脉
后交通动脉（切断） —— 小脑上动脉
动眼神经
颞前动脉（切断）

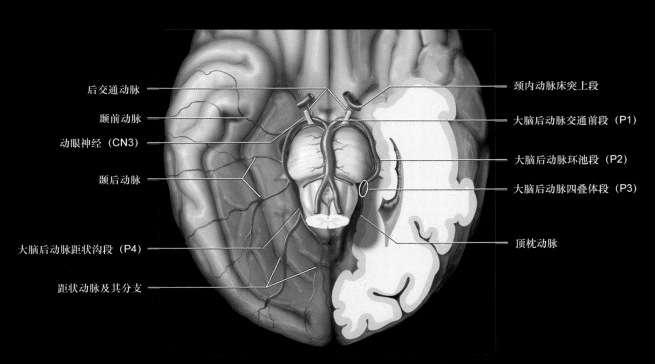

后交通动脉 —— 颈内动脉床突上段
颞前动脉 —— 大脑后动脉交通前段（P1）
动眼神经（CN3） —— 大脑后动脉环池段（P2）
颞后动脉 —— 大脑后动脉四叠体段（P3）
大脑后动脉距状沟段（P4） —— 顶枕动脉
距状动脉及其分支

（上）侧位图显示大脑后动脉及其分支。小脑幕和动眼神经在上方的 PCA 和下方的小脑上动脉之间。PCA 分中央支（穿支）、脉络膜支和皮质支，同时一小分支供应胼胝体压部。（下）颅顶位显示 PCA 及其分支与中脑的关系。大脑后动脉供应枕叶和几乎所有颞叶下表面（除外颞叶顶部）。PCA 交通前段（P1）从基底动脉分叉部延伸至与后交通动脉汇合处，环池段（P2）围绕中脑后外方，四叠体段（P3）在中脑后方，PCA 终末段是距状沟段（P4）

术语

缩写

- 上矢状窦（superior sagittal sinus，SSS）
- 下矢状窦（inferior sagittal sinus，ISS）
- 大脑内静脉（internal cerebral vein，ICV）
- 直窦（straight sinus，SS）
- 大脑大静脉（Galen 静脉）
- 横窦（transverse sinus，TS）
- 岩上 / 下窦（superior/inferior petrosal sinus，SPS/IPS）
- 海绵窦（cavernous sinus，CS）
- 颈内静脉（internal jugular vein，IJV）
- Rosenthal 基底静脉（basal vein of Rosenthal，BVR）
- 大脑中浅 / 深静脉（superficial/deep middle cerebral veins，SMCV/DMCV）

定义

- **硬脑膜静脉窦**是被覆内皮细胞的静脉管道，具有复杂的小梁状结构，包绕折叠、返折的硬脑膜形成管壁
- **大脑静脉**薄壁，无活瓣结构，在蛛网膜下腔走行，并且穿透软脑膜和内侧硬脑膜，最终汇到硬脑膜静脉窦

大体解剖

概述

- **硬脑膜静脉窦**（分为 2 组）
  - **前下组**（海绵窦、岩上 / 下窦、斜坡、蝶顶窦）
  - **后上组**（上矢状窦、下矢状窦、直窦、横窦、乙状窦、枕窦）
- **大脑静脉**（分为 3 组）
  - **浅静脉（外侧组）**（3 亚组）
    - 上：8 ～ 12 支半球表面小的皮质静脉，Trolard 静脉
    - 中：大脑中浅静脉（SMCV），Labbé 静脉
    - 下：大脑中深静脉（DMCV），Rosenthal 基底静脉（BVR）
  - **深静脉（内侧组）**
    - 室管膜下静脉
    - 大脑内静脉（ICV）组（包括丘纹静脉、透明隔静脉）
    - 大脑大静脉
  - **颅后窝（脑干）静脉**（3 亚组）
    - 上组（Galen 组）静脉
    - 前组（岩组）静脉
    - 后组（小脑幕组）静脉
- **静脉引流区域**
  - 比动脉供血区域变异更大且未知更多
  - 一般概念
    - 引流静脉呈离心性（深部大脑结构除外）
    - 多数大脑中 / 上表面结构（如皮质、皮质下白质）通过皮质静脉引流入上矢状窦（SSS）
    - 颞叶后部、下部，以及邻近的顶叶通过 Labbé 静脉引流入横窦
    - 脑岛皮质、大脑外侧裂（大脑中部）周围软组织通过蝶顶窦引流入海绵窦
    - 大脑深部结构（中央 / 深部白质、基底节）通过髓质静脉 / 室管膜下静脉引流入大脑内静脉、大脑大静脉、直窦；内侧颞叶通过大脑中深静脉 /Rosenthal 基底静脉引流入大脑大静脉

解剖关系

- **硬脑膜静脉窦**
  - 直接与颅外静脉交通（颅盖骨中通过板障静脉，颅底孔道中通过导静脉）
  - 接受浅静脉（皮质静脉）和深静脉（室管膜下静脉）的静脉血
- **大脑静脉**
  - 浅（皮质）静脉位于蛛网膜下腔，主要在脑沟中
  - 室管膜下静脉主要在脑室周围

影像解剖

概述

- **硬脑膜静脉窦**
  - DSA 检查差别较大
    - 总会显示：上矢状窦、直窦、横窦、乙状窦、颈内静脉
    - 有时显示：下矢状窦、岩上 / 下窦
    - 很少显示：海绵窦、蝶顶窦、枕窦、基底静脉丛
- **大脑静脉**
  - 皮质浅静脉总会显示（数量和分布会有差异）
  - 深静脉会在 DSA 延迟静脉相上显示，MR/MRV 上只显示大静脉（如丘纹静脉）
  - 大脑内静脉、大脑大静脉几乎都能在 DSA、CTV、MRV 上显示

解剖影像注意事项

成像推荐

- 获得 MRV 原始图像需垂直于硬脑膜窦的主轴（如冠状位获取上矢状窦）
- MRV、CTV 有利于硬脑膜窦及大脑静脉的整体显示，而 DSA 对细节描述更优

成像技巧

- 横窦通常不对称，节段性发育不全常见（不要误认为闭塞）
- MR 饱和带伪影

- 颈静脉球血流经常不对称，且有湍流（假病灶）
- 静脉血汇入硬脑膜窦时，血液流动会不平稳，DSA 上不要错认为充盈缺损（血栓）
- 大的蛛网膜颗粒表现为硬脑膜窦内圆形或卵圆形脑脊液样充盈缺损（特别是在横窦），是正常变异，不要误认为血栓
- 硬脑膜窦及皮质静脉急性血栓 T1WI 呈等信号，因此，T2*（GRE）或者 T1 增强成像有利于病灶显示
- 亚急性血栓 T1WI 呈高信号（不要误认为增强扫描）

示意图

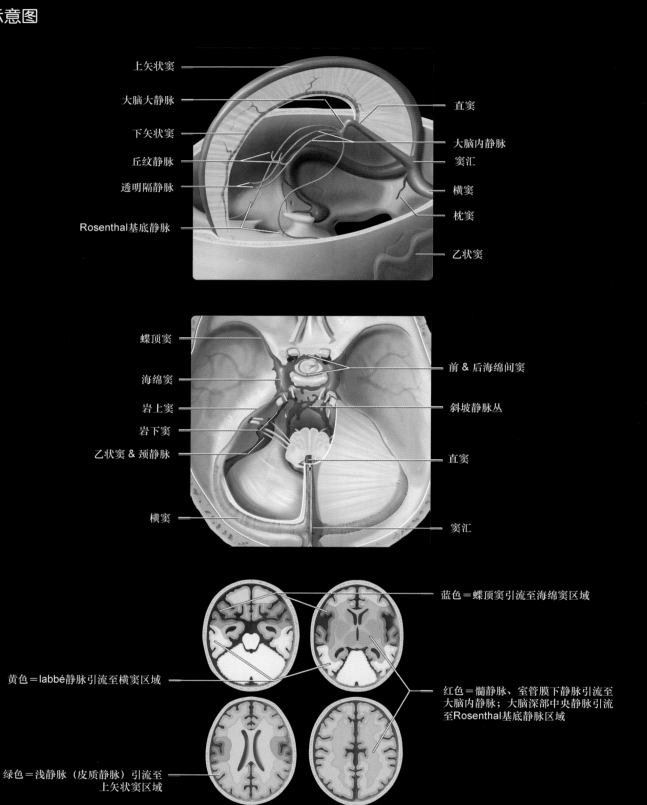

左侧纵向标注（上图）：
上矢状窦
大脑大静脉
下矢状窦
丘纹静脉
透明隔静脉
Rosenthal基底静脉

右侧纵向标注（上图）：
直窦
大脑内静脉
窦汇
横窦
枕窦
乙状窦

左侧标注（中图）：
蝶顶窦
海绵窦
岩上窦
岩下窦
乙状窦 & 颈静脉
横窦

右侧标注（中图）：
前 & 后海绵间窦
斜坡静脉丛
直窦
窦汇

蓝色＝蝶顶窦引流至海绵窦区域

黄色＝labbé静脉引流至横窦区域

红色＝髓静脉、室管膜下静脉引流至大脑内静脉；大脑深部中央静脉引流至Rosenthal基底静脉区域

绿色＝浅静脉（皮质静脉）引流至上矢状窦区域

（上）一系列图像显示颅内静脉及其引流区域的概观。大脑镰与硬脑膜窦、深静脉的 3D 打印显示了 2 个静脉系统间的联系。（中）顶颏位硬脑膜静脉窦颅内观。大脑半球、中脑和脑桥，以及左侧小脑幕已经剔除。注意大量海绵窦间连接血管、斜坡静脉丛和岩窦。（下）一系列轴位图描述了典型大脑半球静脉引流方式。整体上，深部白质和基底节由大脑内静脉及其分支（如髓静脉）引流

轴位增强 CT

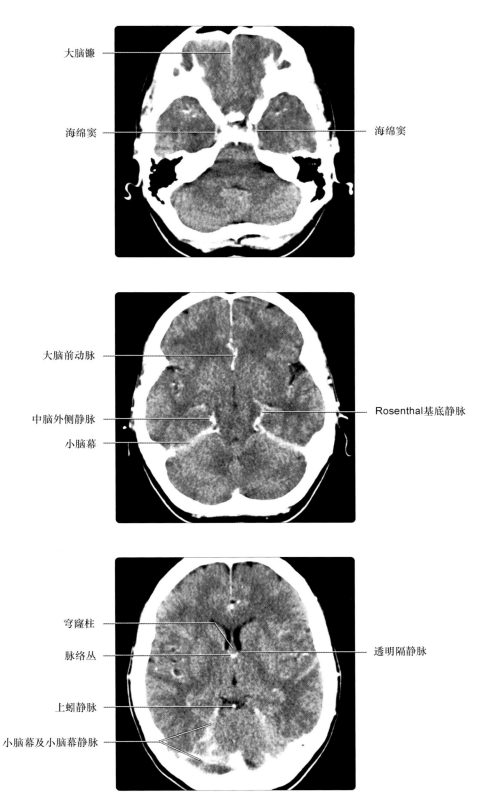

（上）从下至上显示系列轴位头部增强 CT 图像。此断面可以看到海绵窦的硬脑膜强化。（中）中脑断面显示小脑幕和邻近的 Rosenthal 基底静脉及中脑外侧静脉。（下）Monro 孔断面显示在双侧侧脑室额角后方，透明隔静脉包绕穹窿柱周围。较大的中线处强化区域代表脉络丛，它们从侧脑室下方走行，构成 Monro 孔后界，前界由穹窿柱组成

轴位增强 CT

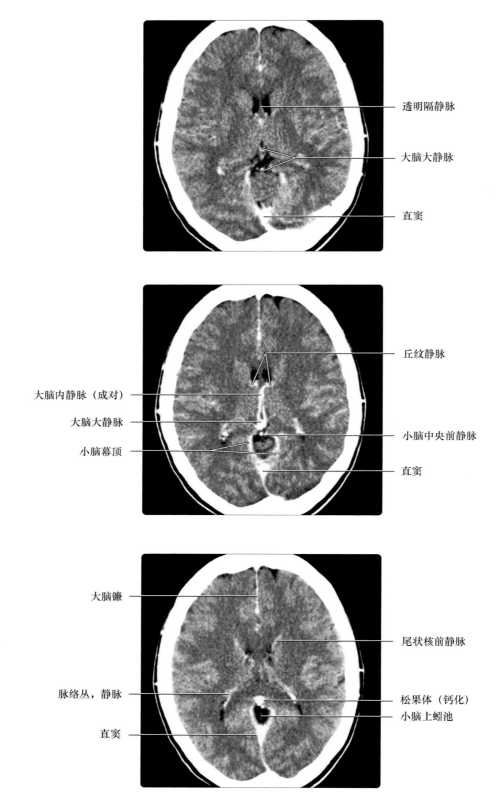

透明隔静脉

大脑大静脉

直窦

丘纹静脉

大脑内静脉（成对）

大脑大静脉

小脑中央前静脉

小脑幕顶

直窦

大脑镰

尾状核前静脉

脉络丛，静脉

松果体（钙化）

直窦

小脑上蚓池

（上）Monro 孔上方水平显示大脑大静脉，形如"U"，连同其强化的前、后两部分一起显示，充盈松果体上方和胼胝体压部之间的区域。（中）大脑内静脉层面，其表现为成对出现的旁正中结构，从丘纹静脉分支向后延伸至大脑大静脉。（下）侧脑室上方层面，显示小脑幕顶。尾状核前静脉是丘纹静脉的室管膜下分支，透明隔静脉和丘纹静脉共同构成大脑内静脉

轴位 MR T1 增强

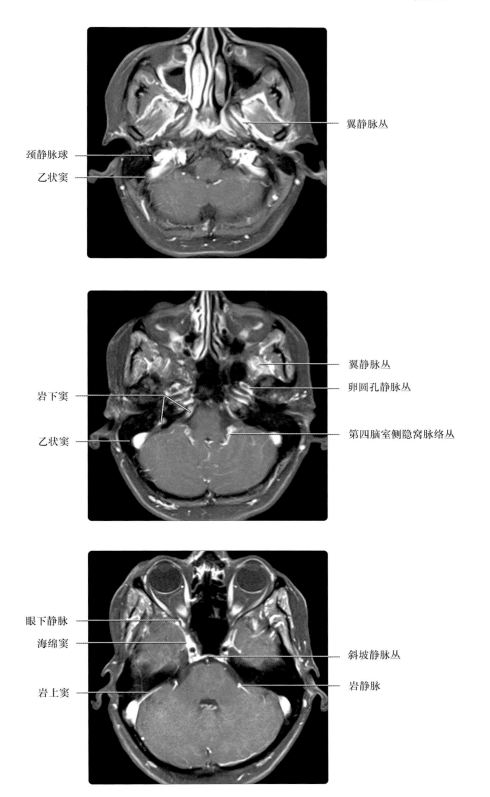

（上）MR T1 增强从下至上轴位系列图像。注意颈静脉球的不均匀血流，这是正常现象，切不要当成肿块或血栓（颈静脉假性病灶）。（中）第四脑室侧隐窝断面，显示岩下窦及颈静脉球属支。翼静脉丛及卵圆孔静脉丛通过颅底静脉同海绵窦连通。这种颅内-外沟通可能提示如果海绵窦闭塞，还存在一种重要的潜在引流途径。（下）海绵窦层面，显示斜坡静脉丛和眼眶（眼下静脉）相通。此例岩静脉在桥小脑角池显著，但属正常现象

轴位 MR T1 增强

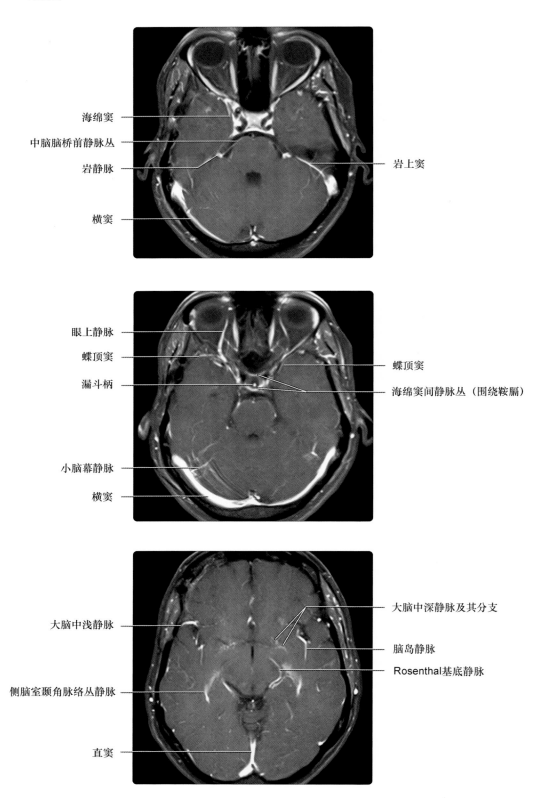

海绵窦
中脑脑桥前静脉丛
岩静脉
横窦
岩上窦

眼上静脉
蝶顶窦
漏斗柄
小脑幕静脉
横窦
蝶顶窦
海绵窦间静脉丛（围绕鞍膈）

大脑中浅静脉
侧脑室颞角脉络丛静脉
直窦
大脑中深静脉及其分支
脑岛静脉
Rosenthal基底静脉

（上）此断面海绵窦显示清晰。再次注意桥小脑角上方的岩静脉。脑桥腹侧可见轻微强化的中脑脑桥前静脉丛，属正常现象，不要误认为是脑膜炎或者软脑膜癌。（中）海绵窦上方层面，可见海绵窦间静脉丛围绕鞍膈，其内有漏斗柄。眼上静脉向后引流至海绵窦。（下）小脑上蚓部层面，可见围绕中脑的左侧 Rosenthal 基底静脉，向后走行至大脑内静脉，最后进入 Galen 静脉。大脑中浅静脉引流至蝶顶窦（更低层面，如上）。大脑中深静脉引流至 Rosenthal 基底静脉和 Galen 静脉

轴位 MR T1 增强

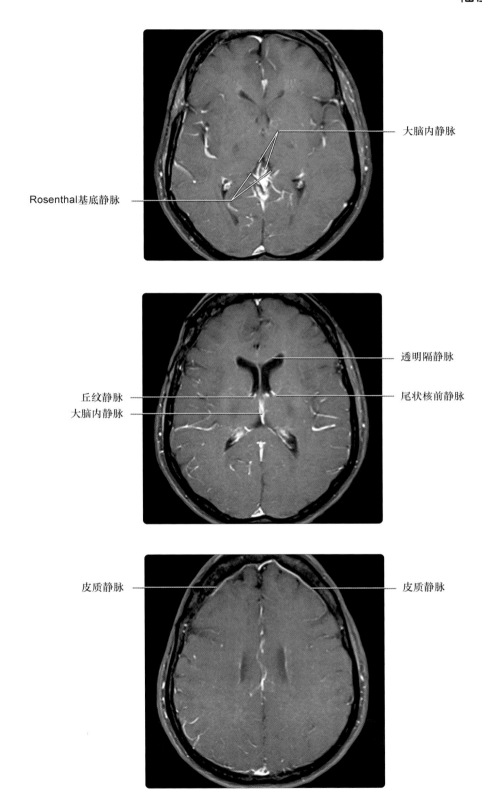

大脑内静脉

Rosenthal基底静脉

透明隔静脉

丘纹静脉

尾状核前静脉

大脑内静脉

皮质静脉

皮质静脉

（上）成对的大脑内静脉汇成大脑大静脉，注意 Rosenthal 基底静脉最终同大脑内静脉汇合形成大脑大静脉。（中）Monro 孔层面，可见透明隔静脉、尾状核前静脉和大脑内静脉的丘纹属支。（下）多断面显示额部皮质浅静脉往头侧走行，引流进入上矢状窦

MRV 侧位、斜位和前后位

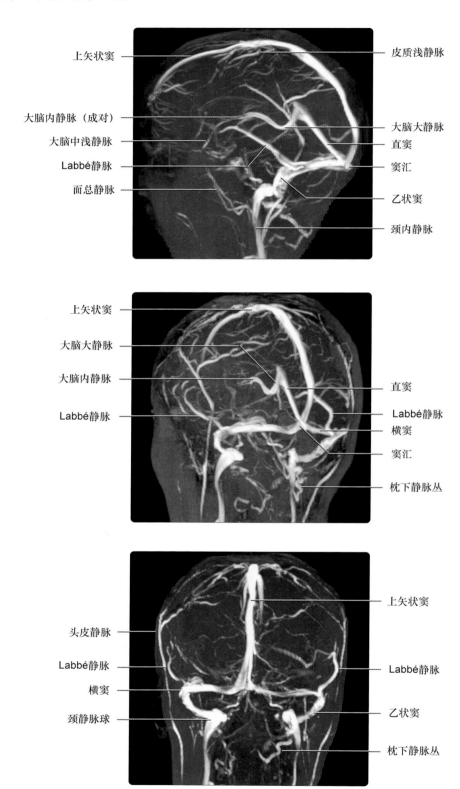

上矢状窦 — 皮质浅静脉
大脑内静脉（成对） — 大脑大静脉
大脑中浅静脉 — 直窦
Labbé静脉 — 窦汇
面总静脉 — 乙状窦
颈内静脉

上矢状窦
大脑大静脉
大脑内静脉 — 直窦
Labbé静脉 — Labbé静脉
横窦
窦汇
枕下静脉丛

头皮静脉 — 上矢状窦
Labbé静脉 — Labbé静脉
横窦 — 乙状窦
颈静脉球
枕下静脉丛

（上）MRV 侧位图示大脑静脉引流途径。硬脑膜静脉窦和皮质浅静脉在侧位像上清晰显示。（中）MRV 斜位图示硬脑膜窦向后向下引流至窦汇，继而分流入 2 个几乎对称的横窦。（下）前后位显示重叠的上矢状窦和直窦，以及轻微不对称但正常的横窦。较大（左）和较小（右）的 Labbé 静脉也显示可见，其引流至横窦。Labbé 静脉可以非常大，引流大脑半球外下部区域。如果横窦闭塞，Labbé 静脉同样可能血栓化，造成静脉性梗死

脑卒中概述

简介

脑卒中是一个非专业术语，用于描述继发于脑血管疾病的突发神经功能缺损临床事件。脑卒中有4个主要病因，包括脑梗死（80%）、脑实质出血（15%）、非创伤性蛛网膜下腔出血（5%）和静脉梗死（约1%）。临床上，缺血性梗死是最常见的病因，也是本章的重点。脑梗死的主要病因是动脉粥样硬化及其后遗症。

缺血性梗死

根据多中心临床试验［药物 ORG 10172 急性脑卒中治疗试验（TOAST）］，缺血性脑卒中有3种主要临床亚型，包括大动脉/动脉粥样硬化性脑梗死、心源性栓塞性脑梗死和小血管闭塞性（腔隙性）脑梗死。

大动脉/动脉粥样硬化性脑梗死约占脑卒中的40%，可因斑块局部血栓化或者斑块脱落栓塞远端血管。最常见的动脉粥样硬化斑块位于颈动脉分叉处，累及颈总动脉远端和颈内动脉起始的2 cm范围内。最常见的颅内血管闭塞是大脑中动脉。其他常见部位还包括颈内动脉虹吸部和大脑前、中动脉近端，动脉粥样硬化也常累及椎–基底动脉。

心源性栓塞占缺血性卒中的15%～25%，危险因素包括心肌梗死、室壁瘤、心房颤动或扑动、心肌病和心脏瓣膜病。

腔隙性脑梗死的病灶小（＜15 mm），典型位于基底节和丘脑，占所有卒中的15%～30%。通常多发，往往是供血深部灰质核团的单支穿通终末动脉的栓塞、动脉粥样硬化或血栓形成，包括豆纹动脉和丘脑穿通动脉。其他部位还包括内囊、脑桥和放射冠。

脑实质出血

脑实质出血占所有脑卒中的15%，病因多种多样。高血压脑出血是最常见病因，占原发性脑出血的40%～60%。其他原因包括老年人淀粉样血管病，以及血管畸形、血管炎、药物和出血体质。

出血性脑卒中危险因素包括年龄增长、高血压、吸烟、酗酒、既往缺血性脑卒中、胆固醇异常和抗凝药物。

尽管脑出血MR表现复杂，但一般将其分为超急性期、急性期、亚急性早期、亚急性晚期和慢性期。

非外伤性蛛网膜下腔出血

非外伤性蛛网膜下腔出血通常和动脉瘤（75%）及血管畸形如动静脉畸形、海绵状血管瘤有关。中脑周围非动脉瘤性蛛网膜下腔出血少见。

静脉性梗死

硬脑膜窦或者脑静脉闭塞罕见，占所有脑卒中不到1%。静脉血栓形成危险因素包括怀孕、外伤、脱水、感染、口服避孕药、凝血功能障碍、恶性肿瘤、胶原血管疾病、蛋白C和S缺乏。仅有50%的静脉血栓形成会导致静脉性梗死，缺血部位有助于与动脉性梗死鉴别。上矢状窦血栓形成会导致矢状窦旁T2/FLAIR高信号，而横窦血栓形成往往导致颞叶后部T2/FLAIR高信号。此外，静脉性梗死往往会表现为脑出血。增强CT有助于"空三角征"显示，提示静脉窦非强化血栓，常见于上矢状窦和横窦。

卒中成像方法

脑缺血是因特定区域或全脑的血流量显著降低所致。脑卒中是由缺血进展为梗死的过程。最常见的是大脑中动脉闭塞，梗死部位由致密的缺血核心区和不太致密的缺血"半暗带"构成。缺血核心区通常为不可逆损伤，除非再灌注建立迅速，然而半暗带的细胞可能仍存活，但数小时内存在死亡风险。现在的脑卒中治疗方法主要是去挽救存在死亡风险的细胞。

目前，不同机构急性脑卒中的治疗方案不同。恰当的治疗方案通常建立在及时的CT与MR、技术/软件支持、卒中时间、有经验的内科医生、神经介入可能性的基础上。通常，卒中需要神经内科医师与神经放射医师共同制订最适合患者的方案。

大部分脑卒中治疗方案中，最初需头颅CT平扫来评估出血和肿块，这直接影响治疗方案的选择。另外，＞1/3的MCA供血区低密度病灶是溶栓禁忌证，因溶栓会导致致命性出血。CTA对评估大血管闭塞有帮助。有条件的话，CT灌注成像是评价大血管缺血的有效手段。

当CT灌注成像为阴性，并且临床仍怀疑脑卒中存在时，MR DWI可有效检测急性缺血。同样，当临床怀疑后颅窝或脑干病灶时，MR是主要检测手段。MR PWI对指导治疗帮助极大。

大部分脑卒中治疗方案以3 h或6 h作为非出血缺血性脑卒中的时间窗。如果患者在突发症状后6 h内，首选CT平扫以排除占位性病变或出血。如果存在出血或肿块，忌行溶栓治疗。如果无出血或肿块，并且患者在突发症状后3 h内，适合行静脉溶栓。如果患者在突发症状后3～6 h，行CTA及CT灌注或者MR DWI和PWI确定是否溶栓治疗。如果患者有颅内血栓且存在缺血半暗带，行动脉内

脑实质出血 5 个阶段

阶段	时间	血液成分	T1	T2
超急性期	＜ 24 h	氧合血红蛋白	等信号	高信号
急性期	1 ～ 3 天（数小时到数天）	去氧血红蛋白	等信号	低信号
亚急性早期	＞ 3 天（数天到 1 周）	细胞内高铁血红蛋白	高信号	低信号
亚急性晚期	＞ 7 天（1 周到数月）	细胞外高铁血红蛋白	高信号	高信号
慢性期	＞ 14 天（数月）	含铁血黄素	低信号	低信号

溶栓或取栓治疗。如果无缺血半暗带，动脉溶栓治疗或许无益，因此治疗应个体化选择方案。

后循环梗死的有效治疗时间窗长于 3 ～ 6 h，但具体的时间差别很大，取决于侧支循环。因此，椎基底动脉血栓形成的患者应该个体化评估溶栓或取栓的风险收益比。

缺血半暗带

缺血性卒中会形成一个不可逆转的梗死核心组织。缺血半暗带是指那些经过治疗可以被挽救的区域。半暗带典型区域位于梗死核心周围，由侧支循环供血。

缺血半暗带可以由 MR 弥散（DWI）和灌注（PWI）确定。DWI 是评估梗死核心最可靠的序列且与不可逆损害程度相关。然而由于一些血栓溶解后早期的灌注，部分 DWI 信号可以逆转。PWI 评估缺血半暗带的存在。MR 上，DWI 和 PWI 之间的不匹配区域即缺血半暗带。该模型提供了一个切实可行的评估半暗带的方法。如果 DWI 和 PWI 之间不存在不匹配区域，治疗效果一般不明显。

应用新的 CT 灌注技术也可以评估缺血半暗带。因为卒中的紧迫性，MR 可能应用较为困难。然而，MR 仍可能是一个更好的选择，因为可以利用更快的扫描方法，且 MR 发现小血管缺血和脑干缺血比 CT 更具优势。

CT 灌注

脑灌注是指脑组织的血流量，在 CT 灌注上一般用 3 个参数表示：脑血流量（CBF）、脑血容量（CBV）和平均通过时间（MTT）。

CBF 定义为单位时间通过一定体积脑组织的血流量，用 1 min 通过 100 g 脑组织的毫升数做单位。研究证实 CBF 是缺血半暗带的可靠标记。

CBV 定义为一定体积脑组织的总血流量，包括脑组织的血流以及该范围血管内的血流，包括动脉、静脉和毛细血管。CBV 用每 100 g 脑组织的血液毫升数做单位。一些研究提示 CT 灌注获得的 CBV 是梗死核心的可靠标记。

MTT 定义为血流通过特定区域的平均时间。血流通过特定脑实质的时间各不相同，取决于动脉血流到静脉血流之间的距离。MTT ＝ CBV/CBF。

CBF/CBV 不匹配与未治疗或未成功治疗患者的卒中病灶扩大相关。存在 CBF/CBV 匹配或者早期完全再通的患者不表现为疾病进展。

基于 CT 灌注的一般治疗原则如下：如果存在 CBF/CBV 不匹配，CBF 超过 CBV 的范围提示缺血半暗带，患者适合溶栓。很多治疗指南建议 CBF/CBV 不匹配 ≥ 20% 作为溶栓的指征。一些研究指出，如果 CBV 和 CBF 之间不存在不匹配，则患者不太可能从治疗中获益。

CT 灌注相关问题

MTT 是灌注缺失最敏感的参数。虽然它一般在血栓栓塞的过程中评估，但是也可以见于动脉粥样硬化所致的狭窄中。缺血的早期，MTT 升高，CBF 减低，而 CBV 在缺血的非常早期阶段一般保持正常或者甚至由于毛细血管床扩张而表现为轻微升高。一旦 CBF 达到阈值，CBV 就开始下降。梗死核心的 CBF 和 CBV 都降低，而 CBF 和 CBV 之间的不匹配区域代表缺血半暗带。

鉴别诊断

诊断儿童或年轻成人卒中时，有些病因应该考虑到，包括动脉夹层、血管畸形合并出血、药物滥用或者凝血障碍。儿童的可能病因包括先天性心脏病导致的栓塞和儿童特发性进展性血管疾病（烟雾病）。

中年人或者老年人卒中的病因主要包括动脉血栓栓塞、高血压脑出血和脑血管淀粉样变。

评估出血性卒中时，儿童病因包括血管损害、血液异常、血管病和静脉梗死。年轻成人应考虑血管畸形、药物滥用和不太常见的静脉阻塞或血管炎。老年人常见的颅内出血病因包括高血压脑出血、肿瘤、脑淀粉样血管变性和少见的硬脑膜窦 / 大脑静脉阻塞和胶原病。

脑卒中概述

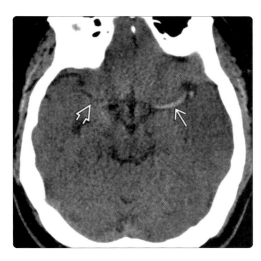 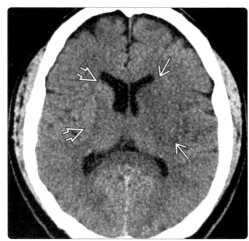

（左）轴位CT平扫显示一例急性右侧偏瘫患者左侧大脑中动脉（MCA）相对于正常右侧MCA➡的高密度（MCA高密度征）➡。（右）同一病例CT平扫另一层面显示MCA阻塞引起的基底节模糊。基底节正常情况下相对于白质应该呈高密度，该病例中呈低密度➡而"消失"（相比正常右侧而言➡）

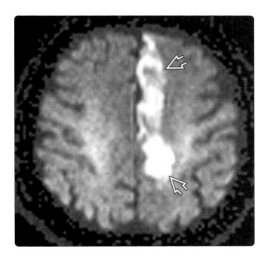 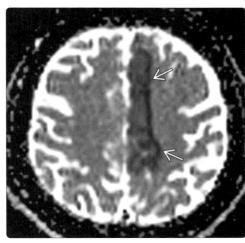

（左）MR轴位DWI显示左侧大脑前动脉（ACA）供血区➡弥散受限，位于额叶内侧大脑镰旁。（右）同一病例轴位ADC图在左侧ACA供血区表现为低信号➡，证实为该区域的急性梗死

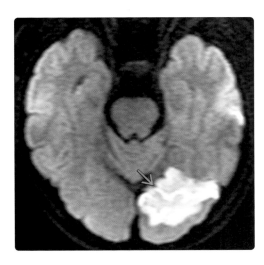 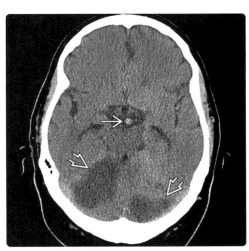

（左）MR轴位DWI显示枕叶弥散受限➡，提示大脑后动脉（PCA）缺血。DWI是显示急性缺血最敏感的MR序列。（右）轴位CT平扫显示该患者基底动脉高密度➡，临床表现为急性共济失调和多发脑神经麻痹。注意双侧小脑梗死灶➡

（左）大体病理外侧观示额叶岛盖➡和颞叶➡慢性大脑中动脉梗死出血软化灶。（右）MR轴位DWI显示左侧大脑中动脉供血区弥散受限，基底节未受累。大脑中动脉供血区是缺血性卒中最常见的部位

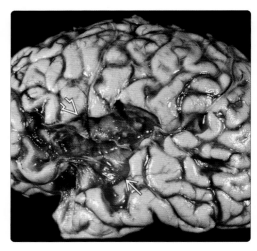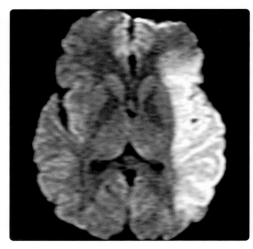

（左）轴位CT灌注CBF示意图显示大脑中动脉超急性期脑梗死引起的左侧大脑半球大范围CBF减低区域➡。（右）同一病例轴位CT灌注CBV示意图显示范围小很多的CBV减低区域➡。CBV代表梗死核心。CBF/CBV不匹配说明存在大范围的缺血半暗带区域，提示患者可以从动脉内溶栓或取栓治疗中获得较大的收益

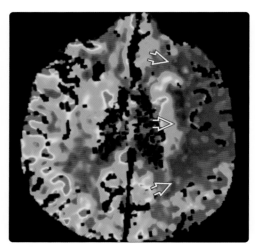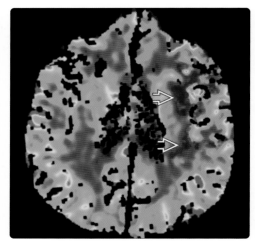

（左）大脑中动脉（红）供血区域为额/颞叶外侧面，大脑前动脉（绿）供血区为大脑内侧面，大脑后动脉（紫）供血区为枕叶和颞叶下表面。分水岭区➡是指大血管供血区域的交界处。（右）MR轴位FLAIR显示由于低灌注引起的分水岭区（大脑前、中、后动脉交界区）多发点状高信号➡。后部的3条血管分布交界区➡对大脑低灌注极敏感

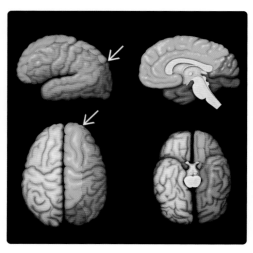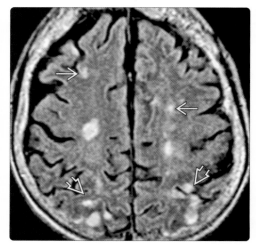

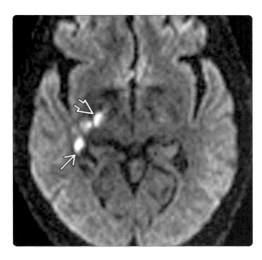 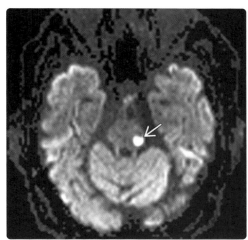

（左）MR 轴位 DWI 显示中脑外侧➔、海马后部急性缺血引起的高信号➔，表示穿通动脉梗死（丘脑穿动脉、丘脑膝状体动脉）。
（右）MR 轴位 DWI 显示脑桥穿支动脉急性缺血➔引起的弥散受限

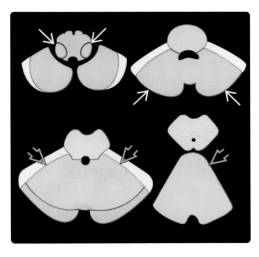 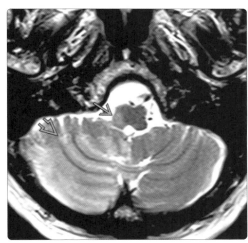

（左）轴位示意图显示小脑血供。小脑上动脉（绿）➔供应小脑上部。小脑后下动脉（桃色）➔供应小脑下部大部分区域和延髓外侧。小脑前下动脉（黄）供应小脑近岩骨侧区域。
（右）MR 轴位 T2WI 显示由椎动脉栓子引起的小脑后下动脉梗死，表现为右侧小脑下部➔及延髓外侧➔高信号

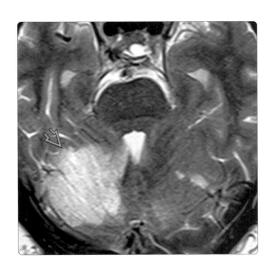 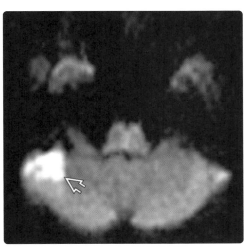

（左）MR 轴位 T2WI 显示急性小脑上动脉梗死引起的右侧小脑上部➔高信号。小脑上动脉梗死可累及小脑上部和脑桥上外侧区域。
（右）MR 轴位 DWI 显示一例小脑前下动脉梗死引起的小脑前下外侧区域弥散受限➔。小脑前下动脉主要供应脑桥腹侧、小脑近岩骨侧区域、小脑中脚、绒球、内耳和第 7、8 对脑神经

（左）基底动脉尖斜冠状位显示丘脑内侧由发自大脑后动脉 P1 段和基底动脉尖的多根穿支动脉供血（左侧）。其中的一种解剖变异 Percheron 动脉 ⬿（右侧）是发自大脑后动脉 P1 段的单根大穿支动脉，供应双侧丘脑和中脑内侧。（右）MR 轴位 FLAIR 显示急性 Percheron 动脉梗死引起的双侧丘脑内侧高信号 ⮱。有时范围延伸到中脑内侧

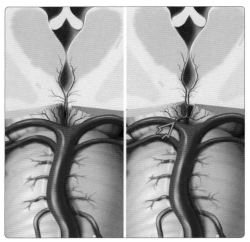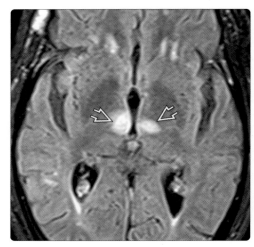

（左）MR 轴位 DWI 显示属于脉络膜前动脉支配的内囊后肢急性缺血导致的高信号 ⮱。脉络膜前动脉支配的区域包括中脑外侧、钩回、丘脑、内囊后肢和视束。脉络膜后动脉支配区域包括丘脑枕、丘脑、颞叶内侧、胼胝体压部和脉络丛。（右）CT 轴位显示典型的丘脑高血压脑出血 ⮱，是第二常见的卒中原因

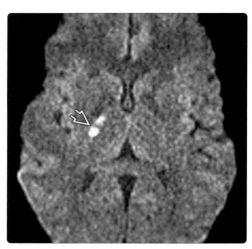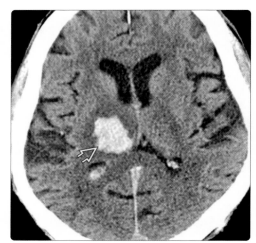

（左）CT 轴位显示深静脉血栓形成导致的双侧丘脑出血 ⮱。静脉血栓形成的危险因素包括怀孕、外伤、脱水、感染、口服避孕药、凝血障碍、恶性肿瘤、胶原血管病、蛋白 C 和蛋白 S 缺乏。（右）MR 轴位 SWI 显示一老年患者双侧大脑半球弥漫性微出血 ⮱，是淀粉样血管变性的典型表现

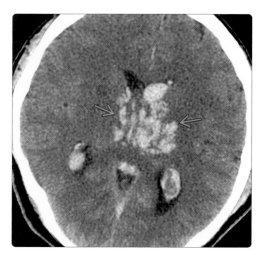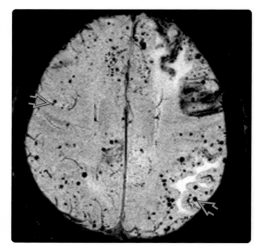

颅内出血演变

影像

- CT 平扫：出血表现基于密度
  - CT 平扫呈高密度团块（50 ～ 70 Hu）
  - 血肿周围发生脑水肿并持续数天
- MR：基于 T1 和 T2 信号特征进行颅内出血分期
  - 血肿中心部分变化较周围慢
  - 因此，血肿的信号变化从周边开始并向中心部位延伸

病理学

- 最常见：高血压，脑血管淀粉样变性，外伤，出血性脑血管畸形
- 常见：脑梗死后再灌注损伤，凝血病，血液系统病变，药物滥用，肿瘤（胶质瘤，转移瘤）

临床问题

- 高血压及年龄是最重要的危险因素
  - 近几十年来，与抗凝药物相关的颅内出血（intra-cerebral hemorrhage，ICH）显著增高（达 20%）
  - 华法林抗凝剂应用所致的脑出血＝更高的死亡率（3 个月内死亡率是其他原因的 2 倍）
- 常见体征与症状
  - 高血压（90%），呕吐（50%），意识障碍（50%），头痛（40%），癫痫（10%）
- 预后情况取决于血肿大小、发病时意识障碍程度以及血肿的发生部位
  - 35% ～ 52% 的患者在 1 个月内死亡（其中 50% 患者在发病 2 天内死亡）；59% 患者在 1 年内死亡
  - 大血肿（＞ 30 ml），在 CT 平扫上表现为漩涡征，死亡率更高
  - 活动性造影剂外溢患者，死亡率更高

诊断要点

- 急性血肿在 CT 上表现为密度明显不均匀，提示血肿还在进展，死亡率高
- 漩涡征、造影剂外溢提示血肿进展，死亡率高

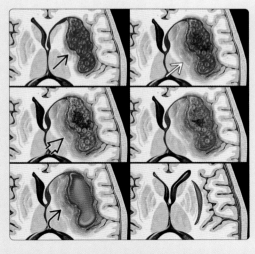
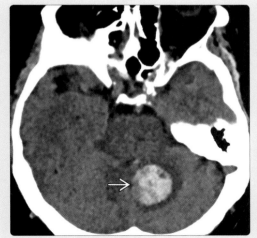

（左）轴位示意图显示脑实质出血从超急性期 ➡（细胞内氧合血红蛋白）到急性期 ➡（细胞内脱氧血红蛋白，周围脑水肿）、亚急性早期 ➡、亚急性晚期（细胞内、细胞外分别是高铁血红蛋白）、脑软化灶形成 ➡（含铁血黄素沉着）。
（右）高血压患者轴位 CT 平扫，左侧小脑半球急性出血表现为团块样高密度影 ➡，血肿周围脑实质轻度水肿

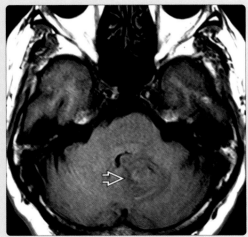
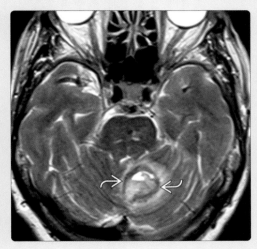

（左）同一患者 MR 轴位 T1WI 序列显示左侧小脑半球血肿 ➡ 主要呈等信号，周围脑水肿呈轻度低信号，提示为超急性期血肿。
（右）同一患者 MR 轴位 T2WI 显示超急性期血肿相对于周围脑实质呈高信号，同时见明显低信号环 ➡。脑内血肿的发展变化从外周至中央顺序改变，中央部分变化较慢

自发性非外伤性颅内出血

术语

- 原发性颅内出血（primary ICH，pICH）
- 急性非外伤性颅内出血（ICH）

影像

- 急性圆形或类圆形脑内血肿
- 几厘米微量出血至大量 ICH
- pICH 的常见出血部位
  - 高血压：基底节＞丘脑＞脑桥＞小脑
  - 淀粉样血管病：脑叶
  - 动静脉畸形：任意部位
  - 海绵状血管畸形：任意部位
  - 静脉窦血栓形成：皮质下脑白质
  - 肿瘤性：任意部位
- 首选检查方法：CT 平扫
  - 如果高血压合并纹状体内囊出血：暂缓检查
  - 不典型血肿：CTA 或 MR/MRA
  - 不典型血肿或病史不明确：MR（T2*,DWI,C＋）
  - 经临床检查提示为血管性出血：CTA/MRA
  - 静脉性栓塞：CTV/MRV

病理学

- 青少年，＜18 岁：血管畸形（约 50%）＞血液系统疾病、血管病、静脉性栓塞、肿瘤
- 年轻成人，＜45 岁：血管畸形、药物滥用、静脉性栓塞、可逆性后部脑病综合征（posterior reversible encephalopathy syndrome，PRES）、血管炎、肿瘤
- 成年人，＞45 岁：高血压、淀粉样变性＞肿瘤（原发性或转移性）、静脉性栓塞、凝血障碍

临床问题

- 约 15% 的急性脑卒中由 ICH 引起
- 治疗：控制颅内压、脑水肿
- 符合临床指征时进行血肿清除
- 出现"点征"说明存在活动性渗血，提示血肿在增大，临床预后不佳
- 1 年内的死亡率近 60%

（左）老年高血压患者，轴位 CT 平扫显示左侧外囊及壳核 ➡ 高密度血肿破入左侧脑室 ➡。这是最常见的高血压性脑出血部位。（右）5 岁患者轴位 CT 平扫显示额叶血肿 ➡，可见明显周围水肿带及占位效应。另外的影像显示有潜在的海绵状血管畸形。在儿童，血管病变约占所有颅内出血的 50%

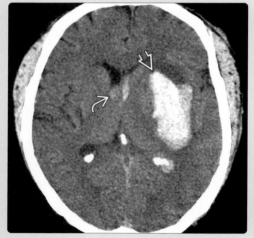
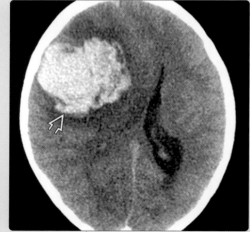

（左）73 岁男性高血压患者在进行抗凝治疗过程中突然出现右侧轻偏瘫。轴位 CT 显示左侧壳核/外囊区混杂密度血肿 ➡。（右）同一患者 CTA 显示血肿内可见 2 个点状强化（点征）➡，血肿也在扩大 ➡，并可见液-液平面 ➡。这些征象提示患者预后不佳。患者在行 CT 检查后很快死亡

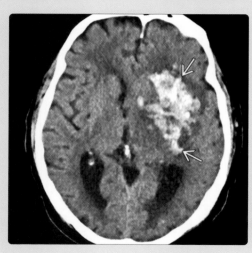
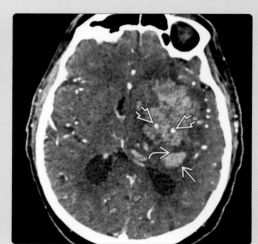

高血压性颅内出血

关键点

术语

- 高血压性颅内出血（hypertensive ICH，hICH）
- 继发于系统性高血压的急性非创伤性颅内出血
- 是脑卒中的第二常见病因

影像

- 高血压患者的首选检查方法是 CT 平扫
- CT：突发圆形或类圆形高密度团块
  - 纹状体内囊：壳核 / 外囊（60% ～ 65%）
  - 丘脑：（15% ～ 25%）
  - 脑桥、小脑（10%）
- 多灶性"微出血灶"（1% ～ 5%）
- 混杂密度（凝血障碍，活动性出血）
- 其他表现：脑室内积血、占位效应、脑水肿、脑疝
- MR 信号强度（根据血肿时期不同而表现为多样性）
  - 超急性期（< 24 h）：在 T1WI 上呈等-低信号，在 T2WI 上呈高信号
  - 急性期（1 ～ 3 天）：在 T1WI 上呈等-低信号，在 T2WI 上呈低信号
  - 亚急性期（数天后）：在 T1WI 上呈高信号，在 T2WI 上呈低-高信号
  - 慢性期（数周至数月后）：在 T1WI 上呈低信号，在 T2WI 上呈低信号

主要鉴别诊断

- 脑淀粉样血管病
- 出血性肿瘤
- 凝血障碍
- 大脑深静脉血栓形成
- 药物滥用（特别是年轻患者）
- 血管畸形（老年患者罕见）

临床问题

- 高血压是所有脑卒中的最重要危险因素
- 10% ～ 15% 的脑卒中患者有 hICH
- 40% ～ 50% 的非创伤性 ICH 是由 hICH 引起
- 45 ～ 70 岁患者自发性 ICH 的最常见病因是高血压
- 10% ～ 15% 自发性 ICH 的高血压患者，患有潜在的脑动脉瘤或动静脉畸形

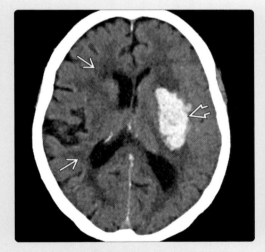
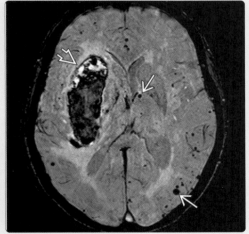

（左）61 岁女性高血压患者，轴位 CT 显示左侧基底节典型血肿➡️，累及壳核及外囊（纹状体内囊）。脑室周围白质内可见低密度影➡️，可能是由于局部慢性小血管缺血。（右）轴位 SWI 显示基底节高信号巨大血肿➡️，并可见数个局灶性磁敏感伪影➡️，这是由于慢性高血压所致多灶性微出血形成的含铁血黄素沉着。

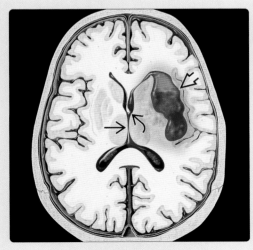
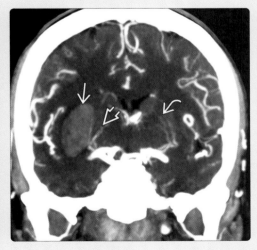

（左）轴位示意图显示典型的急性高血压性基底节/外囊血肿➡️，血肿破入侧脑室并通过室间孔➡️到达第三脑室➡️。（右）右侧基底节出血➡️的年轻患者，CTA 冠状位显示受压内移的豆纹动脉➡️，对侧基底节正常➡️。未见点征，提示无活动性出血。未见血管性病变征象

小动脉粥样硬化

术语

- 小动脉的硬化
  - 常见于慢性高血压和（或）糖尿病
  - 可能与血管性痴呆（vascular dementia，VaD）有关

影像

- 在 CT 上表现为脑白质多发低密度灶
- 在 T2/FLAIR 序列上表现为多发斑片状 / 融合的高信号
  - 脑室周围广泛或融合性病灶
  - 累及部位：脑室周围＞深部白质＞皮质下白质
- 非特异性表现
  - 除了脑动脉硬化外，还包括许多其他原因
  - 脱髓鞘疾病、感染、炎症、药物、代谢性疾病以及年龄相关等
- 由一些脑动脉病变引起
  - 小动脉硬化
  - 慢性高血压（主要为基底节、脑室周围白质受累）
  - 糖尿病（主要为脑室周围受累）

主要鉴别诊断

- 与年龄相关的脑白质改变
- 血管周围（Virchow-Robin）间隙
- 脱髓鞘病变
- 血管性痴呆
- 脑常染色体显性遗传动脉病变伴皮质下梗死和脑白质病（CADASIL）
- 脑淀粉样血管病（CAA）

临床问题

- 临床与影像表现相互交叉
  - 多发梗死性（血管性）痴呆：由小动脉硬化和（或）多发脑梗死引起
  - 皮质下动脉硬化性脑病（Binswanger 病）

诊断要点

- 老年患者采用 FLAIR、T2*（GRE，SWI）序列
  - 寻找微出血灶（高血压、脑淀粉样血管病）

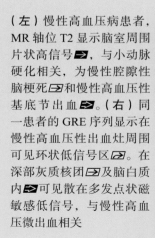

（左）老年患者，轻度认知障碍，MR 轴位 FLAIR 显示典型动脉硬化改变（慢性小血管病变），表现为轻度脑萎缩，脑室周围➜及皮质下白质➡片状及斑点状高信号。（右）对该老年患者进行轴位 DTI 纤维束追踪，未见急性缺血弥散受限脑区。小动脉硬化有可能导致急性脑缺血事件。因此，对于此类患者，DWI 或 DTI 序列有助于排除急性脑缺血

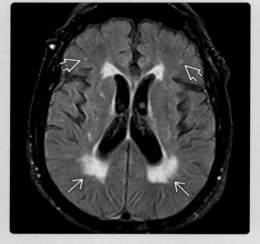
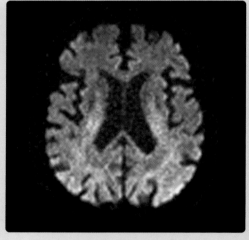

（左）慢性高血压病患者，MR 轴位 T2 显示脑室周围片状高信号➡，与小动脉硬化相关，为慢性腔隙性脑梗死➡和慢性高血压性基底节出血➡。（右）同一患者的 GRE 序列显示在慢性高血压性出血灶周围可见环状低信号区➡。在深部灰质核团➡及脑白质内➡可见散在多发点状磁敏感低信号，与慢性高血压微出血相关

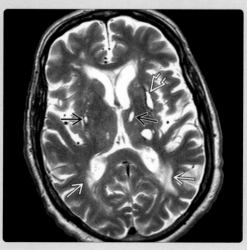
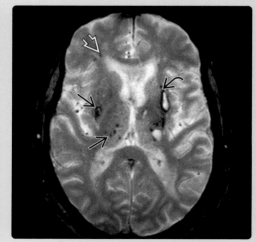

颅内动脉粥样硬化

关键点

术语

- 颅内动脉粥样硬化性血管疾病（atherosclerotic vascular disease，ASVD）
- 颅内动脉粥样硬化性狭窄（intracranial atherosclerotic stenosis，ICAS）

影像

- 当前的金标准是高分辨率磁共振（high-resolution MR，HRMR）血管壁成像
  - HRMR 血管壁成像＞＞血管腔成像（DSA，CTA，MRA）
- 影像表现（HRMR）
  - 新月形或偏心形增厚
  - 在 T1WI 上可显示非对称性高信号的斑块内出血
  - 显示为非环形、小片状及不规则强化
- CTA/MRA//DSA
  - 只能显示管腔，不能显示管壁
  - 华法林和阿司匹林治疗症状性颅内疾病，评估

- ICAS
  - 狭窄率 % ＝［1 －（狭窄直径 / 正常直径）］× 100%
  - 皮质血管的局部狭窄、血管腔不规则，可能会被误诊为血管炎
    - 在中老年患者的动脉造影中表现为血管炎样改变的大部分原因是颅内 ASVD

主要鉴别诊断

- 血管炎 / 动脉炎
- 血管痉挛
- 夹层
- 非完全堵塞性血栓或栓子

临床问题

- 颅内 ASVD 的风险被严重低估
- 大部分颅内血管狭窄发生于成年人
- 与 T2/FLAIR 的高信号呈独立相关

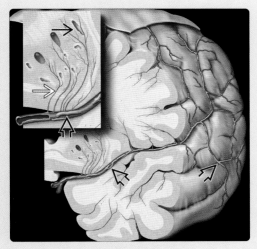

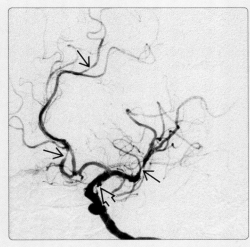

（左）冠状位显示动脉粥样硬化斑块（ASVD）➡️累及大的颅内动脉及其分支。插图显示穿支动脉（豆纹动脉）➡️及腔隙性梗死➡️。典型的 ASVD 斑块呈小片状，不规则，非环状，可能有强化。（右）68 岁男性，急性脑卒中患者，DSA 显示广泛颅内 ASVD。可见多个区域狭窄➡️。在颈内动脉的床突上段可见溃疡性斑块➡️

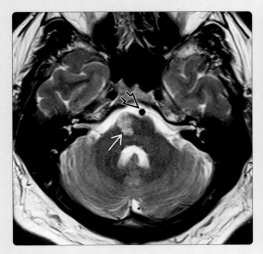

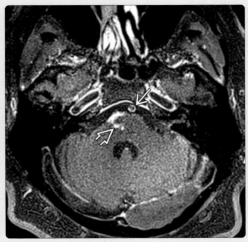

（左）轴位 T2WI 显示典型的脑桥穿支动脉梗死➡️。基底动脉的"血管流空效应"➡️是正常的。（右）同一患者 3T MR 的 FS 序列 T1 增强薄层血管壁成像，显示病灶为亚急性期脑梗死，并有强化➡️。同时显示基底动脉壁呈部分环状新月形强化➡️，提示为 ASVD 斑块内的慢性炎症

颅外动脉粥样硬化

术语

- 血脂在动脉壁的沉积导致血管退变

影像

- 颈内动脉近段光滑／不规则的管腔狭窄
- 血管壁不同程度的钙化斑块
- 常见于颈内动脉、椎基底动脉
- CTA 血管狭窄的管径诊断标准：2.2 mm（狭窄率 50%），1.3 mm（狭窄率 70%）
- 检查建议：首选彩色多谱勒超声；CTA/MRA 或增强 MRA；如果 CTA/MRA 可疑血管闭塞，可在颈动脉内膜切除术前行 DSA 检查

病理学

- 北美症状性颈动脉内膜切除试验法（NASCET）：狭窄率％＝（正常血管腔－最小的剩余血管腔）/正常血管腔×100
- 轻度（＜50%），中度（50%～70%），重度（70%～99%）

- 斑块内出血是卒中的独立危险因素

临床问题

- 如果是症状性颈动脉狭窄≥70%（NASCET），需行颈动脉内膜切除术（carotid endarterectomy，CEA）
- CEA 也适用于症状性颈动脉中度狭窄 50%～69%（NASCET）
- 颈动脉狭窄为 60% 时也可能无症状
- 是否放置颈动脉支架，取决于术前的危险因素
- 体征／症状（也可能无症状）
  - 颈动脉杂音，短暂性脑缺血发作（transient ischemic attack，TIA），卒中（可能是无症状型）

诊断要点

- DSA 是诊断金标准，但超声、CTA、TOF 或增强 MRA 中的 2 种可作为术前的非侵入性成像检查
- DSA 的晚期相可以排除假阳性
  - 重度狭窄表现为线样征

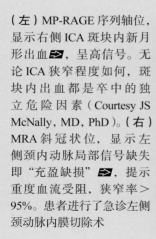

（左）CTA 轴位显示左侧颈内动脉（ICA）近段重度狭窄，残余管腔小➡。左侧颈内动脉有典型的周围管壁钙化斑块以及呈低密度的富脂质中央软斑块。（右）图示轻型 ASVD（A）有少量脂纹样斑块及轻度血管内膜增厚。重型 ASVD（B）可有典型的斑块内出血、溃疡及血栓形成。NASCET 法评估狭窄率％＝（b－a）/b×100%，b＝正常 ICA 管腔；a＝最狭窄处剩余血管腔

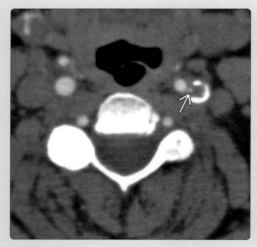

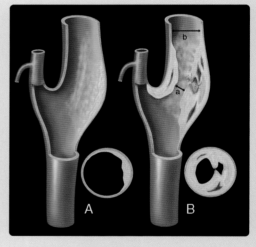

（左）MP-RAGE 序列轴位，显示右侧 ICA 斑块内新月形出血➡，呈高信号。无论 ICA 狭窄程度如何，斑块内出血都是卒中的独立危险因素（Courtesy JS McNally，MD，PhD）。（右）MRA 斜冠状位，显示左侧颈内动脉局部信号缺失即"充盈缺损"➡，提示重度血流受阻，狭窄率＞95%。患者进行了急诊左侧颈动脉内膜切除术

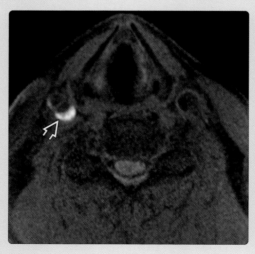

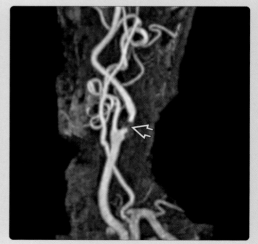

烟雾病

术语

- 颈内动脉远段 /Willis 环近段进行性狭窄，继发侧支血管形成
  - 在动脉造影时，侧支血管形似云状或烟雾状
- 烟雾病（moyamoya disease，MMD）= 原发性（自发性）烟雾征
  - 好发于东西方交界区域（更常见于日本、韩国）
- 侧支血管的烟雾模式→继发于多种病因

影像

- 诊断直接征象：在 MR 上 Willis 环不完整，基底节区多发细小的"血管流空"征象
- 最好的诊断方法：MR 的 T1 C + /MRA；DSA，可以显示血管细节

病理学

- 烟雾病

- RNF213 基因多态性（95% 为家族性，79% 为散发性）
  - 与 MMD 的发病时期及严重程度相关
- 继发性烟雾综合征
  - 其他情况下侧支血管的烟雾征
    - 综合征（即 1 型神经纤维瘤病）
    - 镰状细胞病
    - 炎症或血栓前状态
    - 儿童时期鞍上的放射治疗

临床问题

- 两个发病高峰年龄（5 ～ 10 岁和 30 ～ 40 岁）
- 是亚洲儿童脑卒中的主要病因
- 表现
  - 儿童：反复发作的 TIA；出血少见
  - 成人：TIA，脑梗死，出血（20%），偏头痛

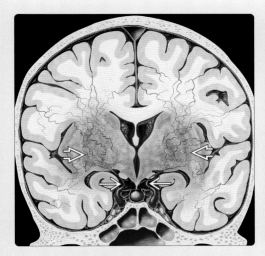
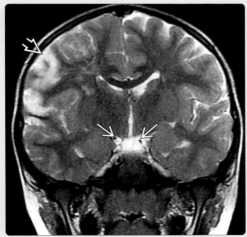

（左）冠状位示意图显示双侧颈内动脉远段逐渐变细➡，并可见穿过基底节的豆纹动脉明显扩张➡，即所谓的"烟雾征"。（右）3 岁烟雾病女孩的冠状位 T2WI 显示颈内动脉床突上段重度狭窄➡。在右侧大脑中动脉供血区可见急性脑皮质梗死灶➡

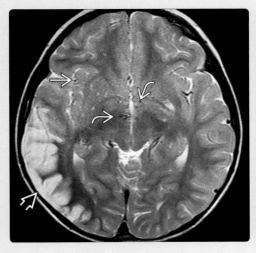
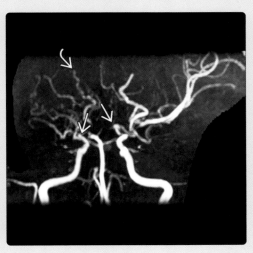

（左）同一患者 T2WI 轴位，在右侧大脑外侧裂未见右侧大脑中动脉分支的"流空效应"，提示血管重度狭窄闭塞➡。急性皮质梗死导致脑回显著水肿、肿胀➡。局部可见基底节区迂曲的侧支动脉的"流空效应"➡。（右）同一患者 TOF-MRA 的 MIP 冠状位显示颈内动脉床突上段重度狭窄➡，及基底节区侧支动脉的烟雾征➡

原发性中枢神经系统动脉炎

术语

- 原发性中枢神经系统动脉炎（primary arteritis of central nervous system，PACNS）
  - 无继发于系统性血管炎的证据
  - 可能累及颅内任何大小的动脉
- 具有 2 个组织病理学诊断的基本特征
  - 血管壁的炎症和坏死

影像

- CT
  - 可见血管炎的继发征象（缺血灶、脑梗死灶）
  - 在 CT 上表现为低密度影
  - 特别是在基底节区、皮质下脑白质
- MR（高分辨率）
  - 在 T2/FLAIR 上可见多灶性点状、线样高信号影
  - 薄层血管壁成像，高分辨率（3T）T1 增强
    - 病灶呈圆形、长片状，边缘光滑
  - ± 斑片状实性强化，弥散受限
  - DWI 显示多样（弥散可能受限）

- DSA
  - 曾经被认为是影像金标准
  - DSA 显示动脉呈"串珠样"改变，提示血管不规则狭窄及扩张
    - 外周动脉分支＞近段动脉（Willis 环）
  - 少见情况：较长的血管狭窄，假性动脉瘤，动脉闭塞

病理学

- 确诊要进行大脑活检
  - 敏感度为 75% ～ 80%
  - 活检结果为阴性时，不能排除 PACNS

临床问题

- 可发生于各年龄段（平均年龄为 42 岁）

诊断要点

- 成年人中 DSA 表现为血管炎样改变的疾病中，动脉粥样硬化更为常见，而不是 PACNS

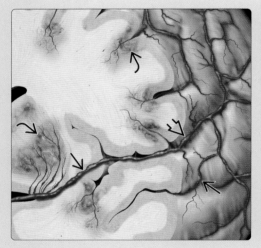
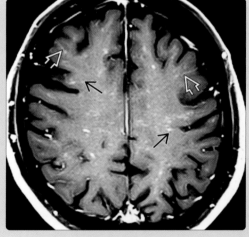

（左）原发性中枢神经系统动脉炎的示意图显示大脑中动脉分支的狭窄区、扩张区，并在基底节、脑皮质及皮质下脑白质内见斑片状缺血灶及微出血灶。（右）62 岁男性，共济失调、复视、意识错乱，T1 压脂增强显示双侧大脑半球皮质下及深部脑白质区散在多发线样、点状异常强化。经大脑组织活检确诊为 PACNS

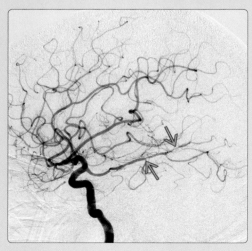
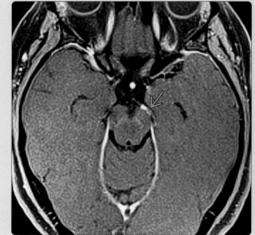

（左）34 岁女性，多发脑卒中患者，侧位 DSA 显示大脑后动脉显著不规则，可见多个狭窄区及扩张区。（右）同一患者的 T1 压脂增强薄层扫描，显示左侧大脑后动脉的血管壁有强化。血管壁的强化既可发生于血管炎，也可发生于动脉粥样硬化伴发的炎症。患者有吸烟的心血管病危险因素，但患者年轻，并且其临床特征符合 PACNS

其他血管炎

术语

- 一组中枢神经系统异质性疾病
  - 其特征为非动脉粥样硬化性血管壁的炎症和坏死
  - 动静脉均可受累

影像

- 检查首选 CTA/MRA，但对于一些细小病变，其空间分辨率不足
- MR
  - 基底节、脑皮质、皮质下脑白质
    - T2WI 可见多灶性高信号
    - 可见继发性脑缺血及脑梗死灶
  - 高分辨率（3T，薄层）T1 增强可能显示血管壁强化
    - 呈同心状强化，边缘光滑
    - 呈长条形
- 主要累及远侧血管（即 M2、M3、M4 段分支＞颈内动脉颅内段及基底动脉）
  - 通常累及多支血管
- DSA
  - 无特异性改变（只能观察到血管腔，而不能观察到血管壁）
    - 多个区域光滑或不规则血管腔狭窄或扩张
    - 可累及颅内大小血管
    - 主要鉴别诊断：颅内动脉粥样硬化

主要鉴别诊断

- 颅内动脉粥样硬化性血管病
- 动脉血管痉挛
- 可逆性脑血管收缩综合征

病理学

- 血管壁炎症、坏死

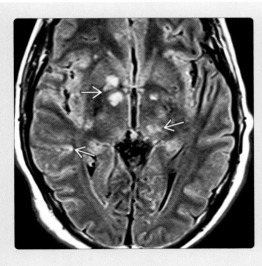
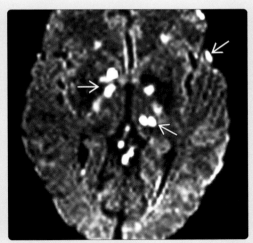

（左）继发性中枢神经系统血管炎患者，FLAIR 序列轴位扫描显示基底节、丘脑及脑皮质多发高信号➡。（右）同一患者 DWI MR 轴位显示基底节、丘脑及脑皮质多个弥散受限的小病灶➡

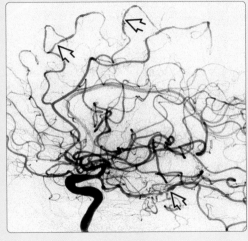
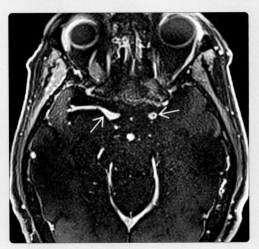

（左）同一患者颈内动脉造影的侧面像显示皮质血管多发狭窄区及扩张区➡（即串珠状改变）。该征象符合继发于感染性血管炎（链球菌）的脑梗死。（右）59 岁女性，ANCA 血管炎患者，3T 高分辨率 T1 压脂增强轴位显示颈内动脉远侧段及大脑中动脉近段明显强化➡

可逆性脑血管收缩综合征

术语

- 可逆性脑血管收缩综合征（reversible cerebral vasoconstriction syndrome，RCVS），又称为 Call-Fleming 综合征
- 其特征性改变包括
  - 可逆性，多灶性脑动脉血管收缩
  - 严重头痛 ± 局部神经功能损害

影像

- 急性 / 反复发作的头痛，DSA 检查显示为脑血管炎
- DSA ＝诊断的主要检查方法（敏感度 100%）
  - 累及大血管和中等大小血管
  - 弥漫性、多灶性、节段性狭窄
  - 有时表现为"串珠样"改变或"香肠样"改变
- CT 平扫检查一般为阴性
  - 皮质或蛛网膜下腔小范围出血（20%）± 脑实质出血

- CTA/MRA：一些细小病变可能表现为阴性（10%）
  - 90% 病例表现为弥漫性节段性动脉收缩
- 经颅多普勒：MCA、ICA、ACA 动脉血流速增高

病理学

- 一过性脑血管紧张度调节紊乱→血管收缩→脑缺血、卒中、死亡
- 自发性（约占 1/3）或继发于
  - 产后
  - 某些血管活性药物
- 可能与可逆性后部脑病综合征（PRES）有关

临床问题

- 症状：重度、急性"闪电样"头痛
  - 通常反复发作（95%）
  - 脑缺血 / 卒中（视觉障碍、失语、轻偏瘫）
- 治疗：停用血管活性药物；应用血管扩张性药物（即钙通道阻滞剂）

（左）女性患者，急性严重头痛。轴位 CT 平扫显示额部脑沟内局部蛛网膜下腔出血（SAH）➡。DSA 检查排除了血管病变，显示与 RCVS 相关的多灶性动脉狭窄。（右）轴位 DWI 序列显示多灶性高信号➡，提示 RCVS 患者的急性闪电样头痛症状与急性脑缺血相关。RCVS 通常表现为脑缺血

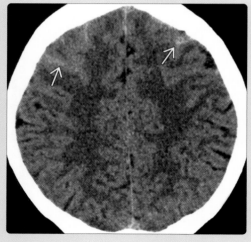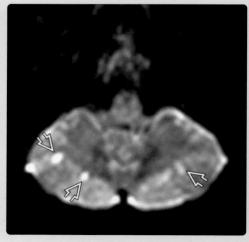

（左）右侧椎动脉 DSA 前后位，显示弥漫性血管腔不规则和局部狭窄，累及基底动脉、大脑后动脉和小脑上动脉➡。前循环也有类似表现（未显示）。患者经动脉内维拉帕米治疗 10 天。（右）治疗 2 周后行 DSA 检查，显示后循环的血管痉挛减轻，但仍可见少数轻度残余狭窄病灶➡

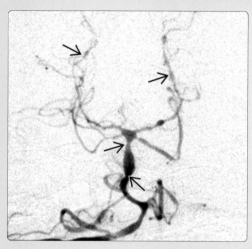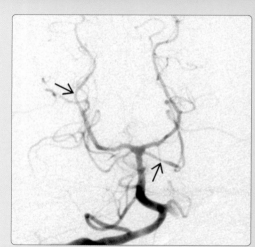

血管痉挛

关键点

术语

- 颅内动脉可逆性狭窄
- 常伴动脉瘤性蛛网膜下腔出血（SAH）
- 血管破裂会导致
  - 血管平滑肌收缩
  - 血管壁组织学改变

影像

- 一般特征（CTA/MRA/DSA）
  - 典型病例于 SAH 发生后的 4 ～ 14 天内出现
  - 相对较长的节段性狭窄，血管壁光滑
  - 可以看到血管腔的不规则波浪状改变
  - 累及多根动脉，通常 > 1 根动脉
- CT 灌注
  - 达峰时间延长，平均通过时间延长
  - 低灌注区的血流量降低
- 经颅多普勒显示平均流速升高

主要鉴别诊断

- 非 SAH 所致的血管痉挛
  - 脑膜炎
  - 急性高血压脑病（PRES）
  - 可逆性脑血管收缩综合征
  - 偏头痛
- 血管炎
- 动脉粥样硬化

临床问题

- 迟发性脑缺血性神经损害
  - 典型病例于 SAH 后大约 1 周发生
- 治疗
  - "三 H" 治疗以预防或治疗 SAH 后血管痉挛
    - 诱导性高血压（Hypertension）
    - 高血容量（Hypervolemia）
    - 血液稀释（Hemodilution）
  - 血管内治疗（药物或球囊血管扩张术）

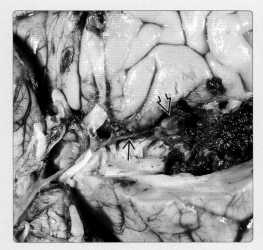

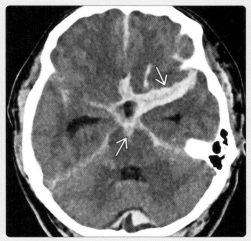

（左）大脑中动脉（MCA）动脉瘤破裂⇗合并蛛网膜下腔出血（SAH），数天后患者死亡，其尸体解剖显示大脑中动脉根部重度痉挛⇗。（右）43 岁男性重度头痛患者，轴位 CT 平扫显示基底池，特别是左侧大脑外侧裂，弥漫性 SAH ➡

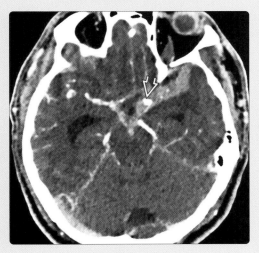

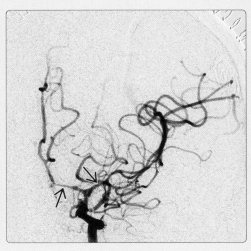

（左）同一患者 CTA 显示左侧颈内动脉远端分叶状动脉瘤➡。（右）发病 4 天后，行动脉瘤夹闭术，患者出现嗜睡及右侧肢体无力。行左侧颈内动脉造影（DSA），前后位显示占位效应及血管痉挛⇗，并可见大脑前动脉及大脑中动脉近端狭窄。血管内应用维拉帕米治疗效果好

术语

- 系统性红斑狼疮（systemic lupus erythematosus，SLE），神经精神性（NPSLE），CNS 狼疮
- 多系统自身免疫性疾病，累及呼吸、心血管、消化、泌尿生殖、肌肉骨骼系统和中枢神经系统
  - 中枢神经系统受累达 75%

影像

- 表现为 4 种形式
  - 新鲜梗死灶（与抗心磷脂抗体、狼疮性抗凝抗体增高相关）
  - 局部高信号，主要位于灰质
  - 多发 T2WI 高信号（微梗死灶）
  - 大范围可逆性脑白质水肿
- 多灶性脑白质微小梗死灶，脑萎缩常见
- 轻度 SLE：PET/SPECT 较 MR 敏感
- 脑缺血灶及脑梗死灶表现为弥散受限（细胞毒性水肿）
- 血管病变表现为弥散增高（血管源性水肿）

- 急性 / 活动性 CNS 病变可以增强

主要鉴别诊断

- 多发性硬化（multiple sclerosis，MS），Susac 综合征
- Lyme 脑病
- 小动脉硬化（微血管病变）
- 其他血管炎性病变（即原发性 CNS 血管炎）

临床问题

- 大脑受累可能在 SLE 早期出现，也可能随着 SLE 的发展而同步发展
- SLE 与抗磷脂综合征、可逆性后部脑病综合征（PRES）、狼疮相关性脊髓炎、Libman-Sacks 心内膜炎、血栓形成等相关

诊断要点

- 脑脊液蛋白质含量升高
- SLE 的影像学检查：排除急性神经损害
- 注意：MR 的阴性结果不能排除狼疮性脑病的可能

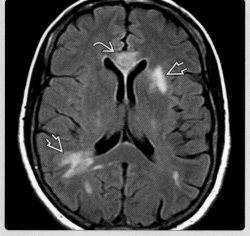
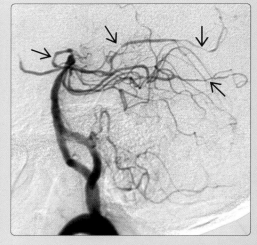

（左）SLE 患者，新出现神经系统症状，MR 轴位 FLAIR 显示脑白质 ➡ 及胼胝体内 ➡ 多发性高信号影。该患者还表现为抗磷脂综合征（SLE 患者的常见表现）。（右）侧位椎基底动脉 DSA 显示多灶性血管狭窄 ➡，这是典型的非特异性血管炎。这种情况在狼疮脑病中并不多见，狼疮脑病更多表现为小血管炎。DSA 检查中 SLE 患者通常表现为正常

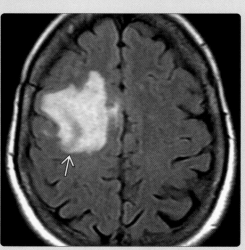
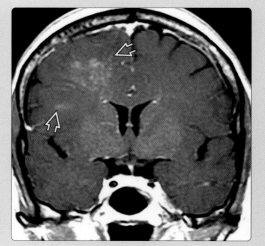

（左）女性 52 岁，表现为神经精神症状，MR 轴位 FLAIR 显示额叶大范围高信号 ➡。（右）同一患者 MR 冠状位 T1 增强显示额叶病变内出现线样强化 ➡。活检提示 CNS 狼疮性血管炎。尽管 SLE 的影像学检查无特异性，但常表现为多发脑白质高信号及多灶性脑梗死。有时还可表现为迁移性脑水肿

脑淀粉样血管病（CAA）

术语

- 脑淀粉样沉积会导致 3 种形态学改变
  - 常见：脑淀粉样血管病（CAA）
  - 少见：肿块样病变（淀粉样瘤）
  - 罕见：炎症；弥漫性（脑病）白质受累

影像

- 一般表现
  - 血压正常的痴呆患者
  - 不同年龄段的脑叶出血
  - 在 T2* 或 SWI MR 序列上表现为多灶性点状低信号
- 检查建议
  - 急性脑出血患者，CT 是最好的首选检查方法
  - MR 检查，T2* 和（或）SWI 序列

主要鉴别诊断

- 在 T2/T2* MR 序列上表现为多发点状低信号

  - 高血压性微出血灶
  - 多发海绵状血管畸形（4 型）
  - 缺血性脑卒中后微出血灶
  - 弥漫性轴索损伤
  - 转移瘤合并出血
  - 可逆性后部脑病综合征

临床问题

- CAA：老年患者自发性脑出血的常见原因
  - 在 > 60 岁患者的原发性颅内出血（ICH）中，占 15% ～ 20%
  - 自发性颅内出血表现为卒中样临床症状
  - 慢性患者：可引起血管性痴呆
- CAA 通常存在于老年痴呆患者中
  - 2/3 患者血压正常，1/3 患者为高血压
  - 40% 患者合并亚急性痴呆 / 明显阿尔茨海默症（通常重叠）

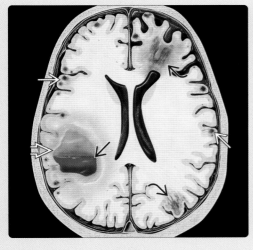
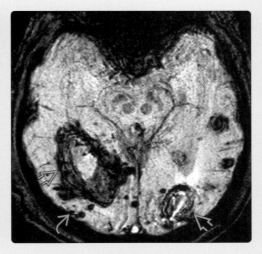

（左）脑淀粉样血管病患者轴位示意图，显示急性脑血肿➡️ "血-液平面"➡️。多发微出血灶➡️及陈旧性脑叶出血➡️也是典型表现。（右）70 岁男性患者，认知障碍和急性视觉障碍，MR SWI 轴位显示与脑淀粉样血管病（CAA）相关的多发脑出血灶➡️和微出血灶➡️。SWI 及 T2* 序列对于 CAA 的微出血灶最为敏感

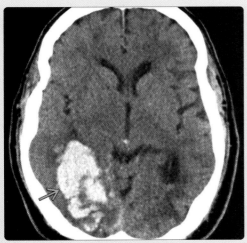
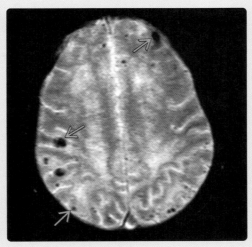

（左）72 岁女性患者，既往无高血压病史，CT 轴位显示右侧枕叶急性脑出血➡️。（右）同一患者的 MR GRE 序列轴位显示多灶性磁敏感低信号➡️，提示为 CAA 典型分布部位的微出血灶。CAA 患者通常表现为与脑出血相关的急性局灶性神经损害。患者也可以表现为与微出血灶相关的认知障碍

常染色体显性遗传性脑动脉病伴皮质下梗死和白质脑病（CADASIL）

术语

- 常染色体显性遗传性脑动脉病伴皮质下梗死和白质脑病（cerebral autosomal dominant arteriopathy with subcortical infarcts and leukoencephalopathy，CADASIL）
- 19 号染色体 NOTCH3 基因突变所致的遗传性小血管病，是中青年脑卒中的常见原因

影像

- 早期表现：弥漫性脑白质高信号＝脑白质疏松症
- 多发腔隙性脑梗死
- 病变特定分布于前颞极、外囊、额上回旁正中区等
- 急性腔隙性脑梗死的弥散受限
- 检查建议：MR T2、FLAIR 和 DWI 序列

主要鉴别诊断

- 小动脉硬化（Binswanger 病），线粒体脑病伴乳酸中毒及卒中样发作（mitochondrial encephalopathy with lactic acidosis and stroke-like episodes，MELAS），皮质下动脉硬化性脑病，原发性中枢

神经系统血管炎

病理学

- 由于 NOTCH3 基因突变所致的常染色体显性遗传病，导致柔脑膜动脉及穿支动脉病变

临床问题

- 是常见的遗传性脑小血管病变
- 早期常表现为 TIA/ 卒中或先兆偏头痛
- TIA 或卒中是疾病的最常见表现（占所有患者的 60%～85%）
  - 通常无一般的危险因素
- 如果表现为偏头痛，一般最早出现
- 卒中发病的平均年龄在男性稍早于女性，但无统计学差异（男性＝ 50.7 岁，女性＝ 52.5 岁）
- 临床上鉴别诊断包括多发性硬化、痴呆和中枢神经系统血管炎
- 无特异性治疗方法，对症支持治疗，以减少卒中和心肌梗死危险

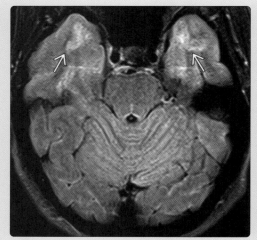
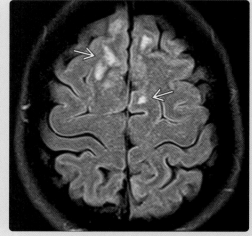

（左）年轻偏头痛患者，MR 轴位 FLAIR 显示颞叶前部局限性高信号➡，强烈提示 CADASIL。NOTCH3 基因突变证实为 CADASIL。
（右）同一患者 MR 轴位 FLAIR 显示额上回旁正中区脑皮质下多发高信号灶➡，这是 CADASIL 特异性的病灶部位，除此之外，还可发生于颞叶前部和外囊

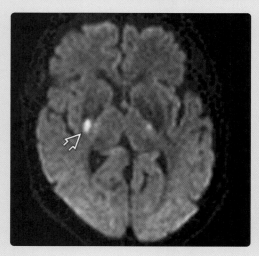
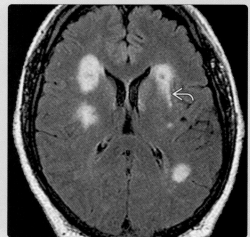

（左）年轻女性，无血管危险因素，DWI 轴位显示右侧基底节区急性腔隙性脑梗死➡。经检查，其 NOTCH3 基因突变，证实为 CADASIL。（右）FLAIR 轴位显示脑白质内多发高信号并累及外囊➡。病变累及外囊是 CADASIL 特征性的表现，这种表现很少见于小动脉硬化

白塞病

关键点

术语

- 慢性、特发性、复发–缓解型多系统脉管炎性疾病，其特征性表现为反复发作的口腔–生殖溃疡及眼葡萄膜炎
- 20%～25%的患者会累及中枢神经系统

影像

- 最佳诊断线索：反复发作口腔和生殖溃疡的患者，在 T2WI 上脑干出现高信号
  - 中脑＞脑桥＞基底节＞丘脑＞脑白质
  - 局灶性或多灶性病变
  - 病灶可以发生急性大片融合
- T2WI：病变呈高信号
- T1WI 增强：典型病灶呈片状强化
- 急性病变的 N- 乙酰天冬氨酸（NAA）峰降低
  - 病变缓解时 NAA 峰可以恢复正常
- 可以出现慢性脑结构受损导致脑萎缩

主要鉴别诊断

- 大脑胶质瘤病
- 急性播散性脑炎
- 原发性中枢神经系统淋巴瘤
- 血管炎
- 多发性硬化

临床问题

- 常见表现：脑神经损害（轻偏瘫），头痛，癫痫
  - 其他：复发性脑膜脑炎
- 好发于中青年人，平均发病年龄 40 岁

诊断要点

- 好发于年轻患者，通常为脑干或深部灰质神经损害
- 病变的强化特征有助于与其他病变鉴别

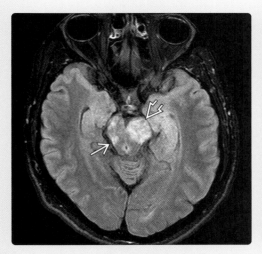
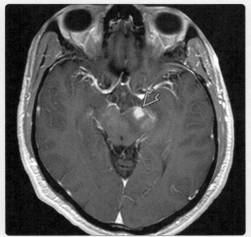

（左）35 岁男性，神经系统白塞病患者，MR 轴位 FLAIR 显示中脑左腹侧异常高信号，局部轻度肿胀➡，中脑右侧也可见片状高信号➡。这种反复发作的慢性特发性多系统脉管炎症也会导致口腔和生殖系统溃疡。（右）同一患者 MR T1 增强轴位显示中脑大片状病灶强化⊠。典型的影像学表现类似于肿瘤、血管炎及脱髓鞘病变

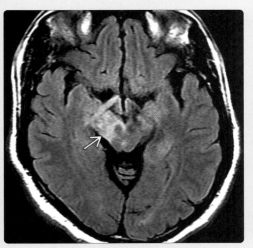
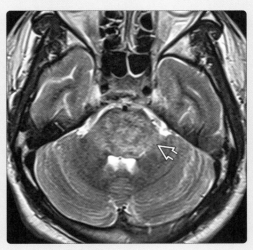

（左）同一患者 2 年后复查 MR 轴位 FLAIR，显示中脑左侧病变已吸收，而中脑右侧病变明显进展，呈大片状改变➡，并累及大脑脚。病变呈典型的复发–缓解型临床过程。（右）男性青年患者，表现为口腔溃疡，临床诊断为白塞病，MR 轴位 T2WI 显示脑桥轻度肿胀，其内可见高信号影➡。同时在中脑和基底节也有病灶。丘脑及脑白质则较少受累

Susac 综合征

术语

- 视网膜、耳蜗及大脑的微血管病变

影像

- 在 T2WI 上胼胝体内出现高信号，患者有临床三联征
  - 脑病，双侧听力损害，视网膜动脉分支闭塞
- 类似于多发性硬化的多发 T2WI 高信号
  - 多呈圆形，好发于胼胝体体部
- 可累及脑干、基底节、丘脑、皮质下脑白质及半卵圆中心
- 病变可表现为急性弥散受限
- 病变及软脑膜呈不同形式强化

主要鉴别诊断

- 多发性硬化
- 急性播散性脑脊髓炎（acute disseminated encephalomyelitis，ADEM）
- 系统性红斑狼疮
- 血管炎

病理学

- 影像学检查无法显示的脑皮质微小梗死灶
- 病理学上无脱髓鞘改变

临床问题

- 20 ～ 40 岁多见（女性＞＞男性）
- 突发视觉障碍、耳聋、头痛，表现多样的脑病
- 疾病表现为自限性（2 ～ 4 年），但有可能导致永久性耳聋或失明

诊断要点

- 大部分患者（达 97%）发病时不会同时出现临床三联征
- 典型的临床三联征一般出现于发病 2 周或 2 年后

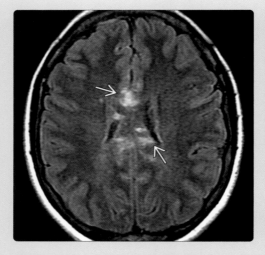
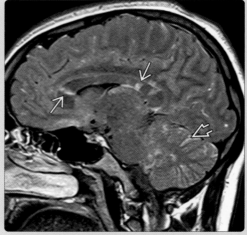

（左）27 岁女性，Susac 综合征患者，头痛及意识错乱，MR 轴位 FLAIR 显示胼胝体多发高信号➡。典型的临床三联征包括脑病、双侧听力受损及视网膜动脉闭塞。（右）同一患者增强扫描 FLAIR 矢状位，显示胼胝体部受累，呈高信号➡。大约 50% 患者的软脑膜有强化➡

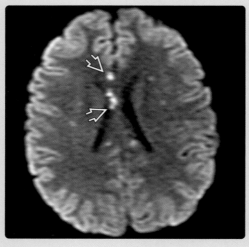
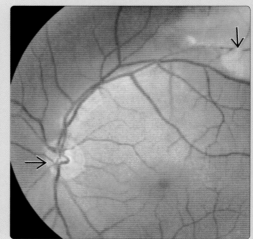

（左）DWI 轴位显示多发高信号➡，其中部分病灶的 ADC 值降低，提示病灶的弥散受限。急性病灶类似于血管炎。（右）眼底镜显示多发视网膜动脉闭塞，走行不规则➡，为典型的 Susac 综合征表现。Susac 综合征在影像学通常会与多发性硬化混淆。但从病因学角度看，Susac 综合征很可能是一种自身免疫性微血管病变，而不是脱髓鞘病变

肌纤维发育不良

术语

- 肌纤维发育不良（fibromuscular dysplasia，FMD）
  - 病因不明的动脉性疾病
  - 平滑肌及纤维组织过度增生
  - 主要累及中等大小动脉及大动脉

影像

- 肾动脉最常受累（约占 75%）
- 头颈部 FMD（约占 70%）
  - 颈内动脉（ICA）（30% ~ 50%）> 颈外动脉 > 椎动脉（10% ~ 20%）
  - 颈动脉分叉通常不受累及
  - > 50% 的病例为双侧性
  - 颅内少见（颈内动脉床突上段、颈动脉中段）
- CTA
  - 动脉腔不规则或呈串珠状改变 ± 动脉狭窄或动脉瘤（少见）
- MR-DWI 序列
  - 大部分病例对继发于 FMD 的脑缺血灶敏感

- DSA
  - 1 型（85%）：表现为典型的"串珠状"改变 = 血管壁中层纤维增生
  - 2 型（10%）：长管状狭窄 = 血管内膜纤维化
  - 3 型（5%）：血管壁一侧不对称隆起 = 血管外膜纤维增生

主要鉴别诊断

- 动脉粥样硬化
- 驻波（standing waves）
- 非动脉粥样硬化性血管病

临床问题

- 症状：高血压，卒中，动脉夹层
- 治疗
  - 抗血小板 ± 抗凝药物，以降低血栓栓塞（卒中）的风险
  - 球囊扩张血管成形术
  - 对于动脉瘤患者，采用覆膜支架及动脉重建术

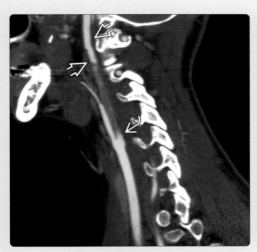

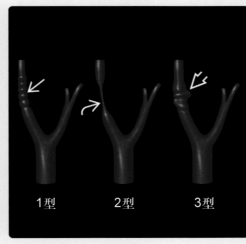

1型　　　2型　　　3型

（左）40 岁女性，有外伤史，CTA 矢状位显示典型的纤维肌性发育不良（FMD）。这是发生于颈段颈动脉收缩与扩张交替区的 1 型 FMD ➡。C₁-C₂ 水平颈动脉为最常见的受累区域。注意颈动脉球未受累 ➡。（右）颈动脉分叉显示 FMD 的主要亚型。1 型表现为颈动脉收缩与扩张交替区 ➡，2 型表现为长管状狭窄 ➡，3 型表现为局部波浪状改变 ± 憩室形成 ➡

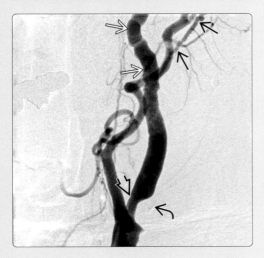

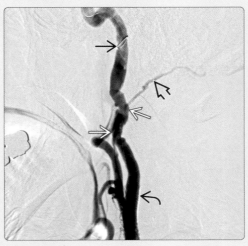

（左）左侧颈动脉 DSA 斜位显示颈动脉球 ASVD 狭窄 ➡。DSA 显示血管钙化不明显 ➡。颈内动脉（ICA）血管腔不规则呈串珠状征象，符合 FMD 改变 ➡。另外，FMD 会累及颈外动脉分支 ➡。（右）颈动脉狭窄段放置支架术后 ➡ 的 DSA 侧位片，显示狭窄远段的血管保护装置 ➡，并可见到由于 FMD 所致的 ICA ➡ 及枕动脉 ➡ 不规则狭窄

术语

- 颈内动脉（ICA）夹层（ICAD）
- ICAD：ICA 血管壁撕裂，使血液进入血管壁

影像

- 特征性表现：内膜瓣或假腔形成（＜10%）
- 30% 的病例可见动脉瘤样扩张
  - 最常见于颅底 ICA 远段
  - 局部假性动脉瘤少见
- ICA 火焰状狭窄（急性期）
- ICAD 最常始发于颈动脉球远侧 2～3 cm 处，也可累及 ICA 远段
- 一般止于 ICA 岩骨段之前
- MR 检查 T1WI 脂肪抑制序列为最佳序列，血管壁血肿呈高信号

主要鉴别诊断

- 肌纤维发育不良
- 颈动脉开窗
- 外伤性 ICA 假性动脉瘤
- 动脉粥样斑块
- 迷走神经副节瘤
- 颈动脉间隙的神经鞘瘤

临床问题

- 同侧脸部、下颌、头颈部疼痛
- 眼交感神经麻痹（瞳孔缩小，眼睑下垂，部分表现为 Horner 综合征）
- 脑缺血症状（大脑或视网膜一过性缺血或卒中）
- 血管杂音（40%）
- 低位脑神经麻痹（特别是第 10 对脑神经）
- 搏动性耳鸣

（左）典型颈内动脉夹层的侧位示意图。夹层从颈动脉分叉上方开始➜至颅底结束➡。图中也示血管内膜下血肿的横切面➡。（右）急性神经节后 Horner 综合征患者的临床照片，显示眼睑下垂➡，颠倒性眼睑下垂（下眼睑上翻）➡，瞳孔缩小➡

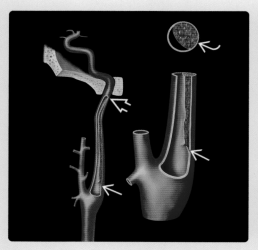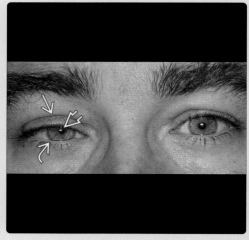

（左）47 岁男性，3 周前滑雪摔倒后发生左侧额颞部头痛，MR 轴位 T1WI 显示左侧颈内动脉夹层的假腔内呈高信号的新月形亚急性期血肿➡，并可见血管真腔内高信号血栓形成➡并堵塞血管。（右）同一患者 MRA 轴位像，与右侧颈内动脉的正常血流信号对比➡，显示假腔内血栓呈高信号➡，以及真腔内血栓栓塞➡

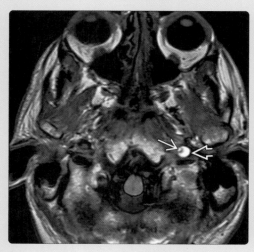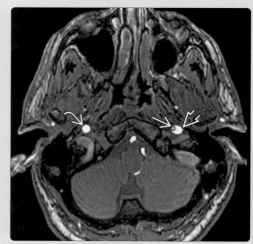

第一篇 脑
第一章 基于病理的诊断：畸形、外伤和卒中

椎动脉颅外段夹层

关键点

术语

- 椎动脉（VA）夹层
- 椎动脉由于内膜撕裂或外膜下血肿而轮廓不规则

影像

- 狭窄闭塞性夹层
  - 血管内膜下夹层会导致管腔狭窄或闭塞
- 夹层动脉瘤
  - 血管外膜下的夹层会导致血管外壁膨隆
- 壁内血肿是特征性表现
  - MR 压脂 T1WI 上呈新月形高信号
- CTA 可以显示血管腔轮廓改变
- 传统的血管造影是诊断金标准

主要鉴别诊断

- 颅外动脉粥样硬化
- 肌纤维发育不良

- 各种血管炎
- 先天性椎动脉发育不良

病理学

- 外伤性椎动脉夹层
  - 直接或间接动脉损伤
- 自发性椎动脉夹层
  - 由多种因素造成

临床问题

- 年龄：成人 < 45 岁

诊断要点

- 仔细观察其他血管以排除继发性夹层
- 有时可见无管腔狭窄的血管外膜下 / 壁内血肿形成
- 中青年的小脑梗死；需要排除由于椎动脉夹层所致的小脑后下动脉梗死

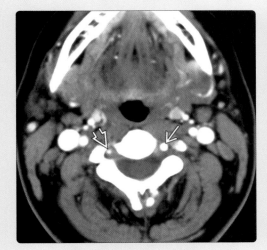
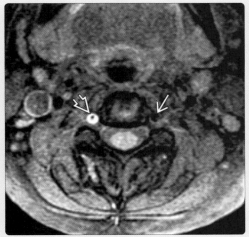

（左）自发性椎动脉夹层患者，轴位 CT 增强显示左侧椎动脉管径正常➡️，右侧椎动脉管腔偏心性狭窄➡️，横突孔正常且对称。（右）同一患者，MR 压脂 T1WI 轴位显示呈高信号的壁内新月形血肿➡️，并可见尚未完全闭塞的低信号细小血管腔。对侧椎动脉无正铁血红蛋白高信号影➡️。本例为单侧椎动脉夹层

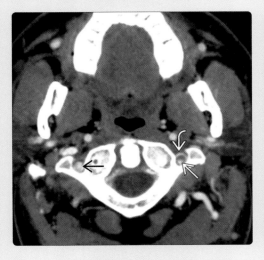
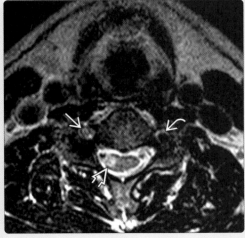

（左）CTA 轴位显示左侧椎动脉呈环状强化➡️，壁间血肿呈低密度影，并可见血管腔明显狭窄➡️。右侧椎动脉细线样透亮影证实不是夹层内膜瓣➡️。（右）颈部外伤颈椎骨折患者，MR 轴位 T2WI 显示，与正常左侧对比➡️，右侧椎动脉外伤性夹层形成，表现为正常血管流空效应消失➡️，并可见右侧颈髓缺血灶，表现为高信号➡️

成人缺血缺氧损伤

关键点

术语

- 缺氧缺血性损伤（hypoxic ischemic injury，HII）：全身缺氧缺血性损伤、全身缺氧性损伤，脑低灌注损伤
  - 病因：心搏骤停、脑血管疾病、溺水、窒息

影像

- 损伤模式多样，取决于脑发育成熟度、损伤严重程度、损伤时间长短
  - 轻至中度：分水岭区脑梗死
  - 重度：灰质结构（基底节、丘脑、大脑皮质、小脑半球、海马）
- MR 是评估发生缺氧缺血事件后数小时内整体损伤程度最好的检查方法
  - DWI：最能发现阳性病变（数小时内）
  - DWI：深部核团 ± 皮质弥散受限
  - T2/FLAIR：小脑半球、基底节、大脑皮质信号增高

- T2 序列不一定能鉴别急性期改变
- MRS：对 HII 24 h 内的损伤更为敏感，且能提示损伤严重程度
  - 乳酸升高，谷氨酰胺-谷氨酸升高

主要鉴别诊断

- 区域性缺血脑梗死
- 外伤性脑水肿
- 中毒 / 代谢性疾病
- 急性高血压性脑病、后部可逆性脑病综合征（PRES）
- 克雅病（Creutzfeldt-Jakob disease，CJD）
- MELAS

病理学

- 一般进展过程（不考虑病因）
  - 脑血流量下降、血氧下降
  - 从氧化磷酸化转变为无氧代谢
  - 谷氨酸相关的细胞毒性过程

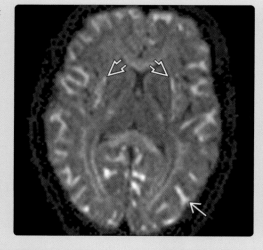
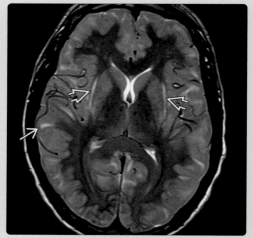

（左）21 岁男性，严重缺血缺氧性脑损伤患者，反应迟钝。DTI 追踪轴位图像显示整个皮质、皮质下白质➡和外囊➡与细胞毒性水肿相关的广泛高信号。（右）同一患者 T2 MR 轴位显示整个皮质、皮质下白质➡和外囊➡高信号。脑回肿胀、脑沟消失。在严重缺血缺氧性脑损伤患者中常见视觉和感觉运动皮质受累

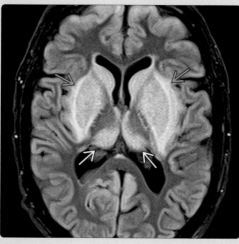
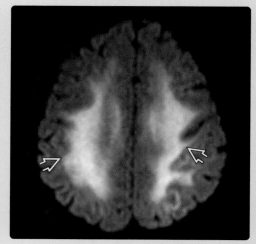

（左）心搏骤停后患者 MR 轴位 FLAIR 显示基底节区➡及丘脑➡对称性高信号。T2 和 FLAIR 在亚急性早期（> 24 h 至 2 周）呈阳性，可见信号增高、受损灰质结构肿胀。（右）43 岁女性，轻中度缺血缺氧性脑损伤患者，DTI 追踪轴位图像显示与细胞毒性水肿相关的广泛白质高信号➡。DWI 信号在 1 周后可能出现假阴性

低血压性脑梗死

术语

- 低血压性脑梗死（hypotensive cerebral infarction，HCI）
  - 脑血流量（CBF）不能满足新陈代谢需要（低血流状态）而引发的脑梗死
  - 边缘带或分水岭区脑梗死分为 2 型
    - 大动脉供血区之间的边缘带
      - 通常在皮质、灰-白质交界区
    - 穿支动脉之间的边缘带
      - 通常在深部白质

影像

- 最好的成像技术
  - MR DWI/ADC±MR 灌注
- 皮质边缘带
  - 大动脉供血区之间
  - 通常在灰白质交界区
  - 血管供血区之间低密度
- 白质边缘带
  - 穿支动脉之间
  - 通常位于深部白质（半卵圆中心）
  - ≥ 3 个病灶
  - 线性 AP 方向→串珠样改变
  - 如为单侧，需寻找狭窄的大血管
- 成像建议
  - MR ＋ GRE、DWI、MRA（颈部及颅内）
  - ±MR 灌注（可显示受累区域 CBF 下降）
  - 如果无法行 MR 检查，则可行 CT 平扫、CT 灌注、CTA
  - 在诊断颈内动脉完全闭塞 vs. 接近闭塞时，CTA/DSA ＞ MRA

主要鉴别诊断

- 急性栓塞性脑梗死
- 动脉硬化（小血管病变）
- 后部可逆性脑病综合征（PRES）
- 血管炎
- 假层状坏死（其他病因，如 Reye、狼疮等）

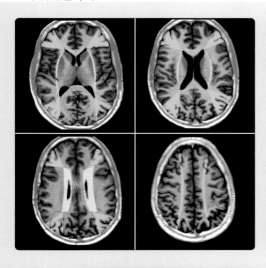
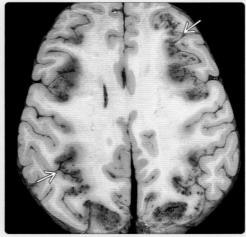

（左）T1WI 显示两个分水岭区域，外分水岭区用蓝绿色描绘，穿支动脉与大供血动脉之间的内分水岭区（深部白质）用黄色线描述。（右）大体标本轴位图显示由脑低灌注造成的典型外部（皮质）分水岭梗死➡。此患者存活了数天，出现点状出血性转化

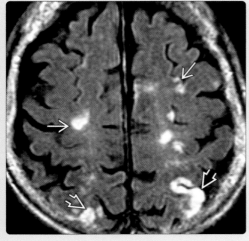
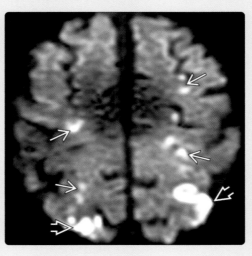

（左）继发于低血压发作的短暂性全身低灌注患者的 MR 轴位 FLAIR，显示沿着皮质分水岭区可见多发局灶性高信号➡。变化最严重处是位于大脑前动脉、大脑后动脉及大脑中动脉汇合处的皮质血管区域➡。（右）同一患者 DWI 显示双侧皮质分水岭区域➡的弥散受限，最严重处位于三支血管汇合处➡。诊断为低血压性分水岭脑梗死

术语

- 由于血管完整性丧失而引发的急性神经功能改变

影像

- 最佳成像
  - DWI、MR 灌注、MRA
  - 若 MRA 阴性而 DWI 阳性，则行 MRV 检查
  - 紧急情况下可做"有限"的 MR（FLAIR、DWI、SWI）
- 影像学表现
  - CT
    - 岛—带征＝岛叶皮质分界消失
    - 大脑中动脉（MCA）高密度征＝ MCA 血栓处密度增高
    - 发现钙化栓子（提示心脏疾病）
    - ±CTA
  - MR

- DWI 是鉴别缺血性损伤最敏感的成像序列
- 灌注研究能鉴别缺血半暗带
- FLAIR 可显示血管内信号
- 动脉壁成像可鉴别血管病变

病理学

- 病因学
  - 最常见：心脏疾病（25% ～ 50%）
  - 其他：镰状细胞病（危险增加 200 ～ 400 倍）、创伤
  - ＞ 33% 的患者无潜在病因

临床问题

- 儿科患者中一种认识不足的疾病
  - 可能被误诊为癫痫（发作后）、偏头痛
  - 儿童卒中常有延迟表现
  - 复发风险高（20% ～ 40%），特别是存在钙化栓子时

（左）4个月婴儿，左利手，MR 轴位 T2WI 显示左侧大脑中动脉供血区成熟的脑软化灶形成。在 12 ～ 18 个月之前不应该会出现优势手。（右）继发于镰状细胞病的烟雾病患儿，其 MR 轴位 T1WI 增强显示强化的脑动脉呈现特征性的爬藤征➡。大脑中动脉远端分支至狭窄处的慢血流表现为短 T1 信号

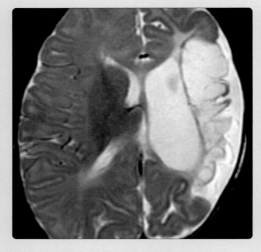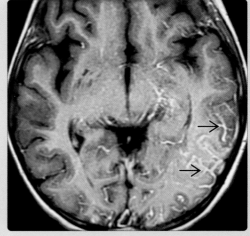

（左）15岁患儿，言语困难、右手力弱，轴位 CT 平扫显示 MCA 高密度➡。此患儿自症状开始出现后有 12 h，仅用阿司匹林治疗过。（右）同一患儿的轴位 ADC 图显示左侧大脑中动脉远端供血区域弥散降低➡。该区域发展为脑软化灶，但患儿 6 个月后的神经功能检查正常。儿童的神经功能恢复能力比成年人快，尽管影像学表现类似

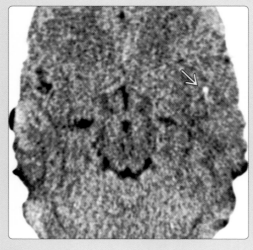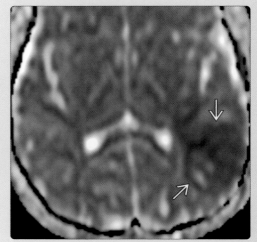

急性脑缺血-梗死

术语

- 脑血流中断引起大脑缺血/梗死，并伴有不同的神经功能缺损

影像

- 大动脉供血区域（区域性）梗死
  - 通常是楔形改变；灰白质均可发生
- 栓塞性脑梗死
  - 病灶通常局限/小，位于灰白质交界处
- CT 平扫
  - 血管高密度征＝血栓（大脑中动脉致密征）
  - 最初 3 h 内灰白质界限模糊（50%～70%）
    - 岛带征：灰白质界限消失
    - 基底节消失征
  - 钙化斑块
    - 不容忽视（脑卒中复发的高危因素）
- CTA：诊断大动脉闭塞最有优势
- CT 灌注：CBF/CBV "不匹配" 提示半暗带

- MR
  - FLAIR 序列上脑实质 ± 动脉内高信号
  - DWI 上信号增高，ADC 图上相应部位信号降低
  - MR 灌注图上脑血流量（CBF）、脑血容量（CBV）下降

主要鉴别诊断

- 正常血管（正常情况下，大脑中动脉信号会轻度高于脑实质）
- 非血管原因引起的脑实质低信号（肿瘤、脑炎等）

病理学

- 严重缺血核心：CBF <（6～8 cm³）/（100 g/min）
- 外周半暗带：CBF 介于（10～20 cm³）/（100 g/min）

临床问题

- 是引起全球死亡的第二位常见因素
- 治疗方案（Rx）：静脉溶栓（发病 3 h 内）、取栓

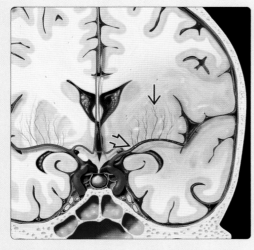

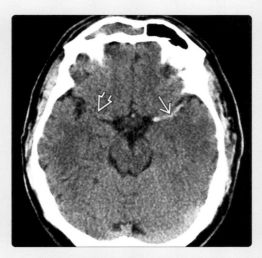

（左）冠状位示意图显示左侧大脑中动脉 M1 段闭塞，近端闭塞➡影响整个大脑中动脉（MCA）供血区域，包括基底节（由豆纹动脉供血➡）。急性缺血在初次 CT 扫描的早期征象包括灰白质界限轻度模糊，如基底节模糊和岛-带征。（右）46 岁男性 CT 平扫显示，与右侧大脑中动脉正常轻度高密度➡相比，左侧大脑中动脉呈高密度影➡

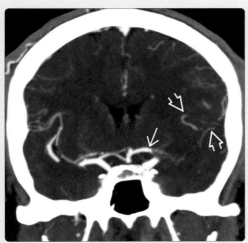

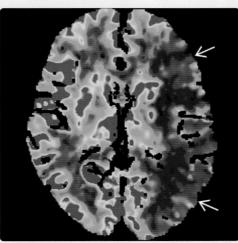

（左）同一患者 CTA 最大密度投影（MIP）冠状位显示左侧大脑中动脉近端闭塞➡。大脑中动脉远端分支显影➡是由大脑前动脉和大脑后动脉侧支循环供应的。（右）CT 灌注轴位图显示左侧大脑中动脉分布区脑血流量下降➡

亚急性脑梗死

术语

- 亚急性脑梗死：首次缺血事件发生后的 2 ～ 14 天内

影像

- 最佳诊断线索：基底节和皮质内脑回水肿和强化
- 通常是血管分布区域的脑灰质及白质呈楔形异常改变
- 20% ～ 25% 的大脑中动脉闭塞患者在初次缺血性脑梗死中可发生出血性转化，通常发生在 48 ～ 72 h 内
- "2-2-2" 原则 = 开始强化在 2 天，峰值在 2 周，消失在 2 个月
- MRS：梗死组织的乳酸上升，NAA 下降
- DWI：最初弥散受限、ADC 下降，进入亚急性期后逆转
- "模糊效应" = 在突发病变的 1 ～ 2 周内 T2WI 显示正常，T1WI 增强明显强化

主要鉴别诊断

- 肿瘤
- 静脉性脑梗死
- 脑炎

临床问题

- 发生急性局限性神经功能缺损
- 老年患者典型的危险因素：高血压、糖尿病、吸烟史、肥胖、高脂血症
- 脑梗死第 1 个月内，死亡主要由神经系统并发症引起；复发性脑卒中患者死亡率为 1 : 4
- 首次脑梗死后抗凝可减低死亡率

诊断要点

- 增强检查对鉴别亚急性期脑梗死是关键的
- 亚急性期梗死常类似于肿瘤
  - 推荐短期随访，确保了解疾病进展过程

（左）患者无力、言语不清 48 h，轴位 CT 显示早期亚急性脑梗死的典型表现：左侧大脑中动脉分布区灰白质内楔形低密度影 ➡。（右）58 岁男性，出现视力改变 1 周，MR 轴位 FLAIR 显示亚急性梗死的典型表现：大脑后动脉（PCA）分布区枕叶皮质及皮质下白质呈高信号 ⇉

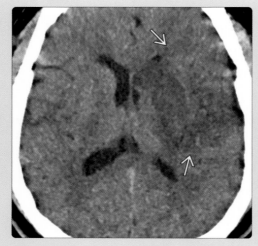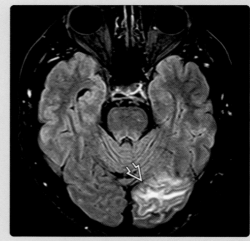

（左）同一患者 DWI 轴位图显示左侧大脑后动脉分布区高信号，此高信号代表了真正的弥散受限和穿透效应的结合。（右）同一患者 MR 轴位 T1 增强显示枕叶皮质脑回样强化 ➡。此强化可能在发病的 2 天后出现并持续到 2 个月。若无临床病史，影像表现可能与肿瘤、静脉梗死、脑炎难以鉴别

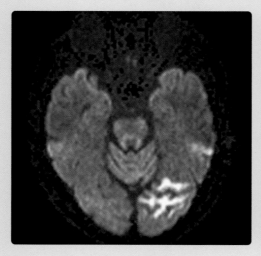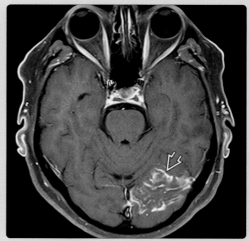

慢性脑梗死

关键点

影像

- 病变区域萎缩合并边缘胶质增生
- 典型：楔形脑软化灶形成
- 区域性脑梗死
  - 主要累及大动脉供应的脑组织
- 分水岭区脑梗死
  - 主要累及大血管分布区之间的脑组织
- 腔隙性脑梗死
  - 最常见于基底节区 / 丘脑、深部白质

主要鉴别诊断

- 脑穿通性囊肿
- 蛛网膜囊肿
- 术后 / 创伤后脑软化
- 低密度肿瘤

病理学

- 萎缩、胶质增生是病理特点

临床问题

- 存在典型危险因素的老年患者
- 局限性神经功能缺损
  - 类型取决于脑梗死大小及部位
- 脑卒中严重程度与卒中后 30 天死亡率相关
- 腔隙性梗死是最常见的与血管性痴呆有关的脑卒中亚型

诊断要点

- 评估相同或不同血管分布区相关的急性脑梗死
- 评估潜在病因
  - CTA/MRA 可评估颅内外血管系统
  - 若阴性，考虑心源性
- 评估危险因素

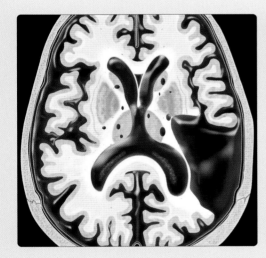
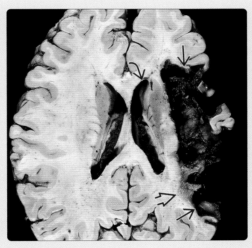

（左）轴位示意图显示左侧大脑中动脉后部供血区慢性脑梗死。梗死周边存在胶质增生，图像同时显示了小腔隙性梗死灶和萎缩。（右）经脑室中心水平的轴位大体标本图显示左侧大脑中动脉典型供血区慢性梗死，软化灶形成➡。注意周围白质胶质增生➡，左侧侧脑室轻度代偿性扩张➡。（Courtesy R.Hewlett，MD.）

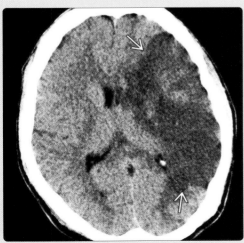
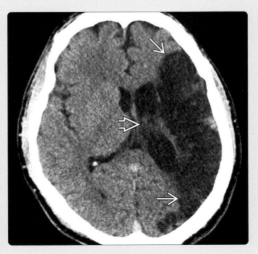

（左）左侧大脑中动脉分布区发生区域性脑梗死后2天的轴位 CT 平扫，显示皮质、白质及基底节区楔形低密度影➡，局部呈中度占位效应，侧脑室形成大脑镰下疝。（右）2个月后的随访显示慢性梗死表现，占位效应完全消失，左侧大脑中动脉分布区有明显的软化灶形成➡。左侧侧脑室代偿性扩张➡

多发栓塞性脑梗死

术语

- 由栓子引发的多条动脉分布区脑梗死，常为心源性

影像

- 最佳影像线索：多血管分布区的 DWI 弥散受限
- CT 平扫：多发低密度区及灰白质界限模糊
- T2/FLAIR：幕上和幕下多发高信号影，常在血管分布区
  - 可能处于不同时期
- 栓塞性梗死倾向于累及末梢皮质分支，发生楔形脑梗死
- 心脏超声心动图可显示有价值的赘生物、心腔内充盈缺损、房间隔或室间隔缺损
- 最佳的检查方法：DWI、FLAIR、T1WI 增强

主要鉴别诊断

- 低血压性脑梗死
- 多发性硬化
- 脑转移瘤
- 血管炎

临床问题

- 多发的不符合单支血管分布的局限性神经功能症状
- 栓子的外周征象，如碎片状出血（亚急性心内膜炎的指甲下线状出血）、反常栓塞
- 心源性是多发栓塞性脑梗死最常见的病因
  - 可能是脓毒性或良性
- 若合并大脑后动脉起源变异，则颈动脉疾病可引发多发栓塞性脑梗死
- 心脏和血管评估→治疗潜在疾病

（左）心源性脑栓塞患者，DTI 轴位图显示双侧大脑中动脉供血区的急性缺血区域可见多发弥散高信号区➡。（右）MR 轴位 FLAIR 显示双侧大脑中动脉供血区域慢性缺血区➡，这与未经治疗的心房颤动有关。慢性缺血的典型征象是软化灶形成➡及周围胶质增生➡

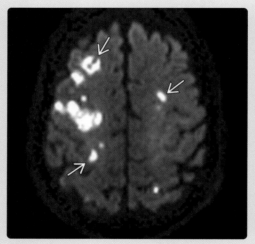
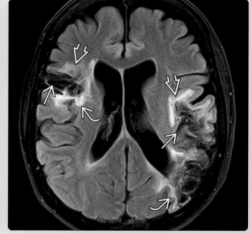

（左）DTI 轴位图示左侧大脑半球多血管分布区的多发急性缺血灶。这与来自大脑前动脉（尾状核头）➡、大脑中动脉➡及大脑后动脉➡分布区的 Heubner 返动脉有关，且此患者有严重的颈内动脉粥样硬化和胚胎型大脑后动脉。（右）MR 轴位压脂 T1 增强显示双侧大脑半球多发强化病灶➡，这与心脏瓣膜赘生物患者的脓毒性栓子有关

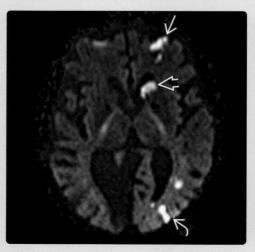
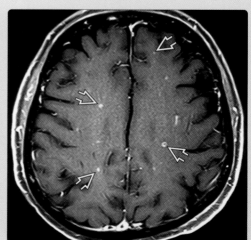

第一篇 脑
第一章 基于病理的诊断：畸形、外伤和卒中

脂肪栓塞性脑梗死

术语

- 由脂肪栓子引发的急性脑卒中

影像

- 具有相关临床病史的急性脑缺血
  - 长骨或骨盆骨折、心脏手术、关节置换术
- 常类似于血栓栓塞性脑卒中
- 通常累及灰质和白质
  - 可累及深部和脑室周围白质
  - 可累及深部灰质核团
- 可累及典型的血管分布区
- 可类似于分水岭区脑梗死
- CT 平扫：急性期常无异常
  - MCA 低密度征与 MCA 中脂肪栓子有关
- T2WI：多发小的、点状高信号灶
- DWI：急性弥散受限

主要鉴别诊断

- 急性缺血性脑梗死
- 急性高血压性脑病、PRES
- 血管炎

病理学

- 脂肪栓子通过无分流的肺毛细血管，引发全身性栓塞（最常见脑和肾）

临床问题

- 脂肪栓塞综合征：肺、中枢神经系统及皮肤表现
  - 缺氧、精神状态恶化、瘀点
- 神经功能障碍多种多样，从精神混乱到昏迷、癫痫
- 不常见但有潜在致命性
- 骨折后脂肪栓塞综合征发生率：达 2.2%

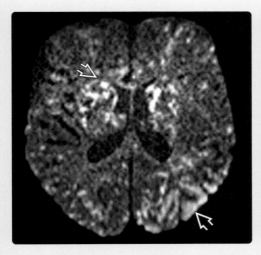
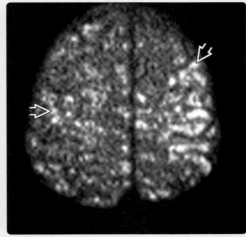

（左）68 岁患者，髋关节术后出现精神状态改变，其 DWI 轴位图示整个灰质和白质见无数点状弥散受限病灶➡️，广泛累及基底节区及丘脑。（右）同一患者 DWI 轴位图示广泛的弥散受限病灶➡️，这些病灶与脂肪栓子引发的急性缺血灶有关。病变更多地累及左侧大脑中动脉供血区域的额叶及颞叶

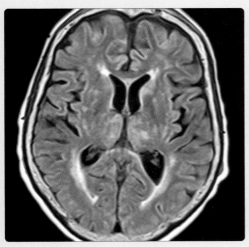
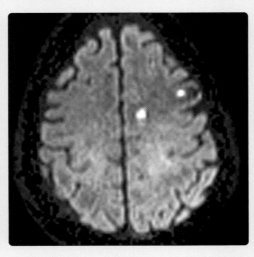

（左）同一患者 MR 轴位 FLAIR 显示深部灰质核团和脑室周围白质少许异常高信号。弥散成像是急性脑卒中成像最敏感的序列。（右）39 岁患者，双侧髋臼创伤性骨折，其 DTI 轴位图示 2 个点状弥散受限病灶，与脂肪栓子有关。在急性缺血中，DTI 可能比 DWI 更加敏感。脂肪栓塞图像常类似于典型的血栓栓塞性脑卒中

腔隙性脑梗死

术语

- 小的深部脑梗死，常位于基底节区和丘脑、脑桥或大脑白质（WM），≤ 15 mm

影像

- 通常位于深部灰质核团，特别是壳核、丘脑、尾状核、内囊、脑桥
  - 其他部位包括深部及脑室周围白质
- 大小从镜下可见到 15 mm 不等
- 由于病灶小，大部分急性腔隙性梗死在 CT 上观察不到
- 急性期：T2/FLAIR 上信号增高
- 慢性期：FLAIR 上病灶中央呈低信号，周边高信号（胶质增生）
- DWI：急性期 / 亚急性期，弥散受限（高信号）
  - 可显示一些其他序列检测不到的小病灶
- 主要的鉴别诊断是扩大的血管周围间隙

病理学

- 是由供应深部脑灰质的长的、单支-穿支-终末小动脉栓塞、动脉粥样硬化或血栓性病变引起的
- 腔隙性脑梗死灶的大小取决于闭塞的部位和责任血管的解剖结构

临床问题

- 临床表现取决于病变大小、位置、数量
- 大多数腔隙性梗死在临床上无症状，有时表现为轻微神经缺损，但这些症状常不会被患者和医生注意到
- 脑血管疾病典型的危险因素是：高血压、糖尿病、吸烟病史、肥胖、高胆固醇血症等
- 腔隙性脑梗死约占所有卒中患者的 25%
- 腔隙性脑梗死是最常见的与血管性痴呆有关的脑卒中亚型

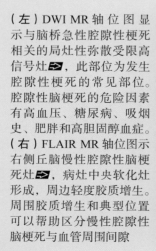

（左）轴位示意图显示双侧丘脑➁和基底节区➁多发腔隙性梗死灶，是最常见的好发部位，同时也可观察到血管周围（Virchow-Robin）间隙➁，是常见的正常变异。（右）慢性高血压患者 MR 轴位 FLAIR 显示脑室周围白质内多发慢性腔隙性梗死灶➁，这些病灶表现为中央低信号的软化灶和周边轻度高信号的胶质增生，还可观察到一些高信号的慢性小血管缺血灶➁

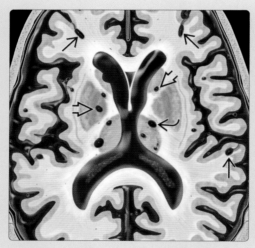

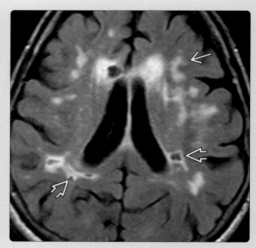

（左）DWI MR 轴位图显示与脑桥急性腔隙性梗死相关的局灶性弥散受限高信号灶➁，此部位为发生腔隙性梗死的常见部位。腔隙性脑梗死的危险因素有高血压、糖尿病、吸烟史、肥胖和高胆固醇血症。（右）FLAIR MR 轴位图示右侧丘脑慢性腔隙性脑梗死灶➁，病灶中央软化灶形成，周边轻度胶质增生。周围胶质增生和典型位置可以帮助区分慢性腔隙性脑梗死与血管周围间隙

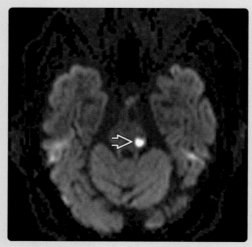

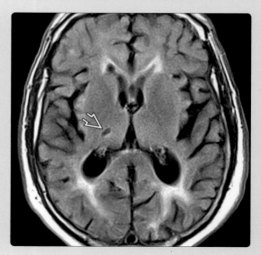

脑过度灌注综合征（CHS）

术语

- 罕见疾病（1%～3%），最常见于脑血运重建后引起的并发症
  - 其他病因很少见
    - 癫痫持续状态
    - MELAS
- 同侧脑血流量（CBF）显著增加，明显高于正常代谢需求

影像

- 颈动脉内膜切除术（carotid endarterectomy，CEA）后患者同侧脑回肿胀、脑沟消失
- MR 灌注及 CT 灌注中 CBF、CBV 上升

主要鉴别诊断

- 急性脑缺血-梗死
- 癫痫持续状态
- MELAS
- 急性高血压脑病、PRES
- 高碳酸血症

病理学

- 脑过度灌注综合征（cerebral hyperperfusion syndrome，CHS）是由自动调节机制适应不良和脑血流动力学改变引发的
  - 正常脑灌注压过高
  - 血运重建后正常灌注的快速恢复→先前低灌注的脑组织呈现高灌注

临床问题

- 3% 的 CEA 术后患者可发生 CHS
- 典型的三联征：单侧头痛、神经功能损害、癫痫
  - 各种认知障碍，同侧面部及眼部疼痛

诊断要点

- 需要与脑卒中 / 短暂性脑缺血发作（TIA）鉴别

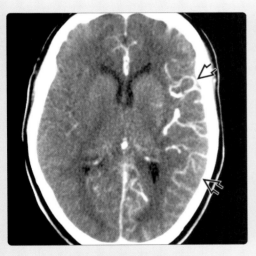

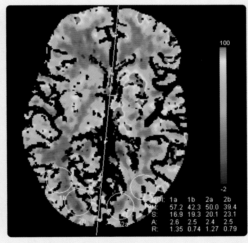

（左）56 岁男性，左侧颈段颈内动脉近端狭窄＞70%，行颈动脉内膜切除术。术后几个小时患者出现急性昏迷、右侧肢体无力，脑灌注图显示左侧大脑半球血管明显增加➡。（右）同一患者的 CT 灌注示相对正常，但左侧大脑半球的 CBF 比右侧增加（通过圆形感兴趣区 1a、1b、2a、2b 测得）

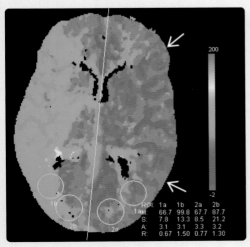

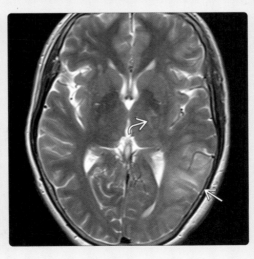

（左）同一患者的达峰时间（TTP）变化更加明显。异常侧不是右侧大脑中动脉分布区（绿色），而是左侧（蓝色）➡，其 TTP 明显缩短。（右）同一患者的 T2WI 轴位图显示脑回肿胀、脑沟消失，左侧颞叶、顶枕叶皮质 / 皮质下白质➡、基底节区➡见高信号影。DWI（未显示）正常。这是一例颈动脉内膜切除术后过度灌注综合征的典型病例

关键点

影像

- 一般特征
  - CT 增强及 MR T1WI 增强呈空三角征
- CT
  - CT 平扫硬脑膜窦呈高密度影（通常 > 70 HU）
  - ± 皮质静脉高密度影（细绳征：颅内静脉血栓形成的 CT 征象）
  - CTV：静脉窦内充盈缺损（血栓）
- MR
  - T2 *GRE 上血栓处呈开花状低信号
  - 2D TOF MRV 上闭塞的静脉窦内血流缺失
- 推荐的成像方案
  - CT 平扫、CT 增强扫描 ±CTV 作为初选
  - 如果 CT 阴性，MR + MRV（T2*、DWI、T1WI 增强）
  - 若 MRV 诊断不明确，DSA 是金标准

主要鉴别诊断

- 正常（正常情况下，动脉、静脉呈轻度高密度）

- 高血细胞比容（新生儿、红细胞增多症）
- 硬脑膜静脉窦发育不全：无"开花征"，无侧支循环 / 静脉梗死
- 大的蛛网膜颗粒：圆 / 卵圆形，不像血栓那样细长
- 急性硬膜下血肿：血肿叠在小脑幕上可类似于横窦（TS）血栓

临床问题

- 可能出现头痛和视盘水肿

诊断要点

- 观察 MRV 原始图像，排除假阳性结果（如横窦发育不全）
- 观察 T1WI 排除 MRV 假阴性
- 观察 CT 平扫排除 CT 增强或 CTV 假阴性的等密度血栓
- 颅脑看起来正常，不能排除脑静脉窦血栓
- 若非侵入性成像无结论，则 DSA 可有帮助
- 慢性血栓可有强化、再通或肉芽组织强化

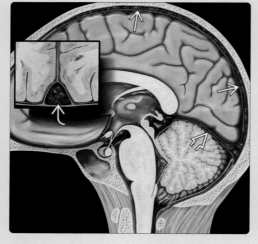
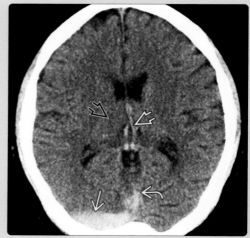

（左）矢状位示意图显示上矢状窦➡️和直窦➡️血栓。左上侧插图提示上矢状窦横断位存在血栓（空三角标志）➡️，可以在增强图像上观察到。（右）25 岁男性，进展性头痛，CT 平扫显示右侧横窦➡️和直窦➡️高密度影。双侧大脑内静脉高密度➡️，右侧丘脑低密度和水肿➡️

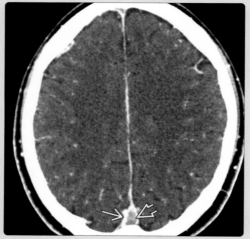
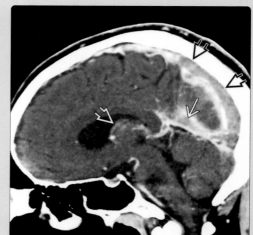

（左）同一患者 CTV 轴位原始图显示上矢状窦周围硬脑膜强化➡️，但血块充满的管腔不强化➡️（空三角征）。（右）同一患者 CTV 矢状重建图显示上矢状窦➡️和直窦➡️见广泛存在无强化的血栓。大脑内静脉➡️闭塞，且无强化。以上表现提示广泛硬脑膜静脉窦和深静脉血栓形成

海绵窦血栓 / 血栓性静脉炎

影像

- CT
  - 骨 CT
    - 寻找海绵窦感染、骨质侵袭性改变
  - CT 增强
    - 在强化的海绵窦硬膜壁内存在无强化的充盈缺损（血凝块）
    - 海绵窦边缘凸起（不是平 / 凹的）
  - CTA/CTV
    - 单侧或双侧海绵窦内充盈缺损
- MR
  - T1WI
    - 凸状、扩张的海绵窦（与灰质等信号）
    - 眼眶：± "侵犯脂肪"、扩张的眼外肌、突眼
  - T2WI
    - 血凝块不均匀性低信号
    - 寻找颈动脉流空信号消失处
  - T2*：血栓 "开花征"
  - T1 增强：硬脑膜强化，血凝块不强化
    - 血凝块成分不均匀；± 颈动脉无流空信号

主要鉴别诊断

- 肿瘤（脑膜瘤、神经鞘瘤、淋巴瘤）
- 颈动脉–海绵窦瘘
- 炎性假瘤（IgG4 相关疾病，结节病）

临床问题

- 早期头痛
- 眼眶 / 鼻窦疼痛、水肿、球结膜水肿
- 上睑下垂、眼肌麻痹、视力丧失
- 脑神经疾病（通常是 V_1 和 / 或 V_2）
- 预后
  - 经交通静脉蔓延到对侧海绵窦、眼睛
  - 未经治疗的海绵窦血栓性静脉炎是致命的

诊断要点

- 若最初的 CT 阴性而临床高度怀疑，则行 CTA/CTV 或 MR/MRV 检查

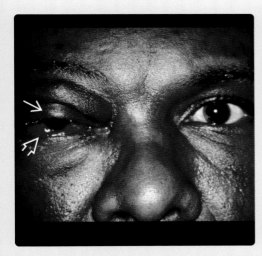
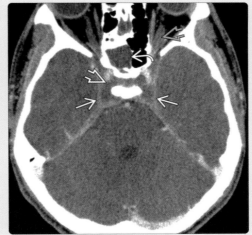

（左）感染性海绵窦血栓患者的临床照片显示右眼上睑下垂➡及球结膜水肿➡。（右）16 岁男孩，患有严重的蝶窦炎➡，其轴位 CT 平扫图显示双侧海绵窦"充盈缺损"（无增强的血凝块➡）和周围强化的海绵窦硬膜壁➡。左上眼静脉也见血栓形成➡

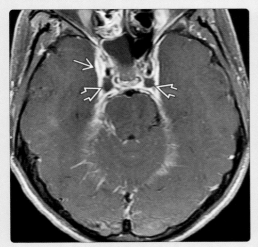
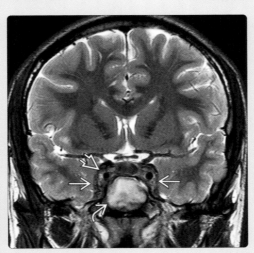

（左）同一患者的轴位 T1 压脂增强像显示在明显强化的海绵窦壁➡内存在无强化血栓➡。（右）同一患者冠状位 T2WI 显示蝶窦炎➡、海绵窦侧壁膨出处➡不均匀低信号血栓➡

皮质静脉血栓形成

术语

- 皮质 / 脑静脉血栓形成（cortical/cerebral venous thrombosis，CVT）
- 硬脑膜静脉窦血栓形成（dural sinus thrombosis，DST）
- CVT 合并 DST ＞单纯 CVT 而不合并 DST

影像

- CT 平扫
  - 细绳征（高密度静脉）
  - 受累静脉通常扩张（因血凝块扩张），形态不规则
  - ± 点状脑实质出血、水肿
- CT 增强
  - 如为 DST，空三角征（25% ～ 30% 病例）
  - CTV：血栓可能被视为充盈缺损
- MR
  - T1WI 上急性血栓呈等信号
  - T2WI 上低信号（类似于流空）
  - T2* GRE 显示最佳（血凝块常呈开花征）

- 2D TOF MRV
  - 血栓可显示为静脉窦不连续，血管血流信号消失
  - 亚急性期血栓于 T1WI 上呈高信号（类似于 MIP 上明显血流）
- 推荐的成像方案
  - CT 平扫、CT 增强扫描 ±CTV
  - 若 CT 阴性→ MR/MRV 和 T1WI 增强，GRE
  - 若 MR 诊断不明确→ DSA（金标准）

主要鉴别诊断

- 正常（流动血液轻度高密度）
- 结构变异（发育不全段可类似于 DST）

临床问题

- 最常见的症状是头痛
- 癫痫

诊断要点

- 若观察到"凸形"蛛网膜下腔出血，则可认为是 CVT

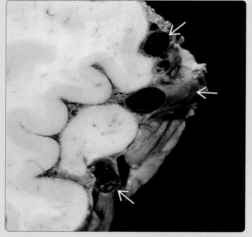
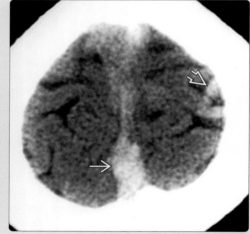

（左）尸检病例显示多发皮质静脉血栓➡，细绳征的病理基础（Courtesy E. T. Hedley-Whyte，MD.）。（右）上矢状窦血栓患者轴位 CT 平扫图显示高密度影➡填充，上矢状窦扩大。大脑凸面看到静脉血栓➡。大多数（但不是全部）皮质静脉血栓是从相邻硬脑膜静脉窦血凝块延伸而成

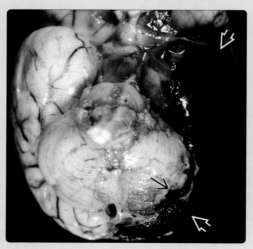
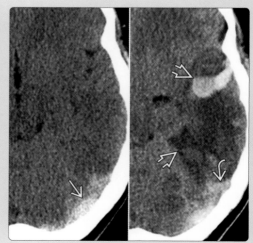

（左）横窦血栓形成➡导致 Labbé 静脉闭塞的病例，其尸检示颞叶、顶叶和枕叶广泛的出血性静脉梗死➡（Courtesy R. Hewlett，MD.）。（右）23 岁女性，偏头痛。首次 CT 平扫正常（左半图），注意左横窦（TS）内高密度血栓➡。1 天后 CT 复查示 Labbé 静脉血栓➡，左侧颞叶大片出血性静脉梗死➡

深部脑静脉血栓形成

关键点

术语

- 深部脑静脉血栓性闭塞
  - 常累及双侧大脑内静脉（ICV）± 大脑大静脉（Galen 静脉）、直窦
  - 可能发生更广泛的硬脑膜静脉窦血栓形成

影像

- CT 平扫
  - 大脑内静脉 ± 大脑大静脉、直窦呈高密度
  - 丘脑 / 基底节区呈低密度，灰白质界限模糊
    - 可变的深部灰白质界限模糊，丘脑似乎消失在低密度白质的背景下
  - ± 点状出血
- CT 增强
  - 大脑内静脉强化缺失、增粗的侧支血管存在
  - 小脑幕周围深部白质"粗糙的"不规则的静脉（侧支通道）
- MR
  - 急性血凝块在 T2WI 上呈低信号，T2* 上呈"开花状"
  - SWI 上深部白质（髓质）内静脉明显、扭曲
- 推荐方案
  - 若 CT/CT 增强 /CTV 扫描阴性→ MR 和 MRV
  - 若 MRV 诊断不明确→ DSA

主要鉴别诊断

- 其他双侧丘脑 / 基底节区病变
  - 肿瘤（如双侧丘脑星形细胞瘤）
  - 非静脉性缺血（如 Percheron 动脉梗死）
  - 中毒 / 代谢性疾病（如 CO 中毒）

临床问题

- 静脉血栓 ＝ 1% ～ 2% 脑卒中；ICV 血栓 ＝ 10% 的静脉性卒中
- 常有头痛和昏迷

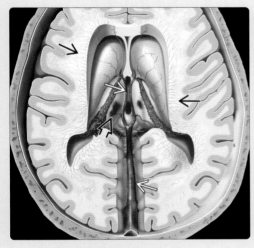
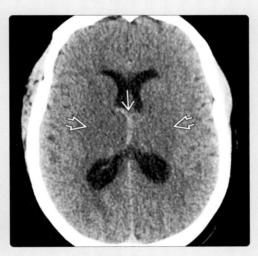

（左）轴位示意图显示双侧大脑内静脉（ICV）和直窦血栓形成➡，在脉络丛和丘脑出现2°出血�';。丘脑、基底节和深部白质水肿是常见的表现。线性白质髓静脉➡可能充盈和强化。（右）32 岁女性，严重头痛，其 CT 平扫示 ICV 高密度➡。与周围白质相比，双侧丘脑水肿，呈对称性等密度➡（正常是高密度）

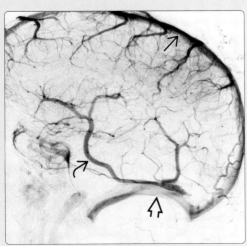
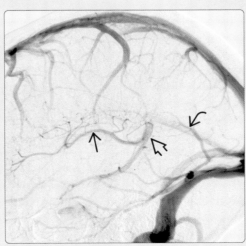

（左）同一患者的 DSA 侧位图，静脉相显示，上矢状窦➡、横窦➡、Labbé 静脉➡正常显影。大脑内静脉（ICV）、Galen 静脉和直窦血栓形成，未见造影剂填充。正常 DSA 示右侧深静脉系统造影剂填充。（右）正常 DSA 侧位图，静脉相示 ICV➡、Galen 静脉➡和直窦➡显影

蛛网膜下腔出血

概述：蛛网膜下腔（subarachnoid spaces，SAS）是蛛网膜（外面）和软脑膜（内面）之间脑脊液（CSF）填充的空间。局灶性扩张的蛛网膜下腔在脑底部，以及在脑干、小脑幕切迹与枕骨大孔周围形成脑池。

蛛网膜下腔在解剖学上是独特的，因为它们围绕整个脑、脊髓和脊神经根，并且包含所有主要脑动脉和皮质静脉。

血液急性渗出进入蛛网膜和软脑膜之间的脑脊液腔隙可由动脉渗漏或静脉撕裂引起。出血还可以延伸到蛛网膜下腔，即皮质和软脑膜破裂引起的脑实质出血溢出到相邻的蛛网膜下腔。

创伤、动脉瘤破裂、血管畸形和淀粉样血管病是蛛网膜下腔出血（SAH）的潜在原因。蛛网膜下腔出血的最常见原因是创伤。当出血从挫伤的脑组织或撕裂的皮质血管蔓延到与损伤相邻的脑沟时，则为创伤性蛛网膜下腔出血（traumatic SAH，tSAH）。

动脉瘤性蛛网膜下腔出血（aneurysmal SAH，aSAH）：非外伤性"自发性"蛛网膜下出血占所有急性"卒中"的约5%。非外伤性蛛网膜下腔出血最常见的原因是颅内囊状（"浆果状"）动脉瘤破裂（aSAH）。因为大多数的囊状动脉瘤位于Willis环或大脑中动脉分叉处，所以aSAH最常见的部位是鞍上池和大脑外侧裂。

aSAH可以是局灶性或弥漫性的。根据蛛网膜下腔出血的分布来确定疑似颅内动脉瘤的精确解剖位置并不十分准确。前纵裂aSAH通常与前交通动脉瘤破裂相关。出现在后颅窝和（或）第四脑室的aSAH提示小脑后下动脉瘤。大脑中动脉2、3级血管分叉处动脉瘤可引起邻近的大脑外侧裂局灶性出血。

中脑周围非动脉瘤性蛛网膜下腔出血（perimesencephalic nonaneurysmal SAH，pnSAH）：这是一种罕见但重要的引起蛛网膜下腔出血的原因，pnSAH在临床上是一种良性变异，可能是静脉起源的。pnSAH仅限于环绕中脑的脑池和桥前池。

脑凸面蛛网膜下腔出血（convexal SAH，cSAH）：非外伤性蛛网膜下腔出血的一个罕见亚型，发生在大脑半球的背外侧面（"凸面"）。基底池和环池通常不受累。脑凸面蛛网膜下腔出血通常仅影响1个脑沟或一组相邻的脑沟。中老年人的常见病因是淀粉样脑血管病或血管炎，而血管炎和可逆性脑血管收缩综合征是60岁以下患者的常见病因。皮质静脉闭塞伴发的脑凸面蛛网膜下腔出血可发生于所有年龄段。

脑表面含铁血黄素沉着症（superficial siderosis，SS）：慢性、复发性蛛网膜下腔出血导致含铁血黄素沉积在软脑膜和脑神经上。大脑、脑干、小脑和脊髓都可受累，后颅窝最常受累。

脑表面含铁血黄素沉着症的典型临床表现是发生于有外伤或手术史的成人，并伴有共济失调和双侧感音神经性耳聋。动脉瘤性蛛网膜下腔出血的病史不常见。T2 * （GRE或SWI）能最好地识别脑表面含铁血黄素沉着症。

动脉瘤和动脉扩张

术语和概述："动脉瘤"一词来源于意为"跨越"和"宽泛"的两个希腊词汇的组合。因此，脑动脉瘤是颅内动脉的扩大或扩张。

颅内动脉瘤通常根据其外观表型分类。囊状或"浆果状"动脉瘤是最常见的类型。梭形动脉瘤是累及血管全周，并且延伸相对较短距离的局灶扩张性病变。动脉扩张是指广义的动脉扩大，不伴有局灶性扩张，不是真性动脉瘤。

囊状动脉瘤（saccular aneurysm，SA）：顾名思义，囊状动脉瘤是局灶性的囊状或浆果状动脉扩张。绝大多数是获得性病变，是遗传易感性与血管壁上的机械应力叠加的结果。囊状动脉瘤缺乏血管壁中最强的2层，即内弹力层和肌层。动脉瘤囊本身仅由内膜和外膜组成。

大多数囊状动脉瘤出现在大血管分叉处，此处所受的血流动力学应力最高。颅内动脉瘤绝大多数位于Willis环及大脑中动脉2、3级血管分叉处。90%是"前循环"动脉瘤，即位于颈内动脉及其分支上。后交通动脉被认为是前循环的一部分；椎基底动脉及其分支构成"后循环"。

假性动脉瘤（pseudoaneurysm，PA）：假性动脉瘤是不包含正常动脉壁结构的局灶性动脉扩张。通常为不规则状，常出现在远离Willis环的血管上。

假性动脉瘤是由动脉管壁破裂出血发展形成的。血管旁血肿形成，然后机化形成空腔，与母体血管壁连通。因此假性动脉瘤的壁仅由机化的血凝块组成。假性动脉瘤比囊状动脉瘤或梭形动脉瘤更不常见。假性动脉瘤是由创伤、感染或炎症（"真菌性"动脉瘤）、药物滥用和肿瘤（"肿瘤性"动脉瘤）引发的获得性损伤。

血疱样动脉瘤（blood blister-like aneurysm，BBA）： 血疱样动脉瘤是偏心性半球形的外翻样结构，可以发生在任何位置。最常见于颈内动脉床突上段大弯处，仅由一层薄外膜衬覆。血疱样动脉瘤很难检测，治疗困难，与典型的囊状动脉瘤相比，其更小、患者更年轻，且容易破裂。

梭形动脉瘤： 梭形动脉瘤可以是由动脉粥样硬化（常见）或非动脉粥样硬化（罕见）引发。它们易累及长的、非分支血管节段，扩张血管的外形表现为局限性圆周外突状结构。梭形动脉瘤在椎基底（后）循环中更常见。

椎基底动脉扩张延长症： 梭形扩大或扩张，也称为动脉扩张，多见于晚期动脉粥样硬化性疾病患者。较不常见的是发生在胶原血管性疾病和非动脉粥样硬化性血管疾病基础上的梭形扩张。

（左）图示 Willis 环以及颅内囊状动脉瘤（SA）的相对好发部位。大多数位于"前循环"，1/3 发生在前交通动脉➡️，1/3 发生在颈内动脉 / 后交通动脉交界处➡️；15%～20% 发生在大脑中动脉（MCA）2、3 级血管分叉处➡️。10% 发生在"后循环"。（右）尸检的 Willis 环显示了一个典型的未破裂的囊状动脉瘤➡️，位于颈内动脉➡️和后交通动脉➡️的交界处（Courtesy B. Horten，MD.）

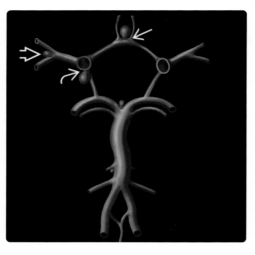
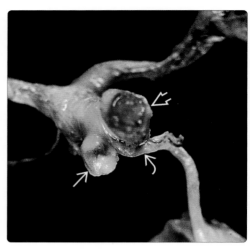

（左）大脑尸检显示一个小的破裂的前交通动脉瘤➡️，伴大脑半球纵裂内大量的局灶性血凝块➡️，还伴有弥漫性蛛网膜下腔出血（Courtesy B.Horten，MD.）。（右）这名患者在大脑中动脉囊状动脉瘤破裂➡️后几天死于脑缺血，在大脑外侧裂池可见血凝块围绕➡️。注意大脑中动脉 M1 段和双侧大脑后动脉极度狭窄，提示严重的血管痉挛➡️（Courtesy R.Hewlett，MD.）

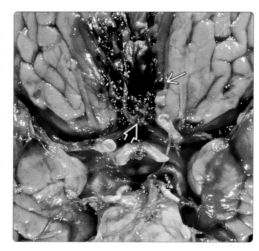
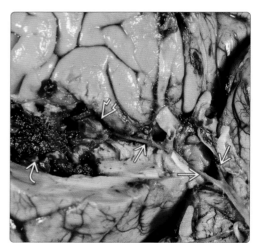

（左）大体病理显示动脉粥样硬化性梭形扩张的椎基底动脉系统➡️，以及颈内动脉和大脑中动脉 M1 段➡️。基底动脉的局灶性扩张代表由动脉粥样硬化性血管疾病引起的梭形动脉瘤➡️（Courtesy R.Hewlett，MD.）。（右）发生于 HIV 相关性血管病变患者的 M1➡️、A1/A2➡️和后交通动脉➡️的非动脉粥样硬化性梭形扩张

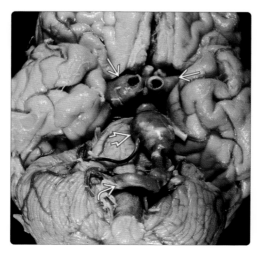
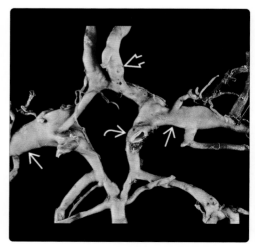

动脉瘤性蛛网膜下腔出血

术语

- 由动脉瘤破裂引起的蛛网膜下腔出血（aSAH）
  - 囊状动脉瘤（SA）＞＞夹层动脉瘤

影像

- CT/CTA
  - CT 平扫脑沟内高密度影
  - 分布随动脉瘤位置而变化
  - 鞍上池（颈内动脉–后交通动脉、前交通动脉动脉瘤）
  - 大脑外侧裂（大脑中动脉分叉处）
  - 桥前池、桥小脑角池（小脑后下动脉，血疱样动脉瘤分叉处囊状动脉瘤或椎动脉夹层动脉瘤）
  - CTA 对 ≥ 2 mm 的动脉瘤发现率为 90% ～ 95%
- MR/MRA
  - 脑沟、脑池 FLAIR 高信号（非特异性）
  - T2*GRE 序列"开花"征
  - TOF MRA 对 ≥ 3 mm 的动脉瘤的敏感性为 85% ～ 95%

- DSA
  - 如果 CTA 检查结果为阴性时采用
  - 如果选择血管内治疗

主要鉴别诊断

- 非动脉瘤性蛛网膜下腔出血
- 假性蛛网膜下腔出血
- 可逆性脑血管收缩综合征

临床问题

- 突发剧烈头痛
  - "雷击样 / 一生中最剧烈的头痛"
- 50% 死亡率
  - 动脉瘤性蛛网膜下腔出血后 1 ～ 3 周血管痉挛
- 20% 在最初 2 周内发生再出血
- 治疗：一般弹簧圈栓塞＞手术夹闭

诊断要点

- 弥漫低密度的脑组织，使得正常动脉显示为高密度影，可以类似动脉瘤性蛛网膜下腔出血

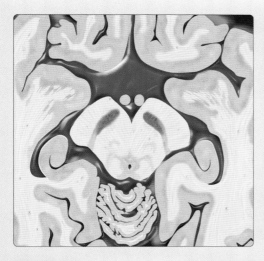 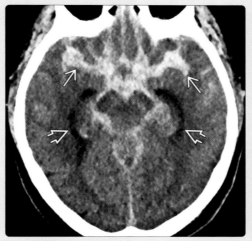

（左）中脑层面轴位示意图显示基底池红色的蛛网膜下腔出血。鉴于蛛网膜下腔出血弥漫分布，无局灶性血肿，最有可能的部位是前交通动脉瘤破裂。（右）被发现倒在停车场的一名 63 岁男性患者的轴位 CT 平扫显示基底池弥漫性蛛网膜下腔出血➡。注意侧脑室双侧颞角扩大➡，符合早期脑室外梗阻性脑积水

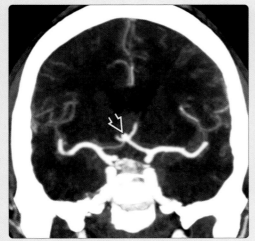 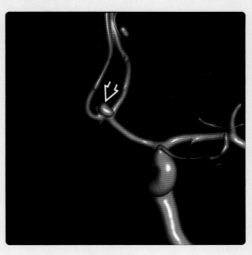

（左）同一患者冠状位 CTA 最大密度投影（MIP）图像显示，囊状动脉瘤➡从前交通动脉向上突出。（右）同一患者的冠状位表面遮盖成像 DSA 图很好地显示了"责任"动脉瘤➡。在诊断性 DSA 检查完成后病变被成功栓塞

中脑周围非动脉瘤性蛛网膜下腔出血（pnSAH）

关键点

术语

- 蛛网膜下腔出血（SAH）集中在中脑 ± 脑桥前部
- 在 CTA/DSA/MRA 无法显示来源

影像

- CT 平扫：桥前池、环池脑脊液高密度
  - 往往累及脚间池、环池、四叠体池
  - ± 少量延伸到后鞍上、近端外侧裂 / 大脑纵裂
  - 不延伸到远端外侧裂、大脑纵裂
- CTA 用于排除基底动脉瘤
- MR
  - T1：等信号至高信号
  - T2 与脑脊液相比呈多变信号（等至高信号）
  - FLAIR：桥前池、环池脑脊液高信号

主要鉴别诊断

- 动脉瘤性蛛网膜下腔出血

- 外伤性蛛网膜下腔出血
- 伪影（FLAIR 序列脑脊液信号抑制不完全）

病理学

- 最可能来源于环池、桥前池静脉破裂
  - 如果 Rosenthal 基底静脉较小，汇入 Galen 以外的静脉则更常见
- 5% 的 pnSAH 有其他病因
  - 基底动脉分叉处动脉瘤，夹层最常见
  - 其他：创伤、硬脑膜动静脉瘘、脊髓血管畸形、血管瘤

临床问题

- 良性过程：再出血少见（< 1%），无血管痉挛

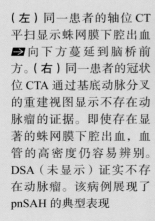

（左）轴位示意图显示经典的中脑周围非动脉瘤性蛛网膜下腔出血（pnSAH）。出血局限于脚间池和环池（中脑周围）➦。与动脉瘤性蛛网膜下腔出血不同的是，pnSAH 通常源于静脉。（右）一名在急诊室伴"雷击样"头痛的 49 岁女性患者的轴位 CT 平扫显示，中脑周围和环池➦蛛网膜下腔出血。注意在外侧裂和前方鞍上池的蛛网膜下腔没有出血

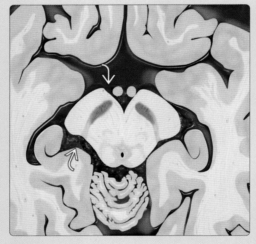
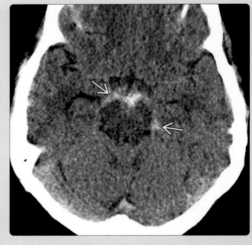

（左）同一患者的轴位 CT 平扫显示蛛网膜下腔出血➦向下方蔓延到脑桥前方。（右）同一患者的冠状位 CTA 通过基底动脉分叉的重建视图显示不存在动脉瘤的证据。即使存在显著的蛛网膜下腔出血，血管的高密度仍容易辨别。DSA（未显示）证实不存在动脉瘤。该病例展现了 pnSAH 的典型表现

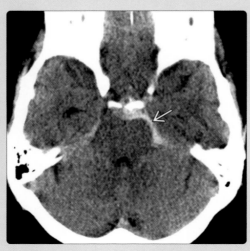
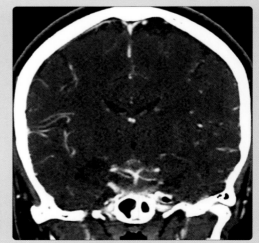

脑凸面蛛网膜下腔出血（cSAH）

关键点

术语

- 独特的蛛网膜下腔出血（SAH）类型
  - 位于脑顶部（"凸面"）脑沟

影像

- CT 平扫：1 个或几个相邻的背外侧凸面脑沟呈高密度
  - 大脑基底池及中脑周围池不受累
- MR
  - 脑沟的正常脑脊液（CSF）被脑凸面脑沟的等信号液体取代（"脏脑脊液"）
  - FLAIR 序列上脑沟高信号
  - 受影响的脑沟在 GRE、SWI 序列上显示"开花"征

主要鉴别诊断

- 动脉瘤性蛛网膜下腔出血
- 中脑周围非动脉瘤性蛛网膜下腔出血
- 外伤性蛛网膜下腔出血

病理学

- 不同年龄的常见病因各不相同
  - 老年患者：淀粉样血管病、静脉血栓形成、血管炎
  - 中年患者：可逆性脑血管收缩综合征、血管炎、静脉血栓形成
  - 年轻成人、儿童：药物、血管炎、静脉 / 硬脑膜窦血栓形成

临床问题

- 占所有自发性（非创伤性）蛛网膜下腔出血的 7%
- 最常见：中年妇女
- 随年龄变化呈现不同的临床表现
  - ＜ 60 岁：突发"雷击样"头痛（如可逆性脑血管收缩综合征）
  - ＞ 60 岁：短暂的感觉、运动症状，不太剧烈的头痛（淀粉样脑血管病）

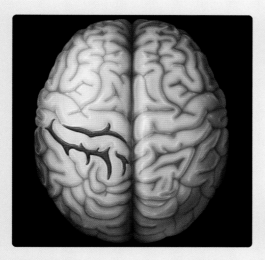
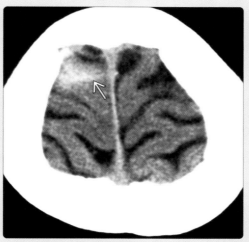

（左）脑示意图上方观显示紫色的受累相邻脑沟为脑凸面蛛网膜下腔出血，但基底池未受累。（右）一名分娩后剧烈头痛的 28 岁女性的轴位 CT 平扫显示右侧大脑凸面局灶性蛛网膜下腔出血➡

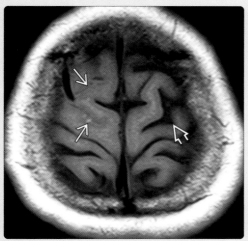
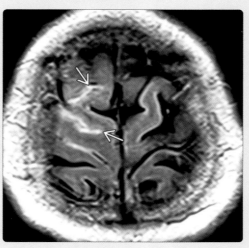

（左）同一患者的轴位 MR T1WI 显示"脏"液体充填，抹去了右侧大脑凸面➡的正常脑沟脑脊液信号（与对侧脑沟正常的低信号强度相比➡）。（右）同一患者的轴位 FLAIR 显示右侧大脑凸面脑沟高信号➡（与左侧脑凸面正常受抑制的低信号脑脊液对比）。产后血管病变最终由 DSA 确诊（未展示）

囊状动脉瘤

术语

- 颅内囊状动脉瘤（SA）
- 外凸仅累及动脉管壁的一部分
  - 缺乏内弹力层 ± 中膜

影像

- 圆形 / 分叶状动脉外凸
  - 通常起源于 Willis 环分叉处、颈内动脉床突上段和大脑中动脉
  - 90% 发生在前循环
  - 10% 在后循环：基底尖、小脑动脉（小脑后下动脉最常见）
  - 罕见（< 1%）：三叉动脉、椎-基底动脉交界处开窗
- 囊状动脉瘤破裂引起蛛网膜下腔出血（SAH）
- 可能有壁钙化
- 筛查可疑的动脉瘤性蛛网膜下腔出血
  - 多层螺旋 CTA 对大于 2 mm 的囊状动脉瘤敏感度 > 95%
  - 3D TOF：对 ≥ 3 mm 的囊状动脉瘤敏感度 > 90%
  - DSA 仍然被认为是"金标准"，但通常只在 CTA 阴性或有血管内治疗计划时才采用

主要鉴别诊断

- 血管袢
- 血管漏斗

临床问题

- 绝大多数未破裂的囊状动脉瘤是无症状的
  - 2% ～ 6% 在尸检、影像检查时偶然发现
- 80% ～ 90% 的非外伤性蛛网膜下腔出血由囊状动脉瘤破裂造成
- 治疗
  - 血管内栓塞 vs. 手术夹闭，仍存在争议
  - 对于破裂动脉瘤，栓塞 vs. 手术，相对风险下降 22.6%，绝对风险下降 6.9%
  - 未破裂的颅内动脉瘤患者恢复很快，且发病率、死亡率和住院费用都较低

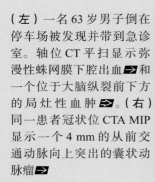

（左）囊状动脉瘤（SA）最常见的部位是前交通动脉（ACoA）➡️和颈内动脉-后交通动脉交界处➡️。大脑中动脉（MCA）分支处➡️和基底动脉尖➡️是其他常见发生部位。（右）图示一个破裂的前交通动脉瘤➡️，伴有上方囊泡（Murphy 乳头）活动性外渗。另外可看到一个后交通动脉囊状动脉瘤➡️和左侧大脑中动脉分叉处微小的囊泡➡️。20% 的囊状动脉瘤患者存在 1 个以上动脉瘤

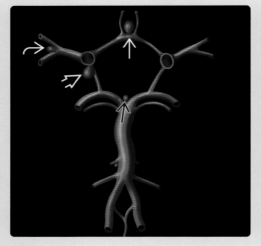

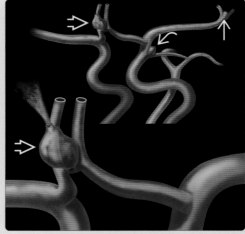

（左）一名 63 岁男子倒在停车场被发现并带到急诊室。轴位 CT 平扫显示弥漫性蛛网膜下腔出血➡️和一个位于大脑纵裂前下方的局灶性血肿➡️。（右）同一患者冠状位 CTA MIP 显示一个 4 mm 的从前交通动脉向上突出的囊状动脉瘤➡️

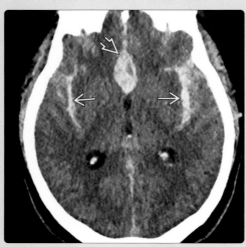

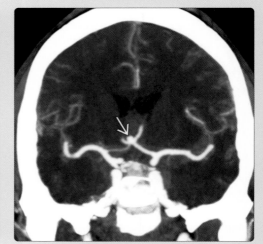

116

椎基底动脉扩张延长症

术语

- 广泛扩张、延长的椎基底动脉（vertebrobasilar artery，VBA）
- 通常与血流速度降低有关

影像

- 一般表现
  - 不规则、延长、迂曲的椎基底动脉
  - 通常 6～12 mm，可以很大（＞2.5 cm）
  - 局灶性动脉扩张＝梭形动脉瘤
- CT
  - 高密度的迂曲扩张的血管，钙化常见
  - 扩张的管腔强化，壁内血栓不强化
- MR
  - 信号随血流、血栓的存在／形成时间而变化
  - 动态增强 MRA 最好
  - 3D TOF 无法显示（慢血流饱和效应）

主要鉴别诊断

- 梭形动脉瘤，动脉粥样硬化性血管疾病
- 巨大蛇形动脉瘤
- 非动脉粥样硬化性梭形血管病变
- 夹层动脉瘤

临床问题

- 峰值年龄＝60～80 岁
- 常无症状
  - 椎基底动脉短暂性脑缺血发作
  - 脑神经渐进性压迫不常见
    - 第 5、7 对脑神经；单侧面肌痉挛
  - 罕见：出血，脑积水

诊断要点

- 缓慢的复杂流动→混杂信号，TOF 伪影
- 需要动态对比增强 CTA/MRA 或 DSA 来划定真腔

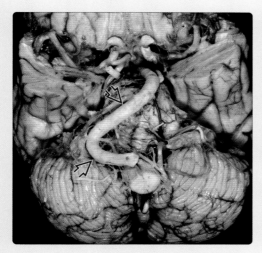
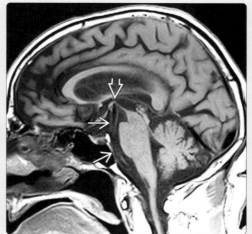

（左）尸检脑下方视图显示扩张并明显迂曲的基底动脉 ➡，伴有广泛的动脉粥样硬化黄色斑块。未观察到局灶性扩张，因此诊断这是椎基底动脉扩张延长症，在老年患者中是一种比较常见的表现。（Courtesy R. Hewlett，MD.）（右）一名 76 岁男性患者伴头痛，矢状位 MR T1WI 显示明显延长、异常扩张的基底动脉 ➡。基底动脉尖升高并突入第三脑室 ➡。

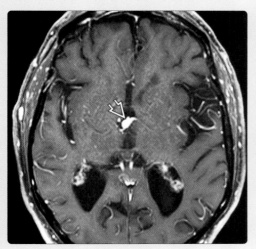
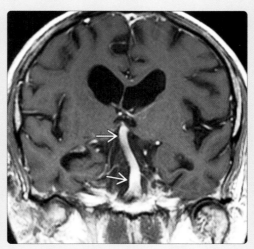

（左）轴位 T1 抑脂增强 MR 显示显著增强的基底动脉分叉部 ➡ 突入下方的第三脑室。（右）冠状位 T1 增强 MR 显示显著扩张、延长的基底动脉 ➡，此为典型椎基底动脉扩张延长症的特征

动脉粥样硬化性血管疾病（ASVD）梭形动脉瘤

关键点

术语

- 动脉粥样硬化性血管疾病（ASVD）梭形动脉瘤（fusiform aneurysm，FA）
- ASVD →颅内动脉异常扩张、迂曲
- 有独立的流入、流出口的动脉瘤

影像

- 显著的动脉扩张＋局灶性梭形／囊状扩张
  - 长节段不规则梭形或卵圆形动脉扩张
  - 通常较大（＞2.5 cm），可以巨大
  - 椎基底动脉＞颈动脉系统
- CT：高密度，钙化常见
- MR：信号随着血流、血肿的存在／形成时间而变化
  - 腔及腔内血栓信号不均匀
  - 残腔强化，腔内血凝块不强化
  - 常见显著的相位伪影

- 由于流量饱和、相位色散，非增强 3D TOF 不能显示
- 动态增强 MRA 可以为动脉瘤划定界限，T2 为脑干划定界限

临床问题

- 峰值年龄＝60 ～ 80 岁
- 表现：缺血性卒中＞压迫症状（脑神经病变）
- 与囊状动脉瘤不同，破裂伴蛛网膜下腔出血和头痛少见

诊断要点

- DSA 或对比增强 CTA/MRA 可以显示管腔是否通畅
- 残腔内缓慢／复杂的血流→混杂信号
- 考虑夹层动脉瘤时，如果是年轻患者，则不考虑动脉粥样硬化性血管疾病为病因

（左）尸检显示迂曲的椎基底动脉伴动脉粥样硬化性血管疾病（ASVD）梭形动脉瘤，从椎动脉交界处➡延伸到基底动脉远端分叉处➡（Courtesy R. Hewlett, MD.）（右）同一患者 2 年后斜位 DSA 显示椎动脉近、远端延长扩张➡。一个梭形 ASVD 动脉瘤位于动脉扩张之间，图示残腔➡，动脉瘤增大但部分血栓形成，导致轻度短暂性脑缺血发作

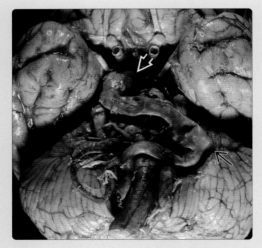
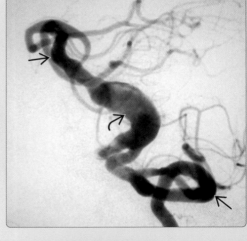

（左）CT 平扫显示典型的高密度动脉粥样硬化性梭形动脉瘤➡伴壁钙化➡。注意广泛钙化的颈内动脉、右侧大脑中动脉➡。（右）MR 不同序列显示经典动脉粥样硬化性梭形椎基底动脉瘤各种各样的外观➡（Courtesy M. Hartel, MD.）

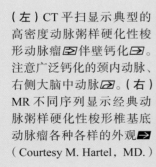
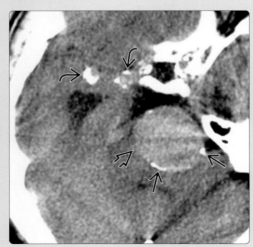
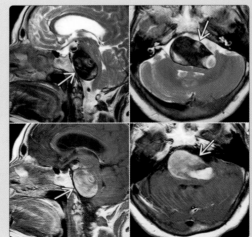

血管畸形概述

概论

　　脑血管畸形（cerebrovascular malformation，CVM）是一组异质性疾病，是涉及动脉、毛细血管、静脉或各种血管组合的形态发生的异常。

　　脑血管畸形的表现、病史和治疗方法取决于其类型、位置、大小和血流动力学特征。一些脑血管畸形，如静脉或毛细血管畸形，几乎都是无症状的，因此通常在影像检查或尸检时被发现。其他如动静脉畸形（AVM）和海绵状血管瘤，可能毫无预警地突发出血。

术语

　　对于脑血管畸形的命名比较混乱，没有统一的共识。它们被称为血管瘤、发育异常、畸形和错构瘤。例如，静脉血管畸形被称为静脉血管瘤、静脉异常、静脉畸形和发育性静脉异常。海绵状血管畸形在文献中曾被称为海绵状血管瘤或海绵状瘤。

　　在讨论脑血管畸形时使用精确的术语很重要。识别两组主要的血管异常：血管畸形和血管瘤。所有脑血管畸形是畸形病变。相比之下，血管瘤是真正的增殖性、血管生成性肿瘤，并且在最近的WHO分类"蓝皮书"中，包括在间质、非脑膜上皮肿瘤中。

　　血管瘤是良性血管肿瘤，而不是畸形，并且可以是毛细血管性或海绵状的。大多数颅内血管瘤在颅骨、脑膜和硬脑膜静脉窦中被发现，而大多数血管畸形发生在脑实质中。因此，术语血管瘤应该保留用于血管增生性肿瘤，而不用于描述血管畸形。在本书中，CVM包含在本节中；血管瘤被认为是肿瘤，所以在其他章节描述。

流行病学

　　因为精确的流行病学数据很少，脑血管畸形的总体流行情况很难估计。Cushing和Bailey发现血管异常构成所有颅内肿瘤的约1%。使用ICD-9代码，脑血管畸形的住院率估算为1.5～1.8例/100 000人-年。脑血管畸形估计占所有非外伤性颅内出血的约5%。

　　利用当代影像学，尤其是对比增强MR，在接受影像检查的患者中发现高达8%～10%的脑血管畸形。大多数畸形（静脉和毛细血管畸形）无症状，且偶然被发现。

胚胎学

　　人类胎儿血管系统的发育通过2个相关过程实现：血管发生和血管生成。血管发生开始于来自中胚层衍生前体细胞（即成血管细胞）的内皮细胞的新生分化。成血管细胞岛形成内皮细胞前体（"成血管细胞"）的外缘和造血干细胞的内核。

　　成血管细胞形成毛细血管样小管，构成原始血管丛。然后通过生芽、渐进性吻合和退行性分化的过程来重建胚胎的血管网络。内皮细胞在生长的血管壁明确组织类型之前由激活的周细胞引导、迁移，分化为动脉和静脉类型。

　　血管的生成由许多细胞间信号传导和生长因子调节。这些包括Ang-1、Ang-2、Tie2、VEGF、PDGF和TGF-β1等。血管生成系统组分的突变与各种脑血管畸形的发生相关。

分类

　　一般来说，传统上CVM通过组织病理学分类，最近由胚胎学和分子遗传学分类。随着神经血管介入术的出现，脑血管畸形也已通过实用且多功能的方法来分类。

组织病理学分类

　　大多数神经病理学教材将脑血管畸形分为4种主要类型：①动静脉畸形；②静脉瘤；③毛细血管扩张症；④海绵状血管畸形。本书中使用这种组织病理学分类。

胚胎学分类

　　一些研究者提出了一种胚胎的"位变异构"方法来分类血管畸形，其解释了一些神经皮肤血管畸形之间的已知关系。他们称这些为"脑动脉位变异构综合征（cerebral arterial metameric syndrome）"或CAMS。例如，CAMS1综合征将前脑中的动静脉畸形与鼻和眼眶的动静脉畸形联系起来。因此，CAMS1患者可在鼻或视网膜存在神经皮肤动静脉畸形，并在脑实质中有动静脉畸形。

分子分类

　　对动静脉畸形谱系的潜在因果基因的鉴定，使得在分子水平上对这些疾病的定义数量不断增加。一些基因（如 *CCM1/KRIT1*、*CCM2/MGC4607*、*CCM3/PDCD10*）的特定突变引起常染色体显性遗传的海绵状血管畸形综合征（CCM1、CCM2和CCM3）。由于 *RASA1* 基因突变，一些脑动静脉畸形患者也患有皮肤毛细血管畸形。遗传性出血性毛细血管扩张症（hereditary hemorrhagic telangiectasias，HHT）由多种突变引起，其中包括在 HHT1 中的内皮蛋白基因（*ENG*）。海绵状血管瘤和静脉畸形是否是由相同 *CCM* 基因突变引起的"不同分子"或仅仅是"表型不同"是有争议的。

功能分类

血管介入放射学家提出了一个功能性的、高度实用的系统，将所有脑血管畸形分为 2 个基本类别：①显示动静脉分流的脑血管畸形；②没有动静脉分流的脑血管畸形。前一类包括动静脉畸形和动静脉瘘，后者几乎包括其余所有类型（静脉性、毛细血管性、海绵状畸形）。前者适合干预；后者不必处置或者手术治疗。

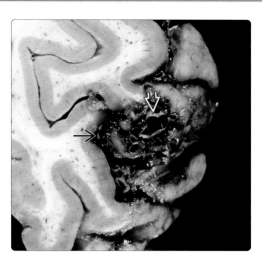 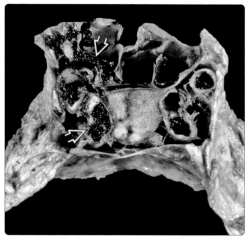

（左）尸检脑描绘了一个未破裂的动静脉畸形（AVM）。多个薄壁血管构成 AVM 病灶�‑➔。一个更大的血管➔可能代表了畸形血管团内的动脉瘤（Courtesy R. Hewlett, MD.）。（右）此例为血栓形成的颈动脉‑海绵窦瘘的尸检，为另一种类型的脑血管畸形，显示动静脉分流及多个扩大的、动脉化的静脉通道➔（Courtesy R. Hewlett, MD.）

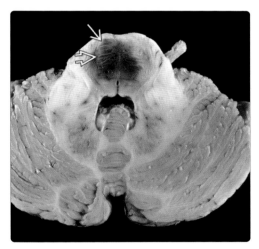 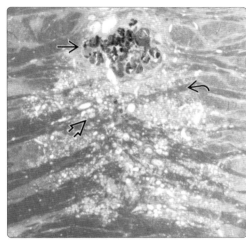

（左）尸检轴位图显示一个较大的脑桥毛细血管扩张症➔。注意横向的脑桥纤维➔穿过毛细血管扩张而没有中断或扭曲变形（Courtesy B. Horten, MD.）。（右）低倍显微病理学显示脑桥混合性海绵状‑毛细血管畸形。正常白质➔内散布着海绵状畸形➔和多个小薄壁血管➔（Courtesy AFIP.）

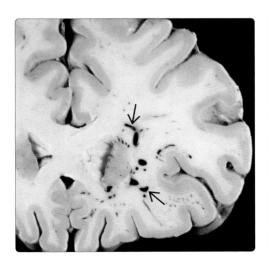 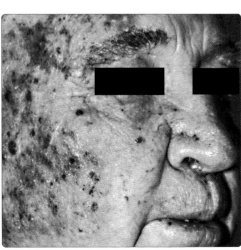

（左）尸检冠状位脑图显示在侧脑室旁额叶的一个偶发性静脉发育异常。注意位于正常白质间扩张的静脉➔（Courtesy M. Castillo, MD.）（右）一名遗传性出血性毛细血管扩张症伴多次严重鼻出血患者的临床照片显示，在皮肤、头皮、鼻和口腔黏膜有无数扩张的小毛细血管

动静脉畸形

术语

- 软脑膜血管畸形
  - 动脉→静脉分流，无毛细血管床介入

影像

- 一般特征
  - 幕上（85%），后颅窝（15%）
- CT/CTA
  - 呈等/高密度的蚓状血管 ± 钙化
  - 供血动脉、血管巢、引流静脉强化
- MR
  - "蠕虫袋"状/匐行纠缠的"蜂窝状"流空影
  - 病变内不存在正常的脑组织
  - 轻微或无占位效应
  - FLAIR 成像：± 高信号（胶质增生）
  - 若存在出血，T2*GRE 可呈"开花征"
- DSA：描述内部血管结构的首选，AVM 三要素

- 扩张的供血动脉
- 灶内紧凑的血管巢
- 扩大的引流静脉
- 巢内"动脉瘤" > 50%
- 供血动脉的血流相关动脉瘤（10% ～ 15%）

主要鉴别诊断

- 伴动静脉分流的胶质母细胞瘤
- 硬脑膜动静脉瘘

临床问题

- 每年脑出血的风险差异很大
  - 总体上每年脑出血风险 2% ～ 4%（累积）
  - 但是，位于脑表浅部位的未破裂且伴浅静脉引流的病灶 ≤ 1%
  - 位于脑深部的破裂且伴广泛深静脉引流的病灶 ≥ 30%

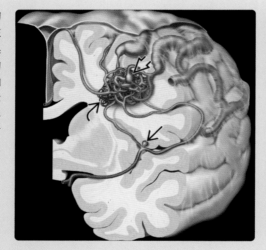
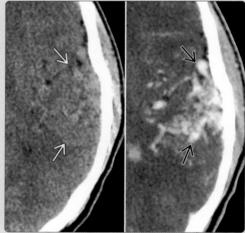

（左）冠状位图示一典型的脑动静脉畸形（AVM）。注意伴有动脉瘤➢的血管巢➢和伴"带蒂"血管瘤的粗大供血动脉➢。（右）轴位 CT 平扫（左半图）显示一未破裂 AVM 的典型蛇形高密度影➡。CT 增强（右半图）示明显均匀强化➡。典型的楔形结构

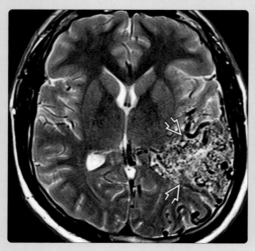
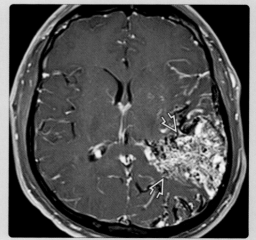

（左）轴位 T2WI 示一位于左侧顶叶的典型 AVM。病灶呈一楔形"流空"占位➡，其宽基底位于皮质表面。AVM 内未见正常脑组织。（右）同一病例的 T1 抑脂增强 MR 显示病灶内缠绕的血管明显强化➡。因为 AVM 是先天性病变和代替（而不是压迫）脑组织，所以其几乎没有占位效应

硬脑膜动静脉瘘

影像

- 部位：硬脑膜静脉窦壁
  - 后颅窝＞＞幕上
  - 可累及任何硬脑膜静脉窦（横窦／直窦最常见）
- CT 平扫
  - 一般正常；引流静脉栓塞或血流相关动脉瘤、静脉瘤样扩张破裂可引起颅内出血（ICH）
- CT 骨窗
  - 经颅骨的血管通道扩大，± 棘孔扩大
- MR
  - 血栓形成的静脉窦呈等信号，±T1/T2WI 流空信号
  - 在 T2* 成像，血栓形成的硬脑膜静脉窦可见"开花"征象
  - 可显示脑实质出血，伴皮质静脉引流
  - FLAIR：血栓形成的静脉窦呈等信号，± 静脉充血或局部缺血造成邻近组织水肿

- MR/CTA：血栓形成的硬脑膜静脉窦壁可见微细血管网（"裂缝样"）

主要鉴别诊断

- 发育不全的横窦–乙状窦；乙状窦–颈静脉孔假性病变；硬脑膜窦血栓形成；硬脑膜窦狭窄

病理学

- 成人硬脑膜动静脉瘘（dural arteriovenous fistula，dAVF）通常是获得性，不是先天性；可继发于创伤、静脉窦血栓形成；新生血管形成的病理性激活

临床问题

- 占所有伴动静脉分流的脑血管畸形的 10%～15%
- 成人＞＞儿童
- 预后取决于病变部位、静脉引流方式
- 治疗方案选择：血管内治疗、手术、立体定向放射治疗

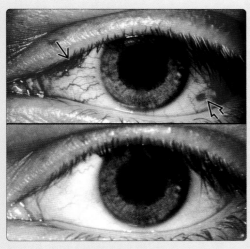
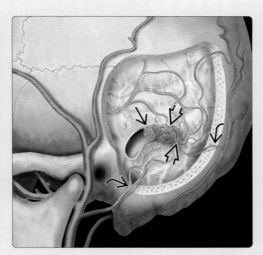
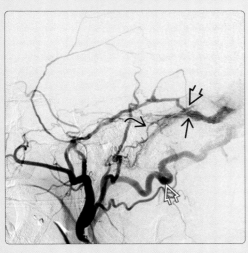
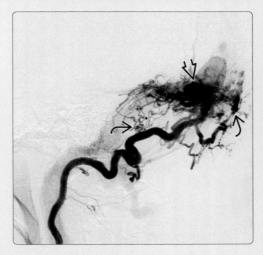

（左）一个继发于海绵窦硬脑膜动静脉瘘的"红眼"患者的临床照片。（上半图）注意显著的巩膜血管➡，局灶性出血➡；（下半图）海绵窦硬脑膜动静脉瘘的血管内治疗后，眼睛恢复正常。（右）示意图显示硬脑膜动静脉瘘伴横窦血栓形成➡。自颈外动脉发出多支经颅骨分支➡，供应硬脑膜壁内的很多微小动静脉瘘➡

（左）颈外动脉侧位 DSA 显示典型硬脑膜动静脉瘘（dAVF）的造影结果。同侧横窦闭塞➡，耳后动脉➡发出多条主要分支血管向横窦壁内的 dAVF➡供血。枕动脉➡明显增粗。（右）同一患者选择性枕动脉（OA）造影，能很好地显示在闭塞的横窦内 dAVF 呈肿块状➡。注意多支扩大的经颅分支血管➡向 dAVF 供血

发育性静脉异常

术语

- 伴成熟静脉成分的先天性脑血管畸形
- 可表示正常引流静脉的解剖变异

影像

- 一般特征
  - 增粗的髓质（白质）静脉呈伞样积聚（"海蛇头"）
  - 位于侧脑室角部
  - 多个线样或点状强化灶
  - 汇聚成单一增粗的"集合"静脉
  - "集合"静脉引流入硬脑膜静脉窦 / 深部室管膜静脉
  - 通常单发，大小各异（< 2 ～ 3 cm）
  - 若为混合畸形或引流静脉血栓形成，可能发生出血
- CT 常正常；增粗的"集合"静脉可显示为高密度
- MR
  - 因大小、流速不同而信号各异；SWI 呈低信号（引流静脉的 BOLD 效应）；显著强化

主要鉴别诊断

- 混合血管畸形（通常为海绵状血管瘤）
- 血管源性肿瘤
- 硬脑膜窦血栓形成（慢性）

病理学

- 15% ～ 20% 合并海绵状血管畸形和（或）毛细血管畸形
- 蓝色橡皮疱样痣综合征
- 脑沟-脑回形成障碍（可引起癫痫）
- 颈面部静脉或淋巴管畸形

临床问题

- 可无症状或有头痛和（或）出血

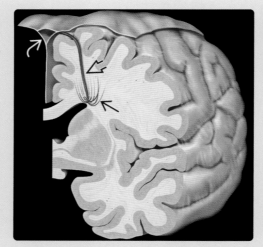
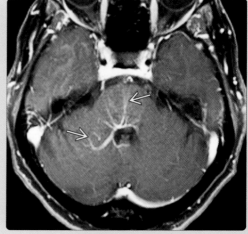

（左）斜冠状位示意图显示典型的发育性静脉异常（developmental venous anomaly，DVA），伴伞样髓质（深部白质）静脉扩张（"海蛇头"）➡，汇集为一条增粗的经皮质"集合"静脉➡。"集合"静脉引流入上矢状窦➡。（右）一位头痛的 55 岁男性患者，轴位 T1 抑脂增强显示一个大"海蛇头"状 DVA ➡，累及脑桥和小脑

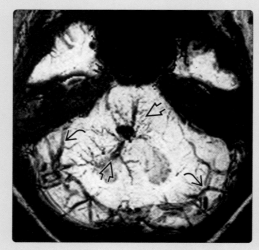
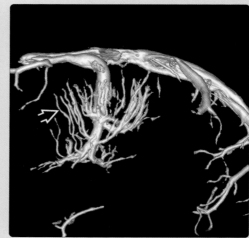

（左）同一病例，T2*SWI 显示因 DVA 内血流缓慢、脱氧血红蛋白引起的多发线性低信号➡。小脑裂内的低信号➡是正常小脑幕周围引流静脉。（右）另一病例，DSA 静脉期 3D 阴影表面重建显示典型"海蛇头"状 DVA ➡（Courtesy P. Lasjaunias，MD.）

海绵状血管畸形

术语

- 海绵状血管畸形（cavernous malformation，CM）
- 良性血管错构瘤
  - 包含紧密排列的不成熟血管的团块（"海绵状"），无神经组织
  - 病灶内不同时期的出血

影像

- 一般特点：大小不同的腔内含有不同时期的血液
  - 表现各异，取决于出血/分期
  - 大小各异，从仅显微镜下可见至巨大（＞6 cm）不等
- 典型 MR 表现：T2WI 呈"爆米花"样外观，伴完整的低信号含铁血黄素环
- DSA：通常正常（血管造影阴性的血管畸形），除非合并发育性静脉异常
- CM 的 Zabramski 分类
  - 1 型＝亚急性出血（可能掩盖潜在的 CM）
  - 2 型＝T1WI、T2WI 呈混杂信号（典型"爆米花"病变）
  - 3 型＝慢性出血（T1WI、T2WI 呈低至等信号）
  - 4 型＝点状微出血（T2*GRE、SWI 呈开花样"黑点"）

主要鉴别诊断

- 动静脉畸形
- 出血性肿瘤
- 伴钙化的肿瘤
- 高血压性微出血
- 血管淀粉样变

临床问题

- 多种表现（扩大、退行性变、形成新病灶）
- 可发生在各年龄段（高峰：40～60 岁）
- 可发生在大脑半球（最常见）或后颅窝（最严重）；症状为神经功能缺损

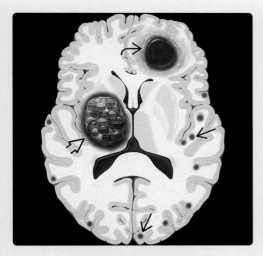
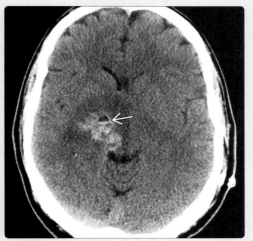

（左）轴位示意图显示处于不同时期的海绵状血管畸形：亚急性出血➡️，典型"爆米花"样病灶➡️伴多房积血，有含铁血黄素环围绕。还可见多灶性散在"黑点"➡️。（右）轴位 CT 平扫显示右侧丘脑一个混杂密度团块伴水肿，注意病灶内液-液平面➡️

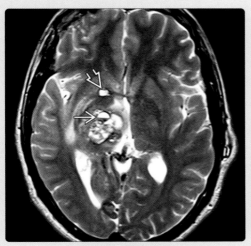
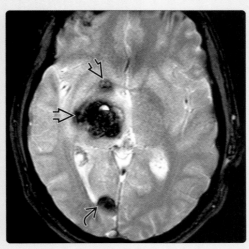

（左）同一病例，轴位 T2WI 显示典型"爆米花"外观的海绵状血管畸形，伴多房积液➡️。也显示第二个单独存在的病灶➡️。（右）同一病例的 T2* GRE 扫描显示两病灶内及周围明显的"开花征"➡️。右侧枕叶显示第三个病灶➡️，但在常规 FSE T2 加权序列难以显示

毛细血管扩张症

术语

- 脑毛细血管扩张症（brain capillary telangiectasia，BCT）
- 增粗、扩张的毛细血管簇，其内夹杂正常脑组织

影像

- 一般特点
  - 常见部位：脑桥、小脑、脊髓
  - 通常 < 1 cm
- CT
  - 通常正常
- MRI
  - T1WI 通常正常
  - T2WI
    - 50% 正常
    - 50% 呈轻微的斑点状高信号改变
  - FLAIR 成像：巨大的 BCT 可能呈边界不清的高信号
  - GRE 呈中度低信号，SWI 呈显著低信号
  - T1 增强呈轻微点状或斑点状毛刷样强化
  - 巨大 BCT 通常有显著的线状引流静脉

主要鉴别诊断

- 发育性静脉畸形
- 转移瘤
- 海绵状血管畸形
- 毛细血管瘤

临床问题

- BCT 占所有颅内血管畸形的 15% ～ 20%
- 通常在尸检或影像检查时偶然发现
- 罕见：头痛、眩晕、耳鸣
- 良性临床病程，呈静止态
  - 除非组织学上为混合病变（通常伴有毛细血管畸形

（左）轴位大体病理显示脑桥的巨大毛细血管扩张。黑色的地方是缺氧缺血造成的，而不是出血。注意未受干扰的脑桥纤维束横穿病灶。（右）一位头痛但神经系统正常的患者轴位 T2WI 显示在脑桥中央微弱的"点状"高信号

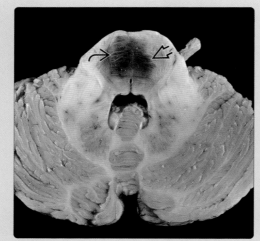
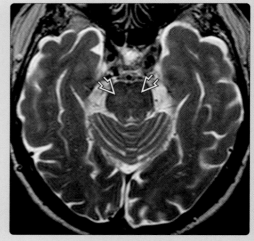

（左）同一患者，轴位 T2* GRE 显示脑桥中央微弱"点状"低信号。（右）同一患者轴位 T1 增强 MR 显示脑桥中央微弱"毛刷样"强化，这是巨大毛细血管扩张症的特征（Courtesy P. Rodriguez, MD.）

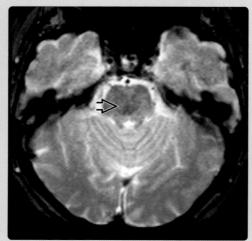
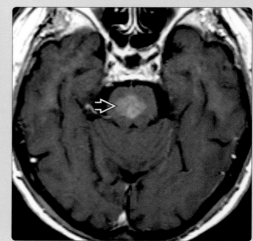

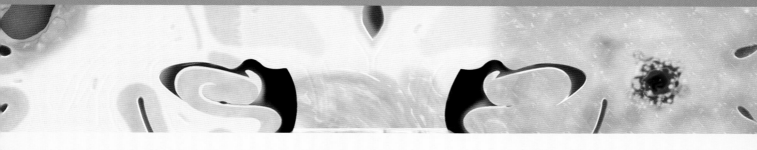

第一篇　脑
第二章
基于病理的诊断：肿瘤、囊肿和其他

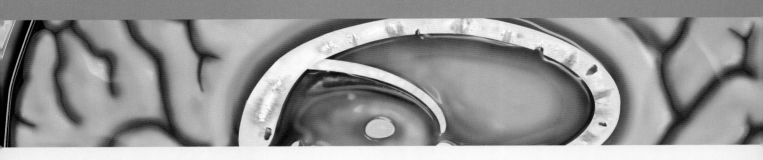

肿瘤概述

简介

目前，最为广泛接受的脑肿瘤分类方法是由世界卫生组织（WHO）发起制订的。一些世界著名的神经病理学家组成的工作小组定期召开会议，以求对脑肿瘤的分类和分级达成共识，然后把结果公之于众。在 2017 年初对 2007 版所谓的"蓝皮书"进行了一次更新。

脑肿瘤既要对其分类，又要对其分级。虽然这会随着分子分析的出现而快速变化，但组织学分级仍然是预测肿瘤生物学行为的主要手段。尽管存在着很多不同的分级方法，但 WHO 中枢神经系统肿瘤的分类和分级方法仍被最广泛接受，本书也采用此种方法。

中枢神经系统肿瘤的分类 / 分级

总则

中枢神经系统肿瘤分为原发性和转移性肿瘤。原发性肿瘤又有 6 种主要类型。神经上皮组织肿瘤远远多于其他肿瘤，其次为脑膜肿瘤。脑神经 / 脊神经肿瘤、淋巴瘤和造血系统肿瘤，以及生殖细胞肿瘤，是相对少见但却重要的肿瘤类型。最后一类原发性肿瘤是鞍区肿瘤，其命名是根据发生部位而不是组织学类型。

神经上皮组织肿瘤

此类肿瘤范围很大，因此它分为几个独立的肿瘤亚型。曾经认为此类肿瘤起源于成熟神经元或神经胶质细胞（如星形细胞、少突胶质细胞、室管膜细胞等）的去分化，但现在认为绝大多数脑肿瘤起源于神经干细胞。

星形细胞瘤： 星形细胞瘤有许多组织学类型及亚型，从生物学行为良性、相对局限的肿瘤，如毛细胞型星形细胞瘤（pilocytic astrocytoma，PA）、室管膜下巨细胞星形细胞瘤（subependymal giant cell astrocytoma，SGCA），到高度恶性、弥漫性浸润的胶质母细胞瘤（glioblastoma，GBM）。

两种局限性星形细胞瘤（PA 和 SGCA）被划为 WHO Ⅰ 级肿瘤，均不倾向于恶性进展。然而，PA 的一个变异型——毛细胞黏液样星形细胞瘤可表现出更强的侵袭性，被划为 WHO Ⅱ 级肿瘤。

弥漫浸润性星形细胞瘤与正常脑组织之间没有明确的边界，尽管在影像学上肿瘤看起来边界相对清晰。其中最低级别被称为"弥漫性星形细胞瘤"，

属于 WHO Ⅱ 级。间变性星形细胞瘤属于 WHO Ⅲ 级，胶质母细胞瘤属于 WHO Ⅳ 级。

患者发病年龄对星形细胞瘤的分型和病变部位有着显著的影响。例如，成人弥漫浸润性星形细胞瘤最常见于大脑半球，儿童患者则常见于脑桥。毛细胞型星形细胞瘤的患者为儿童和年轻成人，多见于小脑和第三脑室周围，大脑半球罕见。

少突胶质细胞肿瘤： 该类肿瘤从弥漫性浸润但分化相对较好的、WHO Ⅱ 级肿瘤（少突胶质细胞瘤）到间变性少突胶质细胞瘤（WHO Ⅲ 级）。

低级别胶质瘤（low-grade gliomas，LGG）： LGG 被分为三种分子亚型，这就产生了一个固定而不重叠且与临床相关的分类，其预测生物学行为的能力优于传统组织学方法。LGG 分类是基于 3 个重要标志物的荧光原位杂交：*IDH1*、1p19q（1p 及 19q 的共缺失）和 *ATRX*（α - 地中海贫血 /X 连锁基因智力低下综合征）。

这种分子学分类根据 *IDH1* 状态，分为 2 组弥漫浸润性星形细胞瘤。*IDH* 突变［*IDH1*（＋）］和 / 或 *ATRX* 突变［*ATRX*（＋）］的星形细胞瘤具有更好的预后，而 1p19q 存在。另一组是 *IDH*（－）（野生型）星形细胞瘤，尽管其可能出现在低级别中（WHO Ⅱ），但野生型肿瘤是具有侵袭性的肿瘤，其表现更像 GBM。少突胶质细胞瘤表现为 1p19q 缺失及 *IDH1*（＋），*ATRX* 未突变。

O-6- 甲基鸟嘌呤 DNA 甲基转移酶（MGMT）的启动子分析对胶质瘤分级治疗有重要作用。MGMT（＋）的肿瘤化疗通常比野生型肿瘤更敏感。

儿童与成人的胶质瘤： 儿童胶质瘤在基因上往往不同于成人的胶质瘤，即使在显微镜下看起来似乎是一样的。先天性儿童脑桥胶质瘤，属于侵袭性肿瘤，几乎都是致命的，具有组蛋白（H3）和 *ACVR1* 基因突变。相比成人的少突胶质细胞瘤，儿童的少突胶质细胞瘤很少表现为 1p19q 共缺失。

室管膜肿瘤： 经典的组织学标准把室管膜肿瘤分为 WHO Ⅰ 级的室管膜下瘤或黏液乳头型室管膜瘤、WHO Ⅱ 级的室管膜瘤（进一步细分为细胞型、乳头型、透明细胞型和伸长细胞型）、WHO Ⅲ 级（间变性）室管膜瘤。

最近，DNA 甲基化分析证实室管膜瘤有 9 种分子亚型。在患者的风险分级治疗中，这种分子学分类优于目前的组织病理学分级。

脉络丛肿瘤（choroid plexus tumor，CPT）：

CPT 是脑室内乳头状肿瘤，几乎 80% 见于儿童。一般来说，CPT 分为脉络丛乳头状瘤（choroid plexus papillomas，CPP）（WHO Ⅰ 级）、非典型脉络丛乳头状瘤（atypical CPP，aCPP）（WHO Ⅲ 级）及脉络丛癌（CPCa），后者被认为是 WHO Ⅲ 级。最近的基因组分析显示 aCPP 是 CPP 不成熟的变异型，其与 CPP 在细胞遗传学上相似，只是增殖活性增加。CPCa 是一个遗传学上截然不同的肿瘤组。

脉络丛乳头状瘤的发病率是脉络丛癌的 5～10 倍。所有 CPT 均能通过脑脊液播散，因此，手术前应对患者全部脑脊髓行影像学检查。

其他神经上皮肿瘤： 这些罕见的肿瘤包括星形母细胞瘤、第三脑室脊索样胶质瘤和血管中心性胶质瘤。

神经元和混合性神经元-神经胶质肿瘤： 具有神经节样细胞、分化的神经细胞或分化不良的神经母细胞的神经上皮肿瘤，包含在此组异质性肿瘤中。该组肿瘤还包括神经节细胞肿瘤（神经节细胞瘤、节细胞胶质瘤）、婴儿促纤维组织增生性节细胞胶质瘤或星形细胞瘤（DIG/DIA）、神经细胞瘤（中枢神经细胞瘤以及新分类的脑室外神经细胞瘤）、胚胎发育不良性神经上皮瘤、乳头状胶质神经元肿瘤、第 4 脑室菊形团形成性胶质神经元肿瘤及小脑脂肪神经母细胞瘤。

松果体区肿瘤： 松果体区肿瘤在颅内肿瘤中所占比例不足 1%，可以是生殖细胞肿瘤或松果体实质肿瘤，后者比前者少见。因为生殖细胞肿瘤除了发生在松果体区，还可以发生于颅内其他部位，因此应分别考虑。

松果体细胞瘤常见于成年人，是一类生长缓慢、边界清楚的肿瘤，属于 WHO Ⅰ 级。松果体母细胞瘤是一类高度恶性的原始胚胎肿瘤，绝大多数见于儿童，具有高度侵袭性，伴有早期脑脊液播散，属于 WHO Ⅳ 级肿瘤。

中分化松果体实质肿瘤（pineal parenchymal tumor of intermediate differentiation，PPTID）为中度恶性肿瘤，属 WHO Ⅱ 或 Ⅲ 级。重新分类的话，许多"侵袭性松果体细胞瘤"可归为此类。另一类新命名的肿瘤——松果体区乳头状瘤，是成年人罕见的神经上皮肿瘤，目前尚未对其行 WHO 分级。

胚胎性肿瘤： 这组肿瘤包括髓母细胞瘤（medulloblastoma，MB）、中枢神经系统原始神经外胚层肿瘤以及非典型畸胎样/横纹肌样瘤（atypical teratoid-rhabdoid tumor，AT/RT）。*SMARCB1*（INI1/hSNFS）突变可诊断 AT/RT，即使其缺乏横纹肌样细胞。

髓母细胞瘤曾有 1 个经典型和 3 个变异型，现在利用分子分析把髓母细胞瘤分为 4 组（髓母细胞瘤分级治疗的第一步）。虽然 4 组均被划为 WHO Ⅳ 级肿瘤，但它们的生物学行为完全不同，*Wnt* 激活的特殊亚组有良好的预后。

脑膜肿瘤

概述： 脑膜肿瘤在原发中枢神经系统肿瘤中占第二位，包括脑膜瘤和非脑膜上皮型间质肿瘤（并不是脑膜瘤）。血管外皮细胞瘤、血管母细胞瘤和黑色素细胞病变也被认为是脑膜肿瘤中的一员。

脑膜瘤： 脑膜瘤起源于脑膜上皮（蛛网膜帽）细胞。大多数与硬脑膜粘连，但也可发生在其他部位（如侧脑室的脉络丛）。虽然脑膜瘤在组织学上有很多亚型（如脑膜上皮型、纤维型、砂粒型等），但目前 WHO 仍使用相对简单的分类方法。绝大多数脑膜瘤是良性的，属于 WHO Ⅰ 级。非典型脑膜瘤，以及脊索样和透明细胞变异型脑膜瘤，属于 WHO Ⅱ 级肿瘤。间变性（恶性）脑膜瘤属于 WHO Ⅲ 级。

非脑膜上皮型间质肿瘤： 良性和恶性间质肿瘤均可起源于中枢神经系统。大多数是软组织或骨源性肿瘤。一般情况下，同种组织来源的都可能发生良、恶性肿瘤（肉瘤），如脂肪瘤和脂肪肉瘤、软骨瘤和软骨肉瘤、骨瘤和骨肉瘤。

血管外皮细胞瘤（hemangiopericytoma，HPC）是一类细胞密度高的、血管性间质肿瘤，几乎总是与硬脑膜粘连，属于 WHO Ⅱ 或 Ⅲ 级肿瘤。血管母细胞瘤（hemangioblastoma，HGBL）属于 WHO Ⅰ 级肿瘤，由基质细胞和大量小血管组成，可以散发或作为 von Hippel-Lindau（VHL）综合征的一部分。中枢神经系统原发黑色素细胞肿瘤十分罕见，起源于软脑膜黑色素细胞，良性或恶性均有，可呈局限或弥漫性生长。

脑神经（和脊神经）肿瘤

神经鞘瘤： 神经鞘瘤是一类良性的、有包膜的神经鞘肿瘤，由分化良好的施万（Schwann）细胞组成。可单发或多发。多发神经鞘瘤伴发神经纤维瘤病 2 型（NF2）和神经鞘瘤病，是一种特征性表现为多发神经鞘瘤但缺乏 NF2 其他特征的综合征。

颅内神经鞘瘤几乎都累及脑神经（第8对脑神经迄今为止最常受累），但偶可出现脑实质性病灶。神经鞘瘤属于 WHO Ⅰ 级肿瘤，无恶变倾向。

神经纤维瘤： 神经纤维瘤（neurofibroma，NF）是弥漫浸润性生长的神经外肿瘤，由施万细胞和成纤维细胞组成。可表现为单发的头皮神经纤维瘤。多发神经纤维瘤或丛状神经纤维瘤为神经纤维瘤病1型的一部分。组织学上，NF 属于 WHO Ⅰ 级。丛状神经纤维瘤可恶变为恶性周围神经鞘肿瘤（WHO Ⅱ～Ⅳ级），所使用的分级方法和肉瘤相似。

淋巴瘤与造血系统肿瘤

原发性中枢神经系统淋巴瘤： 经过高效抗反转录病毒治疗的 HIV 感染者 /AIDS 患者以及其他免疫低下的人群，原发性中枢神经系统淋巴瘤的发病率显著升高。原发性中枢神经系统淋巴瘤可为脑实质局灶性，也可为血管内肿瘤，可单发或多发，最常见于大脑半球。95% 以上原发性中枢神经系统淋巴瘤是弥漫性大 B 细胞淋巴瘤。

生殖细胞肿瘤

颅内生殖细胞肿瘤是一类起源于性腺和性腺外、形态学上具有同源性的原始肿瘤。80%～90% 发生于青少年，绝大多数发生在颅内中线结构（松果体区、第三脑室周围）。

鞍区肿瘤

颅咽管瘤： 颅咽管瘤是存在部分囊变的良性肿瘤（WHO Ⅰ 级），是儿童最常见的颅内非神经上皮肿瘤，有两个明显的发病高峰。造釉细胞型颅咽管瘤多见于儿童，中年人则是第二个较小的发病高峰。少见的乳头型颅咽管瘤多为实性，几乎仅见于成年人。

其他鞍区肿瘤： 神经垂体的颗粒细胞瘤是一种见于成人的罕见肿瘤，通常起源于漏斗部。垂体细胞瘤是一种见于成人的胶质肿瘤，也多起源于漏斗部。腺垂体梭形细胞嗜酸细胞瘤是一种腺垂体非内分泌肿瘤。这些罕见肿瘤都属于 WHO Ⅰ 级。

肿瘤	分级	肿瘤	分级	肿瘤	分级
神经上皮肿瘤					
星形细胞瘤		脉络丛肿瘤		神经元、混合性神经元-神经胶质肿瘤	
毛细胞型星形细胞瘤	I	脉络丛乳头状瘤	I	神经节细胞瘤	I
毛细胞黏液样星形细胞瘤	II	非典型脉络丛乳头状瘤	II	节细胞胶质瘤	I
室管膜下巨细胞星形细胞瘤	I	脉络丛癌	III	婴儿促纤维组织增生性节细胞胶质瘤/星形细胞瘤（DIG/DIA）	I
多形性黄色星形细胞瘤	II			胚胎发育不良性神经上皮瘤（DNET）	I
间变性星形细胞瘤	III	**松果体区肿瘤**		中枢神经细胞瘤	II
胶质母细胞瘤	IV	松果体细胞瘤	I	脑室外神经细胞瘤	II
胶质肉瘤	IV	中分化松果体实质肿瘤（PPTID）	II～III	小脑脂肪神经细胞瘤	II
大脑胶质瘤病	III，II～IV	松果体母细胞瘤	IV	副神经节瘤（脊髓）	I
		松果体区乳头样瘤	II～III	乳头状胶质神经元肿瘤	I
少突胶质细胞肿瘤				菊形团形成性胶质神经元肿瘤	I
少突胶质细胞瘤	II	**室管膜肿瘤**			
间变性少突胶质细胞瘤	III	室管膜下瘤	I	**其他神经上皮肿瘤**	
少突星形细胞瘤	可变的	黏液乳头型室管膜瘤	I	星形母细胞瘤	
		室管膜瘤	II	第三脑室脊索样胶质瘤	II
胚胎性肿瘤		间变性室管膜瘤	III	血管中心性胶质瘤（血管中心性神经上皮肿瘤）	I
髓母细胞瘤	IV				
原始神经外胚层肿瘤	IV				
非典型畸胎样-横纹肌样瘤	IV				
脑膜肿瘤					
脑膜上皮型肿瘤		非脑膜上皮型间质肿瘤		原发性黑色素细胞肿瘤	
脑膜瘤	I	脂肪瘤	I	弥漫性黑色素细胞瘤	
非典型脑膜瘤	II	脂肪肉瘤		黑色素细胞瘤	
间变性/恶性脑膜瘤	III	软骨瘤	I	恶性黑色素瘤	
		软骨肉瘤		脑膜黑色素瘤病	
其他相关肿瘤		骨瘤			
血管母细胞瘤	I	骨肉瘤			
		骨软骨瘤			
		血管瘤	I		
		血管外皮细胞瘤	II～III		
其他肿瘤					
脑神经和脊神经肿瘤		生殖细胞肿瘤		鞍区肿瘤	
神经鞘瘤	I	生殖细胞瘤		颅咽管瘤	I
神经纤维瘤	I	胚胎性癌		造釉细胞型	
恶性周围神经鞘瘤（MPNST）	II～IV	卵黄囊瘤		乳头型	
		混合性生殖细胞瘤		神经垂体的颗粒细胞瘤	I
淋巴瘤/造血系统肿瘤		畸胎瘤		垂体细胞瘤	I
恶性淋巴瘤				梭形细胞嗜酸细胞瘤	I
表格已修改，适用于 2007 WHO 分类的中枢神经系统肿瘤					

肿瘤概述

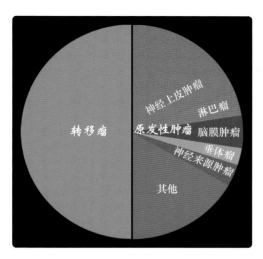

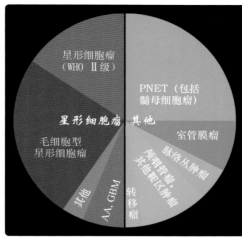

（左）图示成人脑肿瘤的相对患病率。其中，几乎一半是转移瘤，来源于全身肿瘤；另一半是原发性肿瘤。（右）图示儿童脑肿瘤。其中，转移瘤、间变性星形细胞瘤（AA）和胶质母细胞瘤（GBM）较为少见，毛细胞型星形细胞瘤和原始神经外胚层肿瘤（PNET）在儿童较成年人更为常见

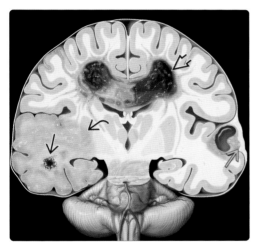

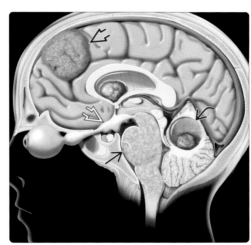

（左）图示成人星形细胞肿瘤。低级别星形细胞瘤（WHO Ⅱ）常发展为间变性星形细胞瘤。胶质母细胞瘤（GBM）最常见（图中显示为胼胝体占位）。多形性黄色星形细胞瘤是伴有结节的囊性肿瘤，该结节毗邻脑膜或使邻近脑膜增厚。（右）图示儿童星形细胞瘤。位于脑干的"胶质瘤"、毛细胞型星形细胞瘤（PA）常见。除了围绕视神经/视交叉的毛细胞型星形细胞瘤以外，幕上星形细胞瘤较为少见

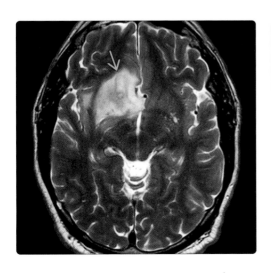

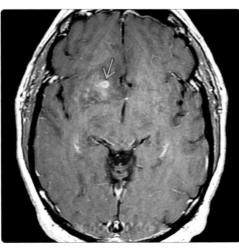

（左）一位癫痫2年的58岁男性患者。轴位 T2WI 显示不均匀高信号的占位，浸润右侧基底节、额叶、外囊及内囊后肢。（右）同一患者，T1WI 增强 MR 显示病灶局部轻度点状强化。它的位置（额叶）和大片无强化区域表明可能是继发性胶质母细胞瘤。活检示：IDH1（＋），EGFR（－），MGMT（＋），p53 70%（＋），PTEN 25%（＋），MIB1 90%（＋）

低级别弥漫性星形细胞瘤

术语

- 分化良好、生长缓慢的浸润性肿瘤
- 起源于星形细胞的原发脑肿瘤，具有恶变为间变性星形细胞瘤的倾向

影像

- 呈局灶或弥漫性无强化的脑白质占位
- T2WI 呈均匀高信号占位
- 可蔓延到邻近皮质
- 通常不强化
  - 强化提示肿瘤向更高级别进展
- MRS：典型表现为胆碱（Cho）峰高，N-乙酰天冬氨酸（NAA）峰低，但无特异性
- PWI：相对脑血容量（rCBV）较间变性星形细胞瘤低
- 最常见发病部位：大脑半球
  - 幕上 2/3：额叶和颞叶
  - 幕下 1/3：脑干（50% 的脑干"胶质瘤"是低级别星形细胞瘤）

- 低级别星形细胞瘤可能与其他肿瘤难以区别
- 影像学可表现为局限性，但在影像学异常信号之外常能发现肿瘤细胞

主要鉴别诊断

- 其他肿瘤：间变性星形细胞瘤、少突胶质细胞瘤
- 非肿瘤性病变：脑缺血、脑炎

病理学

- WHO Ⅱ级
- 若 *IDH1*（－）（非突变型），临床表现会类似于间变性星形细胞瘤、胶质母细胞瘤

临床问题

- 癫痫发作是最常见的发病形式
- 大多数患者的发病年龄是 20～45 岁，平均年龄 34 岁
- 中位生存期：6～10 年
- 生存率增加：年龄小，全瘤切除
- 预后好：*IDH1*（＋），*ATRX*（＋），*MGMT*（＋）

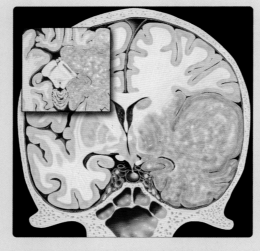
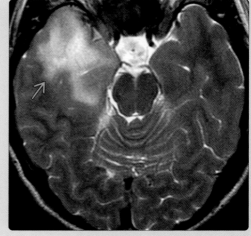

（左）冠状位图像显示一个位于白质中央的浸润性肿块，侵及左侧颞叶。轴位插图显示在中脑有轻度的占位效应。低级别星形细胞瘤多见于年轻人。（右）一位癫痫发作的 34 岁男性患者，T2WI 轴位显示一个位于右颞叶白质内的高信号浸润性肿块➡，并蔓延到皮质。增强图像显示肿块无强化。术后证实为 WHO Ⅱ级星形细胞瘤

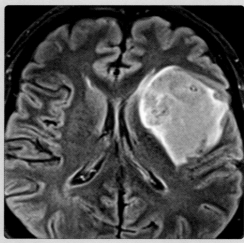
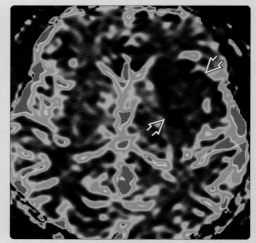

（左）FLAIR 轴位显示一个相对均匀高信号的肿块，有轻度局部占位效应，这是一个典型的 WHO Ⅱ级弥漫性星形细胞瘤。这些浸润性肿瘤可能是局灶性或弥漫性。纤维性星形细胞瘤是最常见的组织学类型。（右）同一患者轴位 MR 灌注显示左额颞叶肿块的相对脑血容量（rCBV）降低➡，提示低级别肿瘤。MR 灌注已被证明对术前肿瘤分级、预测生存期及指导活检是有帮助的

间变性星形细胞瘤

术语

- 具有间变性及显著增殖潜能的呈弥漫性浸润生长的恶性星形细胞瘤

影像

- 浸润性肿块，主要累及白质，强化形式多样
- T2WI 为不均匀高信号
- 几乎总能在异常信号强度区之外发现肿瘤细胞
- 可累及、蔓延到皮质
- 通常不强化；局灶、结节样、均匀、斑片状强化并不少见
  - 环形强化应该怀疑为胶质母细胞瘤（GBM）
- MRS：Cho/Cr 比值升高，NAA 峰降低
- MRP：最大局部脑血容量升高
- 间变性星形细胞瘤的组织学和影像学特点介于低级别星形细胞瘤和胶质母细胞瘤之间

主要鉴别诊断

- 低级别弥漫性星形细胞瘤
- 胶质母细胞瘤
- 少突胶质细胞瘤
- 脑炎
- 脑缺血

病理学

- WHO Ⅲ级
- 通常由低级别（弥漫性）星形细胞瘤（WHO Ⅱ级）发展而来（75%）

临床问题

- 任何年龄均可发病，40 ～ 50 岁最常见；占所有星形细胞瘤的 1/3
- 预后：中位生存期 2 ～ 3 年
  - *IDH1*（＋）和 *MGMT*（＋）患者生存期较长
  - *IDH1*、*ATRX* 野生型（非突变型）预后差

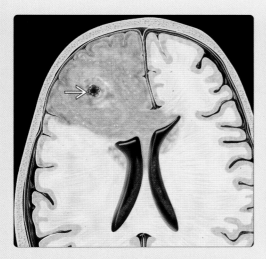

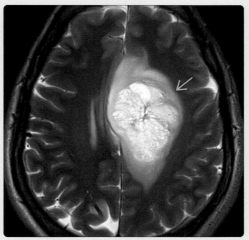

（左）轴位图示一个浸润性的脑白质占位，沿胼胝体浸润生长，伴局灶出血➡和局部占位效应。沿脑白质浸润是间变性星形细胞瘤的典型特征。它们最常位于大脑半球。（右）轴位 T2WI 示一个左侧额叶不均匀高信号占位➡，伴局部占位效应。术后证实为间变性星形细胞瘤，WHO Ⅲ级。这些高级别胶质瘤易发展为胶质母细胞瘤

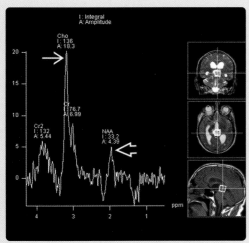

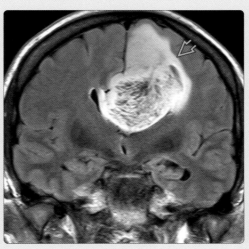

（左）一个顶盖间变性星形细胞瘤患者的 MRS 显示 Cho 峰高➡，NAA 峰低➡，为典型恶性肿瘤表现。（右）一位 47 岁男性患者冠状位 FLAIR 显示一个不均匀高信号占位➡，位于额叶白质内。间变性星形细胞瘤占所有星形细胞瘤的 1/3。间变性星形细胞瘤恶性程度介于低级别（弥漫性）星形细胞瘤（WHO Ⅱ级）和胶质母细胞瘤（WHO Ⅳ级）之间

毛细胞型星形细胞瘤

术语

- 毛细胞型星形细胞瘤（PA）：边界清楚，生长缓慢，常有囊性成分和壁结节

影像

- 囊性小脑肿块伴有壁结节强化
  - 起源于小脑半球，压迫第四脑室
- 视神经 / 视交叉 / 视束肿胀，伴不同程度强化
- 小脑（60%）＞视神经 / 视交叉（25%～30%）＞第三脑室旁＞脑干
- 边界清楚，几乎无瘤周水肿
- 肿瘤的侵袭性表现（肿瘤强化和 MRS）可导致误诊

主要鉴别诊断

- 髓母细胞瘤（原始神经外胚层瘤）
- 室管膜瘤
- 节细胞胶质瘤
- 血管母细胞瘤
- 脱髓鞘疾病

病理学

- WHO Ⅰ 级
- 15% 的神经纤维瘤病 1 型（NF1）患者可发生 PA，视路是最常见的发病部位
- 多达 1/3 的视路 PA 患者为神经纤维瘤病 1 型
- 儿童最常见的原发脑肿瘤

临床问题

- 临床表现取决于肿瘤部位
  - 最常见头痛、恶心、呕吐
  - 视力丧失（视通路病灶）
  - 共济失调，小脑病变体征（小脑病灶）
- 发病年龄高峰：5～15 岁
- 缓慢生长型肿瘤，预后好
- 20 年中位生存率＞70%

（左）轴位图示一个位于颅后窝的 PA，具有典型的囊肿及壁结节。这类 WHO Ⅰ 级肿瘤最常见于小脑半球，并压迫第四脑室。（右）MR 轴位 FLAIR 示一个儿童小脑的 PA，病灶具有典型的囊肿及壁结节➡。注意：邻近小脑周围缺乏典型的脑水肿。常因第四脑室的占位效应➡而造成脑积水

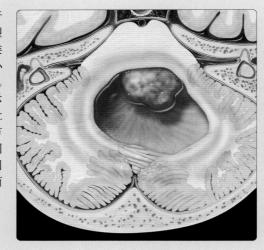
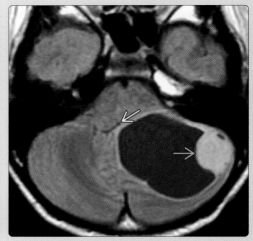

（左）轴位 CT 平扫显示一个囊实性颅后窝肿块➡，实性部分为等密度，导致梗阻性脑积水。无高密度影有助于 PA 和髓母细胞瘤鉴别。（右）冠状位 T2WI 显示一个位于下丘脑 / 视交叉的高信号肿瘤➡，不伴瘤周水肿。这个部位的 PA 强化形式多样。视路 PA 多伴发神经纤维瘤病 1 型（NF1）：多达 1/3 的视路 PA 患者为 NF1

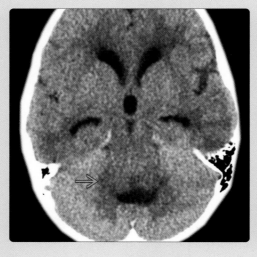
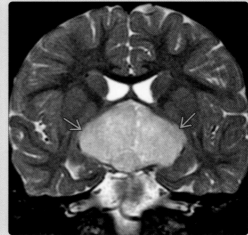

第一篇 脑 基于病理的诊断：肿瘤、囊肿和其他
第二章

胶质母细胞瘤

术语

- 快速生长的恶性星形细胞瘤，特点为坏死和新生血管形成
- 最常见的原发性颅内肿瘤

影像

- 最佳影像线索：肿瘤中心坏死周围有厚而不规则的强化边缘
- 不均匀高信号占位，邻近组织浸润，血管性水肿
- 可见坏死、囊变、出血、液体/碎片平面、流空影（新生血管形成）
- 最常见发病部位：幕上脑白质
  - 大脑半球＞脑干＞小脑
- 肿瘤范围远远大于异常信号的范围

主要鉴别诊断

- 肿瘤：间变性星形细胞瘤、淋巴瘤、转移瘤
- 瘤样脱髓鞘病变，亚急性脑缺血

病理学

- 组织学：坏死，微血管增生，WHO Ⅳ级
- 遗传异质性
  - 4种主要亚型＝经典型、间质型、前神经元型和神经元型
  - 可原发或继发
    - 原发（新生）胶质母细胞瘤（GBM）
      □ 占所有GBM的95%；多数是经典型；EGFR扩增，IDH1（－）（野生型）
    - 继发型（由低级别星形细胞瘤进展而来）
      □ 患者较年轻；多为前神经元型；IDH1、TP53常突变

临床问题

- 癫痫、局灶神经功能缺损常见
- 发病高峰：45～75岁，任何年龄均可发病
- 占颅内肿瘤的12%～15%，占星形细胞瘤的2/3
- 持续进展，生存期通常＜1年
  - 随基因类型、其他因素（如MGMT状态）而各异

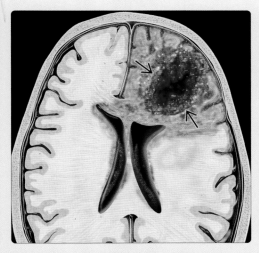
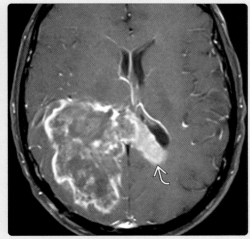

（左）轴位图像显示一个中央坏死的浸润性肿块，通过胼胝体累及对侧，可见肿瘤组织➡围绕着坏死中心，为胶质母细胞瘤的典型表现。（右）一位急性癫痫发作的60岁男性患者轴位T1WI压脂增强显示不均匀强化的枕叶肿块，病变中心坏死，经胼胝体压部蔓延➡，为胶质母细胞瘤的特点。额叶、颞叶是最常见的发病部位

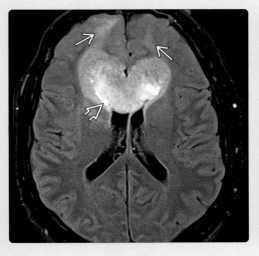
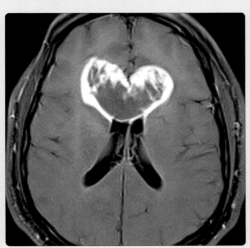

（左）轴位FLAIR显示一不均匀高信号肿块➡，异常信号通过胼胝体膝部延伸到额叶皮质下白质➡。肿瘤细胞可能蔓延超出MR信号异常区域。（右）同一患者轴位T1WI压脂增强显示肿瘤厚壁强化，包绕肿瘤坏死中心，这是胶质母细胞瘤的特点。其他病变包括淋巴瘤和脱髓鞘病变，也可累及胼胝体

术语

- 弥漫浸润性胶质瘤，好发于双侧大脑，至少累及 3 个脑叶
- 肿瘤的浸润范围与其组织学特征及临床表现不成比例

影像

- T2WI 浸润性高信号肿块，受累结构肿胀
  - 典型位于大脑半球（75%）
  - 脑结构肿胀、扭曲，但尚保留
- 典型病例无或仅有轻度强化
- 强化可提示肿瘤恶变或恶性胶质瘤病灶
- MRS：CHO 峰增高，NAA 峰降低

主要鉴别诊断

- 小动脉硬化
- 血管炎

- 间变性星形细胞瘤
- 病毒性脑炎
- 脱髓鞘病变

病理学

- 通常为 WHO Ⅲ级；分级范围为 Ⅱ～Ⅳ级
- 与弥漫浸润性星形细胞瘤有许多共同特征
- 罕见情况下，少突胶质细胞瘤是主要的细胞类型
- 诊断主要依据组织学和影像学

临床问题

- 临床症状：精神状态改变、痴呆、头痛、癫痫、昏睡
- 治疗：活检诊断，± 放疗和化疗
- 发病年龄高峰：40 ～ 50 岁，任何年龄均可发病
- 进展迅速
- 生存期：数周到数年
  - 中位生存期：约 14 个月

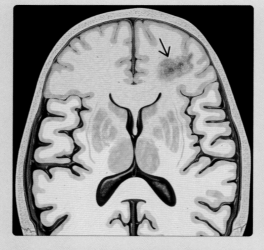

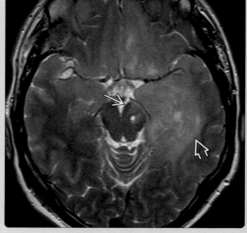

（左）轴位图像显示浸润性肿瘤累及额叶、岛叶和基底节，深层大脑结构相对保留。注意肿瘤局部恶变➡。（右）轴位 T2WI 显示左侧大脑脚异常高信号➡，左侧颞叶、左侧额叶的皮质髓质交界模糊➡。受累组织轻度肿胀，但深层大脑结构相对保留，为典型的大脑胶质瘤病

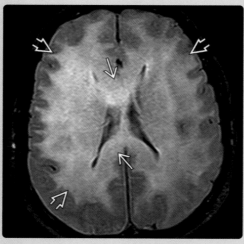

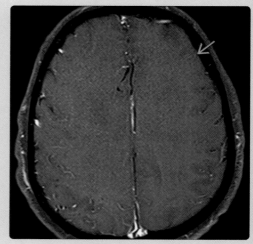

（左）一位 73 岁男性患者，轴位 FLAIR 显示整个幕上脑白质弥漫高信号➡，胼胝体增厚➡，但保留基本解剖结构。大脑胶质瘤病可类似非肿瘤性白质病变（包括小动脉硬化）。（右）同一患者，轴位 T1WI 增强显示病变无强化，为典型的大脑胶质瘤病表现。强化常常与局部间变或疾病进展相关。存在轻度脑沟消失➡。这些浸润性肿瘤可能是 WHO Ⅱ～Ⅳ级

少突胶质细胞瘤

术语

- 分化良好，生长缓慢，但弥漫浸润的皮质 / 皮质下肿瘤

影像

- 最常见于额叶（50% ～ 65%）
- 最佳诊断线索：见于中年人，部分钙化的额叶皮质 / 皮质下肿块
  - 典型表现为 T2WI 不均匀高信号肿块
- 大约 50% 可强化
  - 典型表现为不均匀强化
- 之前无强化的少突胶质细胞瘤出现强化提示恶变可能

主要鉴别诊断

- 间变性少突胶质细胞瘤
- 低级别弥漫性星形细胞瘤
- 节细胞胶质瘤

- 胚胎发育不良性神经上皮瘤
- 多形性黄色星形细胞瘤
- 脑炎
- 脑缺血

病理学

- 染色体 1p 和 19q 杂合性缺失（50% ～ 70%）
- WHO Ⅱ 级
- 间变性少突胶质细胞瘤为 WHO Ⅲ 级
- 少突胶质细胞瘤比同级别的星形细胞瘤预后好

临床问题

- 占原发颅内肿瘤的 5% ～ 10%
- 最常见的临床表现：癫痫、头痛和局灶性神经功能缺损
- 发病高峰：30 ～ 50 岁
- 中位生存期：10 年
- 染色体 1p 和 19q 缺失及 *IDH1*（＋）预后更好

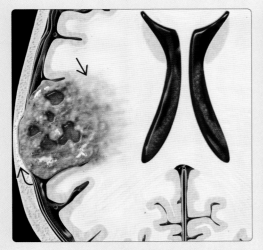

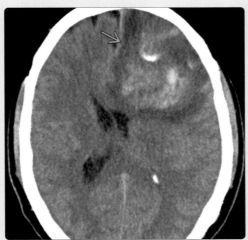

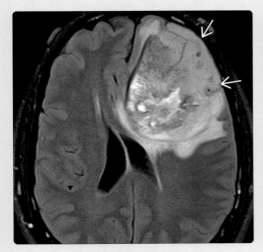

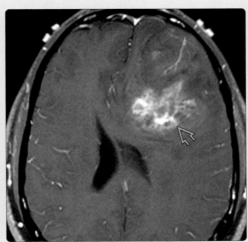

（左）轴位图示一个不均匀囊实性肿块，累及皮质及皮质下白质，是典型少突胶质细胞瘤的表现。注意肿瘤深部浸润的边界➡和颅骨重塑➡。（右）一位 20 岁男性患者，轴位 CT 平扫显示一个位于左侧额叶钙化的大肿块➡，是典型少突胶质细胞瘤的表现。绝大多数（70% ～ 90%）少突胶质细胞瘤有钙化。钙化能帮助该肿瘤与其他胶质瘤进行鉴别，特别是星形细胞瘤

（左）同一患者，轴位 FLAIR 显示一个不均匀高信号的浸润性肿块，蔓延到额叶脑回➡。位于额叶且有皮质和皮质下白质受累是典型少突胶质细胞瘤的表现。（右）同一患者，轴位 T1WI 增强显示这例 WHO Ⅱ 级少突胶质细胞瘤不均匀强化➡。从常规影像区分 Ⅱ 级和 Ⅲ 级少突胶质细胞瘤困难。MRS 和 MR 灌注可帮助预测术前肿瘤分级

间变性少突胶质细胞瘤

术语

- 少突胶质细胞瘤伴局部或弥漫性恶性组织学特征

影像

- 最佳诊断线索：钙化的额叶肿块，累及皮质和皮质下白质
  - 最常见的发病部位为额叶，其次为颞叶
- 大多数肿瘤有结节样或团块状钙化
- 可见出血或坏死
- 强化形式多样
  - 间变性少突胶质细胞瘤比低级别少突胶质细胞瘤更容易强化
- 几乎总能在异常信号范围之外找到肿瘤细胞
- MRS 和 MR 灌注有助于 Ⅱ 级和 Ⅲ 级少突胶质细胞瘤的鉴别

主要鉴别诊断

- 少突胶质细胞瘤
- 间变性星形细胞瘤
- 多形性胶质母细胞瘤（GBM）
- 脑炎
- 脑缺血

病理学

- WHO Ⅲ 级
- 少突胶质细胞瘤比同级别的星形细胞瘤预后更好

临床问题

- 最常见的表现为头痛、癫痫发作
- 任何年龄均可发病，平均发病年龄为 49 岁
- 中位生存期：4 年
- 5 年生存率：40% ～ 45%，10 年生存率：15%
- 染色体 1p 和 19q 缺失，提示生存期延长

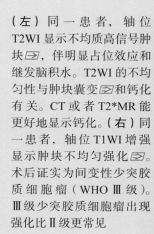

（左）轴位图示一个位于额叶皮质和皮质下的不均质肿块，伴坏死和出血。注意肿瘤的占位效应和浸润性边界，是间变性少突胶质细胞瘤（WHO Ⅲ 级）的典型表现。这种恶性胶质瘤预后差。（右）一位 43 岁男性癫痫患者，轴位 CT 示一个位于额叶的钙化囊实性肿块。继发梗阻性脑积水，伴脑室扩大和脑脊液跨室管膜渗出（间质水肿）

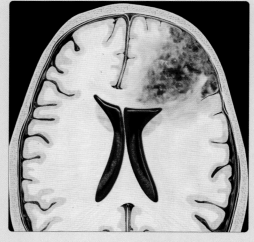
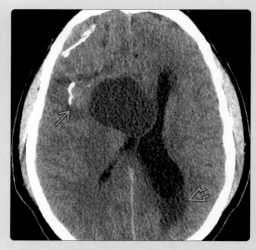

（左）同一患者，轴位 T2WI 显示不均质高信号肿块，伴明显占位效应和继发脑积水。T2WI 的不均匀性与肿块囊变和钙化有关。CT 或者 T2*MR 能更好地显示钙化。（右）同一患者，轴位 T1WI 增强显示肿块不均匀强化。术后证实为间变性少突胶质细胞瘤（WHO Ⅲ 级）。Ⅲ 级少突胶质细胞瘤出现强化比 Ⅱ 级更常见

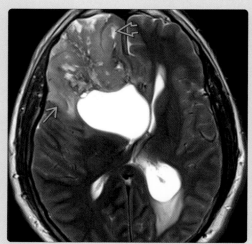
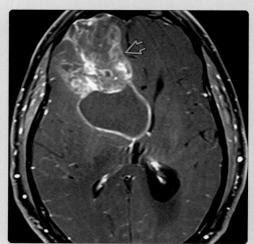

幕下室管膜瘤

关键点

术语

- 后颅窝室管膜瘤

影像

- 室管膜瘤可发生在脑内任何位置
- 最常见部位：后颅窝（占 2/3）
  - 第四脑室体 / 底部分叶状肿块
    - 质软或可塑性的肿块
      - 适应脑室的形状
      - 可通过第四脑室正中孔挤进小脑延髓池
      - ± 可通过第四脑室两侧侧孔延伸到桥小脑角池
- CT 平扫
  - 钙化常见（50%）
  - ± 囊变，出血
  - 梗阻性脑积水常见
- MR
  - 强化形式多样；DWI 上通常弥散不受限

病理学

- 后颅窝室管膜瘤的 3 种分子亚型
  - 后颅窝室管膜瘤亚型 A（PF-EPN-A）
    - 最常见（50%）
    - 以婴儿为主
    - 预后差
  - 后颅窝室管膜瘤亚型 B
    - 占后颅窝室管膜瘤的 10%
    - 较大的儿童，成人
    - 预后较好
  - 室管膜下瘤（PF-SE）

临床问题

- 颅内压升高的征象
- 3% ～ 17% 发生脑脊液播散

诊断要点

- 比原始神经外胚层肿瘤-髓母细胞瘤或毛细胞型星形细胞瘤更为少见

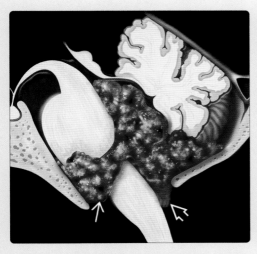
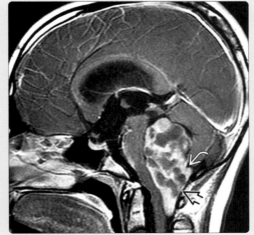
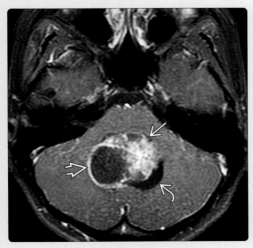
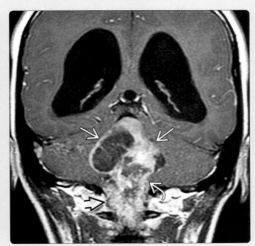

（左）后颅窝室管膜瘤通过第四脑室正中孔和侧孔蔓延到小脑延髓池➡和桥小脑角池➡。在这个部位可塑性生长是室管膜瘤的典型表现，同时也增加了手术切除的难度。（右）矢状位 T1WI 增强显示一个典型的室管膜瘤，有分叶，混杂囊性 / 实性的强化肿块，压迫脑干，蔓延到第四脑室。肿瘤向后下方挤压通过第四脑室正中孔➡进入小脑延髓池➡

（左）同一病例，轴位 T1 压脂增强显示混合囊性➡和实性➡的强化肿瘤扩大，填满第四脑室➡。（右）同一病例，冠状位 T1 增强扫描显示混合囊 / 实性强化肿块，形状与扩张的第四脑室➡相符。肿瘤向下挤压并通过扩大的第四脑室正中孔➡，延伸到上段颈椎椎管内➡。术后证实是 WHO Ⅱ 级室管膜瘤

室管膜下瘤

术语

- 罕见，分化良好的良性室管膜肿瘤，位于脑室内，典型表现为附着于脑室壁

影像

- 位于脑室内，典型病例位于第四脑室下部（60%）
- 其他部位：侧脑室＞第三脑室＞脊髓
- T2/FLAIR 为脑室内高信号肿块
  - 信号不均匀与囊变有关；较大病灶可见血液产物或钙化
- 强化形式多样，典型表现为无强化至轻度强化
- 通常 T2WI 和 FLAIR 是最敏感的序列

主要鉴别诊断

- 室管膜瘤
- 中枢神经细胞瘤
- 室管膜下巨细胞星形细胞瘤
- 脉络丛乳头状瘤

- 血管母细胞瘤
- 转移瘤

病理学

- WHO Ⅰ 级

临床问题

- 40% 有临床表现，多为幕上肿瘤
  - 和颅内压升高、脑积水有关
- 好发于中老年人（典型发病年龄 40 ～ 60 岁）
- 治疗：若患者无症状，可利用影像学持续监测，进行保守治疗
- 大多数情况下，手术切除可治愈
- 幕上病灶预后好
  - 极少复发

诊断要点

- 若老年人第四脑室或侧脑室高信号肿块，考虑室管膜下瘤

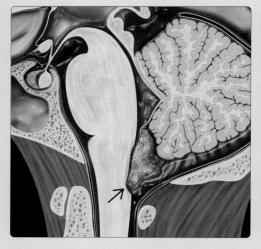
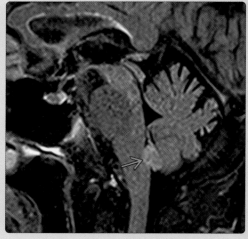

（左）矢状位图显示起源于第四脑室底的实性肿块，边界清楚，伴轻度占位效应➡。注意无脑积水，为室管膜下瘤的特点。（右）一位头痛的 64 岁男性患者，矢状位 FLAIR 显示一个沿第四脑室下部生长的实性肿块➡，呈高信号。手术证实为室管瘤下瘤。这些第四脑室肿瘤多无临床症状。T2WI 和 FLAIR 是显示该 WHO Ⅰ 级肿瘤最敏感的序列

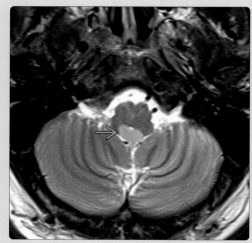
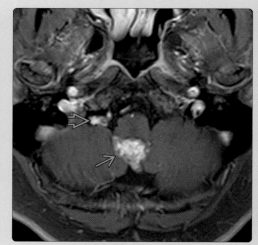

（左）轴位 T2WI 显示一个沿第四脑室下部生长、位于延髓水平的高信号肿块➡（室管膜下瘤的典型影像学表现）。（右）轴位 T1WI 增强显示位于第四脑室流出道的强化肿块➡。这种中度强化并不常见。室管膜下瘤的典型表现是无或轻微强化。它们能通过第四脑室正中孔突出。在本病例中，肿瘤通过第四脑室侧孔出现在小脑半球前方➡

经典型脉络丛乳头状瘤

术语

- 脉络丛肿瘤（CPT）
  - CPT 分三种类型
    - 脉络丛乳头状瘤（CPP）（WHO Ⅰ级）
    - 不典型性脉络丛乳头状瘤（aCPP）（WHO Ⅱ级）
    - 脉络丛癌（CPCa）（WHO Ⅲ级）

影像

- 典型：见于儿童，侧脑室中部强化分叶状（菜花样）肿块
- 脉络丛乳头状瘤的发生与脉络丛的数量有关
  - 50% 位于侧脑室（通常是中部）
  - 40% 位于第四脑室和（或）第四脑室外侧孔
  - 5% 位于第三脑室（顶）
- 脑积水（产生过多，梗阻性）

主要鉴别诊断

- 不典型性脉络丛乳头状瘤

- 脉络丛乳头状瘤
- 生理性脉络丛扩张
- 脑膜瘤
- 脑室内转移瘤
- 髓母细胞瘤
- 室管膜瘤

临床问题

- 1 岁以下儿童最常见的脑肿瘤
  - 占 1 岁以内儿童全部脑肿瘤的 13.1%
  - 7.9% 的胎儿脑肿瘤由超声诊断
- 良性，生长缓慢
  - ± 脑脊液播散（不能区分 CPP 与 CPCa）
  - 恶变罕见

诊断要点

- 2 岁以下儿童发现脑室内肿块，考虑 CPP
- 仅凭影像难以可靠鉴别 CPP、aCPP 和 CPCa

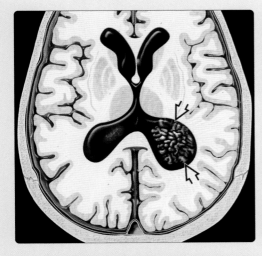
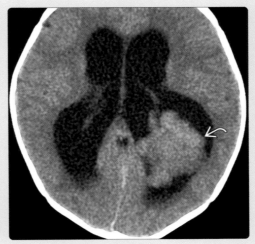

（左）轴位图示一个起源于左侧侧脑室三角区的脉络丛乳头状瘤（CPP）。注意肿瘤表面特征性的叶状突起➡。儿童 CPP 在侧脑室最常见。（右）一位巨颅儿童患者轴位 CT 平扫显示一个位于左侧侧脑室的分叶状肿块➡，伴脑积水

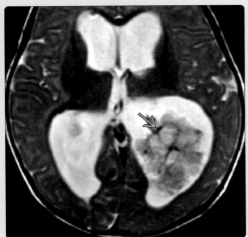
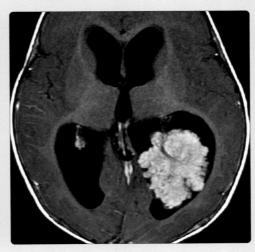

（左）同一患者，轴位 T2WI 显示一个位于侧脑室的不均匀高信号肿块，散在低信号血管流空影➡，提示肿瘤血管丰富。肿瘤的分叶特点明显。（右）同一患者轴位 T1WI 增强显示此分叶状肿瘤显著强化，伴表面叶状突起，为 CPP 的特点。CPP 不能仅靠常规成像与非典型 CPP 鉴别

节细胞胶质瘤

术语

- 分化良好、生长缓慢的神经上皮肿瘤，由肿瘤性神经节细胞和肿瘤性神经胶质细胞组成
- 是引起颞叶癫痫的最常见肿瘤

影像

- 最佳诊断线索：部分囊变、强化，基于皮质的肿块，见于颞叶癫痫的儿童／年轻成人
- 可发生于任何部位，但最常见于大脑半球表浅部位，颞叶（＞75%）
- 最常见为边界清楚的囊性病变，伴壁结节
- 可为实性，边界清楚
- 钙化常见（达50%）
- 浅表病灶可使皮质肿胀、颅骨重塑
- 大约50%可强化
- 扫描序列建议：MR 增强包括冠状位 T2WI，能更好地评估颞叶

主要鉴别诊断

- 多形性黄色星形细胞瘤
- 胚胎发育不良性神经上皮瘤
- 星形细胞瘤
- 少突胶质细胞瘤
- 神经系统囊虫病

病理学

- WHO Ⅰ 或 Ⅱ 级（80% 为 Ⅰ 级）
- 少见：间变性节细胞胶质瘤（WHO Ⅲ 级）
- 罕见：含有多形性胶质母细胞瘤样胶质成分的恶性肿瘤（WHO Ⅳ 级）

临床问题

- 任何年龄均可发病（发病高峰：10 ～ 20 岁）
- 最常见的混合性神经元-胶质肿瘤
- 皮质发育不良通常与节细胞胶质瘤有关
- 若手术完全切除，预后好

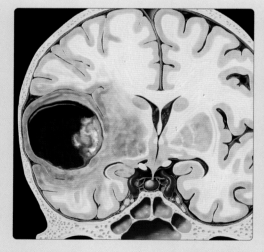
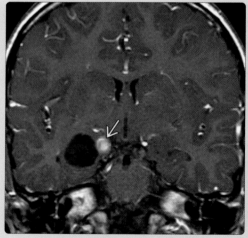

（左）冠状位图示一个颞叶边界清楚的囊实性肿块，蔓延到大脑皮质，可见颅骨重塑，这是浅表节细胞胶质瘤的典型表现。节细胞胶质瘤是引起颞叶癫痫最常见的原因。（右）一位颞叶癫痫的年轻成人，冠状位 T1WI 增强显示一个颞叶边界清楚的囊实性肿块，伴明显强化的壁结节 ➡。这是节细胞胶质瘤的典型强化形式

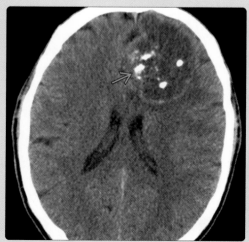
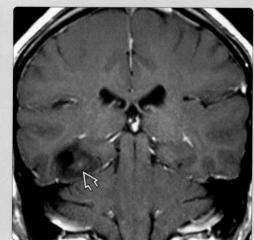

（左）一位头痛、癫痫的25岁患者。轴位 CT 示一个部分钙化的额叶肿块 ➡。瘤周缺乏水肿是典型的节细胞胶质瘤表现。影像上与少突胶质细胞瘤相似。30% ～ 50% 的节细胞胶质瘤可见钙化。（右）一位癫痫的女性患者，冠状位 T1WI 增强显示位于右侧颞叶的节细胞胶质瘤，可见轻微强化 ➡。该病灶需与胚胎发育不良性神经上皮瘤、星形细胞瘤、多形性黄色星形细胞瘤、少突胶质细胞瘤鉴别

胚胎发育不良性神经上皮瘤

关键点

术语

- 胚胎发育不良性神经上皮瘤（dysembryoplastic neuroepithelial tumor，DNET）
  - 良性、混合性胶质-神经元肿瘤
  - 常伴皮质发育不良

影像

- 可发生于幕上皮质的任何区域
  - 颞叶最常见，其次是额叶
  - 肿块经常"指向"脑室
- 边界清楚，楔形
  - 囊性（"气泡样"）皮质内肿块
  - 轻微/无占位效应
  - 无瘤周水肿
- 常年生长缓慢
- 通常无强化
- 20%～30%有微弱点状或环形强化
  - 若有强化，提示复发率高

主要鉴别诊断

- 局灶性皮质发育不良Ⅱ型（Taylor型）
- 神经上皮囊肿
- 节细胞胶质瘤
- 多形性黄色星形细胞瘤
- 血管中心性胶质瘤

病理学

- WHO Ⅰ级
- 标志＝特异性胶质神经元成分

临床问题

- 儿童/年轻成人的长期药物难治性的部分复杂性癫痫发作
- 手术切除通常可治愈
- 即使肿瘤复发、强化，组织学表现通常为良性

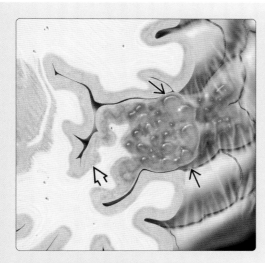
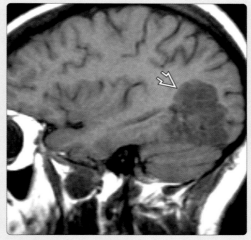
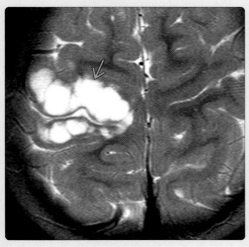
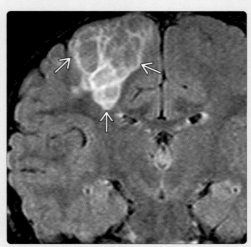

（左）斜冠状位图示一个囊性皮质胚胎发育不良性神经上皮瘤（DNET）的典型表现，见于癫痫发作的儿童或年轻成人。多囊性肿瘤➡使脑回增大，邻近脑回常见皮质发育不良➡。（右）一位癫痫发作的年轻成人，矢状位T1WI示DNET（WHO Ⅰ级肿瘤）的特征性"气泡样"表现。注意楔形皮质肿块呈T1WI低信号➡。肿瘤手术切除有良好预后

（左）轴位T2WI显示右侧额叶后部以皮质为基底的分叶状、楔形囊性肿块➡。注意缺乏水肿和占位效应，考虑到肿瘤的大小，这是典型的DNET表现。（右）同一患者，冠状位FLAIR显示DNET的典型表现。注意以皮质为基础、边界清楚的楔形肿块，伴高信号环➡。肿瘤指向脑室，周围无水肿（Courtesy L. Loevner，MD.）

中枢神经细胞瘤

术语

- 中枢神经细胞瘤（central neurocytoma，CN）= 具有神经细胞分化的脑室内神经上皮肿瘤

影像

- 最佳诊断线索：侧脑室前角或体部的"多泡沫样"占位
  - 可累及第三脑室
- CT：通常伴有钙化的囊实性肿块
  - 合并脑积水常见
  - 合并出血少见
- MR：呈异质性，T2WI 高信号，"多泡沫样"表现
  - 可以实性为主
  - 中度到显著不均匀强化
- MRS：Cho 峰升高，NAA 峰下降；3.55ppm 出现甘氨酸峰
- 若年轻成人室间孔附近出现"多泡沫样"、"羽毛样"表现或脑室内实性肿块，要考虑中枢神经细胞瘤

主要鉴别诊断

- 室管膜下瘤
- 室管膜下巨细胞星形细胞瘤
- 脑室内转移瘤
- 室管膜瘤
- 脉络丛乳头状瘤

临床问题

- 年轻成人，20 ～ 40 岁常见
- 通常是良性，局部复发不常见
  - 传统的外科手术切除可治愈
  - 若切除不完整，放疗、化疗和（或）放射外科手术会有帮助
- 五年生存率：90%
- MIB-1（Ki-67 标记）指数＞ 2% ～ 3% =预后较差
- 最常见的临床表现：头痛、颅内压增加、精神状态改变、癫痫
  - 侧脑室室间孔阻塞可继发脑积水

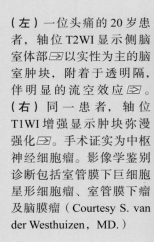

（左）轴位图示一个边界清楚、分叶状、"多泡样"肿块➡，附着于透明隔➡。脑室扩张与室间孔阻塞有关。这是中枢神经细胞瘤的典型表现。手术彻底切除通常可治愈这种 WHO Ⅱ 级肿瘤。（右）轴位 CT 平扫显示一个侧脑室内不均匀的混杂囊实性肿块➡，附着于透明隔，并继发梗阻性脑积水➡，这是中枢神经细胞瘤的典型表现

（左）一位头痛的 20 岁患者，轴位 T2WI 显示侧脑室体部➡以实性为主的脑室肿块，附着于透明隔，伴明显的流空效应➡。（右）同一患者，轴位 T1WI 增强显示肿块弥漫强化➡。手术证实为中枢神经细胞瘤。影像学鉴别诊断包括室管膜下巨细胞星形细胞瘤、室管膜下瘤及脑膜瘤（Courtesy S. van der Westhuizen，MD.）

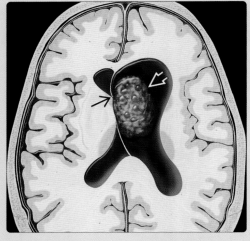

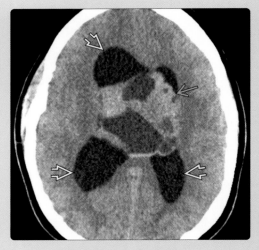

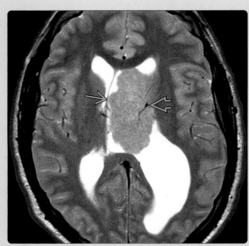

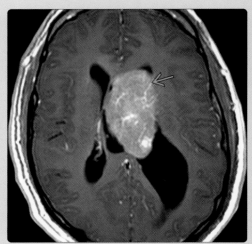

松果体细胞瘤

术语

- 松果体细胞瘤（pineocytoma，PC），松果体实质肿瘤（pineal parenchymal tumor，PPT）
- 松果体细胞瘤是由均一的成熟的小细胞组成
  - 细胞类似松果体细胞

影像

- 一般特征：边界清楚、强化的松果体占位
  - 可类似良性松果体囊肿或中分化松果体实质肿瘤（PPTID）
  - 典型肿块 < 3 cm
  - 可压迫邻近结构
  - 很少蔓延到第三脑室，侵袭性少见
  - 可压迫导水管，引起脑积水
- CT
  - 边界清楚的等密度或低密度的松果体区占位
  - 周围（"炸开样"）钙化常见
  - CT 增强：实质性、环形及结节样强化
- MR（最敏感）
  - 可存在囊性改变
  - 增强可呈实性或周边性强化

主要鉴别诊断

- 非肿瘤性松果体囊肿
- 中分化松果体实质肿瘤
- 松果体母细胞瘤
- 生殖细胞瘤、其他生殖细胞的肿瘤

临床问题

- 最常见特征：头痛、中脑背侧综合征（Parinaud 综合征）
- 可出现颅内压增高、共济失调、脑积水、精神状态改变
- 常见于成人，平均年龄 40 岁
- 稳定或生长缓慢的肿瘤
- 缺乏生殖细胞标志物（甲胎蛋白、HCG）
- 手术切除或立体定向活检是首选治疗方法
  - 手术完全切除通常可治愈

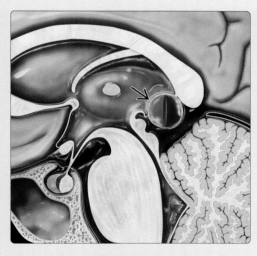
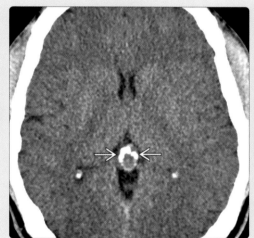

（左）矢状位图示一个松果体腺囊性占位➡，伴液-液平面和肿瘤周边的结节，这是松果体细胞瘤的典型表现。无明显占位效应。松果体细胞瘤可偶然发现或者并发脑积水时发现。（右）轴位 CT 平扫示一典型松果体病例。注意这个来源于松果体区的小占位的"炸开样"周围钙化➡。肿瘤大小刚超过 1 cm，没有并发脑积水

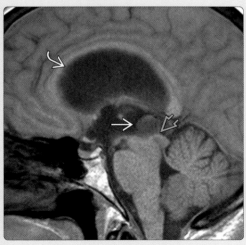
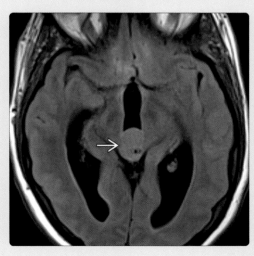

（左）一位头痛的 50 岁女性患者，矢状位 T1WI 示一松果体区囊性占位➡，伴邻近脑室扩大➡及顶盖局部占位效应➡。上丘的占位效应常导致中脑背侧（Parinaud）综合征。（右）同一患者，轴位 FLAIR 显示松果体区分叶状高信号的占位➡，伴邻近脑室扩大。手术证实为松果体细胞瘤。这类 WHO Ⅰ 级肿瘤通常多年都稳定

中分化松果体实质肿瘤

术语

- 松果体腺的原发实质肿瘤
  - 恶性程度介于松果体母细胞瘤和松果体细胞瘤之间

影像

- 一般特征
  - 成人为侵袭性表现的松果体占位
  - 常见蔓延到邻近结构（脑室、丘脑）
  - 分叶状、血供中等
  - 大小：从小（＜1 cm）到大（约 6 cm）不等
- CT
  - 以松果体区为中心的高密度占位
  - "吞食"钙化的松果体腺
  - 脑积水
- MR
  - T1WI：混杂等/低信号占位
  - T2WI：相对于灰质呈等信号，及小灶状高信号
  - FLAIR：高信号
  - 显著不均匀强化
  - MRS：Cho 升高，NAA 降低
- 中老年患者松果体区出现侵袭性生长的肿物，考虑中分化松果体实质肿瘤（PPTID）

主要鉴别诊断

- 生殖细胞瘤
- 松果体细胞瘤
- 松果体母细胞瘤
- 松果体区乳头状肿瘤

病理学

- 神经上皮肿瘤
  - 起源于松果体细胞或它们的前体
- WHO Ⅱ级或Ⅲ级

临床问题

- 中脑背侧（Parinaud）综合征，头痛
  - 上视麻痹，辐辏式回缩性眼震

（左）一位头痛的 21 岁男性患者，矢状位 T1WI 示一松果体区占位 ⇗，伴梗阻性脑积水、第三脑室扩大 ⇒ 及小脑扁桃体下降 ⇒。影像学鉴别诊断包括 PPTID、松果体母细胞瘤和生殖细胞瘤。（右）轴位 T2WI 显示一个很大的 PPTID ⇗，延伸进脑室系统。注意脑块内不均匀的 T2WI 表现，伴多发囊性区域 ⇒，为 PPTID 的典型表现（Courtesy L. Loevner, MD.）

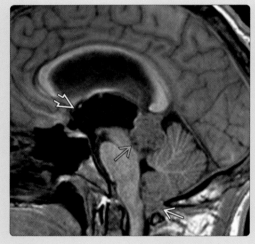
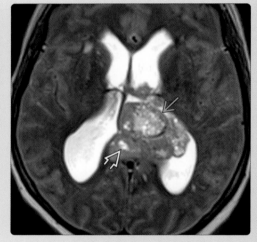

（左）一位 24 岁男性患者，冠状位 T1WI 增强示一巨大、周边强化的松果体肿块 ⇒。手术证实为 PPTID。（右）一位 48 岁女性患者，MRS 示 Cho 峰升高，NAA 峰降低，可见乳酸双峰。影像上因侵袭性太强而不符合松果体细胞瘤。生殖细胞瘤很少见于中年女性。虽然影像学表现最有可能是 PPTID，但松果体区乳头状肿瘤也是一种可能的诊断。组织学检查证实是 PPTID

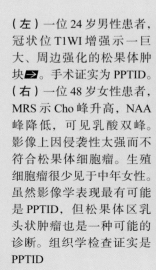
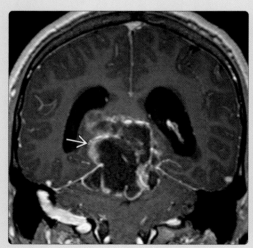
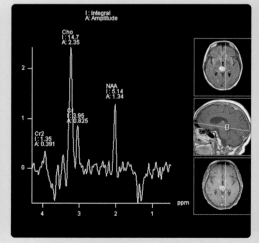

生殖细胞瘤

术语

- 颅内生殖细胞瘤（intracranial germ cell tumor，iGCT）
- iGCT 与颅内性腺生殖细胞瘤同源（卵巢无性细胞瘤、睾丸精原细胞瘤）

影像

- 最常见部位：位于或靠近中线（80% ～ 90%）
  - 松果体区 50% ～ 65%
  - 鞍上 25% ～ 35%
- 少见部位：基底节 / 丘脑 5% ～ 10%
- 20% 多发
  - 最常见部位：松果体＋鞍上
- 松果体生殖细胞瘤
  - 松果体区高密度占位"吞食"钙化的松果体
  - 常显著不均匀强化
  - 周围脑结构在 T2WI/FLAIR 呈高信号：炎症性 / 肉芽肿性改变
- 鞍上生殖细胞瘤
  - 垂体后叶"亮点"消失
  - 垂体柄 / 垂体"肥大"
  - 相对均匀的显著强化
  - 可有囊变、出血（少见）
- 基底节区生殖细胞瘤
  - 少见；出血常见

主要鉴别诊断

- 松果体生殖细胞瘤
  - 松果体细胞瘤，其他松果体生殖细胞肿瘤
- 鞍上生殖细胞瘤（漏斗部"肥大"）
  - 成人：神经结节病，转移瘤
  - 儿童：朗格汉斯细胞组织细胞增生症（LCH）

临床问题

- 90% 患者 < 20 岁
  - 松果体区生殖细胞瘤：男 / 女比例约为 10：1
  - 可引起中脑背侧综合征

诊断要点

- 儿童伴尿崩症时如何考虑? 考虑生殖细胞瘤或 LCH！

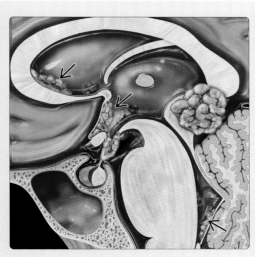
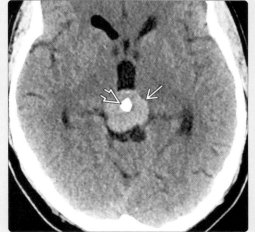

（左）矢状位图示鞍上和松果体区同时存在生殖细胞瘤。注意在第三、第四脑室和侧脑室，肿瘤的脑脊液播散 ➡。（右）轴位 CT 平扫显示松果体生殖细胞瘤的典型表现：一个边界清楚稍高密度的肿块 ➡，"吞食"了钙化的松果体腺 ➡

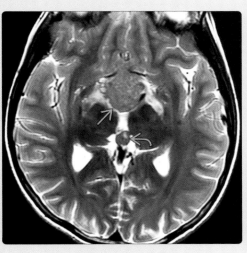
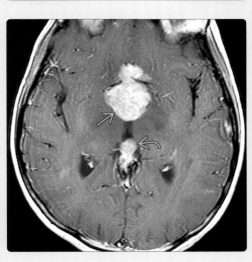

（左）有视觉症状的 14 岁男性患者，轴位 T2WI 示一鞍上占位 ➡，相对于灰质呈稍低信号，松果体腺另见一个小占位 ➡。（右）同一患者，T1WI 增强示鞍上分叶状肿块 ➡ 显著强化，松果体占位 ➡ 也均匀强化。约 20% 的病例出现鞍上伴松果体区占位（有时称之为"双中线"生殖细胞瘤）

髓母细胞瘤

术语

- 髓母细胞瘤（medulloblastoma，MB）
  - 恶性的、具有侵袭性的、细胞致密的胚胎性肿瘤
- 髓母细胞瘤有 4 种不同分子亚型
  - WNT 激活型
  - SHH 激活型
  - 3 型
  - 4 型

影像

- 不同的 MB 亚型起源于不同的部位
  - 中线（第四脑室）
    - 主要（但不完全）是 3 型和 4 型
  - 小脑脚 / 桥小脑角池：WNT 型
  - 小脑半球（侧面）：SHH 型
- CT 平扫：90% 高密度（钙化、出血少见）
- MR：> 90% 强化（4 型轻度或无强化）
  - 弥散受限，ADC 值减低
  - T1WI 增强对检查脑脊液播散有重要意义

主要鉴别诊断

- 非典型畸胎样 / 横纹肌样瘤（AT/RT）
- 室管膜瘤
- 小脑毛细胞型星形细胞瘤

病理学

- WHO Ⅳ 级（夸大了 WNT 型的风险）
- 显微镜下
  - "蓝色小圆细胞"肿瘤
  - 神经母细胞（Homer Wright）菊形团（40%）
- 最常见组织学类型：经典型髓母细胞瘤
- 少见亚型：促纤维组织增生型、广泛结节型、大细胞 / 间变型

临床问题

- 最常见的小儿恶性脑肿瘤
- 预后因亚型、突变类型而有所不同
  - WNT 型预后最好，3 型最差

（左）轴位图示第四脑室正中一个球形肿瘤➡，这是髓母细胞瘤（MB）的典型表现。在首次诊断时脑脊液播散（"糖衣"）常见，为图中蓝色区域所示➡。（右）轴位 T1WI 示第四脑室一个圆形、略低信号的占位➡，为典型 MB 的影像学表现

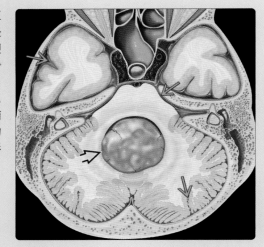
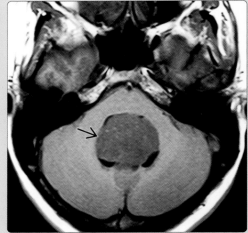

（左）同一患者，轴位 T1WI 压脂增强示占位➡显著强化，有些不均匀，无脑脊液扩散。（右）同一患者，DWI 示显著弥散受限➡。手术证实为髓母细胞瘤，促纤维组织增生型。第四脑室中线是促纤维组织增生型 MB 第二常见的发生部位，也是经典型 MB 最常见的发生部位。该病例组织病理学显示为促纤维组织增生型 MB，SHH 激活型

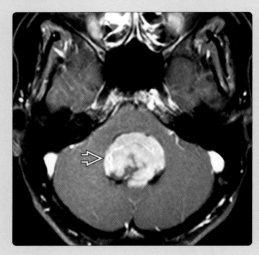
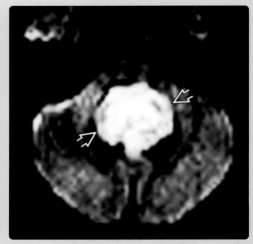

血管母细胞瘤

术语

- 血管母细胞瘤（HGBL）：成人的富血管肿瘤，最常发生于后颅窝、脊髓
  - 25%～40% 的 HGBL 发生于 von Hippel-Lindau 病（VHL）患者

影像

- 最佳诊断线索：成人小脑囊性占位及强化的壁结节
- 一般特征
  - 50%～60% 为囊＋"壁"结节；40% 为实性强化肿块
  - 90%～95% 位于后颅窝
  - 5%～10% 发生于幕上（围绕视路、大脑半球；常见于 VHL）

主要鉴别诊断

- 转移瘤（成人最常见的后颅窝脑实质占位）

- 毛细胞型星形细胞瘤（儿童最常见的囊＋壁结节肿瘤）
- 海绵状血管畸形
- 遗传性出血性毛细血管扩张症

病理学

- WHO Ⅰ级
- 红色或淡黄色、边界清楚、无包膜的富血管肿块，紧靠软脑膜
- 组织学显示基质细胞、大量小血管

临床问题

- 头痛是最常见的临床症状
- 首选治疗：手术切除
- 有 VHL 家族史的患者在 10 岁后开始进行 MR 筛查

诊断要点

- 中／老年人最常见的后颅窝脑内肿瘤是转移瘤，不是 HGBL

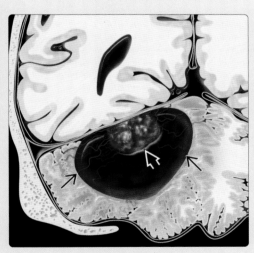

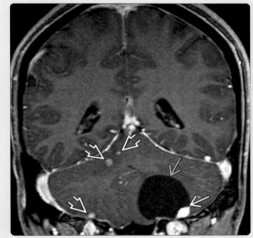

（左）冠状位图示一个典型的小脑血管母细胞瘤，为一个大的囊性占位➡，伴一个紧靠软脑膜的富血管肿瘤结节➡。这类低级别肿瘤是成人最常见的原发后颅窝肿瘤。（右）多发性血管母细胞瘤的 VHL 患者，冠状位 T1WI 增强显示一个大囊及壁结节➡。注意无强化的囊壁➡，囊壁由邻近受压但正常的小脑实质组成。其他血管母细胞瘤➡有实性强化表现

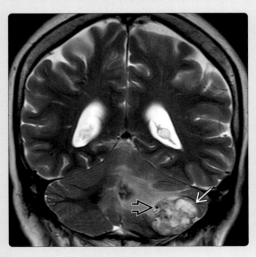

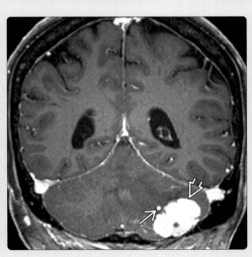

（左）一位头痛的 60 岁女性患者，冠状位 T2WI 显示一个不均匀的小脑肿块➡，伴有明显的流空效应➡，周围有水肿。（右）同一患者，冠状位 T1WI 增强示肿块显著强化➡，其旁示一血管影➡。手术证实为血管母细胞瘤。该病例主要的影像学鉴别诊断是转移瘤。在散发病例中，这些 WHO Ⅰ级肿瘤有良好的预后

原发性中枢神经系统淋巴瘤

术语

- 恶性原发性中枢神经系统肿瘤，主要是由 B 淋巴细胞组成

影像

- 最佳诊断线索：基底节和（或）脑室周围白质内强化病变
- 60% ～ 80% 位于幕上
  - 常累及、横穿胼胝体
  - 常毗邻室管膜，沿室管膜表面播散
- CT 的典型表现呈高密度（有助于诊断）
- 在免疫力正常患者，脑室周围广泛强化的占位
- 在免疫力低下患者，可见出血或坏死
- DWI：ADC 值减低
- PWI：相对脑血容量（rCBV）比值降低
- 原发性中枢神经系统淋巴瘤（primary CNS lymphoma，PCNSL）的特征是位于脑室周围和累及室

管膜下
- 胼胝体受累可见于 PCNSL 和胶质母细胞瘤，很少见于转移瘤和脱髓鞘病变

主要鉴别诊断

- 获得性弓形虫病
- 胶质母细胞瘤
- 脑脓肿
- 进行性多灶性脑白质病

病理学

- 98% 为弥漫性大 B 细胞、非霍奇金淋巴瘤

临床问题

- 影像和预后因免疫状态的变化而变化
- 占原发性脑肿瘤的 6.6%，发病率上升
- 预后不良
- 立体定向活检，随后化疗 ± 放疗

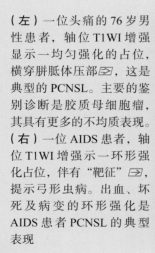
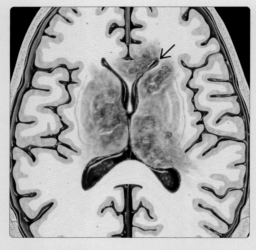
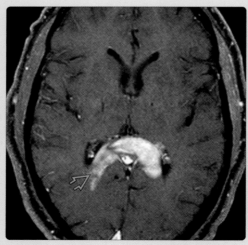
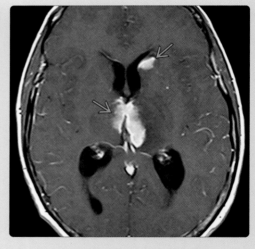
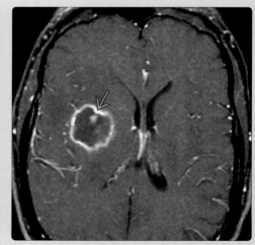

（左）轴位图示多发的脑室周围病变，累及基底节、丘脑和胼胝体，这是原发性中枢神经系统淋巴瘤（PCNSL）的典型表现。注意病变在室管膜下广泛播散 ➡。典型的 PCNSL 会沿着室管膜表面蔓延。（右）一位 63 岁患者，轴位 T1WI 增强显示 PCNSL 的典型表现。注意沿着脑室系统的室管膜强化，基底节区可见多发均匀强化的占位 ➡

（左）一位头痛的 76 岁男性患者，轴位 T1WI 增强显示一均匀强化的占位，横穿胼胝体压部 ➡，这是典型的 PCNSL。主要的鉴别诊断是胶质母细胞瘤，其具有更多的不均质表现。（右）一位 AIDS 患者，轴位 T1WI 增强示一环形强化占位，伴有"靶征" ➡，提示弓形虫病。出血、坏死及病变的环形强化是 AIDS 患者 PCNSL 的典型表现

血管内（血管中心性）淋巴瘤

术语

- 罕见的以血管内淋巴样细胞增殖为特征的恶性肿瘤，好发于中枢神经系统和皮肤

影像

- T2WI/FLAIR 示深部脑白质、皮质、基底节多灶性高信号
  - 可类似梗死灶
- 常见弥散受限
- GRE/SWI：常见多灶性出血
- 典型呈线样和斑片状强化
  - 可见脑膜和（或）硬脑膜增强
- 常类似血管炎

主要鉴别诊断

- 血管炎
- 多发梗死性痴呆
- 原发性中枢神经系统淋巴瘤
- 神经结节病

病理学

- 恶性淋巴样细胞堵塞和扩张小动脉、静脉和毛细血管

临床问题

- 痴呆是最常见的临床特点
- 可出现多发性卒中样发作
- 好发于 40 ～ 70 岁，平均发病年龄 60 ～ 65 岁
- 确诊可能需要皮肤或脑组织活检
- 属于快速进展的疾病，死亡率高
  - 平均存活时间：7 ～ 13 个月
- 罕见，但诊断不足
  - 高达 75% 的病例累及中枢神经系统

诊断要点

- 血管内淋巴瘤的影像学具有非特异性。但患者表现为痴呆、多灶性病变并强化时，应考虑到血管内淋巴瘤

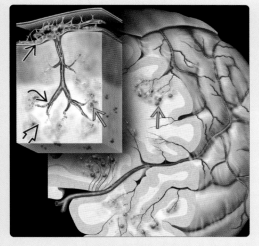
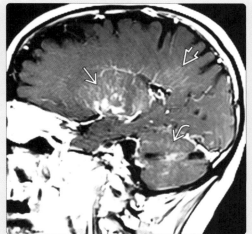

（左）图示恶性淋巴样细胞堵塞和扩张小动脉➡、静脉和毛细血管，导致缺血性病变➡和微出血➡。脑膜受累➡是血管内淋巴瘤的典型表现。（右）一位 61 岁男性患者，已知患全身弥漫性大 B 细胞淋巴瘤，有昏睡和精神状态改变 1 个月的病史。矢状位 T1WI 增强示基底节➡、半球白质➡及小脑➡弥漫性线性增强灶

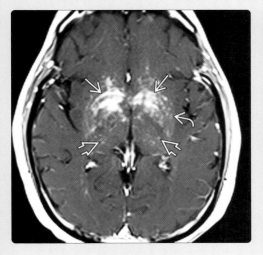
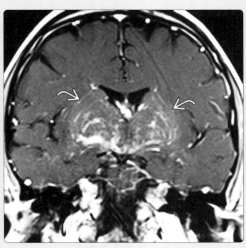

（左）同一患者，轴位 T1WI 增强示双侧基底节下部大致对称的显著强化灶➡。注意豆状核➡和丘脑➡内许多点状强化灶。（右）同一患者，冠状位 T1WI 增强示病变渗透豆纹动脉的过程中呈曲线样强化➡。尸检发现为血管内（血管中心性）淋巴瘤

白血病

术语

- 髓外白血病性肿瘤
- 同义词：粒细胞肉瘤，绿色瘤

影像

- 最佳诊断线索：在已知或可疑的骨髓增生性疾病患者，并发均匀强化的肿瘤
- 脑膜（以硬脑膜为基底或软脑膜）病变＞脑实质内病变
- CT 平扫：高密度
- CT 增强：中等均匀强化
- MR
  - T2WI/FLAIR 呈等–低信号
  - DWI 上弥散受限

主要鉴别诊断

- 转移性神经母细胞瘤

- 脑膜瘤
- 脑实质外血肿
- 髓外造血
- 朗格汉斯细胞组织细胞增生症

病理学

- 中枢神经系统白血病表现为三种形式
  - 脑膜病变（通常伴急性淋巴细胞白血病）
  - 血管内积聚物（白细胞淤滞）：可破裂、出血，伴白细胞计数显著升高
  - 肿瘤占位（绿色瘤）
- 多发其他颅内表现，白血病/治疗的并发症
  - 可逆性后部脑病综合征（PRES）
  - 骨髓移植以后的移植后淋巴细胞增生症
  - 侵袭性的真菌感染
  - 化疗相关的静脉血栓形成
  - 放疗后海绵状血管瘤的迟发进展

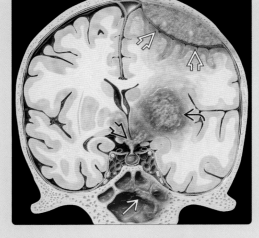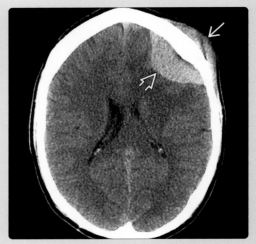

（左）冠状位图示多发白血病浸润灶，累及颅底/鼻旁窦➡️、下丘脑/漏斗部➡️、基底节➡️和硬脑膜➡️。病理学呈现绿色外观而命名为"绿色瘤"。目前公认的术语为"粒细胞肉瘤"。（右）一位急性髓系白血病（AML）儿童，伴一可触及的头皮肿块。轴位 CT 平扫显示位于头顶的颅内➡️、颅外➡️高密度肿块

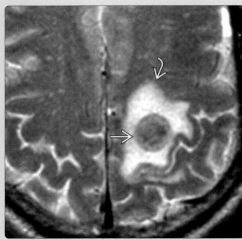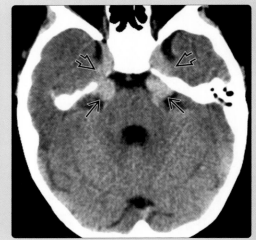

（左）一位急性髓系白血病（AML）儿童，轴位 T2WI 示一顶叶低信号占位➡️，周围伴环状水肿➡️。AML 伴脑实质转移瘤（脑粒细胞肉瘤）是罕见的。（右）一位 AML 的 5 岁女童，CT 平扫显示绿色瘤浸润双侧三叉神经，扩大脑池➡️和 Meckel 腔➡️（Courtesy N. Aggarwal, MD.）

脑实质转移瘤

关键点

术语

- 继发性脑肿瘤（转移瘤），来源于：
  - CNS 外肿瘤播散到 CNS（通常是血行播散）
  - 原发 CNS 肿瘤由一个部位播散到另一部位（通常是位置上的延伸，如沿白质纤维束蔓延）

影像

- 一般特点
  - 灰-白质交界区的圆形强化病变（动脉边缘带）
  - 大多数转移灶是边界清楚/散在的＞＞浸润性、球形＞＞线样
  - 50% 为孤立病灶，20% 有 2 个转移灶
  - 30% 患者有 3 个或更多病灶
- MR 信号强度因以下情况而变化：
  - 细胞密度、核质比
  - 有/无出血
- DWI 常无弥散受限
  - 例外：致密细胞的转移瘤可弥散受限

主要鉴别诊断

- 脑脓肿（孤立的或多发的）
- 多形性胶质母细胞瘤
- 脑梗死（多发性栓塞）
- 脱髓鞘疾病（如："瘤样"多发性硬化）

病理学

- 转移瘤至少占全部脑肿瘤的 50%
- 在 10% 病例中，脑是唯一转移部位

临床问题

- 典型表现是瘤体大小和数量的进行性增加
- 全脑放疗的中位存活期＝ 3～6 个月
- 单纯立体定向手术＞全脑放疗
- 生存优势：若 1～4 个转移瘤，避免全脑放疗对生活质量及认知的有害影响
- 切除孤立性转移瘤可改善生存质量

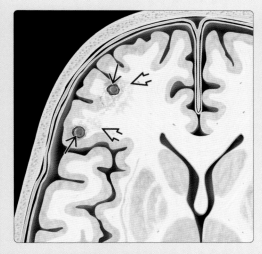
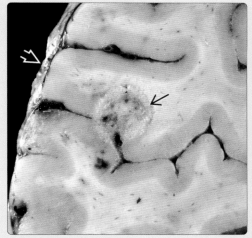
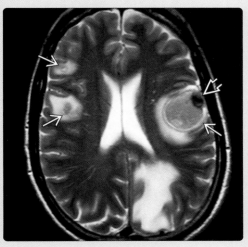
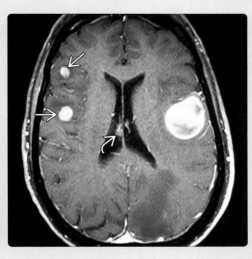

（左）轴位图示脑实质转移瘤➡️伴周围水肿➡️。灰-白质交界区是最常见的部位。多数转移瘤呈圆形，无弥漫性浸润。（右）脑部尸检轴位切面图示一典型转移瘤➡️，该病变位于转移瘤的典型部位——灰-白质交界区。注意病变呈圆形、中心坏死、相对缺少水肿。同时存在弥漫性软脑膜转移播散➡️

（左）52 岁男性癫痫患者，有黑色素瘤病史。轴位 T2WI 示灰-白质交界区多发病变➡️，其周围有轻度水肿。其中一个病灶内示低信号结节➡️，提示至少有一个是出血性转移瘤。（右）同一患者，T1WI 压脂增强显示这些病灶强化➡️。注意右侧脑室脉络丛的小转移瘤➡️，其没有在 T2WI 上显示。广泛的枕叶水肿也是因转移瘤所致（这张图上没有看到瘤灶）

第一篇 脑
第二章 基于病理的诊断：肿瘤、囊肿和其他

术语

- 脑转移瘤，发生部位不在颅骨、脑膜或脑实质

影像

- 一般特点
  - ＞ 95% 是脑实质转移瘤
  - 只有 1% ～ 2% 发生在脑室、垂体等
  - 通常在血运丰富的部位
  - 脑室外转移瘤比脑实质转移瘤（常呈圆形）更弥漫、更具浸润性
- 部位
  - 脉络丛 ± 脑室室管膜
  - 垂体漏斗部
  - 眼（脉络膜）
  - 脑神经
  - 松果体
  - 既往存在肿瘤的部位（"碰撞瘤"）
- 最佳影像检查：MR（T1WI 压脂增强）

- 转移瘤几乎都有强化

主要鉴别诊断

- 因部位的不同而不同
- 脉络丛、脑室＝脑膜瘤
- 腺垂体、漏斗柄
  - 垂体大腺瘤
  - 淋巴细胞性垂体炎
  - 淋巴瘤
- 脑神经＝神经纤维瘤病 2 型（NF2）、淋巴瘤
- 眼（眼球）
  - 眼部黑色素瘤
  - 视网膜或脉络膜剥离
  - 脉络膜血管瘤

诊断要点

- 当怀疑有脑转移瘤而行脑部影像检查时，要查看脑实质之外的"隐秘部位"

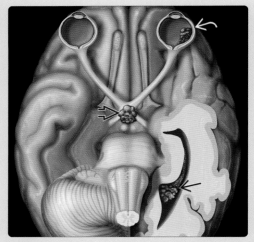
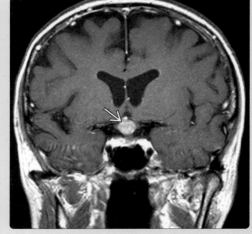

（左）颏下顶位图示各种非脑实质性 CNS 转移瘤的典型部位。这些部位包括脉络丛和脑室➡、垂体、漏斗柄➡、眼部（视网膜的脉络膜）➡。（右）一位患乳腺癌的老年女性患者，冠状位 T1WI 增强示增厚伴强化的漏斗柄➡。这是该患者被证实的唯一的颅内转移灶

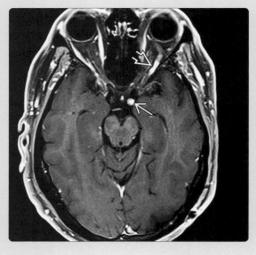
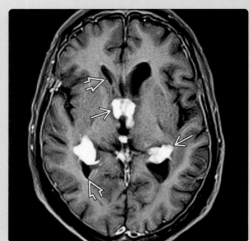

（左）一位有复视的食管癌患者，轴位 T1WI 压脂增强示左侧第三对脑神经（动眼神经）的一个强化结节➡，以及左侧视神经/鞘膜的强化结节➡。颅外肿瘤的脑神经转移比造血系统肿瘤（如淋巴瘤）的脑神经转移少见。（右）一位系统性 B 细胞淋巴瘤患者，轴位 T1WI 压脂增强显示脉络丛的多发转移瘤➡。随着硬脑膜-蛛网膜弥漫增厚，出现微小的室管膜转移灶➡

颅内转移性淋巴瘤

术语

- 系统性淋巴瘤患者继发 CNS 受累（SCNSL）

影像

- 继发性 CNS 淋巴瘤：颅骨、硬脑膜、软脑膜＞＞脑实质占位
- 最佳诊断线索：弥漫性强化的硬脑膜肿块 ± 颅骨受累
  ○ 可见软脑膜强化或 FLAIR 成像脑脊液（CSF）未受抑制；CT 上呈高密度
- 与其他肿瘤相比，相对脑血容量（rCBV）较低

主要鉴别诊断

- 脑膜瘤
- 脑膜转移瘤
- 原发性 CNS 淋巴瘤
- "瘤样"脱髓鞘疾病（多发性硬化、急性播散性脑脊髓炎）

临床问题

- 提示 CNS 复发的预测性标志物
  ○ 血浆乳酸脱氢酶水平增高
  ○ 存在 "B" 症状
  ○ 超过 1 个结外部位受累
  ○ 晚期阶段
- 具侵袭性组织学特征，则 SCNSL 的风险增加
- 累及肝、膀胱、睾丸或肾上腺也增加 SCNSL 的风险
- CNS 受累的淋巴瘤几乎都是致命的
- 对中枢神经系统复发的高危患者推荐行预防性中枢神经系统化疗

诊断要点

- 8% 伴有 CNS 淋巴瘤的患者是隐匿性淋巴瘤
- 系统性淋巴瘤继发 CNS 受累常类似脑膜瘤或其他转移性疾病

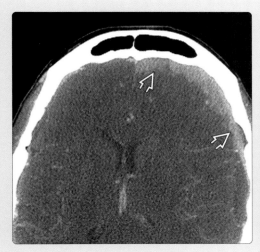
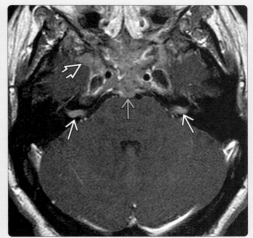

（左）轴位 CT 增强示广泛硬脑膜强化➡，与颅内转移性淋巴瘤有关。继发性淋巴瘤有侵袭脑膜的倾向。大约 1/3 的系统性淋巴瘤患者中枢神经系统受累。（右）轴位 T1WI 增强示一个中央颅底强化的肿块➡，伴相邻的硬脑膜➡和内耳道里的软脑膜强化➡。斜坡是转移性疾病常累及的部位，特别是乳腺癌和淋巴瘤

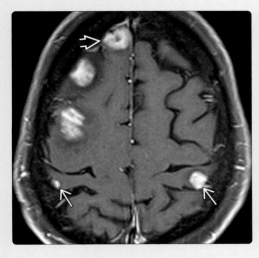
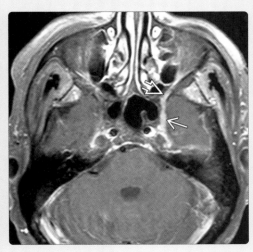

（左）一位有系统性淋巴瘤的 54 岁男性患者，轴位 T1WI 增强示多发强化肿块。部分病灶累及硬脑膜➡，而其他则在脑实质内➡。转移性颅内淋巴瘤常累及硬脑膜，可类似脑膜瘤。（右）一位系统性淋巴瘤患者，新出现面部感觉异常。轴位 T1WI 压脂增强显示沿第 5 对脑神经（三叉神经）上颌支（V2）的强化效应➡，从海绵窦延伸入翼腭窝➡

副肿瘤综合征和边缘性脑炎

术语

- 肿瘤在神经系统的远隔效应，与 CNS 外肿瘤相关
  - 最常见的肿瘤：小细胞肺癌
- 边缘性脑炎（limbic encephalitis，LE）是最常见的临床副肿瘤综合征

影像

- 边缘性脑炎：颞叶内侧、边缘系统高信号
  - 类似疱疹性脑炎，但是呈亚急性或慢性病程
- 副肿瘤性小脑变性（paraneoplastic cerebellar degeneration，PCD）：小脑萎缩
- 脑干脑炎：中脑、脑桥、小脑脚、基底节在 T2WI 呈高信号
- 大多数副肿瘤综合征无相关影像学表现

主要鉴别诊断

- 疱疹性脑炎

- 低级别（Ⅱ级）弥漫性星形细胞瘤
- 癫痫持续状态
- 大脑胶质瘤病

临床问题

- ＜ 1% 的全身性肿瘤患者发生副肿瘤综合征
- 自身抗体免疫介导或细胞毒性 T 细胞相关机制
  - 60% 患者存在血清自身抗体
- LE：记忆丧失、认知障碍、痴呆、精神心理异常、癫痫
- PCD：共济失调、运动不协调、构音障碍、眼球震颤
- 脑干脑炎：脑干功能障碍包括脑神经麻痹、视觉改变
- 治疗原发肿瘤可以改善症状

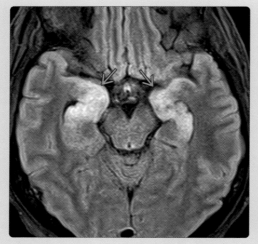
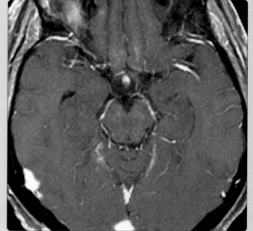

（左）轴位 FLAIR 示双侧颞叶内侧异常高信号 ⊟，这是边缘性脑炎的特征。边缘性脑炎是最常见的副肿瘤综合征。双侧受累是边缘性脑炎的典型表现。（右）同一患者，轴位 T1WI 增强示颞叶内侧无明显强化。边缘性脑炎常存在强化。在原发肿瘤治疗之后，患者的症状常得到改善

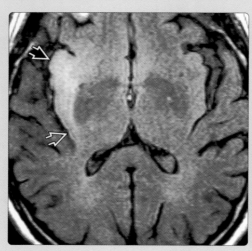
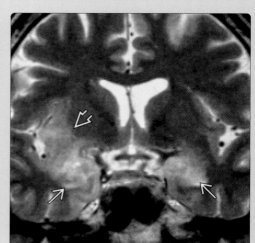

（左）一位年龄较大的患者，患有小细胞肺癌和亚急性痴呆。轴位 FLAIR 示右侧岛叶 ⮕ 显著高信号。（右）同一患者，冠状位 T2WI 示双侧颞叶内侧 ⮕ 和右侧岛叶皮质 ⮕ 异常高信号。边缘性脑炎的影像学表现类似疱疹性脑炎。然而，边缘性脑炎患者呈亚急性病程。出血提示为疱疹性脑炎而非边缘性脑炎

术语

- 放疗引起的损伤可分为急性、亚急性 / 迟发早期、晚期损伤

影像

- **放射性损伤**：从轻度血管源性脑水肿到坏死
- **放射性坏死**：不规则强化病灶
  - MRS：代谢物（NAA、Cho、Cr）明显下降，± 乳酸 / 脂质峰
  - MR 灌注：与肿瘤相比，rCBV 下降
- **脑白质病**：T2WI 白质高信号，不累及皮质下 U 形纤维
- **矿化性微血管病**：基底节、皮质下白质钙化、萎缩
- **坏死性脑白质病**：白质坏死
- **可逆性后部脑病综合征（PRES）**：后循环的皮质下白质水肿
- MRS、MR 灌注、PET 或 SPECT 可有助于在放射性坏死中发现复发性肿瘤

主要鉴别诊断

- 脑肿瘤
- 脑脓肿
- 多发性硬化
- 血管性痴呆
- 进行性多灶性脑白质病

病理学

- 继发肿瘤：脑膜瘤（70%）、胶质瘤（20%）、肉瘤（10%）
  - 更具侵袭性的肿瘤，高度难治
  - 发病率：3% ~ 12%
- 放疗引起的血管畸形：毛细血管扩张症 ± 海绵状血管瘤

临床问题

- 放射性坏死的发病率：3% ~ 9%
- 预后更差：处于治疗中的年轻患者

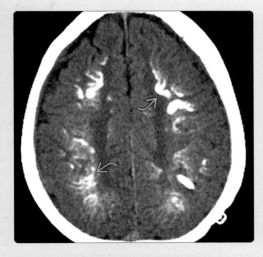
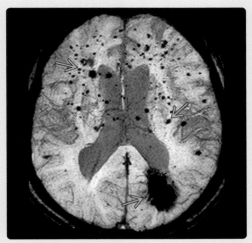

（左）一位 20 岁患者，轴位 CT 平扫示皮质下白质广泛钙化➡️。矿化性微血管病通常是联合放疗和化疗治疗后 2 年或多年后的结果。（右）一位儿童时期行神经纤维瘤病和视神经胶质瘤放疗后的成年患者。轴位 SWI 示多发"开花样"低信号灶➡️，与放疗诱发的血管畸形相符

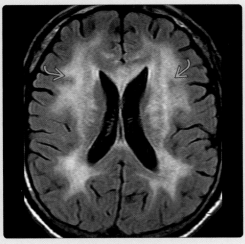
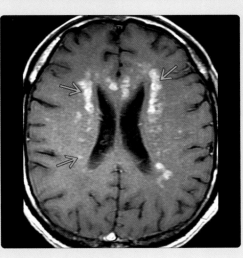

（左）一位经鞘内注射甲氨蝶呤治疗急性白血病的 22 岁患者。轴位 FLAIR 示脑室周围和深部白质融合的高信号影➡️，皮质下白质正常。（右）同一患者，轴位 T1WI 增强示白质内多个结节状强化病灶➡️。影像学表现与化疗引起的坏死性脑白质病相符。脑白质病是一个潜在的严重化疗并发症

假性进展（PsP）

术语

- 治疗相关的强化程度增加类似于肿瘤进展
- 放化疗（替莫唑胺联合放疗）治疗后的典型表现
- 通常发生在放疗结束后 3 ～ 6 个月内

影像

- 在治疗高级别胶质瘤时放疗完成后 3 ～ 4 个月，出现新增强化灶＋ FLAIR 序列高信号
- T2/FLAIR：高信号增加伴占位效应
- DWI：假性进展的 ADC 值比肿瘤高
- DSC MR
  - 假性进展的平均 rCBV 值比肿瘤低
- DCE MR
  - 假性进展的 K trans（容积转运常数）平均值比真性进展低
- MRS：假性进展的 Cho 峰无明显升高
- 最佳成像：对比增强 MR，DWI，±MRS，MRP

- 为了作出假性进展的准确诊断，随访追踪是必要的
- 了解临床病史和治疗时间是准确解读脑肿瘤影像的关键

主要鉴别诊断

- 高级别胶质瘤复发
- 放射性坏死

临床问题

- 目前高级别胶质瘤的标准治疗是手术切除后同时放疗和替莫唑胺化疗
  - 35% ～ 50% 患者可发生假性进展
- 假性进展具有自限性，即使没有新的治疗，强化病灶也会消退
- 假性进展与生存率改善有关
- 重要的是认识到经治疗的胶质母细胞瘤患者中，不是所有新增的强化灶都代表肿瘤的进展

（左）一位 48 岁男性患者，经放疗和替莫唑胺治疗恶性胶质瘤 3 个月。轴位 T1WI 增强示双侧额叶新增强化灶➡。他最初的术后 MR 图像未见强化，并且他在治疗上做得很好。（右）同一患者，在没有改变治疗方案的情况下 4 周后复查 MR，轴位 T1WI 增强示强化灶明显减少➡。影像学表现与假性进展有关，并不是真性进展，可能与炎症反应有关

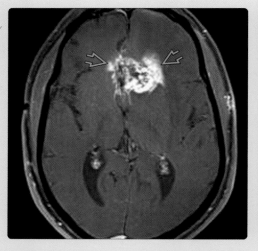
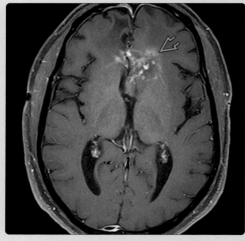

（左）一位 62 岁女性患者，多灶性胶质母细胞瘤经替莫唑胺和放疗后 4 个月。轴位 T1WI 增强示大脑半球新增强化灶➡，考虑为肿瘤的进展。（右）同一患者，在没有改变治疗方案的情况下 8 周后复查 MR，轴位 T1WI 增强示强化灶明显减少➡。这说明新增强化灶与假性进展有关，后者与生存率增加相关

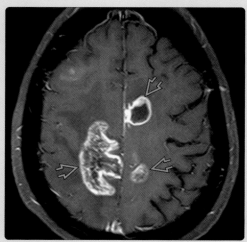
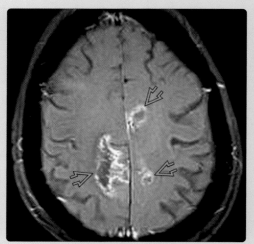

术语

- 抗血管生成药可大幅降低多形性胶质母细胞瘤的对比增强程度，与降低血管的通透性有关，而不是真实的肿瘤反应
  - 贝伐珠单抗：抗血管内皮生长因子（VEGF）是目前主要的抗血管生成剂，用于复发性恶性胶质瘤的治疗
  - 西地尼布：VEGF 受体酪氨酸激酶抑制剂，最近已经完成高级别胶质瘤的治疗试验

影像

- 恶性胶质瘤患者使用抗 VEGF 制剂治疗后，病灶强化降低
  - 尽管强化降低，仍可看到持续 FLAIR 高信号和弥散受限。
- DWI 和 ADC 已被提出作为使用抗血管生成药时肿瘤反应的影像学标志物，来鉴别假性反应

- 注意，肿瘤的随访研究显示强化降低可能是真实的治疗反应，或设定新疗法时的假性反应
- DSC：开始抗血管生成治疗后相对脑血容量（rCBV）的早期改变可以区分是真正的治疗反应还是假性反应

主要鉴别诊断

- 治疗反应
- 激素作用

临床问题

- 抗血管生成药使高渗透的肿瘤血管正常化，并修复血脑屏障
- 肿瘤生长的局部反应受到控制，但弥漫性浸润和远处转移常见
- 抗血管生成药明显改善 6 个月的无进展生存率，但不影响总体生存率

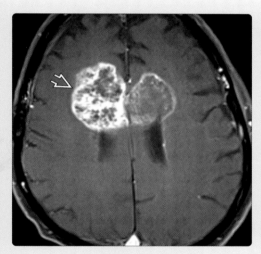
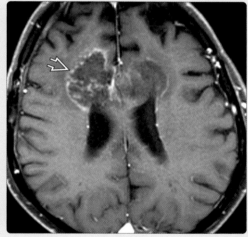

（左）一位胶质母细胞瘤（GBM）患者，行放疗和替莫唑胺标准治疗后病情进展。T1WI 轴位增强显示不均匀强化的肿块累及胼胝体膝部➡。该 MR 检查后立即开始贝伐珠单抗（Avastin）治疗。（右）同一患者，贝伐珠单抗治疗 4 周后，轴位 T1WI 增强示累及胼胝体膝部的肿块强化明显降低➡。FLAIR 及 DWI 示持续的高信号和占位效应

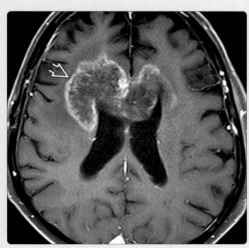
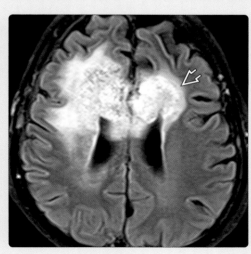

（左）同一患者，8 周后复查，轴位 T1WI 增强示胼胝体强化肿块的体积增大➡。（右）同一患者，轴位 FLAIR 示胼胝体肿块的体积和相应的占位效应明显增大➡，这与肿瘤的进展有关。之前的 MR 上肿块强化降低是由抗血管生成药造成假性反应的结果，而不是真正的肿瘤治疗后反应。抗血管生成药治疗后常见肿瘤弥漫浸润

颅内囊肿总论

总则

概述：颅内囊肿是 MR 和 CT 的常见表现。颅内囊肿可以有多种分型，其中有些症状明显，有些无症状，只是在检查中被偶然发现。本节内容不讨论囊性肿瘤（如毛细胞型星形细胞瘤和血管母细胞瘤）、实性肿瘤伴瘤内囊肿（如室管膜瘤）以及伴中心坏死的肿瘤（如胶质母细胞瘤）。

本节内容也不讨论寄生虫性囊肿（神经系统囊虫病和包虫病）或囊性颅内畸形（Dandy-Walker 综合征）。因此，本节的主要内容为原发性非肿瘤性囊肿。

由于非肿瘤性囊肿的病因、病理和症状严重程度差异很大，对它们进行分类是十分困难的。有些神经病理学家根据囊壁的组织学特点进行分类，其他学者则根据疾病的病因或发病机制进行分类。

根据发病机制，囊肿可以是正常解剖结构变异[如血管周围间隙（Virchow-Robin 间隙）增宽]、先天性包涵性囊肿（皮样囊肿和表皮样囊肿）、源于胚胎内/外胚层的损害（胶样囊肿和神经源性囊肿）。当然，还有诸如脉络丛囊肿和非肿瘤性肿瘤相关囊肿等其他类型，这些囊肿不属于上述任何分类。

神经科医生和神经影像学家面临一个非常切实的困境：当 MR 或 CT 发现一个囊肿样病变时，它是什么？还可能是其他什么病变？去获得囊壁的组织病理学信息是不切实际的方法。能掌握到的信息是：①囊肿的解剖定位；②囊肿的影像学特点（密度/信号强度、有无钙化、是否强化等）；③患者年龄。因此，颅内囊肿的初步分析方法应该是以解剖学为基础的。

基于解剖学的颅内囊肿

总则

主要特征：4 个特征对颅内囊性病变的诊断有帮助。首先，确定囊肿是在脑内还是脑外。如果在脑外，是在幕上还是幕下？是在中线结构还是远离中线结构？如果囊肿在脑内，是在幕上还是在幕下？是脑实质内还是在脑室内？虽然许多颅内囊肿有多个病灶，但一些部位的病变高度指向某些特定囊肿。

脑外囊肿

幕上囊肿：非肿瘤性、非感染性脑实质外囊肿可以发生于中线或非中线部位。松果体囊肿和 Rathke 囊肿仅见于中线结构。皮样囊肿看起来好发于鞍上池等中线部位，但它也可以出现在非中线结构。如果脑池在皮样囊肿破裂后可见"脂滴"则有助于诊断。

蛛网膜囊肿（arachnoid cyst，AC）常偏离中线结构。幕上区中线结构的 AC 相对罕见，其中最常见的中线部位是鞍上池，其次为四叠体池和中间帆腔。巨大的鞍上区 AC 多见于儿童，可引起梗阻性脑积水。

AC 是最常见的非中线幕上脑实质外囊肿。虽然 AC 可能出现在任何部位，但至少 50% 的病变位于颅中窝。有时 AC 会出现在大脑半球凸面，以顶叶表面多见。在所有成像序列上，AC 的信号与脑脊液一致，通过 FLAIR 和 DWI 还可以和表皮样囊肿相鉴别，因其信号在 FLAIR 上可被完全抑制，且 DWI 无弥散受限。

脑实质外肿瘤，如脑膜瘤、神经鞘瘤、垂体大腺瘤和颅咽管瘤有可能伴发显著的瘤外囊肿。这些非肿瘤性肿瘤相关囊肿（tumor-associated cyst，TAC）在幕上和幕下区域均可出现。

TAC 是良性的液体聚积，可为无色透明的脑脊液样物质，也可含有蛋白质成分。TAC 一般位于肿瘤与脑组织的衔接处，即肿瘤和相邻皮质之间。对于 TAC 是蛛网膜囊肿，还是阻塞的血管周围间隙，或是被胶质增生的脑组织包裹的液体，目前尚存在争论。

相对于颅内囊肿，头皮和颅骨囊肿则较少见。皮脂腺囊肿[更准确的术语是毛发囊肿（trichilemmal cyst，TC）]是一种中老年人常见的头皮肿块。大多数病例是在行 MR 或 CT 时被偶然发现。TC 可为单发或多发，境界清楚，直径从几毫米到几厘米不等。大于 60 岁的女性患者出现头皮肿瘤是该病的典型表现。

软脑膜囊肿，亦称"颅骨生长性骨折"，是一种罕见但重要的脑实质外囊肿，顶骨是其好发部位。典型表现是毗邻外伤后脑软化灶的进行性扩大的颅骨骨折。大多数患者不超过 3 岁。主要表现是可触及的进行性扩大的软组织肿块。脑脊液和软化的脑组织通过撕裂的硬脑膜和蛛网膜挤出，然后穿过扩大的线状颅骨骨折。软脑膜囊肿被看作是线状半透明颅骨损害，边缘呈圆形或扇形。

幕下囊肿： 大多数后颅窝非肿瘤性囊肿偏离中线结构。表皮样囊肿和蛛网膜囊肿是最常见于该部位的两种类型。

桥小脑角（cerebellopontine angle，CPA）是表皮样囊肿在后颅窝的最常见部位。有时也可出现在第四脑室，表现类似第四脑室的阻塞、扩大，但表皮样囊肿在 FLAIR 成像上不被抑制，并伴有一定程度的弥散受限。

后颅窝囊肿的第二种常见类型是蛛网膜囊肿。尽管蛛网膜囊肿可出现在中线的小脑延髓池，但 CPA 池仍是其最常见部位。TAC 有时会发生在 CPA 池，常伴发于前庭神经鞘瘤，但 CPA 区域的脑膜瘤有时也可引起 TAC。

神经管原肠囊肿（neurenteric cyst，NE）是先天性内胚层囊肿，多见于椎管内。颅内 NE 多位于脑桥延髓池，通常位于中线或稍偏离中线的位置，恰好在脑桥延髓连接部之前。有时 NE 出现在非中线部位，如低位 CPA 池。很少伴有颅骨缺损。

一种可能与后颅窝 NE 混淆的解剖变异是颅内斜坡脊索瘤，见于 2% 的尸检病例。斜坡后方脊索残留（脊索瘤）是一种胶状脊索残留，可发生在鞍背至骶尾部的任何部位。颅内斜坡脊索瘤常见于桥前池，以纤细的条索状蒂与斜坡相连。NE 和颅内斜坡脊索瘤在 T2WI 上均为高信号影。脊索癌是由良性脊索瘤恶变而来。

脑内囊肿

幕上囊肿： 解剖定位是鉴别这组囊肿的关键。脑实质内囊肿和脑室内囊肿具有完全不同的特点。最常见的脑实质内囊肿是扩大的血管周围间隙（perivascular space，PVS）。PVS 多见于基底节，簇集在前联合附近。中脑是另一个常见部位，发生在此的 PVS 有可能导致梗阻性脑积水。巨大 PVS 也可发生在皮质下和深部脑白质，内衬软脑膜，包含组织间液，倾向于簇状分布，大小各异。大多数 PVS 信号能被完全抑制；75% 的 PVS 周围脑组织外观正常，上述特点有助于与脑穿通性囊肿相鉴别。

海马沟残余囊肿（hippocampal sulcus remnant cysts，HSRC）是一种常见变异，位于侧脑室颞角内侧，表现为沿海马分布的"串"状脑脊液样小囊肿。该病一般是由于胚胎期海马角和齿状回的融合缺陷或不完全所致，不会引起临床症状。

脑穿通性囊肿是第三常见的幕上实质内囊肿。该病可与脑室相通，囊壁内衬并非室管膜，而是胶质增生的白质，由脑组织的破坏所致（如围生期或出生前损害）。脑穿通性囊肿周围的脑组织在 T2WI 和 FLAIR 上常为高信号。

新生儿脑室周围囊肿表现为广泛的、重叠的脑室周围囊肿病变，病灶既可以表现为囊性脑室周围白质软化，也可表现为先天性生发中心溶解性囊肿。

神经胶质囊肿，或神经上皮囊肿，是一种位于脑白质内的良性空腔，囊壁内衬神经胶质细胞。该囊肿可发生在任何部位，但最常见于额叶。神经胶质囊肿一般为单发，相比之下 PVS 多为大小各异的多个囊结构。脉络膜裂囊肿是发生在折叠的脉络膜裂之内的神经胶质囊肿，多数位于侧脑室下角内侧。HSRC 是由于胚胎期海马角和齿状回的不完全融合所致，一般为多发的串样小囊肿，内含脑脊液，并沿海马外侧缘分布。

幕上性脑室内囊肿最常见于侧脑室三角区和室间孔。脉络丛囊肿（choroid plexus cyst，CPC）是所有颅内神经上皮囊肿中最常见的类型，可见于高达 50% 的尸检病例。多数脉络丛囊肿实际上是黄色肉芽肿。脉络膜上皮的退化和（或）脱屑导致脉络丛内脂质堆积。CPC 常偶然发现于中老年患者的影像学检查，通常呈双侧多囊性改变。大部分 CPC 很小，直径 2～8 mm。其信号在 FLAIR 上通常不能被抑制，在 DWI 上可出现中等强度的高信号。

室管膜囊肿（ependymal cyst，EC）是侧脑室罕见的良性囊肿，其囊壁内衬室管膜结构。多数 EC 在病变较大时也可能无症状，通常为偶然发现。EC 患者可表现为头痛、癫痫，伴或不伴梗阻性脑积水。囊肿内为室管膜细胞分泌的清亮脑脊液样液体。EC 在各序列与脑脊液呈等信号，并能被 FLAIR 完全抑制。

胶样囊肿（colloid cyst，CC）几乎只见于室间孔，附着于第三脑室顶的前上部，通常楔入室间孔并被穹窿所骑跨。CC 起源于内胚层，囊内充满黏稠的胶冻样物质，其主要成分为黏蛋白。CC 也可包含血液降解物质、泡沫细胞和胆固醇结晶。即便是相对较小的胶样囊肿也可能突然堵塞室间孔，并造成急性脑积水，有时甚至会出现脑疝伴快速临床症状恶化。在 CT 平扫上室间孔处边界清晰的高密度肿物是其特征性的影像学表现。

幕下囊肿：幕下的脑实质内囊肿较为罕见，其中多数是 PVS。唯一常见的发病部位在齿状核内或周围。大多无临床表现。巨大的 PVS 偶见于脑桥，成为脑神经病的罕见病因。

第四脑室的非肿瘤、非寄生虫性囊肿很少见。最常见的病因是一个扩大的"囊变"第四脑室，但并非真性囊肿。感染或动脉瘤性蛛网膜下腔出血可堵塞流出道。当合并导水管上方附近堵塞时，第四脑室可完全囊性变。由于脉络丛持续分泌产生脑脊液，随着排出孔受阻，第四脑室可扩大。表皮样囊肿也可出现在第四脑室，但相对 CPA 区少见。部分表皮样囊肿与脑脊液的信号非常相似，只有在 FLAIR 和 DWI 上可以与外观正常的第四脑室扩大相鉴别。

参考文献

1. Aboud E et al: Giant intracranial epidermoids: is total removal feasible? J Neurosurg. 1-14, 2015
2. Ali M et al: Exploring predictors of surgery and comparing operative treatment approaches for pediatric intracranial arachnoid cysts: a case series of 83 patients. J Neurosurg Pediatr. 1-8, 2015
3. Culver SA et al: A Case for conservative management: characterizing the natural history of radiographically diagnosed Rathke cleft cysts. J Clin Endocrinol Metab. 100(10):3943-8, 2015
4. Din NU et al: Symptomatic surgically treated non-neoplastic cysts of the central nervous system: a clinicopathological study from Pakistan. J Coll Physicians Surg Pak. 25(8):588-91, 2015
5. Kalani MY et al: Pineal cyst resection in the absence of ventriculomegaly or Parinaud's syndrome: clinical outcomes and implications for patient selection. J Neurosurg. 1-5, 2015
6. Lauretti L et al: Treatment of giant congenital cysts of the midline in adults: report of two cases and review of the literature. Surg Neurol Int. 6(Suppl 13):S371-4, 2015
7. Bender B et al: MR imaging findings in colloid cysts of the sellar region: comparison with colloid cysts of the third ventricle and Rathke's cleft cysts. Acad Radiol. 20(11):1457-65, 2013
8. Osborn AG et al: Intracranial cysts: radiologic-pathologic correlation and imaging approach. Radiology. 239(3):650-64, 2006

原发性非肿瘤性囊肿概述

颅内囊肿样病变

脑外	脑内
幕上	幕上
中线	脑实质内
松果体囊肿	扩大的血管周围间隙（PVS）
皮样囊肿	神经胶质囊肿
Rathke 囊肿	脑穿通性囊肿
蛛网膜囊肿（鞍上）	先天性生发中心溶解性囊肿
	海马沟残余囊肿
偏离中线	脑室内
蛛网膜囊肿（颅中窝、大脑凸面）	脉络丛囊肿
表皮样囊肿	室管膜囊肿
TAC（大腺瘤、脑膜瘤）	胶样囊肿
皮脂腺囊肿（头皮）	
软脑膜囊肿（生长性骨折）	
幕下	幕下
中线	脑实质内
神经管原肠囊肿	扩大的血管周围间隙（齿状核）
蛛网膜囊肿	
偏离中线	脑室内
表皮样囊肿（CPA）	表皮样囊肿（第四脑室、小脑延髓池）
蛛网膜囊肿（CPA）	囊性（"孤立性"）第四脑室
TAC（神经鞘瘤、脑膜瘤）	

一般根据解剖位置对非肿瘤、非感染性颅内囊肿进行分类。首先需要区分是脑内还是脑外，然后是幕上或幕下。脑外囊肿进一步分为靠中线和偏离中线结构。脑内囊肿可分为脑实质内和脑室内。TAC＝肿瘤相关囊肿

不同类型颅内囊肿好发部位

囊肿类型	常见部位
蛛网膜囊肿	颅中窝，CPA，鞍上池
脉络膜裂囊肿	脉络膜裂，颞角和鞍上池之间
脉络丛囊肿	脉络丛球
胶样囊肿	室间孔 / 第三脑室前上方
先天性囊肿	脑室周或脑室内，毗邻侧脑室额角和侧脑室体
皮样囊肿	鞍上区、额鼻区（大脑纵裂前下方）
扩大的血管周围间隙	基底节、中脑、大脑白质、齿状核
表皮样囊肿	CPA
室管膜囊肿	侧脑室（三角区最常见）
生发中心溶解性假性囊肿	脑室旁、沿丘脑尾沟的室管膜下
海马沟残余囊肿	海马，侧脑室内侧
软脑膜囊肿（"生长性骨折"）	顶骨
神经管原肠囊肿	脑桥延髓连接部前方
神经胶质囊肿	额叶 / 颞叶皮质下白质、脉络膜裂
松果体囊肿	松果体
脑穿通性囊肿	大脑半球，毗邻侧脑室处
Rathke 囊肿	鞍上、鞍内
皮脂腺（毛发）囊肿	头皮（真皮或皮下组织）
肿瘤相关囊肿	在神经鞘瘤、脑膜瘤、大腺瘤和大脑之间

（左）一位胶样囊肿患者的大体病理标本，经室间孔冠状位切面。注意穹窿部 ➡️ 横跨分叶状胶样囊肿 ➡️。该患者死于急性梗阻性脑积水（Courtesy J. Townsend，MD.）（右）经该大体标本底面可见右侧中颅窝的巨大蛛网膜囊肿。囊内富含脑脊液，囊壁为分层的蛛网膜 ➡️（Courtesy J. Townsend，MD.）

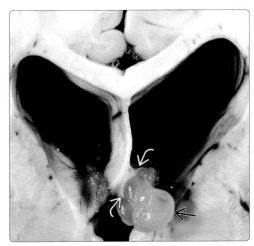

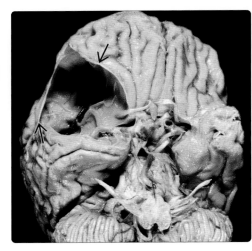

（左）图为手术切除的皮样囊肿标本。可见特征性的复层鳞状上皮内壁和囊内角质碎屑 ➡️。切开部位可见囊内粗糙、缠结的毛发 ➡️，囊腔内含黏稠油腻的类脂质（Courtesy R. Hewlett，MD.）（右）一例典型皮样囊肿的显微镜下图像。囊壁内可见鳞状上皮 ➡️ 和皮脂腺 ➡️，囊腔内为脱落的角蛋白碎屑

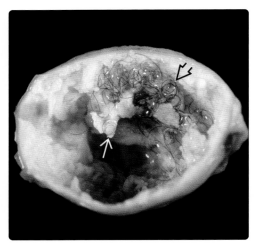

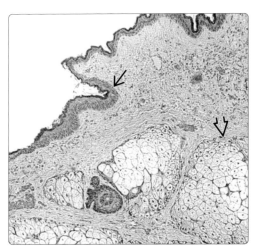

（左）表皮样囊肿标本的局部放大特写。图中可见由鳞状上皮和珍珠样角蛋白构成的菜花样囊肿外表。（右）尸检示脑桥前方有一小的胶样结节 ➡️，颅内脊索瘤是脊索的残余物，大体标本外观类似神经管原肠囊肿（Courtesy R. Hewlett，MD.）

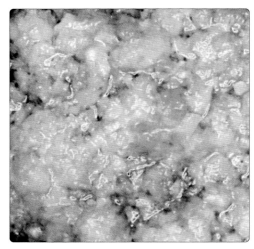

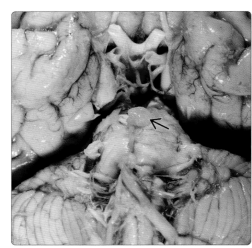

蛛网膜囊肿

术语

- 蛛网膜内含脑脊液的包囊，不与脑室系统相通

影像

- 一般特点
  - 边缘清晰的圆形或卵圆形脑实质外囊肿
  - 与脑脊液等密度或等信号
- 部位
  - 颅中窝（50%～60%）
  - 桥小脑角（10%）
  - 鞍上（10%）
  - 其他部位：大脑凸面、四叠体池（10%）
- MR
  - 所有序列上与 CSF 等信号
  - FLAIR：信号被完全抑制
  - DWI：无弥散受限
  - CISS/FIESTA：用于呈现囊壁和邻近结构
  - 二维相位对比成像：用于检测蛛网膜囊肿与邻近蛛网膜下腔有无交通

主要鉴别诊断

- 表皮样囊肿
- 其他非肿瘤性囊肿（如脑穿通性囊肿）
- 慢性硬膜下血肿
- 硬膜下积液

临床问题

- 最常见的先天性颅内囊性变异
- 占所有颅内占位的 1%
- 可在任何年龄段被发现（75% 见于儿童）
- 多为偶然发现

诊断要点

- 与表皮样囊肿鉴别时，FLAIR 和 DWI 是最佳序列

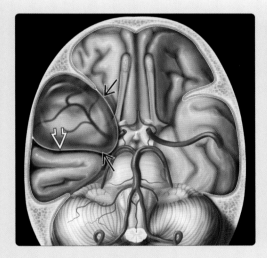

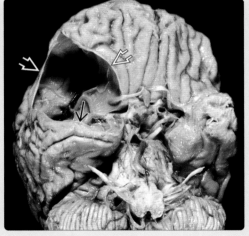

（左）示意图显示中颅窝蛛网膜囊肿（AC）。注意蛛网膜⇗分隔并包绕脑脊液。中颅窝扩大并压迫相邻颅骨使之变薄。颞叶➡受压向后移位。（右）从额顶位观察尸检脑标本偶然发现中颅窝蛛网膜囊肿。注意"分隔的"蛛网膜⇗包含大量脑脊液（已在摘除大脑时排空）。颞叶受压迫后移➡，中颅窝扩大（Courtesy J. Townsend, MD.）

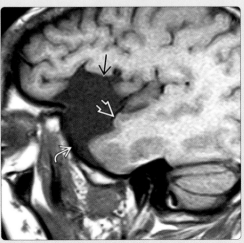

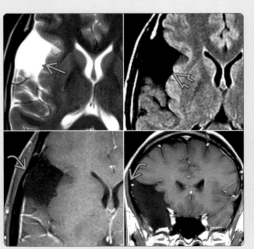

（左）MR 矢状位 T1WI 显示典型中颅窝蛛网膜囊肿➡。注意增厚的蝶骨大翼➡和颞叶后移⇗。（右）图中显示蛛网膜囊肿的典型齿状边缘，成像序列依次为轴位 T2、轴位 FLAIR、轴位 T1 增强和冠状位 T1 增强。在 T2WI 上蛛网膜囊肿信号与脑脊液相同➡，在 FLAIR 上能被完全抑制➡，相应部位颅骨变薄➡，病灶无强化

胶样囊肿

术语

- 单房、含有黏蛋白的第三脑室囊肿

影像

- > 99% 楔入室间孔
  - 穹窿柱骑跨、覆盖在囊肿上
  - 在 CT 平扫上多为高密度
  - 密度与水化程度呈反比
- MR 信号多变
  - 通常反映水含量
  - T2WI 上，多与脑实质信号相等（小囊肿较难发现）
  - 25% 呈低 / 高信号混杂（"黑洞"效应）
  - 病变边缘可有轻微强化（罕见）

主要鉴别诊断

- 脑囊虫病
- 脑脊液流动伪影（MR 假性囊肿）
- 椎基底动脉延长扩张症 / 动脉瘤
- 室管膜下瘤
- 颅咽管瘤

病理学

- 起源于胚胎内胚层，而非神经外胚层
- 与其他前肠起源性囊肿相似（神经管原肠囊肿、Rathke 囊肿）

临床问题

- 40% ～ 50% 为无症状性，多为偶然发现
- 头痛（50% ～ 60%；可以为周期性或间歇发作性）
  - 急性室间孔阻塞可迅速导致脑积水、脑疝和死亡
- 发病高峰：20 ～ 40 岁（儿童罕见）
- 90% 处于稳定状态或停止增大
- 10% 进行性增大

诊断要点

- 注意勿将第三脑室的脑脊液流动伪影当作胶样囊肿

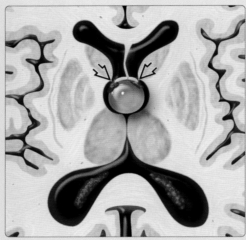
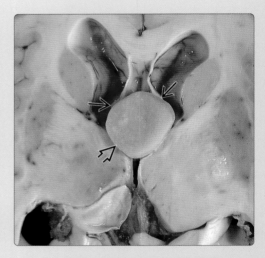

（左）轴位示意图显示典型胶样囊肿堵塞室间孔导致轻 / 中度梗阻性脑积水。注意囊肿上的大脑穹窿和脉络丛被抬高和牵拉➡。（右）一位猝死患者的大体标本。轴位切片可见较大的胶样囊肿➡导致中度梗阻性脑积水。透明隔间腔较小。大脑穹窿➡被覆于囊肿之上（Courtesy R. Hewlett，MD.）

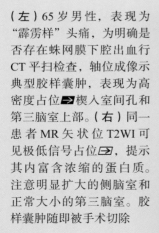
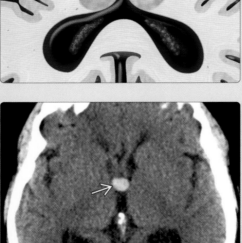
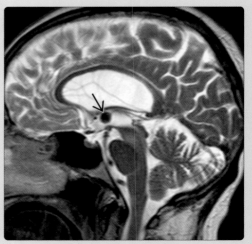

（左）65 岁男性，表现为"霹雳样"头痛，为明确是否存在蛛网膜下腔出血行 CT 平扫检查，轴位成像示典型胶样囊肿，表现为高密度占位➡楔入室间孔和第三脑室上部。（右）同一患者 MR 矢状位 T2WI 可见极低信号占位➡，提示其内富含浓缩的蛋白质。注意明显扩大的侧脑室和正常大小的第三脑室。胶样囊肿随即被手术切除

皮样囊肿

关键点

术语

- 良性、异位的鳞状上皮囊肿，包含毛囊、皮脂腺和汗腺等皮肤成分

影像

- 中线部位含有脂肪的单房囊性病变
  - 如破裂会出现蛛网膜下腔脂滴
- 颅内最常见的部位是蝶鞍上或后颅窝
- 颅外部位：脊柱和眼眶
  - 可经瘘管与皮肤相通（皮肤窦道）
- CT 低密度（脂肪）
  - 20% 有囊壁钙化
- MR：T1 高信号
  - 抑脂序列能确认其脂质成分
  - 囊内和脑室内（囊肿破裂后）可见脂肪-液体平面

- 囊肿破裂后可能因化学性脑膜炎出现广泛软脑膜强化

主要鉴别诊断

- 表皮样囊肿
- 颅咽管瘤
- 畸胎瘤
- 脂肪瘤

临床问题

- 罕见：占颅内原发性肿瘤的 < 0.5%
- 表皮样囊肿较硬膜内皮样囊肿多见 4 ～ 9 倍
- 破裂后可引起严重病变或死亡
- 皮样组织＋皮肤窦道可引起脑膜炎和脑积水
- 治疗采取彻底手术切除，可选择脑室分流治疗脑积水

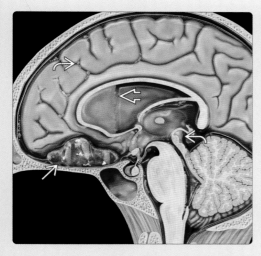
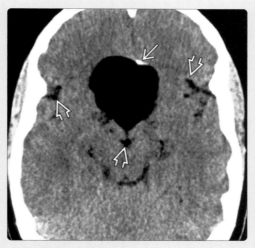

（左）皮样囊肿➡的矢状位示意图显示额叶下部一混杂松散、内含脂肪、鳞状上皮和皮肤附件的占位。由于囊肿破裂，脑室内可见脂肪-液体平面➡，蛛网膜下腔内可见脂肪填充➡。（右）轴位 CT 平扫示中线结构上一低密度脂肪占位，伴局部囊壁钙化➡，为皮样囊肿破裂后的典型表现。外侧裂和蛛网膜下腔内➡可见低密度脂滴

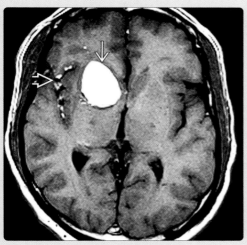
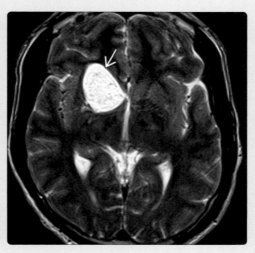

（左）T1WI 显示典型皮样囊肿高信号改变➡。注意邻近外侧裂中的脂滴➡，多为皮样囊肿破裂所致。（右）同一患者轴位 FSE T2WI 上占位呈高信号➡，但内部信号混杂。随后的手术中确认皮样囊肿破裂

表皮样囊肿

术语

- 颅内表皮样囊肿：先天性包涵囊肿

影像

- 脑脊液样占位迂回挤入脑池，包绕脑神经和血管
- 形态：分叶、不规则、伴"叶状"菜花样占位
- FLAIR：通常不能完全抑制信号
- DWI：高信号，可与蛛网膜囊肿鉴别

主要鉴别诊断

- 蛛网膜囊肿
- 炎性囊肿（如脑囊虫病）
- 囊性肿瘤
- 皮样囊肿

病理学

- 在神经管闭合期间（孕 3 ～ 5 周）起源于外胚层的内涵物

临床问题

- 临床症状取决于部位和对毗邻神经血管结构的影响
  - 头痛是最常见的症状
  - 第 5、7、8 对脑神经最常受累
- 占所有原发性颅内肿瘤的 0.2% ～ 1.8%
- 恶变为鳞状细胞癌罕见
- 治疗：微创手术切除
  - 如未彻底切除常会复发

诊断要点

- 迂回和包裹脑神经和血管，而非使其移位
- FLAIR 和 DWI 高信号

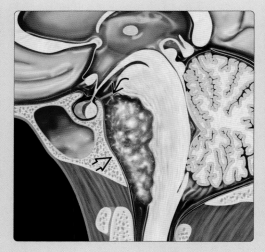

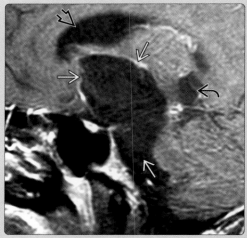

（左）矢状位示意图显示桥前池内表皮样囊肿的"珍珠样外观"➡️，脑桥和延髓因囊肿向后移位。分叶状肿物包绕基底动脉➡️。（右）MR 矢状位 T1WI 增强显示桥前池内一无强化的巨大占位➡️，挤压脑桥、中脑和下丘脑。其信号稍高于脑脊液➡️，迂曲包裹脑桥并进入环池➡️

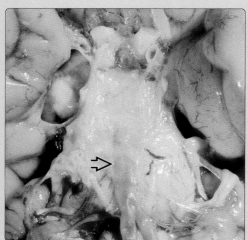

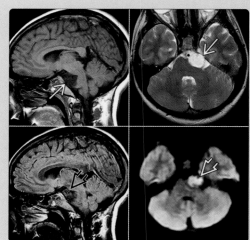

（左）大体标本示表皮样囊肿从桥小脑角池向前上方延伸，覆盖桥前池，完全包裹基底动脉➡️。注意其典型的珍珠样外观（Courtesy E. Hedley-Whyte, MD.）。（右）位于桥小脑角的表皮样囊肿的 T1WI 和 T2WI ➡️，其信号类似于脑脊液，但在 FLAIR 上未被抑制➡️，DWI 呈中度高信号➡️

第一篇 脑
第二章 基于病理的诊断：肿瘤、囊肿和其他

海马沟残余囊肿

术语

- 同义词：海马残余囊肿、海马沟腔
- 沿原始海马沟残腔分布的囊肿或一串囊肿

影像

- 沿海马外侧缘分布的一串囊肿
- 在所有磁共振序列中与脑脊液的信号一致
  - T2：高信号
  - FLAIR：信号完全抑制
  - T1WI 增强：无强化

主要鉴别诊断

- 颞叶内侧硬化
- 脉络膜裂囊肿
- 蛛网膜囊肿
- 胚胎发育不良性神经上皮瘤

病理学

- 代表部分未融合的海马沟回
- 胚胎学
  - 原始海马裂是海马角和齿状回彼此折叠形成的裂隙
  - 随后海马角和齿状回融合，此时表现为浅的海马沟
  - 这一融合缺陷导致原始海马沟内的残余囊肿

临床问题

- 偶然发现，多不引起症状
- 在为癫痫患者（10% ～ 15%）行高分辨成像检查时容易被发现
- 在阿尔茨海默病中，因颞叶萎缩，囊肿可扩大

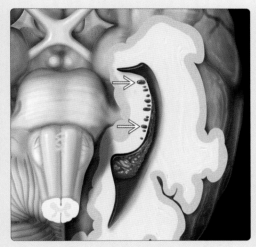
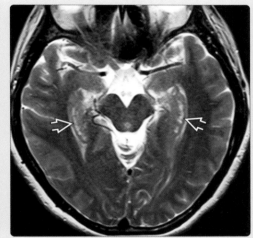

（左）正常颞叶轴位示意图显示海马外侧一连串囊肿，沿原始海马沟的残腔分布➡，提示为海马沟残余囊肿。这些偶然发现具有特征性的影像学表现。（右）一位无症状患者的轴位T2WI示双侧颞叶内部明显的海马沟残腔➡

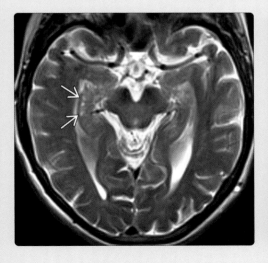
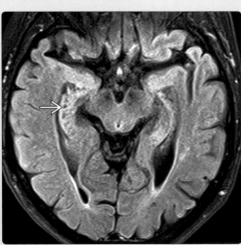

（左）MR轴位T2WI显示海马内小的囊性高信号➡。这些在胚胎期未融合的海马沟残腔呈脑脊液样囊肿，沿海马边缘呈"串珠样"分布。（右）同一患者的MR轴位FLAIR显示上述囊肿信号被完全抑制➡。串珠样囊肿是这些正常变异的典型表现。在颞叶萎缩的患者中囊肿可扩大

血管周围间隙扩大

术语

- 血管周围间隙（PVS）
  - 即 Virchow-Robin 间隙
- 是内衬软膜、充满组织间液的结构
  - 与穿通动脉伴行
  - 不与蛛网膜下腔相通

影像

- 大小各异、边界清楚的无强化丛状囊肿
- PVS 可发生于任何部位和任何年龄。多数人在 3T 成像上更易辨认
- 基底节是正常 PVS 的最常见部位（在前联合周围簇集）
  - 中脑和丘脑
  - 深部脑白质（包括胼胝体、岛叶下皮质和最外囊）
  - 基本不累及皮质（PVS 多在皮质下白质内扩展）
- PVS 直径通常 ≤ 5 mm
  - 偶可大于上述标准
  - 最常见的 PVS 扩大（"巨大"或"肿块样"）部位是中脑
  - 可能导致占位效应、梗阻性脑积水
- 与脑脊液呈等密度或等信号

主要鉴别诊断

- 腔隙性脑梗死
- 囊性肿瘤（如胚胎发育不良性神经上皮瘤、囊性星形细胞瘤）
- 感染性 / 炎性囊肿

临床问题

- 避免误诊为严重疾病
- 其大小一般多年不变

诊断要点

- 通过 3T MR 成像，几乎所有位置都可显示 PVS，但这是一种正常表现

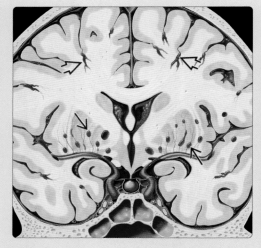
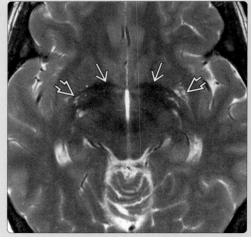

（左）冠状位示意图可见正常的血管周围间隙，与基底节➡和皮质下白质➡的穿通动脉伴行。正常的血管周围间隙通常丛集在前联合，但也可以发生在任何部位。（右）3T MR 轴位 T2WI 薄层扫描示基底节下 1/3，即前联合➡附近大量小的血管周围间隙➡。这些为正常影像学表现

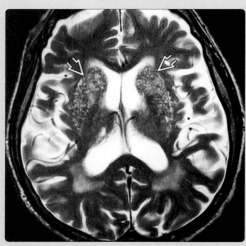
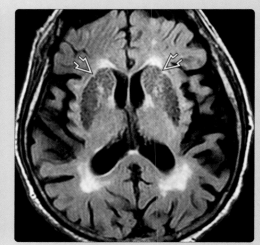

（左）一位伴轻度认知功能减退的 88 岁女性患者轴位 T2WI 可见双侧基底节多发脑脊液样小囊肿➡。（右）同一患者轴位 FLAIR 示大多数基底节囊肿信号被抑制➡，提示囊肿内液体与脑脊液相似。对称性囊肿和 FLAIR 低信号提示这些囊肿为扩大的血管周围间隙，有时被称为筛状改变，并非腔隙性脑梗死

松果体囊肿

术语
- 松果体内、内衬神经胶质的非肿瘤性囊肿

影像
- CT
  - 位于第三脑室后方，边界清楚、光滑的囊肿
  - 80% 小于 10 mm（也可超过，最大可达 4.5 cm）
  - 囊内液体与脑脊液呈等或稍高密度
  - 25% 存在囊壁钙化
- MR
  - 在多数序列中信号稍高于脑脊液（55% ~ 60%）
  - 等信号（40%）
  - 1% ~ 2% 有出血（混杂信号）
  - FLAIR 不能抑制

主要鉴别诊断
- 正常松果体
- 松果体细胞瘤
- 表皮样囊肿
- 蛛网膜囊肿
- 中间分化的松果体实质瘤

临床问题
- 绝大多数无临床症状，通常为偶然发现
  - 可见于任何年龄
  - 可见于 1% ~ 5% 的正常磁共振成像
  - 在儿童期可自发缓解
- 头痛（少见）
- 松果体卒中伴囊内出血（罕见）
  - 伴或不伴急性脑积水，极少情况下可猝死

诊断要点
- 仅依靠影像学检查，不能鉴别良性松果体囊肿和松果体细胞瘤
  - 两者都可以很多年稳定不变
- 松果体肿物出现不均匀结节样或环形强化，往往提示病变有可能为良性囊肿，而非肿瘤

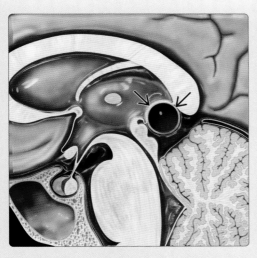

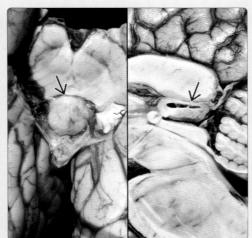

（左）矢状位示意图示松果体内小囊肿➡。体积较小的良性松果体囊肿常在尸检或影像学检查中被偶然发现。（右）大体标本的颏下顶位（左）和矢状位中线切面（右）可见一偶然发现的良性非肿瘤性松果体囊肿。囊肿➡边界清晰，囊壁厚度中等（Courtesy E. Tessa Hedley-Whyte，MD.）

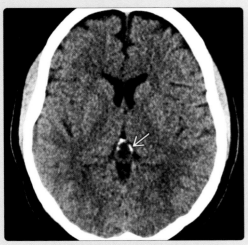

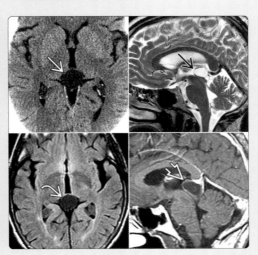

（左）一位慢性非特异性头痛患者，神经系统查体无阳性体征。该患者轴位 CT 平扫可见存在一直径约 16 mm 的松果体囊肿，伴囊壁钙化➡。该囊肿多年来无明显变化，提示为非肿瘤性囊肿。（右）CT 平扫可见一直径为 20 mm 的松果体囊肿➡，信号稍高于相邻第三脑室内的脑脊液。该病变在 T2WI➡和 FLAIR➡信号增高。T1 增强可见囊肿边缘轻度强化➡。随后经手术证实为松果体囊肿

脉络丛囊肿

术语

- 脉络丛囊肿（CPC）
- 非肿瘤性、非炎性囊肿
  - 位于脉络丛内，内衬受压的致密结缔组织

影像

- 一般表现
  - 一般位于侧脑室三角区
  - 通常较小（2～8 mm）
  - 大囊肿罕见（> 2 cm）
  - 一般为多发，双侧常见
- CT
  - 与脑脊液密度相等或稍高
  - 形状不规则、囊周钙化常见，发生于成人
- MR
  - T1WI：与脑脊液信号相等或稍高
  - FLAIR：2/3 等信号，1/3 低信号
  - DWI：60%～80% 高信号

- 强化：可表现为环形、结节状或实性，强化程度各异

主要鉴别诊断

- 室管膜囊肿
- 脑囊虫病
- 表皮样囊肿
- 脉络丛乳头状瘤（CPP）
  - 单纯囊性 CPP 非常罕见

临床问题

- 发生于年龄谱的两端
  - 常见于胎儿、婴儿和老年人
  - 较少见于儿童和青年
- 无临床症状，多为偶然发现
- 相关：Aicardi 综合征，18-三体综合征

诊断要点

- 成年人最常见的脉络丛占位性病变

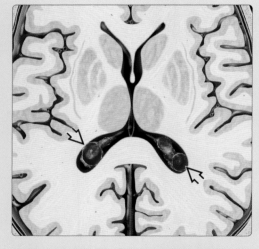
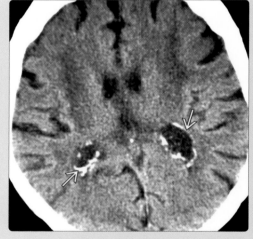

（左）轴位示意图显示脉络丛多发囊肿➡，多发现于中年和老年人的影像学检查中。多数为退变的黄色肉芽肿。（右）老年患者，轻微头外伤后，神经系统查体无阳性体征。轴位 CT 平扫示双侧侧脑室三角区的囊性占位，周边为致密钙化➡。该囊肿无临床症状，为偶然发现。

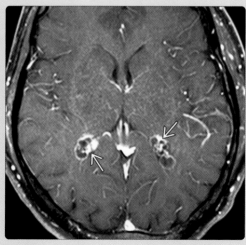
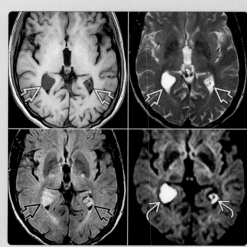

（左）52 岁男性，头痛，神经系统查体无阳性体征。轴位 T1WI 增强抑脂成像显示双侧侧脑室三角区多发实性及环形强化囊肿➡，信号混杂。（右）一位老年患者的轴位磁共振系列成像。检查中偶然发现双侧脉络丛囊肿，在 T1WI 和 T2WI 中信号稍高于脑脊液➡，在 FLAIR 中未被抑制➡，DWI 呈明显高信号➡。

脑穿通性囊肿

术语

- 充满脑脊液的实质内空腔
  - 深部、单侧 / 双侧的空腔 / 空洞
  - 一般与脑室和（或）蛛网膜下腔相通
  - 内壁反应性神经胶质 / 星形细胞增生
- 先天性（围生期脑部受损）或获得性（创伤或感染等）

影像

- 最佳诊断线索：充满脑脊液的空腔伴相邻脑室扩大
- MR：腔壁平滑，与脑脊液信号一致，内壁为胶质增生的白质

主要鉴别诊断

- 蛛网膜、室管膜、肿瘤性或炎性囊肿
- 脑软化

- 脑裂畸形
- Dandy-Walker 畸形
- 胼胝体发育不良伴大脑半球间囊肿
- 积水性无脑畸形

病理学

- 先天性：宫腔内因脑血管事件或感染所致的破坏性损害
- 获得性：头外伤、手术、血管闭塞或感染
- 遗传性：罕见，常染色体显性遗传家族性脑穿通畸形→前胶原缺乏

临床问题

- 痉挛性偏瘫是最常见的症状
- 治疗指征：占位效应、有局灶性 / 全面性难治症状

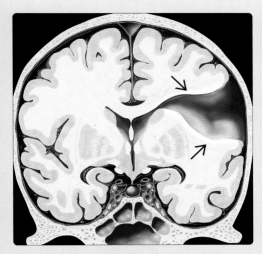
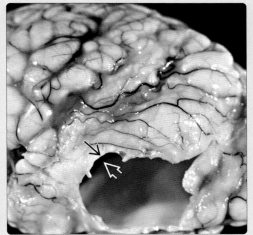

（左）冠状位示意图显示脑实质内充满脑脊液的空腔，与左侧侧脑室和蛛网膜下腔相交通。注意典型的脑穿通性囊肿内壁存在胶质增生的白质➡️。（右）颞叶脑穿通性囊肿的大体标本。从外侧位可见，被脑脊液填充的空腔自大脑表面➡️延伸至侧脑室颞角室管膜➡️。囊肿边缘可见白质胶质增生（Courtesy J. Townsend，MD.）

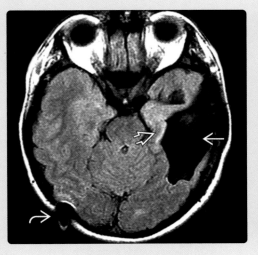
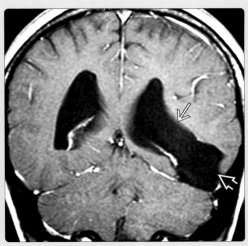

（左）脑穿通性囊肿的轴位FLAIR显示与脑脊液信号相等的脑实质损害，在其他序列中也与脑脊液呈等信号改变，在 FLAIR 上能被抑制➡️。注意伴有少量的白质胶质增生➡️。磁敏感伪影与脑室造瘘分流术有关➡️。（右）同一患者冠状位 T1WI 增强可见实质缺损处与脑脊液信号相等➡️，该病变处与左侧侧脑室三角区相通，同时伴枕角扩张➡️。该图为脑穿通性囊肿的典型表现

中枢神经系统感染概述

总则

分类：感染性疾病可分为先天性和后天获得性。根据病原体不同，可进一步分为细菌感染、病毒感染、真菌感染、寄生虫感染和立克次体感染。

根据疾病严重程度不同，感染性疾病可以有不同的临床表现。有些疾病如疱疹性脑炎多为急性或暴发性起病。其他疾病如亚急性硬化性全脑炎（subacute sclerosing panencephalitis，SSPE）和 Rasmussen 脑炎则为亚急性或慢性起病。

先天性 / 新生儿感染

总则

术语：先天性颅内感染常由一组病原体引起，统称为 TORCH 感染，包括弓形虫病（**T**oxoplasmosis）、风疹（**R**ubella）、巨细胞病毒（**C**ytomegalovirus）感染和疱疹（**H**erpes）。如果把先天性梅毒（**S**yphilis）也纳入其中，则将这组病原体称为 TORCH（S）或（S）TORCH。

其他先天性感染包括 HIV 和淋巴细胞性脉络丛脑膜炎。大约 40% 的 HIV 阳性母亲将感染传递给胎儿，通过 HAART 治疗受染母亲和剖宫产能极大降低感染率。

病因：大多数先天性感染的病原体通过胎盘传播，疱疹病毒则是由于分娩期合并感染所致。除弓形虫和梅毒外，多数为病毒感染。最常见的病原体是巨细胞病毒和疱疹病毒，其他病因则相对罕见。

病理学：经胎盘传播的病原体所造成的临床症状由病原体种类和感染时机共同决定。当感染发生在孕早期（妊娠前 3 个月内）会引起流产或出生缺陷，存活的新生儿可出现发育畸形（如神经元迁移障碍和脑裂畸形）。孕晚期感染以小头畸形伴全脑损害、广泛性脑软化等脑组织破坏为主要表现。营养不良性脑实质钙化是巨细胞病毒、弓形虫病、HIV 和先天性风疹病毒感染的特征性表现。

后天获得性感染 / 炎症

细菌感染

能引起脑膜炎的常见病原体包括肺炎链球菌、脑膜炎球菌、流感嗜血杆菌、单核细胞增多性李斯特菌、乙型链球菌和大肠埃希菌。

脑膜炎：脓性渗出物是多数病原体所致脑膜炎的常见病理学特征，在大脑基底池最为明显。渗出物可填充脑池和蛛网膜下腔。软脑膜强化是最典型的影像学表现。常见的并发症包括脑积水、积脓、血管炎，伴或不伴脑梗死。

脑脓肿：脑脓肿可分为 4 个阶段，脑炎早期、脑炎晚期、包膜早期和包膜晚期。在脑炎早期，感染呈局灶性但尚未局限，由炎性细胞、水肿、坏死灶和点片状出血共同构成无包膜肿块。在脑炎晚期，感染灶融合成片，可见到由炎性细胞、肉芽组织和成纤维细胞构成的中心坏死灶，边缘境界不清。感染后 2 ～ 4 周为包膜早期，此期可见病灶边缘存在一边界清楚的胶质膜，其内为液化的中心坏死灶。最终，脓腔逐渐萎缩塌陷，即包膜晚期。该阶段可持续数月，在症状缓解后的很长时间内，影像学仍可见异常表现。

脑室炎：脓肿近脑室处的壁最薄。脓肿破入脑室能引起脑室炎（"脑室积脓"）和脉络丛炎。脑室脓肿破裂通常是致命的。

病毒感染

急性病毒感染：单纯疱疹病毒性脑炎是最常见的非流行性病毒性脑炎。超过 95% 的病例是由单纯疱疹病毒 1 型（口唇疱疹病毒）引起。目前最常见的流行性病毒性脑炎的病原体是西尼罗病毒。

亚急性和慢性病毒感染：许多病毒具有较长的潜伏期，症状进展往往需要经过数月甚至数年时间。SSPE 和由 JC 病毒（一种常见的多瘤病毒）引起的进行性多灶性白质脑病是两个典型范例。

其他感染

结核：由于每年有 800 ～ 1000 万新增结核感染病例，且在发展中国家的患病率不断上升，因此结核是目前备受关注的公共卫生问题。多重耐药性结核和极端耐药性结核的出现，令结核的早期诊断和治疗变得极为重要。结核和 HIV 的"死亡组合"使彼此的致死率显著升高，也是目前关注的焦点。

寄生虫：脑囊虫病是最常见的中枢神经系统寄生虫病，也是癫痫的首要病因。尽管多数寄生虫很少累及大脑，但大部分囊虫病最终会引起中枢神经系统损伤。

真菌：真菌是一组常见的微生物，遍布于世界的各个角落。大多数真菌很少感染人类（如曲霉菌），一般通过吸入或针刺伤造成伤口感染。当免疫功能正常患者出现真菌感染时，肺部感染要比脑部感染更常见。中枢神经系统和全身多系统真菌感染常发生于免疫缺陷的患者。HIV/AIDS 和免疫抑制药物增加了患者出现机会性感染的风险。

立克次体病：立克次体病，如洛基山斑疹热和地中海斑疹热，通常伴有皮肤红疹。中枢神经感染相对少见。当出现感染时，该病倾向于侵犯血管周围间隙，并引起基底节梗死样损害。

螺旋体病：螺旋体属于革兰氏阴性细菌的一类。苍白密螺旋体和伯氏疏螺旋体可分别导致梅毒和莱姆病，两者是最常见的螺旋体病。莱姆病是美国最常见的蜱媒传染病。神经莱姆病伴有神经系统缺损症状，继发于系统性感染。

（左）一例死于急性细菌性脑膜炎患者的脑大体标本特写。注意黏稠的化脓性渗出物充满脑沟➡。渗出物覆盖下的脑回明显水肿和肿胀。软脑膜存在炎症及充血表现，以皮质血管处最为明显（Courtesy R. Hewlett，MD.）。（右）尸检示多发化脓性病灶➡。脑深部白质的大脓肿➡已经破入脑室，并引起脑室炎➡（Courtesy R. Hewlett，MD.）

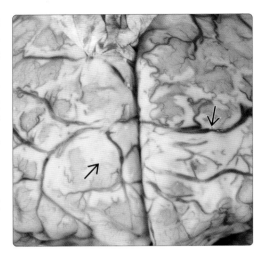
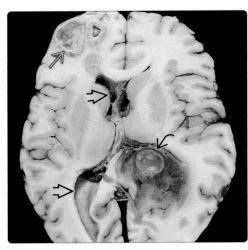

（左）急性疱疹性脑炎的典型尸检表现。注意本病常累及边缘系统，颞叶和额叶底部皮质可见出血性坏死➡（Courtesy R. Hewlett，MD.）。（右）急性出血性坏死性脑炎的尸检标本，病原体可能是病毒。许多非流行性病毒性脑炎容易累及基底节、丘脑➡、中脑和脑桥（Courtesy R. Hewlett，MD.）

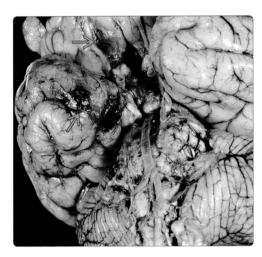
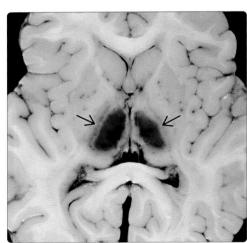

（左）尸检证实的结核性脑膜炎。结核性脑膜炎➡主要表现为分布于基底池的黏稠脓样渗出。不同病因的脑膜炎的影像和病理学表现往往是相似的（Courtesy R. Hewlett，MD.）。（右）该病理标本可见2个位于表浅脑沟的脑囊虫病包囊➡。蛛网膜下腔是脑囊虫病的主要发病部位（Courtesy R. Hewlett，MD.）

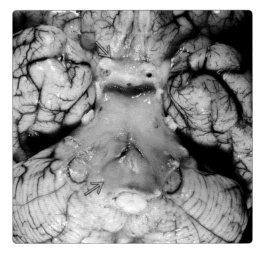
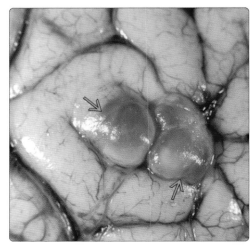

脑膜炎

术语

- 软脑膜、蛛网膜和脑脊液的急性或慢性炎性浸润
- 包括急性化脓性炎症（细菌感染）、急性淋巴细胞性炎症（病毒感染）和慢性炎症（结核感染及肉芽肿性炎症）

影像

- 对积脓、缺血、脑积水、脑炎／脑脓肿、脑室炎等并发症，影像学显示良好
- FLAIR：脑沟和脑池高信号
- T1WI 增强：炎性渗出及脑表面（软脑膜）强化
- 延迟增强＋ FLAIR 对软脑膜病变最为敏感
- DWI：对发现并发症非常重要
- 颅底脑膜炎见于化脓性感染、结核、隐球菌病、神经梅毒、结节病和淋巴瘤
- 脑膜炎是临床和实验室诊断，非影像学诊断
  ○ 影像学表现可正常

主要鉴别诊断

- 癌性脑膜炎
- 神经结节病
- FLAIR 序列脑脊液高信号：蛛网膜下腔出血、氧中毒、伪影、卒中后静脉淤血

病理学

- 心脏、牙等远隔部位感染的血行播散是最常见的病因

临床问题

- 成人：头痛、发热、颈强直，伴或不伴精神状态改变
- 儿童：发热、易激惹、颈强直
- 婴儿：发热、昏睡、易激惹
- 静脉应用抗生素是主要的治疗措施
- 根据患者年龄进行经验性治疗
- 根据文化背景和敏感度选择特殊治疗

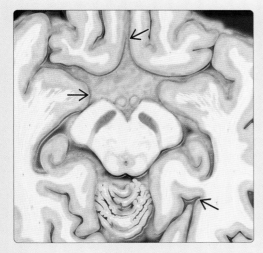
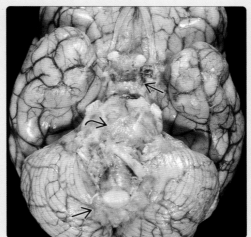

（左）轴位图示弥漫性炎性渗出，累及软脑膜、基底池和脑沟➡。CT 上为高密度，T1WI 为高信号。注意脑膜炎是临床和实验室诊断，而非影像学诊断。（右）一例重症脑膜炎的尸体解剖，脑桥表面➡和基底池➡可见致密的脓性渗出物填充（Courtesy R. Hewlett，MD.）

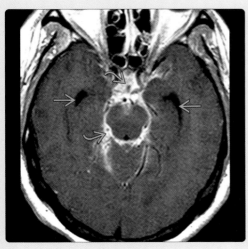
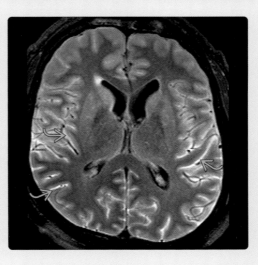

（左）一例结核性脑膜炎患者的轴位 T1WI 增强显示广泛脑池强化➡和早期脑积水改变➡。（右）24 岁男性，头痛、发热和呕吐，诊断为化脓性脑膜炎。轴位 FLAIR 可见广泛脑沟内高信号➡。轴位 FLAIR、T1WI 增强和 DWI 序列对疑似脑膜炎患者的诊断至关重要

脑脓肿

术语

- 脑实质的局灶性化脓性感染，常为细菌感染，真菌或寄生虫则较少见
- 4 个病理阶段：脑炎早期、脑炎晚期、包膜早期和包膜晚期

影像

- 环形强化，伴 T2 环形低信号和病灶内部弥散受限
- 在病程的不同阶段影像学表现各异
  - 脑炎早期：边界不清的 T2 高信号团块状影
- 增强表现：
  - 脑炎早期：斑片状强化
  - 脑炎晚期：显著的不规则环形强化
  - 包膜早期：边界清楚的薄壁环形强化
  - 包膜晚期：空腔塌陷、囊壁增厚
- MRS：中心坏死区可见氨基酸（0.9 ppm）、乳酸（1.3 ppm）、醋酸（1.9 ppm）和琥珀酸（2.4 ppm）峰
- 多平面重建 MR± 增强、DWI、±MRS、PWI
- SWI 双环征（外环低信号，内环高信号）有助于与其他环形强化病灶鉴别

主要鉴别诊断

- 胶质母细胞瘤
- 脑实质转移瘤
- 脱髓鞘疾病
- 演变中的颅内血肿
- 亚急性期脑梗死

临床问题

- 头痛（多达 90%）；部分患者可出现癫痫发作、精神状态改变、局灶性症状、恶心和呕吐
- 具有潜在的致死性，但为可治性疾病

诊断要点

- DWI 和 MRS 有助于区分脑脓肿和其他病变

（左）轴位示意图显示包膜早期脓肿，包膜内存在中心液化坏死和炎性碎片。胶原蛋白和网状蛋白构成境界清楚的脓肿壁➡️。注意周边环绕的水肿➡️。（右）66 岁女性，牙科术后头痛、发热 4 周，轴位 T2WI 示左侧颞叶后部类圆形混杂信号影➡️。病变存在的"双环征"（外环低信号，内环高信号）主要见于化脓性脑脓肿

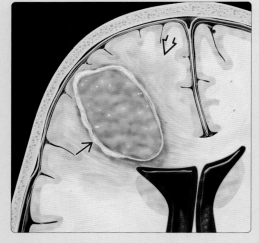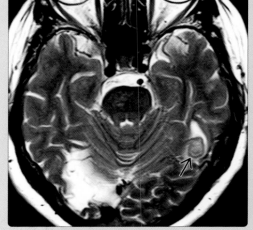

（左）同一病例的 T1 压脂增强可见不规则的环形强化➡️，其内容物未见强化。注意右侧枕叶病变➡️为陈旧性梗死。（右）同一病例的 DWI 提示左颞叶病变明显弥散受限。环形强化伴弥散受限是化脓性脑脓肿的典型影像学表现。弥散受限在其他环形强化病变（如转移瘤、胶质母细胞瘤或多发性硬化）中较少见

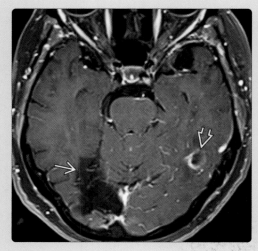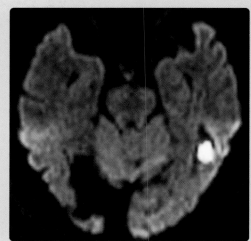

第一篇 脑　第二章 基于病理的诊断：肿瘤、囊肿和其他

脑室炎

术语

- 脑膜炎、脑脓肿破裂、脑室置管所致脑室的室管膜感染

影像

- 最佳影像线索：脑室扩大伴碎片平面、室管膜异常、T2/FLAIR 脑室周围高信号
- DWI
  - 特征性表现为分层的碎片弥散受限，ADC 值减低
- T1WI 增强
  - 显著室管膜强化伴脑室扩大
- 超声
  - 在婴儿可见脑室扩大伴室管膜和碎片回声
    - 对检测感染后脑积水有重要价值

主要鉴别诊断

- 原发性中枢神经系统淋巴瘤
- 室管膜肿瘤播散（如多形性胶质母细胞瘤、髓母细胞瘤、松果体和脉络丛肿瘤、室管膜瘤）
- 脑室内出血
- 异常室管膜静脉（如动静脉畸形、发育性静脉畸形、海绵状血管瘤和 Sturge-Weber 综合征）

临床问题

- 正常人外伤或颅脑手术后可发生细菌性脑室炎
- 真菌或病毒性脑室炎多见于免疫抑制人群
- 约 30% 的脑膜炎患者合并脑室炎；其中 80%～90% 为新生儿或婴儿
- 治疗：手术冲洗、引流和（或）静脉应用抗生素

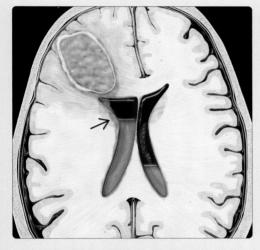
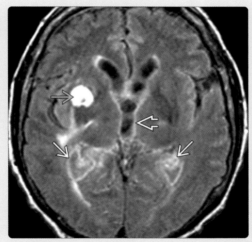

（左）轴位示意图显示右侧额叶脓肿破入脑室系统形成脑室炎。注意特征性脑室内碎片平面和沿脑室周边分布的炎症➡。（右）MR 轴位 FLAIR 示沿着脑室室管膜分布的明显高信号➡，呈高信号的碎片填满侧脑室三角区➡。FLAIR 和 DWI 是诊断脑室炎的最敏感序列。注意右侧基底节脓肿➡

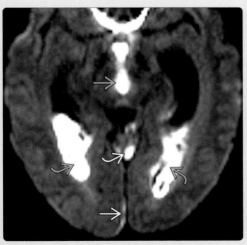
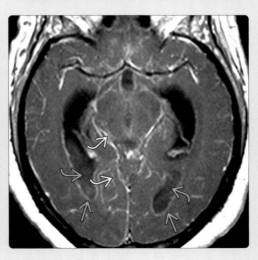

（左）一位肺炎球菌性脑膜炎患者继发脑室炎，其轴位 DWI 可见第三脑室➡和侧脑室➡碎片弥散受限。脓性渗出物主要位于小脑池➡，右侧枕叶内侧可见少量硬膜下积脓➡。DWI 对诊断脑室炎十分重要。（右）同一患者 MR 轴位 T1WI 增强可见脑室碎片➡、室管膜和软脑膜强化➡

术语

- 脓液积聚于硬膜下或硬膜外间隙，或二者均有（15%）；硬膜下积脓更常见
- 硬膜下积脓（subdural empyema，SDE），硬膜外积脓（epidural empyema，EDE）

影像

- 最佳诊断线索：脑外积液伴边缘强化，DWI 高信号
- 幕上病变典型表现
  - EDE：常邻近额窦
  - SDE：超过半数位于大脑凸面，大脑镰旁约 20%
- 幕下病变约 10%，与乳突炎相关
- T2WI：硬膜向内移位，位于脓液和脑组织之间，呈线状低信号
- T1WI 增强：因存在肉芽组织和炎症，病变边缘显著强化

- DWI 最适合用于判断病变的部位、性质、范围和并发症

主要鉴别诊断

- 慢性硬膜下血肿
- 硬膜下积液

病理学

- 婴幼儿：细菌性脑膜炎的并发症
- 青少年、成人：与鼻旁窦疾病相关（> 2/3）

临床问题

- > 75% 的病例存在鼻旁窦或耳部感染
- EDE、SDE 少见，但致死率高
- 常见并发症：脑炎、脑脓肿、脑静脉血栓形成、脑缺血、脑积水
- 死亡率：10% ～ 15%
- 手术引流为主要治疗方法
- 鼻旁窦引流联合抗生素：小鼻窦相关 EDE

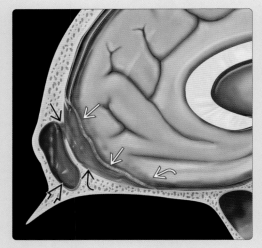
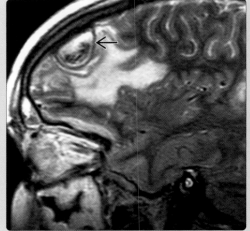

（左）矢状位示意图示额窦化脓➡并直接扩散至硬膜外间隙➡，导致硬膜外积脓（EDE）➡。注意硬膜移位➡和额叶旁炎症➡。EDE 通常与额窦毗邻。（右）MR 矢状位 T2WI 示 EDE 伴邻近脑组织炎性异常信号。注意硬膜内移➡，在 EDE 和脑实质之间可见线样低信号，该患儿有鼻窦炎

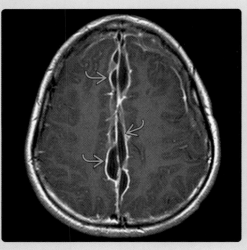
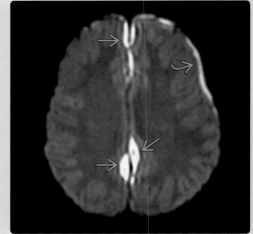

（左）一位头痛、发热患者的 MR 轴位 T1WI 增强压脂像。该患者的硬膜下积脓表现为大脑镰旁脓液的边缘强化➡。（右）同一患者 MR 轴位 DWI。大脑镰旁➡和左侧额部➡硬膜下积脓因弥散受限表现为高信号。DWI 在判断硬膜下或硬膜外积脓的部位、范围和并发症时起着重要作用

疱疹性脑炎

术语

- 由单纯疱疹病毒 1 型（herpes simplex virus type 1, HSV1）引起的脑实质感染
- 通常为免疫功能正常患者的再次免疫激活

影像

- 最佳诊断线索：边缘系统（颞叶内侧和额叶底部皮质）T2/FLAIR 高信号伴 DWI 弥散受限
  ○ 常为双侧不对称病变
  ○ 一般不累及深部灰质核团
- 早期头部 CT 多正常
- DWI 对早期诊断的敏感度高
- T2/FLAIR：皮质和皮质下高信号，一般不累及白质
- GRE：如有出血，水肿的脑组织内可见低信号"开花征"
- DWI：边缘系统弥散受限

- T1WI 增强：早期可能出现轻度斑片状强化
  ○ 起病 1 周后可见脑回样强化

主要鉴别诊断

- 急性脑缺血-梗死
- 癫痫持续状态
- 边缘叶脑炎
- 浸润性肿瘤

临床问题

- 主要表现：发热、头痛、抽搐，伴或不伴病毒感染前驱症状
- 儿童常表现为非特异性症状
- 脑脊液 PCR 检查的诊断准确度最高
- 95% 的疱疹性脑炎由 HSV1 引起
- 如怀疑单纯疱疹病毒性脑炎，应立即开始静脉应用阿昔洛韦

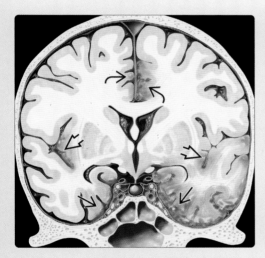
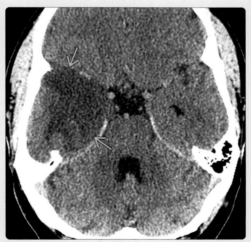

（左）冠状位示意图示疱疹性脑炎的典型表现：双侧边缘系统的不对称受累。炎症主要累及颞叶➔、扣带回➔和岛叶皮质➔。（右）一位 52 岁男性疱疹性脑炎患者的 CT 平扫可见低密度➔和右侧颞叶前内侧轻度水肿。2 ～ 3 天后可见出血和强化

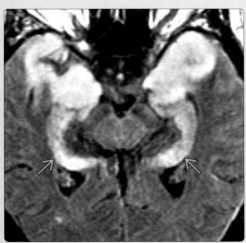
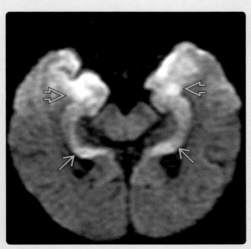

（左）轴位 FLAIR 示疱疹性脑炎典型的双侧颞叶内侧不对称高信号。注意海马受累➔。（右）同一患者的轴位 DWI 可见双侧颞叶内侧➔和海马➔弥散受限。DWI 和 FLAIR 是观察脑炎最敏感的序列。早期疱疹性脑炎患者的 CT 多为正常

人类疱疹病毒 6 型脑炎

术语

- 人类疱疹病毒 6 型（human herpes virus 6，HHV-6）引起的脑炎

影像

- 免疫功能不全患者表现为单侧或双侧颞叶内侧异常信号
  - 边缘系统：海马、杏仁核、海马旁回
  - 岛叶、额叶下部受累较单纯疱疹病毒性脑炎少见
- 婴儿和儿童影像学表现不典型（基底节、丘脑、小脑、脑干）
- 最佳成像方法：磁共振（冠状位 T2/FLAIR、DWI 和 T1 增强）

主要鉴别诊断

- 单纯疱疹病毒（HSV）性脑炎
  - HHV-6 早期累及颞叶内侧
  - 早期海马显著受累多见于 HSV

- 副肿瘤性边缘叶脑炎
- 癫痫持续状态

病理学

- HHV-6 为 DNA 病毒，属于疱疹病毒家族
- 2 个变异型：HHV-6A 和 HHV-6B
- 在免疫功能不全患者中存在再激活

临床问题

- 精神状态改变、短期记忆丧失、发热、癫痫、头痛
- 婴儿可见热性惊厥
- 造血干细胞移植、肺或肝移植术后常见
- 抗病毒药物：更昔洛韦和膦甲酸
- HHV-6 脑炎死亡率＞ 50%

诊断要点

- 免疫功能不全患者出现中枢神经系统损害症状，同时存在单侧或双侧颞叶内侧异常信号时要考虑 HHV-6 脑炎

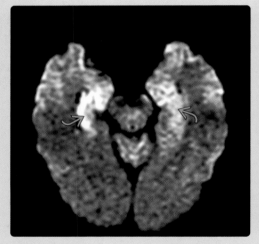
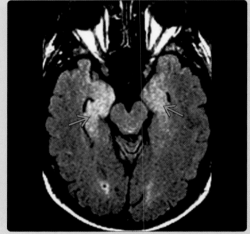

（左）42 岁造血干细胞移植术后患者，临床表现为感觉异常。MR 轴位 DWI 可见双侧海马弥散受限 ⊿，右侧更明显。（右）同一患者 MR 轴位 FLAIR 可见双侧海马高信号 ⊿，同样以右侧为著。在免疫抑制的患者中，HHV-6 脑炎的影像表现非常典型

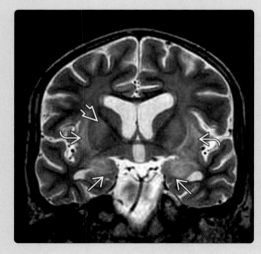
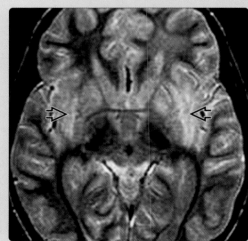

（左）37 岁男性免疫抑制患者，表现为发热和癫痫，MR 冠状位 T2WI 成像可见颞叶内侧 ➡、基底节 ➡ 和岛叶皮质下白质 ➡ 高信号。（右）同一患者 MR 轴位 T2WI 成像示岛叶皮质下白质不对称性高信号 ⊿。在 HHV-6 脑炎中，海马受累不如单纯疱疹病毒性脑炎明显

西尼罗病毒脑炎

术语

- 西尼罗病毒（West Nile virus，WNV），西尼罗热，西尼罗神经侵袭性疾病
- 蚊媒传播的急性脑膜脑炎

影像

- 头 CT 多正常
- DWI 和 T1 增强
  - 典型表现：双侧基底节、丘脑高信号
  - T2WI/FLAIR：斑片样、边界不清的局灶性脑白质高信号
  - 一般无强化（有文献报道）
  - DWI 可显示弥散受限
- 其他部位受累
  - 脑干
  - 胼胝体压部
  - 颞叶内侧
  - 小脑
  - 脊髓和马尾

病理学

- WNV：黄病毒属（如日本脑炎）
- 节肢动物传播（蚊子）

临床问题

- 约 1/140 的患者在 WNV 感染后出现中枢神经系统症状
  - 潜伏期 3 ～ 14 天
- 约 80% 的受感染者无症状
  - 20% 的患者存在轻度发热综合征（西尼罗热）
  - 不到 1% 的患者出现脑膜脑炎
  - 罕见：脊髓前角炎
- 中枢神经系统症状更常见于糖尿病、免疫功能不全患者
- 治疗多为对症支持治疗：补液、退热，必要时予以气道支持和抗癫痫治疗
- 无疫苗
  - 最佳预防措施：预防蚊虫叮咬
- 死亡率约 10%

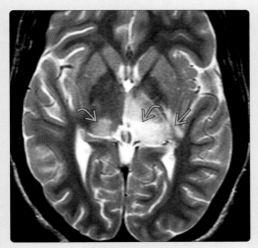
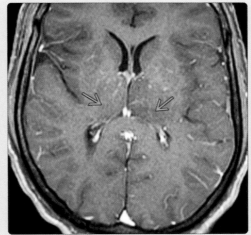

（左）男性 24 岁，诊断为西尼罗病毒脑炎。轴位 T2WI 可见双侧丘脑不对称的 T2 高信号 ➡。左侧内囊后肢也受累 ➡。（右）同一患者轴位 T1WI 增强，可见双侧丘脑低信号 ➡，左侧明显，无异常强化。西尼罗病毒脑炎容易累及基底节、丘脑、脑干、颞叶内侧和小脑

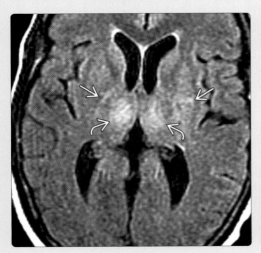
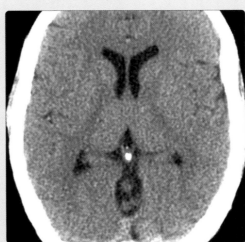

（左）一位西尼罗病毒脑膜脑炎患者的轴位 FLAIR 成像，可见双侧丘脑对称性高信号 ➡。基底节和右侧内囊轻微高信号 ➡。（右）该患者在磁共振检查前 6 h 的轴位 CT 平扫结果正常。丘脑和白质未见水肿。在病变早期，CT 扫描多无异常

关键点

术语

- 各种病原体（多为病毒）引起的弥漫性脑实质炎症
- 部位根据病因有所不同

影像

- 灰质 ± 白质或深部灰质核团异常 T2 高信号
- 病灶大、通常边界不清，伴或不伴斑片样出血
- 影像学表现多为非特异性，易与其他病因所致疾病混淆

主要鉴别诊断

- 急性脑缺血
- 自身免疫性脑炎
- 疱疹性脑炎
- 癫痫持续状态
- 中毒 / 代谢性病变

病理学

- 多数（但非全部）是由病毒引起
- 病毒通过血液或神经累及中枢神经系统

临床问题

- 疱疹：散发性（非传染性）病毒性脑炎的最常见病因
- 日本脑炎：亚洲地区最常见的流行性脑炎
- 许多脑炎的发病率和死亡率较高
- 及时诊断和早期抗病毒或抗生素治疗能降低死亡率，或能改善预后。

诊断要点

- 既往史有助于确诊
- DWI 可比其他常规序列更早地发现病变

（左）一位免疫抑制患者，临床诊断巨细胞病毒（CMV）脑膜脑炎，轴位 FLAIR 可见左侧额叶后部高信号➡。CMV 主要累及脑室周围白质。（右）同一患者 MR 轴位 DWI 提示左侧额叶后部弥散受限➡，灰质和白质均受累。DWI 在脑炎患者中常有阳性表现，可能是最敏感的 MR 序列

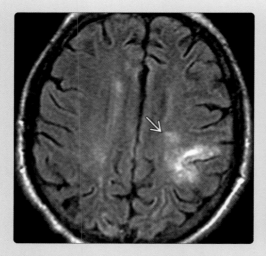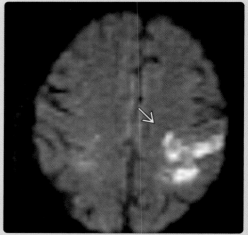

（左）一位西尼罗病毒脑炎患者的 MR 轴位 FLAIR 示双侧基底节➡和丘脑对称性高信号。深部灰质核团的对称性受累尚可见于中毒和代谢性脑病。（右）一位主要表现为共济失调患者的 MR 轴位 FLAIR 示脑干弥散性高信号和肿大➡。脑干脑炎多由病毒所致，其他病原体有单核细胞增多性李斯特菌、军团菌、支原体和莱姆病

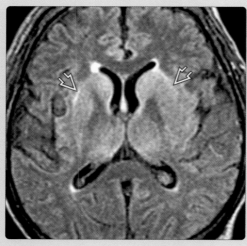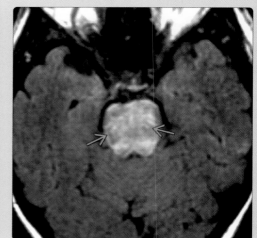

小脑炎

术语

- 急性小脑炎

影像

- 双侧小脑半球灰质和白质低密度（CT 平扫），T2/FLAIR 高信号
- 灰质和白质长 T2 融合性病变
- 伴或不伴软脑膜及轻度脑实质强化
- DWI/ADC →病灶的弥散受限

主要鉴别诊断

- 急性播散性脑脊髓炎
- 小脑浸润性肿瘤
- 小脑梗死

病理学

- 文献报道与水痘、EB 病毒、肠病毒、轮状病毒、人类疱疹病毒 7 型、腮腺炎、麻疹、流行性感冒、肺炎支原体有关
- 在大多数病例中病因不明
- 中重度小脑肿胀→血管压迫、小脑幕切迹疝、扁桃体疝、脑干压迫、梗阻性脑积水

临床问题

- 躯干共济失调、辨距不良和头痛
- 颅内压升高的症状（易激惹、枕部头痛和呕吐）可能会掩盖小脑功能障碍的表现
- 数周或数月后多数症状和体征完全缓解
- 很少情况下需要外科手术解除疝出的小脑或脑积水侧脑室引流

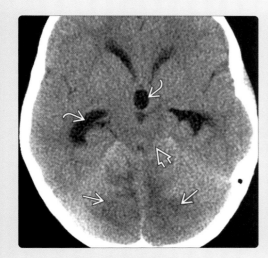
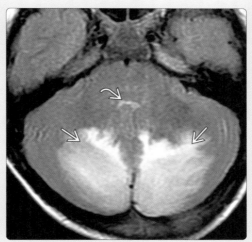

（左）一位甲型流感病毒感染的 4 岁女孩。轴位 CT 平扫显示小脑半球水肿（低密度）➡，病变同时累及灰质和白质。水肿引起小脑幕切迹疝，四叠体池消失➡，导水管受压导致脑积水➡。（右）MR 轴位 T2WI 显示小脑水肿（T2 高信号），同时累及灰质和白质➡。注意第四脑室受压➡

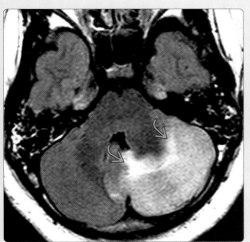
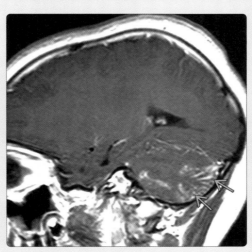

（左）12 岁患者，临床表现为急性起病的共济失调，MR 轴位 FLAIR 可见左侧小脑半球高信号➡。注意第四脑室的轻度占位效应。（右）同一患者的 MR 矢状位 T1WI 增强显示沿左侧小脑半球分布的斑片样软脑膜强化➡。急性小脑炎双侧受累远比单侧受累多见

结核

术语

- 一般表现为结核性脑膜炎和（或）局灶性中枢神经系统感染，结核瘤

影像

- 颅底脑膜炎伴脑外结核（肺）
- 脑膜炎＋脑实质病变可高度提示
- 结核瘤
  - 幕上脑实质最常见
  - 常为 T2 低信号
  - 强化明显（实性或环形强化）
- 结核脓肿：多发环形强化
- 常需 FLAIR、DWI、T1 增强，±MRA 和 MRS 检查
- 结核脓肿具有明显的脂质峰和乳酸峰，但无氨基酸峰

主要鉴别诊断

- 化脓性脑膜炎
- 神经结节病
- 脑脓肿

- 癌性脑膜炎（软脑膜和脑脊液播散）
- 隐球菌感染（基底节凝胶样假性囊肿）

病理学

- 中枢神经系统结核感染几乎都是继发性（通常为肺源性）
- 脑膜炎是中枢神经系统结核感染最常见的症状
  - 在儿童中更普遍

临床问题

- 临床表现多样，可表现为无其他伴随症状的轻度脑膜炎到昏迷
- 远期并发症约 80%：精神迟滞、瘫痪、癫痫、强直、言语障碍或视力缺损
- 死亡率：25% ～ 30%，在 AIDS 患者中更高
- 复发性疾病（疫区生活史、AIDS 或抗药性菌株）

诊断要点

- 结核常与肿瘤等其他疾病相似

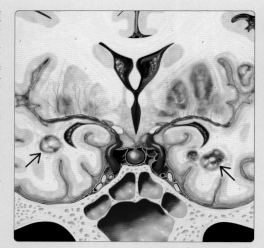
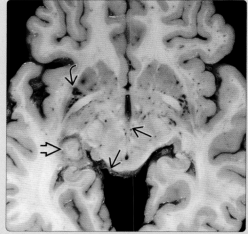

（左）冠状位示意图可见颅底结核性脑膜炎和结核瘤➡️，二者通常共存。注意病灶周围血管不规整，基底节内存在早期动脉性梗死。（右）大体病理轴位切面示中枢神经系统结核感染的诸多特征。基底池渗出伴脑膜炎、结核瘤➡️、血管炎性改变➡️均出现在该尸检标本中（Courtesy R. Hewlett，MD.）

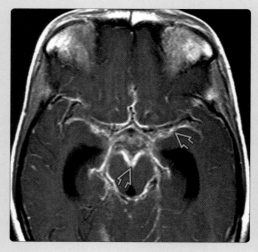
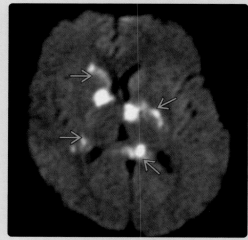

（左）结核性脑膜炎患儿，MR 轴位 T1WI 增强可见中脑和颞叶的脑膜增厚伴线样强化➡️。注意侧脑室和导水管扩张。（右）结核性脑膜炎患者 MR 轴位 DWI 可见基底节、丘脑、内囊和胼胝体压部多发急性梗死➡️。血管炎是结核性脑膜炎的常见并发症，主要累及中小血管，并导致脑梗死

脑囊虫病

术语

- 因猪肉绦虫引起的颅内寄生虫感染
  - 病理改变分为 4 期：泡状期、胶状期、结节肉芽肿期和钙化期

影像

- 最佳诊断线索：囊肿伴其内"圆点"
- 最常累及大脑凸面蛛网膜下腔
  - 囊肿周围炎性反应可能封闭脑沟，使病灶看起来像在脑实质内
- 累及部位：脑池＞脑实质＞脑室
- 脑室内囊肿通常为单发灶
- 基底池囊肿可表现为葡萄状
- 影像学表现根据不同时期和宿主反应而有差异
- 在同一患者中可能同时存在多时期病变
- FLAIR 和 T1 MR 有助于识别头节和脑室内病变
- GRE/SWI 对青年癫痫患者的诊断有帮助

主要鉴别诊断

- 脑脓肿
- 结核
- 肿瘤
- 蛛网膜囊肿
- 血管周围间隙扩大

临床问题

- 常见癫痫、头痛、脑积水
  - 幼虫退化后脑囊虫病才可能无症状
- 脑囊虫病是世界范围内最常见的寄生虫感染
  - 60% ～ 90% 的囊虫病病例可累及中枢神经系统
- 是疫区癫痫最常见的病因
- 旅游和移民会增加该病的传播
- 通过血清或脑脊液 ELISA 明确诊断
- 口服阿苯达唑能驱虫和抗癫痫
- 类固醇激素通常有助于减轻水肿
- 脑实质病变在必要时可手术切除或引流

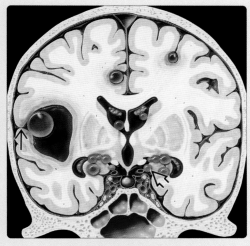
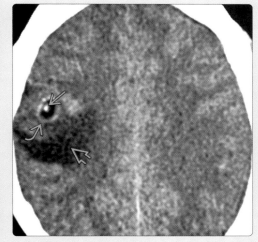

（左）示意图可见蛛网膜下腔和脑室囊肿；最大的脑凸面囊肿常可见头节和周围炎症，"封闭"脑沟➡，使其看似在脑实质内。基底池囊肿多形似葡萄样多囊性改变➡，因幼虫不能存活故一般不能看到头节。（右）一位以癫痫起病的青年男性患者，轴位 CT 平扫可见环形强化灶，其内可见点状高密度灶➡，是脑囊虫病的典型表现。注意病变周围水肿➡

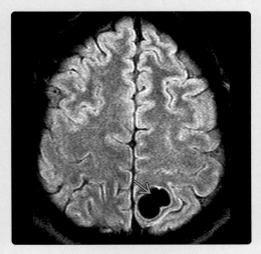
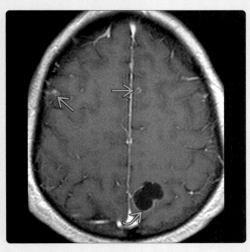

（左）MR 轴 位 FLAIR 可见左侧顶叶边界清楚的囊肿➡，与脑脊液信号相同。囊肿周边无明显水肿。（右）同一患者 MR 轴位 T1 增强可见囊肿周边强化➡。该表现是脑囊虫病泡状期的典型改变。注意额叶结节样强化➡，该病变为结节肉芽肿期的影像学表现。注意在囊虫病中可以在同一患者出现不同时期病变

莱姆病

关键点

术语

- 莱姆病、神经莱姆病
- 多系统炎性疾病
  - 病原体为博氏包柔螺旋体（USA）
  - 通过蜱叮咬传播
  - 宿主：白尾鹿 / 田鼠

影像

- 类似多发性硬化的白质病变（可有强化）
  - 2 ～ 8 mm（"肿瘤样"巨大病变罕见）
- 伴或不伴多发脑神经强化
- 伴或不伴马尾、脑膜强化

主要鉴别诊断

- 脱髓鞘疾病
- 血管炎
- 结节病
- 贝尔麻痹（孤立性面神经强化）

- 慢性疲劳综合征
  - 双侧白质萎缩伴右前部弓状纤维部分各向异性升高
  - 可能伴有静息状态下全脑功能连接异常

临床问题

- 美国最常见的经节肢动物媒介传播的疾病
  - 圆形、"牛眼"样皮疹
  - 伴或不伴流感样症状
  - 脑膜炎伴多神经炎，神经根炎常见
- 发病高峰为 5 ～ 7 月，潜伏期数天到数周
- 如未及时治疗，将进展为慢性消耗性疾病
- 10% ～ 15% 未经治疗的患者会出现神经系统症状

诊断要点

- 注意地域、游玩 / 旅游史及发病季节
- 若患者有多发性硬化样病灶伴游走性红斑，需考虑神经莱姆病
  - 伴或不伴脑神经或马尾强化

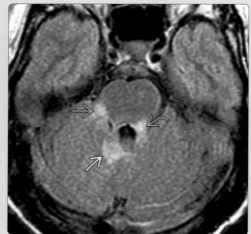
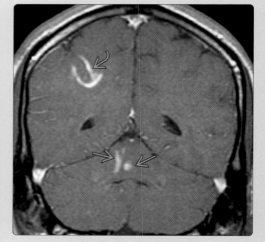

（左）血清学确诊的莱姆病患者 MR 轴位 FLAIR 示左侧小脑上脚☑、右侧脑桥外侧☑和小脑➡多发高信号病灶。（右）同一患者冠状位 T1WI 增强可见右侧大脑半球白质☑和后颅窝☑强化。莱姆病通常表现为局灶性 T2 高信号病变、神经根或脑膜强化

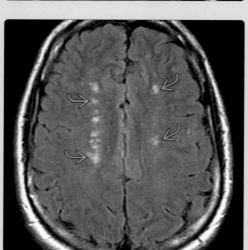
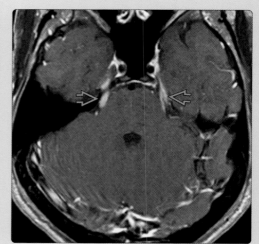

（左）一位有蜱咬伤史和游走性红斑的患者 MR 轴位 FLAIR 可见脑深部白质多发高信号☑。莱姆病的白质病变有时类似多发性硬化斑块，但较少累及胼胝体和透明隔交界面。（右）24 岁男性，近期有野外露营史，MR 轴位 T1WI 增强可见双侧三叉神经脑池段强化☑。神经莱姆病可出现动眼神经、三叉神经和面神经强化

获得性人类免疫缺陷病毒（HIV）脑炎

关键点

术语

- HIV-1 脑炎/HIV-1 脑病
- HIV 相关神经认知障碍

影像

- CT
  - 脑萎缩
  - 双侧脑室周围/弥漫性脑白质低密度
  - 基底节、小脑和脑干低密度
- MR
  - T2/FLAIR 弥漫性"雾状"高信号白质
  - 无强化（如有强化，需考虑机会性感染、免疫重建炎症综合征）

病理学

- HIV 可导致神经系统疾病
  - 病毒不在神经元或胶质细胞内复制
  - 小胶质细胞结节伴多核巨细胞
  - 早期白质灰白，晚期新皮质感染或萎缩

临床问题

- 即使抗病毒治疗有效，也会出现中度认知功能损害
- 脑实质直接感染 HIV
  - 无机会性感染
  - 25% ~ 70% 的患者存在认知、行为或运动功能障碍
  - HIV 感染最常见的神经系统症状

诊断要点

- 在 HIV 阳性者的 CT/MR 见到"脑萎缩"时，不一定是 AIDS 痴呆综合征
- 应首先考虑可治性原因（脱水、营养不良、低蛋白或酒精中毒）

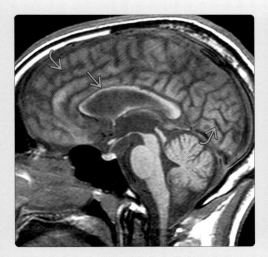
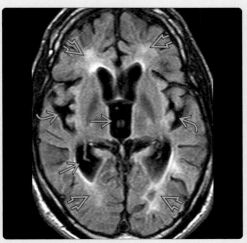

（左）35 岁男性，HIV 感染。MR 矢状位 T1WI 可见弥漫性脑萎缩、脑沟扩大 ➡ 和胼胝体变薄 ➡。（右）同一患者 MR 轴位 FLAIR 可见因脑萎缩所致的扩大的脑室 ➡ 和外侧裂 ➡。脑室周围白质呈云雾状高信号 ➡。该图为 HIV 脑炎的典型表现

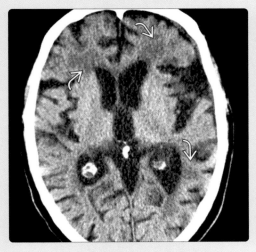
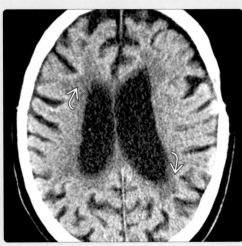

（左）一位长期感染 HIV 的 38 岁男性 AIDS 患者，在接受 HAART 治疗中出现认知功能减退，轴位 CT 平扫可见皮质下白质的明显萎缩和低密度 ➡。（右）同一患者轴位 CT 平扫可见特征性脑室周围白质低密度 ➡，伴弥漫性脑沟和侧脑室扩大

获得性弓形虫脑病

关键点

术语

- 机会性感染
  - 病原体为弓形虫
  - AIDS 患者最常见的机会性中枢神经系统感染

影像

- CT
  - 境界不清的低密度病灶，伴水肿
  - 基底节、丘脑和小脑
  - 环形、结节样和靶形强化
- MR
  - T2 低信号
  - T1 增强可见靶形强化高度提示本病
  - 铊 -201 SPECT 和 18F-FDG PET：病灶处低代谢

主要鉴别诊断

- 淋巴瘤
  - HIV/AIDS 患者出现单发占位病变：淋巴瘤 >

弓形虫病
  - 淋巴瘤在 DWI 上常弥散受限
  - 弓形虫病的 PET 特点为低代谢，灌注磁共振（pMR）特点为低 rCBV
- 其他机会性感染
  - 隐球菌病、进行性多灶性白质脑病（多无强化）

病理学

- 20% ～ 70% 的美国人弓形虫血清学检测为阳性
  - 通常为潜伏感染后再激活

临床问题

- 发热、不适和头痛

诊断要点

- T1WI 增强可见多发靶形病变，同时 T2WI 为低信号
  - 需考虑弓形虫脑炎
- 弓形虫脑炎的病灶通常在 2 ～ 4 周内缓解

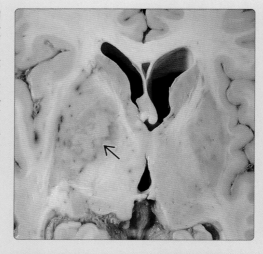
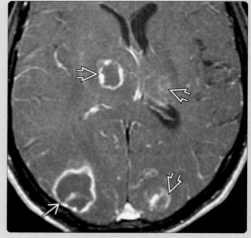

（左）HIV/AIDS 患者的大体病理标本，经侧脑室层面可见右侧豆状核内弓形虫脓肿➡️，为边界不清的坏死灶（Courtesy R. Hewlett，MD.）。（右）MR 轴位 T1WI 增强可见丘脑和左侧枕叶多发环形强化病灶➡️。注意最大的病灶呈典型的"靶"征➡️。这些病灶在 T2 上均为低信号

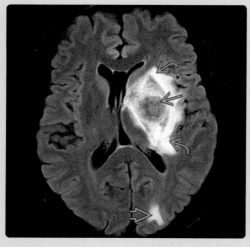
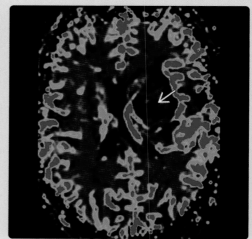

（左）一位 HIV 患者的轴位 FLAIR 成像，其左侧基底节可见一较大的低信号病灶➡️，伴病变周围广泛水肿➡️。在左侧枕叶还可见到一较小病灶➡️。左侧基底节区病变在 T1WI 增强上表现为环形强化和"靶"征。弓形虫病最主要的鉴别诊断是淋巴瘤。（右）MR 灌注成像显示低 rCBV➡️，提示该病灶为弓形虫感染而非淋巴瘤

获得性巨细胞病毒感染

关键点

术语

- 获得性中枢神经系统巨细胞病毒感染：脑膜炎、脑炎、脑室炎、横贯性脊髓炎、脊髓神经根炎、脉络膜视网膜炎
- 免疫缺陷患者（AIDS 和器官移植）存在风险→原有静止性感染会复发

影像

- 最佳诊断线索：免疫缺陷患者出现脑室炎，伴液平和室管膜强化
- 脑炎：边界不清的 T2 高信号，强化形式多样
- 斑片状非特异性 T2 高信号病灶可与 HIV 混淆
- 对所有免疫缺陷患者需行增强影像检查

主要鉴别诊断

- HIV 脑炎

- 进行性多灶性白质脑病
- 弓形虫病
- 急性播散性脑炎

临床问题

- 原发性 CMV 感染通常无症状
- 感染可能继发于潜伏病毒感染的再激活，或是近期通过器官或骨髓移植从血清阳性的供体处获得感染
  - CMV 在 HIV 感染晚期 CD4 细胞计数减低时（≤ 50）播散入中枢神经系统
  - 临床表现与 HIV 脑炎相似
- 临床症状因宿主免疫缺陷的程度而有所不同
- HAART
  - 显著降低 AIDS 患者 CMV 的发病率
  - 提高免疫力有助于抑制 CMV

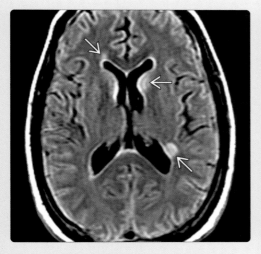
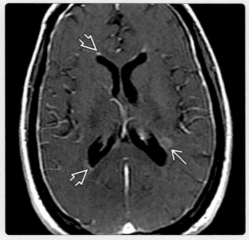

（左）MR 轴位 FLAIR 示脑室脑炎所致的轻度脑室扩大和脑室周围高信号➡。（右）同一患者 MR 轴位 T1WI 增强示室管膜➡和脑室周围➡强化。此患者为免疫抑制相关性脑室炎和脑炎。CMV 脑炎常见表现为累及脑室周围白质的脑室脑炎，但也可存在出血或坏死性病灶

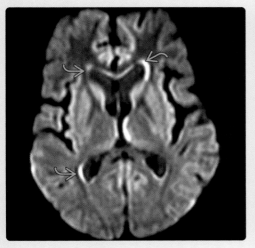
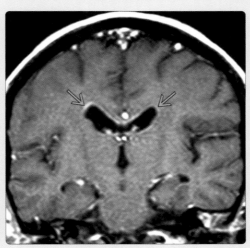

（左）35 岁 HIV 阳性患者，CD4 细胞计数明显减少。MR 轴位 DWI 可见沿脑室边缘的线状高信号➡。该患者同时存在轻度脑室扩张和皮质萎缩。（右）同一患者 MR 冠状位 T1WI 增强示侧脑室额角的室管膜轻度强化➡，为 CMV 脑室炎的特征性影像学表现

真菌感染

关键点

影像

- 影像学表现与菌株种类、感染部位和免疫状态有关
  - 需行增强磁共振检查（另需 T2* 判断有无出血）
- 侵袭性真菌性鼻窦炎
  - 免疫抑制患者最常见的病症
  - 曲霉菌和毛霉菌最多见
  - 鼻窦／眶部／颅底 CT 可证实相应部位受累
  - 可伴有颈动脉闭塞或海绵窦血栓形成
- 脑膜炎
  - 球孢子菌病最常见的表现
  - 脑膜强化，以基底池为著
- 血管炎
  - 曲霉菌和毛霉菌易侵袭血管壁
    - 尤其在免疫抑制和糖尿病患者中多见
  - 多发脑实质出血灶
  - 可能引起血管闭塞，进而出现多发腔隙性梗死

或沿血管分布区的脑梗死
  - 可能引起霉菌性假性动脉瘤
- 真菌性脓肿
  - 念珠菌感染多见微脓肿和粟粒样肉芽肿
  - 病灶呈环形强化伴腔内显影、弥散受限

临床问题

- 一般症状：消瘦、发热、不适、乏力
- 其他症状：脑膜炎、急性神经功能缺损（如脑神经病和视野缺损）

诊断要点

- 检查有无肺部病变（肉芽肿或肺实变）
- 突发神经功能缺损症状的免疫抑制患者需考虑真菌感染
- 伴有脑膜炎和（或）多发颅内病变的免疫抑制患者需考虑真菌感染

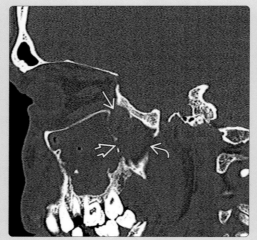
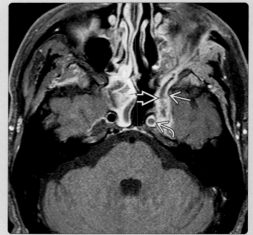

（左）一例重症糖尿病患者的矢状位 CT 骨窗示左侧上颌窦实变伴后壁侵蚀➡，毗邻的翼突内侧板骨质破坏➡。翼腭窝扩张并骨质消失➡。虽然患者接受了手术清创，随后还是继发大面积脑梗死。（右）随访的 MR T1WI 压脂增强显示左侧静脉窦血栓形成➡伴血栓外周硬脑膜强化➡。注意左侧颈动脉海绵窦段血栓形成的"流空"缺失➡

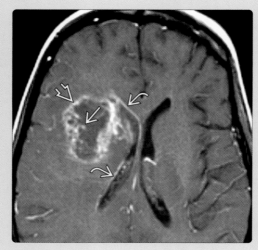
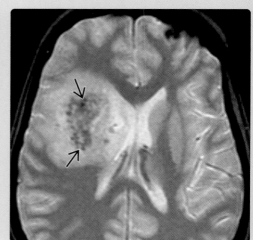

（左）一位免疫抑制患者的轴位 T1 增强示不规则边缘强化的占位➡伴部分病灶内强化➡。与之毗邻处因脑室炎呈现室管膜强化➡。（右）同一病例 MR T2*GRE 成像可见占位内多发针尖样"开花征"病灶➡，提示病变内点状出血。随后术中证实该患者为曲霉菌感染

隐球菌病

术语

- 新型隐球菌感染
- 机会性真菌感染，主要累及 HIV 和其他免疫缺陷患者
- 隐球菌沿血管周围间隙播散至基底节、丘脑、脑干、小脑、齿状核及脑室周围白质等深部脑组织

影像

- AIDS 患者深部灰质核团的血管周围间隙扩大，一般无强化
  - 强化程度因宿主的细胞免疫水平不同而异
- 可见粟粒样或软脑膜结节样强化、凝胶样假性囊肿
- 隐球菌瘤：环形或实性强化
- AIDS 患者伴扩大的血管周围间隙→需考虑隐球菌感染

- 4 点影像学改变：脑实质粟粒样强化结节、软脑膜-脑池结节、隐球菌瘤和凝胶样假性囊肿

主要鉴别诊断

- 获得性弓形虫病
- 结核
- 原发性中枢神经系统淋巴瘤

临床问题

- AIDS 患者最常见的真菌感染
  - AIDS 患者第三常见感染（HIV＞弓形虫病＞隐球菌病）
- 中枢神经系统感染与肺源性血行播散有关
  - 头痛是最常见的症状
- 诊断：墨汁染色具有高度特异性
  - 抗原滴度与疾病严重程度相一致
- 治疗：两性霉素 B、氟胞嘧啶／氟康唑

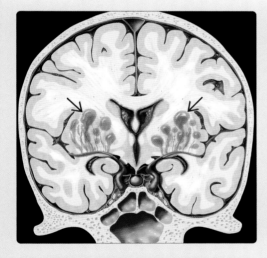
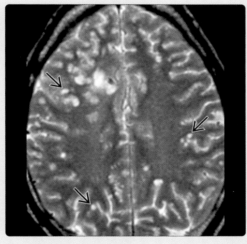
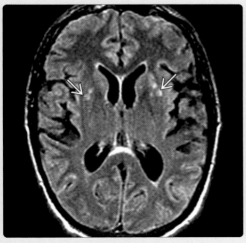
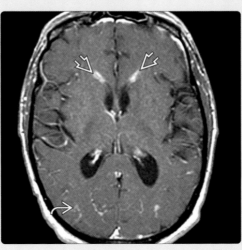

（左）冠状位示意图可见多个血管周围（Virchow-Robin）间隙扩大➡，其内填充真菌和黏液物质，形成凝胶样假性囊肿，后者是 AIDS 患者隐球菌感染后的特征性表现。（右）一位患隐球菌性脑膜炎的免疫抑制患者，其轴位 T2WI 可见多发血管周围间隙扩大➡。凝胶样假性囊肿常见于基底节和丘脑，也可见于脑干、小脑和大脑半球

（左）一位患隐球菌性脑膜炎的 AIDS 患者，其轴位 FLAIR 可见双侧扩大的血管周围间隙➡伴边缘高信号。脑积水是隐球菌感染的常见并发症。（右）同一位患者的轴位 T1WI 增强可见沿侧脑室额角分布的室管膜下强化➡，同时存在软脑膜结节样强化➡。隐球菌感染出现强化取决于宿主的细胞免疫水平

进行性多灶性白质脑病

术语

- 进行性多灶性白质脑病（progressive multifocal leukoencephalopathy，PML）
- 由乳头多瘤空泡病毒（JCV；DNA 病毒）引起的亚急性机会性感染
- JCV 感染少突胶质细胞，导致免疫抑制患者出现脱髓鞘病变
- 与免疫抑制有关，多见于 AIDS
  - 器官移植、肿瘤、化疗、骨髓组织增生性疾病和激素治疗
  - 多发性硬化和类风湿疾病的治疗过程中

影像

- 多发 T2 高信号脱髓鞘斑块，主要累及皮质下白质，延伸至深部脑白质；晚期可累及灰质
- 皮质下 U 形纤维受累是特征性表现
- 一般无强化或占位效应
- 晚期：融合性白质病变、囊性改变
- 常侵犯额叶、顶枕叶和丘脑
- 有时可累及脑干和小脑
- 可以为单发、多发或弥漫性融合灶

主要鉴别诊断

- HIV 脑炎
- 急性播散性脑脊髓炎
- 获得性巨细胞病毒感染
- 免疫重建炎性综合征

临床问题

- 如不治疗（血浆置换）预后差，通常在 2.5～4 个月内死亡
  - HAART 有助于提高生存率
- 那他珠单抗治疗可诱发

诊断要点

- 在使用高致病风险药物治疗前需检测 JCV
- AIDS 患者或行高致病风险药物治疗的患者出现新发白质多灶病变，需考虑本病

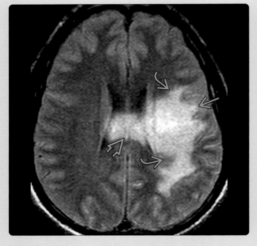
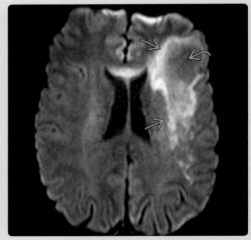

（左）一位以嗜睡为主要表现的 AIDS 患者，MR 轴位 FLAIR 示左侧额顶叶白质扇形高信号➡。PML 的特征性影像表现为皮质下 U 形纤维受累。注意胼胝体受累➡但不伴占位效应。（右）一位 CD4 计数极低的 HIV 患者考虑诊断 PML，轴位 DWI 可见病灶中央低信号➡、周边相对高信号➡。PML 在疾病的不同阶段有不同的 DWI 成像特点

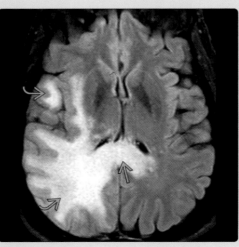
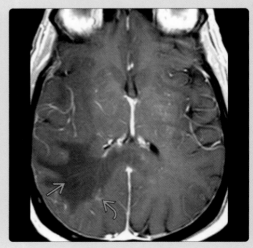

（左）一位多发性硬化患者，在接受那他珠单抗治疗后出现 PML。该患者 MR 轴位 FLAIR 可见病变呈高信号，浸润右侧颞叶、顶叶、枕叶白质➡以及胼胝体压部➡。（右）同一患者 MR 轴位 T1 增强，病变主体呈低信号、未见强化➡，边缘处轻微强化➡。单克隆抗体（如那他珠单抗）在免疫系统疾病的治疗中被广泛应用，该药有可能会抑制免疫系统，增加患 PML 的风险

免疫重建炎性综合征

关键点

术语

- 免疫重建炎性综合征（immune reconstitution inflammatory syndrome，IRIS）
  - 不典型 / 进行性加重的机会性感染
  - HIV/AIDS 患者开始 HAART 治疗后
  - 多发性硬化（MS）开始免疫调节治疗后

影像

- 进行性多灶性白质脑病（PML）-IRIS
  - 白质低密度，伴明显占位效应
  - 斑片样不典型强化
- 结核 -IRIS
  - 软脑膜强化↑
  - 环状 / 结节状强化的结核瘤大小↑
- 隐球菌 -IRIS
  - 结节样脑膜 / 室管膜下强化↑
  - 凝胶样假性囊肿大小↑

主要鉴别诊断

- AIDS 患者呈现弥漫 / 斑片状白质异常信号
  - HIV 脑炎、PML、CMV 感染
- AIDS 患者出现单发 / 多发的脑内病变
  - 淋巴瘤、弓形虫、结核、隐球菌感染

病理学

- 免疫重建→对感染 / 非感染性致病原的异常免疫应答
- IRIS 不是既往疾病的复燃或复发

临床问题

- 1/4 至 1/3 的 HIV 患者会出现 IRIS
- PML、结核是 IRIS 的常见病因

诊断要点

- 如病变进展或强化增多，需考虑 IRIS
  - 近期开始 HAART 治疗的 HIV 患者
  - 进行免疫调节治疗的 MS 患者

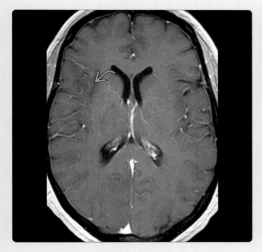
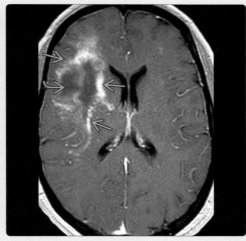

（左）一位患 HIV 和 PML 的患者 MR 轴位 T1WI 增强可见右侧岛叶轻微低信号，不伴任何异常强化。FLAIR 成像（未显示）发现白质内多发融合高信号改变。（右）该患者在接受 HAART 治疗后病情明显恶化，复查 MR 轴位 T1 增强显示原有低信号病变进一步恶化，伴斑片状结节样和线状强化，这是 PML 伴 IRIS 的典型表现

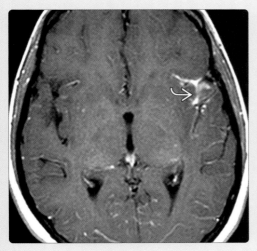
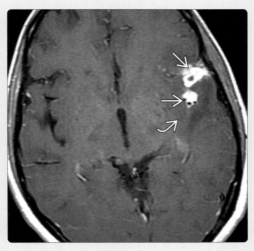

（左）一位合并结核性脑膜炎的 HIV 阳性患者，其轴位 T1WI 增强 MR 可见左侧外侧裂脑膜强化。（右）该患者开始 HAART 治疗后复查轴位 T1WI 增强 MR 显示病变加重。左侧外侧裂强化的结节数量增多，结节周围存在水肿。这种疾病恶化可能是由于药物抵抗引起，但病情变化恰好在开始 HAART 治疗后，故最可能的诊断是 IRIS

术语

- HIV/AIDS 相关机会性感染和肿瘤

影像

- 表现
  - 原发性中枢神经系统淋巴瘤：病灶强化，常伴基底节和脑室周围白质出血、坏死性改变
  - 卡波西肉瘤：头皮内明显强化的软组织占位
  - 细菌性脑脓肿：环形强化伴 DWI 高信号
  - 曲霉菌病：多发环形强化
  - 神经梅毒：皮质或皮质下梗死、肉芽肿及软脑膜强化
  - HIV 伴良性淋巴上皮病：多发囊性占位使双侧腮腺增大
- 磁共振更敏感
- PET 或铊 -201 SPECT 有助于与弓形虫病鉴别
- IRIS：病灶通常明显强化

主要鉴别诊断

- 弓形虫病
- 转移瘤
- 结核

诊断要点

- DWI、MRS、PET/SPECT 有助于鉴别机会性感染和恶性疾病
- 细菌性脑脓肿、曲霉菌病、神经梅毒可能需要活检来确诊

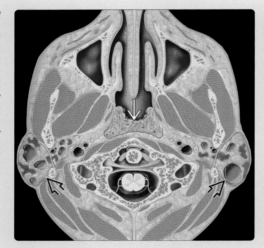
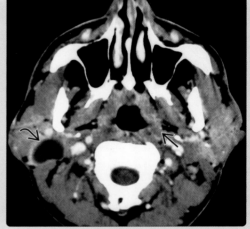

（左）轴位示意图可见 HIV/AIDS 患者典型的淋巴和淋巴上皮病变。注意增生的扁桃体➡和双侧腮腺多发囊肿⊿。（右）33 岁男性 HIV/AIDS 患者，轴位 CT 增强可见右侧腮腺大囊肿伴边缘强化⊿，Waldeyer 环扩大⊿（咽部淋巴组织构成的环形结构，又称咽淋巴环）

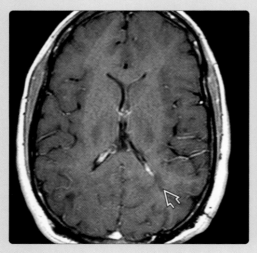
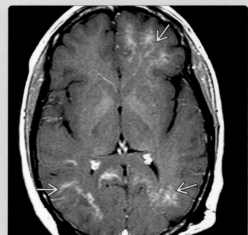

（左）一位 HIV 阳性患者在接受 HAART 治疗前的 T1 增强成像，在其脑室周围可见不伴强化的低信号影➡。（右）开始 HAART 治疗 3 周后患者症状恶化。复查 T1 增强扫描显示弥漫性斑片样强化灶➡。脑脊液 JC 病毒阳性。该患者后诊断为 PML-IRIS（Courtesy T. Hutchins，MD.）

影像

- 多发的垂直于胼胝体-透明隔交界面的 T2 高信号是多发性硬化（MS）的特征
  - 脑室旁延伸："Dawson 手指征"
- 双侧不对称线样、卵圆形 FLAIR 高信号
  - 脑室旁、小静脉周围：＞ 85%；
  - 胼胝体-透明隔界面：50% ～ 90%
  - 也常累及皮质下 U 形纤维、小脑中脚、脑干、脊髓
- 急性期（活动性脱髓鞘期）一过性强化
  - ＞ 90% 在 6 个月内消失
- 罕见：大的瘤样环形强化
- T1：低信号提示预后不良
  - 与功能障碍、萎缩、进行性发展有关
- 高级影像检查技术可以显示正常白质区的病变

主要鉴别诊断

- 急性播散性脑脊髓炎
- 视神经脊髓炎
- 自身免疫性血管炎
- 常染色体显性遗传性脑动脉病伴皮质下梗死和白质脑病（CADASIL）
- 莱姆病
- Susac 综合征

临床问题

- 全球 MS 患病总人数约 250 万
- 青年人最常见的致残性中枢神经系统疾病，西方国家致残率为 1 : 1000
- 发病年龄：20 ～ 40 岁
  - 高峰年龄 = 30 岁；3% ～ 5% ＜ 15 岁，9% ＞ 50 岁
- 成人：男 : 女 = 1 : 2；青少年：男 : 女 = 1 : (3 ～ 5)

诊断要点

- 中枢神经系统发病在时间、空间上的多发性
- McDonald 标准：诊断标准共识，2010 年最后修订

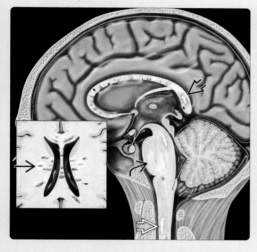
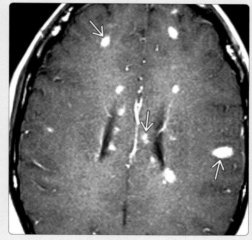

（左）矢状位示意图显示多发性硬化（MS）斑块累及胼胝体➡、脑桥➡及脊髓➡。注意在胼胝体-透明隔界面病变沿穿支小静脉垂直走行的特点➡。（右）MR 轴位 T1WI 增强显示幕上、幕下脑组织多发强化的 MS 斑块➡。病变可为均匀强化，也可呈环形或不完整环形强化

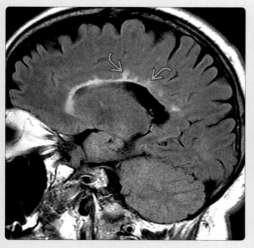
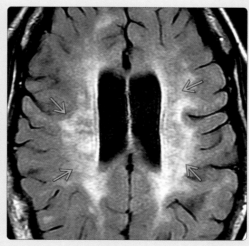

（左）矢状位 FLAIR 显示从侧脑室向周围放射状、垂直走行的高信号➡，这是 MS 的特点。（右）一位 35 岁女性 MS 患者的轴位 FLAIR 显示脑室周围广泛融合的高信号病变➡，是进展期或病程持久的 MS 的特点，脑室旁病灶失去分散的、线样形态。注意弥漫性萎缩导致的脑室扩大、脑沟增宽

视神经脊髓炎

术语

- 视神经脊髓炎（neuromyelitis optica，NMO）
- 视神经脊髓炎谱系疾病（NMO spectrum disorders，NMOSD）
- 特发性中枢神经系统炎性脱髓鞘疾病，以重症视神经炎和脊髓炎发作为特点

影像

- 视神经轻度增粗，信号增高
- 脊髓肿胀，高信号，≥3个节段
- 长节段视神经强化
- 急性期脊髓病变不均匀强化
- 脑内病变不均匀强化，边界不清（"云雾样"强化）
- 室管膜"笔划样"强化

主要鉴别诊断

- 多发性硬化
  - 放射状排列、边界清晰的小静脉周围病变

- 斑片状脊髓病灶＞＞长的多节段病灶
- 视神经炎
- 横贯性脊髓炎
- 脊髓空洞症
- 脊髓肿瘤

病理学

- 血清标志物：**NMO-IgG**，水通道蛋白4（AQP4）
- 见于70%的NMO患者，**特异度99%**

临床问题

- 标志：严重视神经病变、脊髓病
  - 可进行性发展，直至失明
- 20%以脑干症状起病
- 90%患者复发
- 抗-AQP4抗体阳性是判断预后的指标
- 急性恶化：静脉应用皮质类固醇，免疫抑制

（左）MR轴位T1WI压脂增强显示右侧视交叉前方视神经及视交叉明显强化 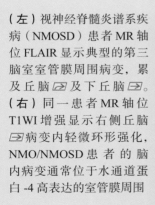，提示急性视神经炎。
（右）同一患者矢状位MR FSE T2质子密度加权像（PDWI）显示脊髓长节段肿胀及高信号。这例脊髓病、视力下降患者的颈髓内还可见到边界不清的强化。尽管没有脑组织受累，NMO患者预后不良，功能障碍较MS更重

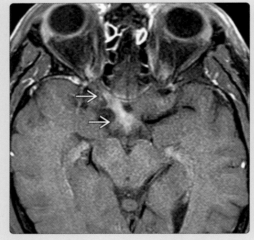
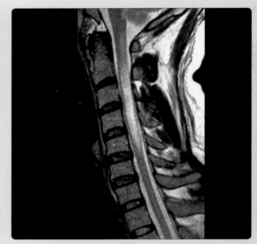

（左）视神经脊髓炎谱系疾病（NMOSD）患者MR轴位FLAIR显示典型的第三脑室室管膜周围病变，累及丘脑 ⊿ 及下丘脑 ⊐。
（右）同一患者MR轴位T1WI增强显示右侧丘脑 ⊐ 病变内轻微环形强化，NMO/NMOSD患者的脑内病变通常位于水通道蛋白-4高表达的室管膜周围

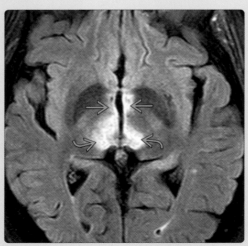
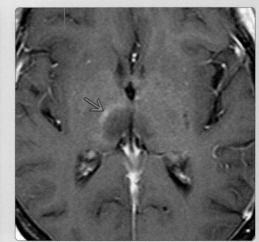

急性播散性脑脊髓炎（ADEM）

关键点

术语

- 自身免疫介导的脑和（或）脊髓白质脱髓鞘，常伴髓鞘再生

影像

- 最佳诊断线索：感染/疫苗接种后数天至数周内多灶性白质及深部灰质病变
- 脑和脊髓均可受累；白质＞灰质，但常同时受累
- 深部/皮质下白质＞脑室周围白质
- 幕上、幕下均可见
- 多发点状到大片融合 FLAIR 高信号
- 通常不累及胼胝体-透明隔界面
- 多数病变 DWI 高信号（T2 透过效应）
- 点状、环形、不完整环形、边缘强化
- 无强化不能排除诊断
- MRS：病变内 NAA ↓，可有 Cho ↑，乳酸 ↑

主要鉴别诊断

- 多发性硬化（MS）
  - 不完整环形强化最常见于 ADEM
- 视神经脊髓炎
- 自身免疫性血管炎
- 急性高血压脑病，PRES
- Fabry 病
- 白塞病

病理学

- 已报道＞30 种感染源或免疫因素

临床问题

- 平均年龄 5～8 岁，但可见于任何年龄段
- 男性多见［男：女＝1.0：（0.6～0.8）］，与 MS 相反
- 常为单相病程，有自限性
- 50%～60% 在 1 个月内完全恢复
- 死亡率 10%～30%

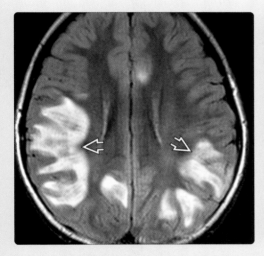
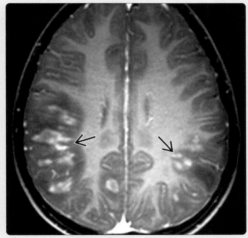

（左）儿童 ADEM 患者 MR 轴位 FLAIR 显示皮质下白质外周融合性高信号➡，双侧不对称是 ADEM 的特点。（右）同一患者 MR 轴位 T1WI 增强显示几乎所有病变显著不规则强化➡。由于 ADEM 通常为单相病程，病变发生时间相近，大部分病变强化是其特点。而 MS 病变的强化就更为多变

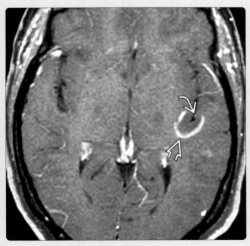
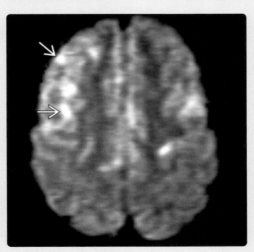

（左）MR 轴位 T1WI 增强显示不完整环形或马蹄形边缘强化➡，开口朝向皮质➡，是脱髓鞘病变的特点（ADEM＞MS）。（右）ADEM 患者 MR 轴位 DWI 显示多发高信号病灶➡。这些病灶在 ADC 图为低信号（未显示），提示弥散受限。白质、灰质均受累。弥散受限并不常见，提示预后不良

类固醇激素反应性慢性淋巴细胞炎症伴脑桥血管周围强化

术语

- 类固醇激素反应性慢性淋巴细胞炎症伴脑桥血管周围强化（chronic lymphocytic inflammation with pontine perivascular enhancement responsive to steroids，CLIPPERS）
  - 主要累及脑干及邻近菱脑结构
  - 临床及影像学表现均对糖皮质激素治疗有反应

影像

- 部位：主要见于脑桥
  - 可延伸至小脑脚、小脑半球
  - 向下累及延髓、脊髓
  - 向上累及中脑
- MR
  - 典型改变：病变斑点、弧线状强化；脑桥病变常呈椒盐样；也可呈细小放射状
  - ± 模糊、斑片状或斑点状 T2/FLAIR 高信号
  - 注意：在出现典型的多发斑点状脑桥病灶前，早期病变可表现为脑桥、小脑脚的孤立性强化肿块

主要鉴别诊断

- 血管中心性（血管内）淋巴瘤
- 神经结节病
- 脱髓鞘病变（多发性硬化、视神经脊髓炎谱系疾病）
- 血管炎（原发、继发、Behçet）
- 淋巴瘤样肉芽肿病
- 中枢神经系统组织细胞增多病（郎格汉斯细胞组织细胞增生症、Erdheim-Chester、噬血细胞性）

临床问题

- 脑干症状，步态共济失调，复视
  - 常为复发-缓解病程（未经治疗）
  - 平均发病年龄：40 ～ 50 岁（13 ～ 86 岁）
- 切记：CLIPPERS 为排除性诊断

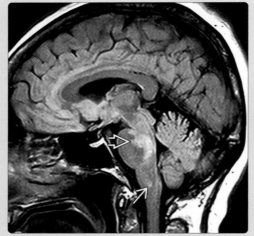
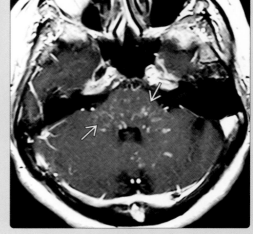

（左）56 岁女性体重下降，复视及平衡障碍 3 周，MR 矢状位 FLAIR 显示：脑桥 ➡、延髓 ➡ 融合、点状高信号。（右）同一患者轴位 T1 增强序列显示多发点状及弧线状强化，使脑桥呈"椒盐"样 ➡。双侧小脑脚、小脑蚓及左侧小脑半球均可见病变

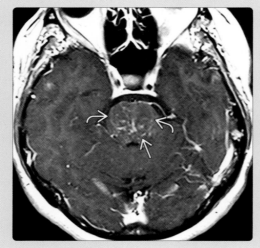
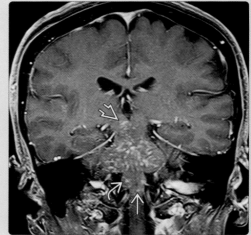

（左）同一患者 T1 增强显示脑桥更上层面点状 ➡、弧线样 ➡ 病变。（右）同一患者冠状位 T1 压脂增强显示脑桥呈"椒盐"样改变。注意向上延伸至大脑脚 ➡，下方延伸至延髓 ➡、上颈髓 ➡。DSA（未显示）检查阴性。病变在应用皮质类固醇激素后消失，证实为 CLIPPERS

遗传代谢性疾病概述

概述

遗传代谢性疾病（inherited metabolic disorders，IMD）诊断困难，患者可在任何年龄发病，症状也因发病年龄、生化障碍严重程度而不同。患者病情轻重不等，可出现脑内完全不同的部位受累。同一个酶在脑内不同的部位，在人体由婴儿至儿童、再到成人的发育过程中，作用可能不同。显然，如果不同部位脑组织受累，患者就会有不同症状。

更为困扰的是，IMD 有许多不同分类：按照生化特点、受累生化通道、受累蛋白或受累生化通道所在细胞器、临床表现特点、受累基因等分类。所有这些分类都不太合适，似乎通过受累生化通道分类最为实用。

遗传性代谢性疾病的影像学特点同样易混淆，检查方法不当时尤其如此。许多疾病的影像表现重叠，而且在疾病不同阶段、不同变异型表现不一。影像学检查在疾病早期帮助最大，可缩小鉴别诊断范围及减少不必要的实验室检查。从神经影像方面来讲，按照疾病早期 MR 脑组织受累类型分类更为有用。这种分型可辅以代谢资料（由质子磁共振波谱获得）、弥散资料（由弥散加权成像获得）及偶尔用到的磁化转移技术。

分析第一步：白质 *vs.* 灰质

首要任务是确定疾病主要累及灰质、白质，或者灰白质均受累。

如果主要累及灰质，仔细检查皮质及深部核团，确定主要累及皮质、深部核团还是二者均受累。有时主要累及皮质灰质的疾病在早期可表现为皮质肿胀、脑沟变浅；但多数诊断较晚，所以皮质变薄、脑沟增宽更常见。晚期皮质变薄是这类疾病的必由之路。在皮质受累为主的疾病患者中，由于轴突华勒变性（Wallerian degeneration）可引起白质数量减少，有时可在 FLAIR 及 T2WI 出现轻度高信号，大脑半球白质常有异常改变。如果在疾病早期检查，这些改变是可以与原发性白质疾病相鉴别的。原发受累的白质通常表现为水肿，相比继发性退变的白质信号更亮、体积增大（引起脑沟受压、变浅）。急性期主要累及深部灰质的疾病可见受累结构水肿（FLAIR 高信号及 T1、T2 弛豫时间延长）。慢性期则以体积缩小伴胶质增生（导致 T2 高信号）更为典型。

白质受累为主的疾病在体积缩小不明显时即出现明显信号异常。一些白质疾病可引起海绵样变，导致髓鞘水肿，或在早期伴炎性成分。这些情况导致水肿，可对邻近结构产生占位效应。由于海绵样变通常引起弥散增强，而髓鞘水肿及炎症导致弥散受限，弥散加权成像可提高诊断特异性。此外，许多白质疾病，如 X 连锁肾上腺脑白质营养不良及纤维蛋白样白质营养不良（Alexander 病），通常局部发病，然后向周围扩展。这些表现均不会出现在灰质为主疾病的白质内。白质疾病可导致受累区域坏死及空腔形成，继而脑室牵拉扩张，而灰质疾病中异常白质通常损害不重。

灰质疾病

灰质疾病需进一步区分病变主要在大脑皮质还是深部灰质核团。如果影像检查显示代谢性疾病**主要累及皮质**（皮质变薄、脑沟增宽），需要考虑神经元蜡样脂褐质沉积症、黏脂贮积病、糖原沉积病、或 GM1 神经节苷脂贮积病。

只累及深部灰质时，确定受累的特定结构及其信号强度非常重要。纹状体（尾状核和壳核）受累常见于线粒体疾病［主要有 Leigh 综合征、线粒体脑病伴乳酸中毒及卒中样发作（MELAS）、戊二酸尿症］、丙酸血症、Wilson 病、青少年 Huntington 病、钼辅因子缺乏、窒息、儿童或成人低血糖。

多种疾病可合并白质或皮质损伤。孤立性苍白球 T2 弛豫延长，需考虑琥珀酸半醛脱氢酶缺乏症、甲基丙二酸血症（苍白球空腔）、胍基乙酸甲基转移酶缺乏症（肌酸合成障碍）、异戊酸血症、丙酮酸脱氢酶缺乏症［二氢硫辛酰胺乙酰转移酶（E2）成分突变］、一氧化碳中毒、核黄疸慢性期。如果苍白球 T2 或 FLAIR 高信号伴有皮质下白质脱髓鞘，而脑室旁白质不受累，小脑齿状核受累，需要考虑 2- 羟基戊二酸尿症及 Kearns-Sayre 综合征。MR 显示脑干背侧、小脑核及下丘脑核萎缩，需考虑继发于 *SURF1* 突变的 Leigh 综合征。未行高营养治疗患者，如果苍白球 T1 高信号、T2 信号正常，考虑慢性肝病。新生儿或小婴儿 T1、T2 均高信号，考虑婴儿急性高胆红素血症、系统性红斑狼疮及溶血－尿毒综合征；如果同时有外囊、最外囊及屏状核水肿，溶血－尿毒综合征可能性最大。苍白球、岛叶及中央沟周围皮质 T2 或 FLAIR 高信号，需考虑高氨血症（通常为尿素循环障碍所致）。苍白球受累在 MR 表现为 T2 低信号伴中心 T2 高信号，可较为肯定地诊断为泛酸激酶相关的神经病变（之前称为 Hallervorden-Spatz 病）。

白质疾病

白质疾病可分为白质完全没有髓鞘化（**髓鞘发育不全**）、髓鞘形成伴破坏（脱髓鞘）伴或不伴白质空腔两类。无髓鞘或髓鞘发育不良极少见，称为髓鞘发育不良性白质脑病。这些需要与髓鞘延迟相鉴别。如果随访 6 个月 MR 显示髓鞘无变化或变化轻微，可诊断髓鞘发育不良。这类疾病的脑内表现为明显不成熟的正常脑。例如，5 岁髓鞘发育不良儿童的 MR 可能被误认为是 5 个月的婴儿。弥散正常，但磁化转移下降。这些疾病包括 Pelizaeus-Merzbacher 病及类似疾病、脑白质营养不良伴毛发低硫营养不良及光敏感、Tay 综合征、18 号染色体长臂综合征（18 号染色体长臂大段缺失）、唾液酸血症（Salla 病）、髓鞘发育不良伴基底节和小脑萎缩、髓鞘发育不良伴先天性白内障。多数患者随时间推移逐渐出现大脑或小脑萎缩。

髓鞘形成之后再破坏，称为**脱髓鞘**，以区别于异常髓鞘的降解，后者有时称为**髓鞘形成障碍**。通过弥散张量成像，可能将二者区分开来，而目前尚不能鉴别。但髓鞘破坏可与白质空腔（囊性退变）区分开来。相比髓鞘破坏但无空腔区域，囊性退变在 FLAIR 序列信号更低、磁化转移明显减低、弥散明显增强。在合并炎症的脱髓鞘疾病（过氧化物酶体病最典型），炎性浸润导致弥散受限、血脑屏障破坏（引起相应区域对比增强）。髓鞘破坏后，白质在 T1 加权像信号更低、在 T2 加权像信号更高。这时需要分析脑室周围白质、深部白质或皮质下白质哪一部分受累为主。

累及灰白质的疾病

同时累及灰白质的疾病首先根据灰质受累类型分类：仅累及皮质、累及深部灰质（伴或不伴皮质受累）。

仅累及皮质的疾病可根据长骨及脊柱受累情况进一步分类。长骨正常，需进一步确定有无皮质发育畸形（malformations of cortical development，

MCD）。如果有 MCD，没有髓鞘化，鉴别诊断包括广义的过氧化物酶体病、先天性巨细胞病毒感染及所谓鹅卵石样皮质发育畸形。如果没有 MCD，鉴别诊断包括 Alpers 病、Menkes 病，二者均造成相当严重的大脑皮质破坏。如果有骨骼异常，鉴别诊断主要包括贮积病，如黏多糖病和脂质贮积病。

如果深部灰质受累，需精确至哪个核团受累。如果丘脑受累，鉴别诊断考虑 Krabbe 病及 GM1 和 GM2 神经节苷脂贮积症；这些疾病中，丘脑表现为 CT 高密度，MR T1、T2 弛豫时间缩短（T1 加权像高信号，T2 加权像低信号）。Krabbe 病早期出现皮质脊髓束及小脑齿状核 T2 异常高信号，可资鉴别。

另一个丘脑受累的疾病是严重的新生儿缺氧缺血性损伤，主要累及腹外侧丘脑、壳后部及中央沟周围皮质，有围生期损伤及新生儿脑病的特征性病史，诊断不难。丘脑受累另一个需要考虑的鉴别诊断是常染色体显性遗传性急性坏死性脑炎，尤其在脑干背侧也有 T2 高信号时。丘脑在线粒体疾病、Wilson 病、Canavan 病中也可受累，常有其他灰质核团受累（如线粒体疾病和 Wilson 病累及壳、Canavan 病累及苍白球）。尤其合并巨头畸形时，苍白球受累伴皮质下、深部、脑室旁弥漫性白质病变提示 Canavan 病。苍白球受累伴皮质下白质病变，但脑室旁白质不受累，提示 Kearns-Sayre 综合征晚期或 2- 羟基戊二酸尿症，后者常累及小脑齿状核。

苍白球损伤但早期不累及皮质下白质提示甲基丙二酸血症（注意寻找空腔）、枫糖尿病、一氧化碳中毒、氰化物中毒。急性新生儿期枫糖尿病 MR 表现为半卵圆中心、内囊、大脑脚、脑桥背侧及小脑白质受累，弥散受限，质子 MR 波谱峰为 0.9 ppm。一氧化碳中毒和氰化物中毒通常累及大脑皮质、苍白球和小脑。白质疾病合并纹状体受累提示 Leigh 综合征、MELAS、丙酸血症、戊二酸尿症 1 型、钼辅因子缺乏症、孤立性亚硫酸盐氧化酶缺乏症、髓鞘发育不良伴基底节及小脑萎缩、毒物暴露、婴幼儿或儿童重症缺氧缺血性损伤或儿童低血糖。通过这种分型系统来正确分析 MR，有助于先天性代谢异常患者的病情检查。

影像类型

代谢性疾病伴有
纹状体 T2/FLAIR 高信号
Leigh 综合征（包括丙酮酸脱氢酶缺乏症、呼吸复合体 I 和复合体 II 病变）
Wilson 病
戊二酸尿症 1 型
钼辅因子缺乏症
丙酸血症
苍白球 T2/FLAIR 高信号
甲基丙二酸血症
琥珀酸半醛脱氢酶缺乏症
尿素循环障碍
胍基乙酸甲基转移酶缺乏症
丙酮酸脱氢酶（E2）缺乏症
系统性红斑狼疮
溶血尿毒综合征
胆红素毒性
异戊酸血症
CO 或氰化物中毒
早期累及皮质下白质
Alexander 病
Kearns-Sayre 综合征
半乳糖血症
线粒体疾病
早期累及脑室旁、深部白质，而不累及皮质下白质
X- 连锁肾上腺脑白质营养不良
Krabbe 病（球形细胞脑白质营养不良）
异染性脑白质营养不良
GM2 神经节苷脂沉积症
白质消融性脑病（儿童共济失调伴 CNS 髓鞘发育不良）
Merosin 缺陷性先天性肌营养不良伴脑皮质畸形
放化疗损伤
苍白球及白质受累
Canavan 病
甲基丙二酸血症
Kearns-Sayre 综合征
L-2- 羟基戊二酸尿症
枫糖尿病
CO 或氰化物中毒
纹状体（尾状核和壳核）及白质受累
Leigh 综合征
线粒体脑病伴乳酸中毒及卒中样发作（MELAS）
其他线粒体脑白质病
丙酸血症
戊二酸血症 1 型
单纯亚硫酸盐氧化酶缺乏
较大婴儿或儿童缺血缺氧性损伤
儿童低血糖

（左）Kearns-Sayre 综合征患者 MR 轴位 T2WI 显示双侧苍白球高信号➦。（右）同一病例上方层面 T2WI 显示皮质下白质受累➦，脑室旁区域不受累

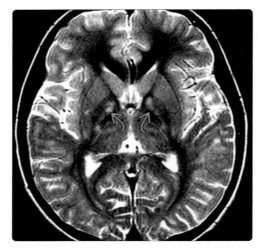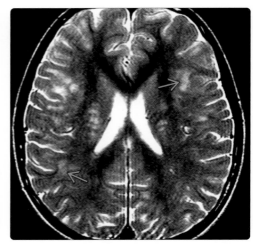

（左）22 个月巨头畸形、生长发育不达标儿童 MR 轴位 FLAIR 显示双侧颞叶大囊肿➦，这是巨头畸形伴白质脑病及囊肿（MLC）的典型表现。白质髓鞘发育不良、肿胀，弥漫性高信号。（右）2 岁 MLC 儿童 MR 轴位 FLAIR 显示白质肿胀、髓鞘发育不良高信号➦及多发皮质下囊肿➦

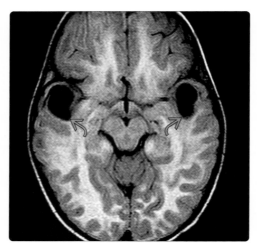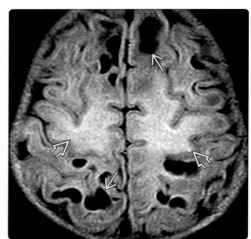

（左）儿童甲基丙二酸血症患者 MR 轴位 T2WI 显示双侧苍白球异常高信号➦，这例患者白质未受累。（右）白质消融脑病患者 MR 轴位 FLAIR 显示大脑半球白质多发低信号空腔➦，受累较轻的皮质下白质➦呈高信号

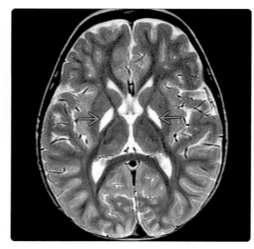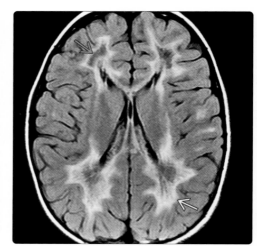

Leigh 综合征

关键点

术语

- 亚急性坏死性脑脊髓病
- 以进行性神经退行性变为特点的遗传性异质性线粒体疾病

影像

- 最佳影像检查：MR DWI/MRS
  - 双侧对称性 T2/FLAIR 高信号：纹状体（壳核＞尾状核）＞苍白球、导水管周围灰质、黑质/下丘脑核、脑桥背侧、小脑核
  - 急性期病变弥散受限
  - 磁共振波谱常见乳酸峰，可较大
  - 少见表现：白质病变为主（类似脑白质营养不良）

主要鉴别诊断

- 重度围生期窒息

- 线粒体脑病伴乳酸中毒及卒中样发作（MELAS）
- 戊二酸尿症 1 型
- Wilson 病

病理学

- 生物能衰竭（ATP 丧失）和产生反应性氧自由基，可能是线粒体介导的细胞凋亡的关键因素
- 50% ～ 75% 的 Leigh 综合征患者有生化、分子学异常。

临床问题

- 表现
  - 精神运动迟缓/退化，肌张力障碍/肌张力低下，共济失调
  - 其他：眼肌麻痹，癫痫，乳酸酸中毒
- 产前诊断：绒膜绒毛采样（突变及生化缺陷）
- 大多数 2 岁前发病

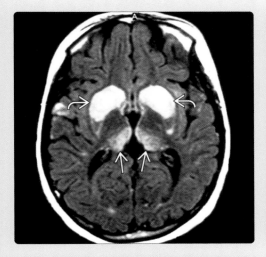
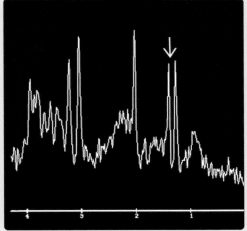

（左）MR 轴位 FLAIR 显示尾状核头及壳核 ➔ 肿胀、异常高信号，内侧丘脑 ➔ 也可见局灶性高信号，这是 Leigh 综合征的典型部位。（右）同一患者单体素 MRS（TE = 26 ms）显示在 1.3 ppm 处见大的乳酸双峰 ➔。出现乳酸峰支持线粒体疾病的诊断，但变异较大

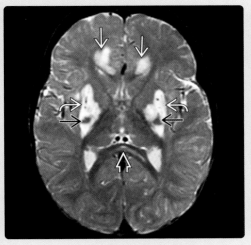
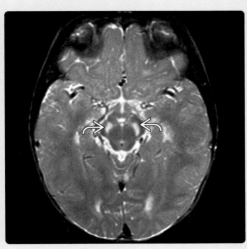

（左）MR 轴位 T2WI 显示双侧豆状核 ➔ T2 高信号、略肿胀。此外，胼胝体膝部 ➔、压部 ➔ 受累。注意壳核内可见局灶性未受累组织 ➔，不均匀受累较常见。（右）同一患者 MR 轴位 T2WI 显示大脑脚 T2 高信号 ➔，这是 Leigh 综合征另一常见受累部位

MELAS

术语

- 线粒体肌病、脑病、乳酸酸中毒和卒中样发作（**m**itochondrial myopathy，**e**ncephalopathy，**l**actic **a**cidosis，and **s**troke-like episodes，MELAS）
- 线粒体 DNA（mtDNA）点突变导致的遗传性细胞内能量产生异常

影像

- 跨血管分布区的卒中样皮质病变
  - 后部最常见
- 病变游走（出现、消失、其他部位再出现）
- 60% ~ 65% 可在 1.3 ppm 处见乳酸双峰
  - 脑脊液乳酸升高，脑 MRS "正常"
- 基底节病变及钙化

病理学

- mtDNA 为母系遗传
- 注意：基因型与表现型有差别
- 突变可表现为 MELAS，也可表现为其他线粒体疾病

临床问题

- 典型 MELAS 三联征：乳酸中毒、癫痫、卒中样发作
  - 卒中样发作常在儿童和青年期起病
  - 也可出现感音神经性耳聋、糖尿病、身材矮小

诊断要点

- 急性卒中样皮质病变，跨血管分布区
- 成人出现不常见的、复发性卒中样发作

（左）轴位图像显示 MELAS 的病理改变：急性脑回样皮质肿胀，跨血管分布区➡。注意陈旧性腔隙灶➡、全脑/局部脑萎缩、脑沟增宽➡。（右）8 岁女孩，身材矮小，新发卒中样症状。MR 轴位 FLAIR 显示右侧丘脑➡局灶性异常高信号，右枕叶广泛大脑皮质高信号➡、异常增厚。下方白质大部分未受累

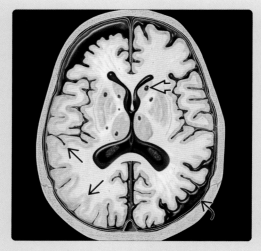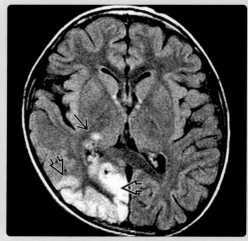

（左）同一患者 MR 轴位 T2WI 显示丘脑同一病灶➡及水肿的右枕叶皮质➡可见类似的异常高信号。注意由于营养不良、药物或疾病本身进展导致的蛛网膜下腔增宽。（右）MR 轴位 DWI 显示脑组织受累区域弥散受限➡，证明其对疾病具有高敏感性

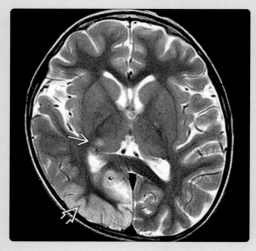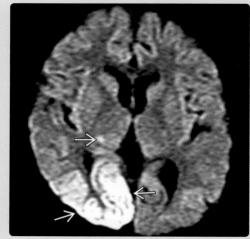

Kearns-Sayre 综合征

术语

- 临床表型与大段 mtDNA 缺失有关
  - Kearns-Sayre 综合征（Kearns-Sayre syndrome，KSS）
  - 慢性进行性眼外肌麻痹
  - Pearson 综合征
    - 多系统病变，以骨髓衰竭、胰腺功能不全为特征
    - 幸存儿童在生命晚期会发生 KSS
- 大段 mtDNA 缺失常表现为重叠的疾病谱系
  - 非中枢神经系统疾病最常见：贫血、肾功能损害、内分泌紊乱

影像

- 可以正常（尤其是疾病早期）
- CT 平扫：基底节弥漫性对称性钙化
- 大脑半球皮质下白质、U 形纤维、胼胝体、苍白球、黑质、脑干后部 T2 高信号
  - 早期不累及脑室旁白质
  - 偶于高信号白质内见放射状条纹
- 后颅窝病变
  - 脑干背侧、双侧小脑中脚；小脑白质

病理学

- 多基因病：不同 mtDNA 重排引起
- 海绵状脑病，海绵状脊髓病
- 大脑萎缩
- 肌活检：碎红纤维

临床问题

- 常见症状：进行性眼外肌麻痹，共济失调，色素性视网膜炎，感音神经性听觉丧失
- 其他症状：身材矮小，近端肌无力，糖尿病
  - 最可怕的并发症之一：心脏异常
- 通常 20 岁前发病

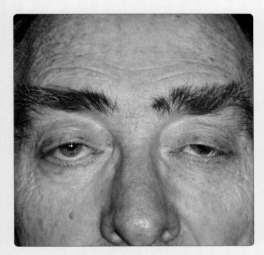
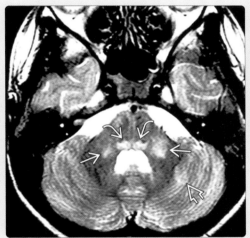

（左）慢性进行性眼外肌麻痹患者的临床照片。眼闭合无力，所有方向凝视受限。（右）青少年 Kearns-Sayre 综合征患者 MR 轴位 T2WI 显示双侧小脑中脚➡、脑桥背侧➡及小脑半球➡异常高信号。轻度小脑萎缩，叶间沟增宽

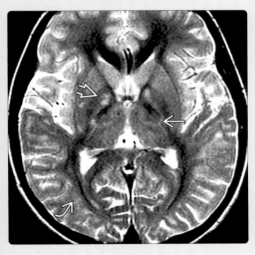
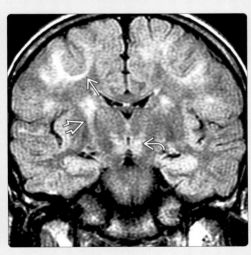

（左）同一患者 MR 轴位 T2WI 显示双侧苍白球➡、皮质脊髓束➡异常信号灶。注意皮质下 U 形纤维➡的树枝状髓鞘轻度脱失。（右）同一患者 MR 冠状位 FLAIR 显示皮质脊髓束➡、皮质下 U 形纤维➡及丘脑➡异常高信号

黏多糖贮积病

术语

- 黏多糖贮积病（mucopolysaccharidoses，MPS）：1~9
- 一组溶酶体贮积病
  - 以不能降解葡糖胺聚糖（glycosaminoglycans，GAG）为特点
  - 未降解 GAG 毒性积聚在多种器官内
  - 每一型 MPS 导致特定 GAG 在溶酶体及细胞外基质内贮积
  - 已知 11 种酶缺陷，形成 7 个独立的 MPS 亚型
    - MPS 原型 = MPS 1H（Hurler）

影像

- GAG 积聚导致血管周围间隙（PVS）扩大
- MPS 中 PVS 扩大的好发部位：胼胝体，三角区周围白质
  - 可发生在其他脑叶

- 单发或不计其数
- 多发性成骨不全，飘带肋，叉状手
- 进行性齿突发育不良→寰枢关节半脱位风险；部分在骨髓移植（BMT）后改善

临床问题

- 预后、恶化率取决于特定的酶缺陷
- 治疗：骨髓移植或静脉注射人类重组酶（例如，MPS 1H：左旋艾杜糖醛酸酶）
- 白质病变与精神发育迟滞有重要相关性

诊断要点

- 任何中枢神经系统检查均需注意枕大孔，以除外颅颈交界压迫
- 气道：镇定、麻醉风险增高
- 并非所有 MPS 都有典型的面部特征，血管周围间隙扩大可能提示少见的 MPS
- 矢状位观察上颈椎有助于做出诊断

（左）典型黏多糖贮积病（MPS）轴位示意图显示脑白质放射状排列的多发的血管周围间隙扩大。注意后部为主，累及胼胝体➡️及顶叶白质🔀。（右）MPS 1H 幼儿患者 MR 轴位 T1WI 显示包括胼胝体➡️在内的白质内明显的血管周围间隙，注意后部受累为主➡️，这是 MPS 的典型表现

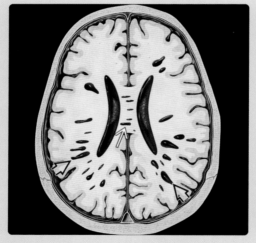
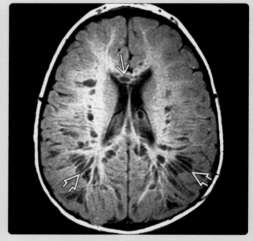

（左）MPS 2 型男孩 MR 轴位 FLAIR 显示少数扩大的血管周围间隙➡️，周围白质见胶质增生🔀。注意单侧硬膜下血肿。虽然不常见，在伴血管病、创伤或大范围硬膜下积液的 MPS 患者中也有脑外出血的报道。（右）另一 MPS 2 型男孩磁共振轴位 FLAIR 显示扩大的血管周围间隙➡️、白质高信号➡️及脑积水。注意典型的前额突出➡️

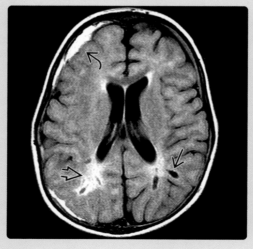
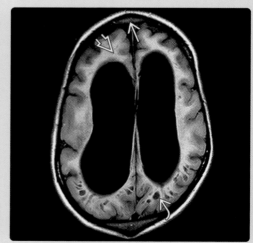

异染性脑白质营养不良

关键点

术语

- 溶酶体贮积病
  - 由芳基硫酸脂酶 A 缺乏导致
  - 中枢神经系统、周围神经系统脱髓鞘
- 3 种临床类型
  - 晚期婴儿型（最常见），青少年型，成人型

影像

- 最佳诊断线索：大脑半球深部白质融合成片的蝴蝶样 T2 高信号
  - 早期：不累及皮质下 U 形纤维
    - 初始累及胼胝体压部、顶枕叶白质
    - 快速离心发展至额颞叶白质
  - 晚期：累及皮质下 U 形纤维
- 不累及静脉周围髓鞘＝虎斑、豹纹征
- 白质病变不强化
  - 有脑神经、马尾神经强化的报道

主要鉴别诊断

- Pelizaeus-Merzbacher 病
- TORCH 综合征
- 假性 TORCH 综合征
- 脑室周围白质软化症
- Sneddon 综合征（假性芳基硫酸酯酶 A 缺乏症）
- Krabbe 病
- 伴皮质下囊肿的巨脑性白质脑病

临床问题

- 临床概况：幼儿眼肌运动障碍，腹痛

诊断要点

- 以隐匿性下肢痉挛发病的成年患者需注意 X 连锁肾上腺脑白质营养不良 / 肾上腺脊髓神经病、溶酶体疾病（如异染性脑白质营养不良）

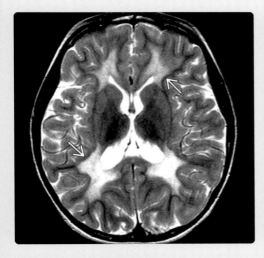
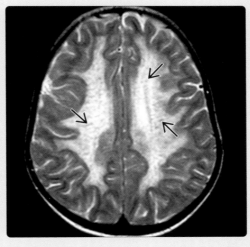

（左）MR 轴位 T2WI 显示异染性脑白质营养不良的典型蝴蝶样白质病变。注意内 / 外囊及皮质下 U 形纤维➡不受累，是疾病早期的典型改变。（右）MR 轴位 T2WI 显示融合状对称性白质高信号，皮质下 U 形纤维不受累。静脉周围髓鞘不受累，形成白质内线状及点状低信号➡，即异染性脑白质营养不良典型的虎斑或豹纹征

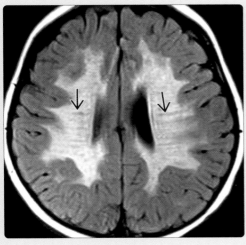
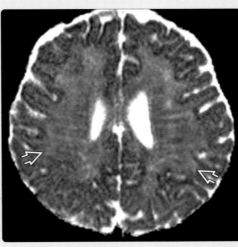

（左）MR 轴位 FLAIR 显示异染性脑白质营养不良的特征性融合状、对称性中央白质受累。大脑半球白质内线状➡、点状虎斑或豹纹征非常明显。（右）同一患者轴位 ADC 图显示受累白质内高信号➡，提示弥散增强，可能为间质性水肿。在一些活动性脱髓鞘部位，有时可见弥散受限（细胞毒性水肿）

Fabry 病

术语

- Fabry 病（Fabry disease，FD）

影像

- CT 平扫
  - 丘脑枕外侧、苍白球、壳核、黑质、齿状核钙化
- MR 可显示较早期改变
  - 深部灰质核团 T1 高信号
  - 丘脑枕外侧 T1 高信号可考虑诊断 FD
  - 脑室旁白质、深部灰质 T2/FLAIR 高信号

主要鉴别诊断

- 内分泌异常
  - 甲状旁腺功能亢进、甲状旁腺功能减退、假性甲状旁腺功能减退、甲状腺功能减退
- HIV 相关钙盐沉积性微血管病
- Fahr 病

病理学

- X 连锁鞘糖脂代谢异常
- α - 半乳糖苷酶 A 活性减低
- 内皮细胞内鞘糖脂积聚
  - 挤压血管腔
  - 导致血管事件
    - 最常见：心肌缺血、卒中

临床问题

- 皮肤血管角质瘤
- 30 ~ 50 岁出现神经系统并发症
  - 早期刺痛
- 酶替代治疗可能有效

诊断要点

- 青年男性白质病变、基底节 / 丘脑枕钙化，需考虑 FD
- 丘脑枕 T1 高信号高度提示 FD

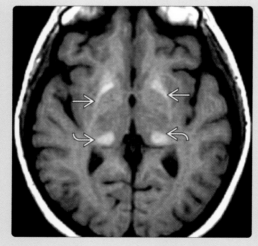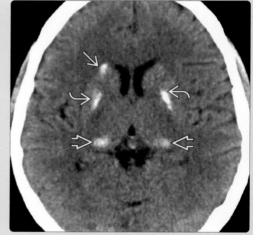

（左）Fabry 病患者 MR 轴位 T1WI 显示双侧壳核外侧➡及丘脑枕外侧➡高信号。丘脑枕外侧 T1 高信号是 Fabry 病的特征性征象。（右）同一患者轴位 CT 平扫显示右侧尾状核➡及双侧壳核➡、丘脑枕外侧➡钙化，与前述 MR T1 高信号相对应

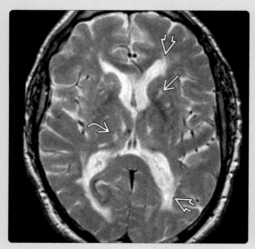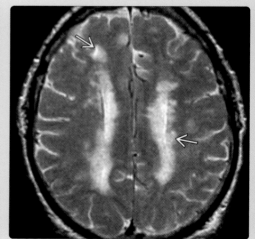

（左）50 岁男性 Fabry 病患者 MR 轴位 T2WI 显示基底节区➡、丘脑➡多灶性腔隙性梗死灶，及脑室周围深部白质➡融合状高信号。（右）同一患者 MR 轴位 T2WI 显示大脑半球深部白质多灶性、分散及融合的白质高信号➡。Fabry 病深部白质及基底节梗死是由大血管及小血管受累所致

X-连锁肾上腺脑白质营养不良

关键点

术语

- 缩略语
  - X-连锁肾上腺脑白质营养不良（X-linked adrenoleukodystrophy，X-ALD）
  - 经典型儿童 ALD（classic childhood ALD，CCALD）
- 遗传性过氧化物酶体病
  - *ABCD1* 突变→特长链脂肪酸（very-long-chain fatty acid，VLCFA）β 氧化障碍
  - 白质内 VLCFA 积聚导致重度炎性脱髓鞘
- 几种 ALD 临床分型及相关疾病
  - 经典型 X-ALD
    - 严重病例几乎均见于 5～12 岁男孩
  - 除经典型儿童 X-ALD 外，还有至少 6 个变异型
    - 症状前期 X-ALD，青少年 ALD，成人 ALD，肾上腺脊髓神经病（adrenomyeloneuropathy，AMN），单纯 Addison 病，症状性女性携带者
  - AMN
    - "轻度"成人（脊髓小脑）型，接近 50% 大脑受累
    - X-ALD 及 AMN 占 80%

影像

- CCALD 的髓鞘脱失分 3 条带
  - 最内层：坏死性星形胶质细胞核心
  - 中间层：可强化的活动性脱髓鞘、炎症
  - 周围层：进展期脱髓鞘，不伴炎症

临床问题

- X-ALD 及变异型占北美出生人口的 1/16 800
- 常见临床特征
  - 行为改变，学习障碍
  - 视力下降，四肢瘫
  - 癫痫（进行性，通常见于病程晚期）

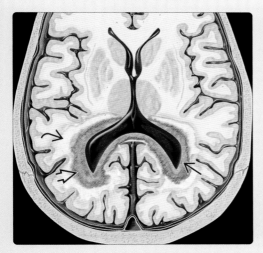

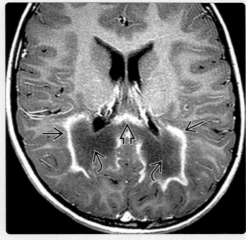

（左）图示多层脱髓鞘改变，对应组织病理学的 3 条带。外层 ➡ 为活动性髓鞘破坏，中间层 ➡ 为活动性炎症。注意中心区域的烧毁样改变 ➡。（右）MR 轴位 T1WI 增强显示不满 10 岁的经典型儿童肾上腺脑白质营养不良（CCALD）（Loes 1 型）男性患儿，明显的边缘强化 ➡ 围绕破坏最重的顶叶白质 ➡ 及胼胝体压部 ➡

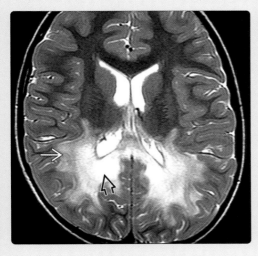

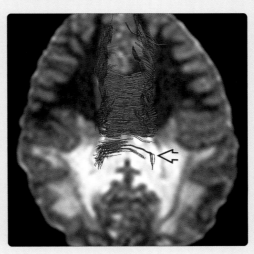

（左）这例不满 10 岁的男性患儿，表现为发育良好的脑组织受累，MR 轴位 T2WI 可区分外带的活动性炎症 ➡ 与最内层的白质破坏"烧毁"带 ➡。（右）另一例不满 10 岁有症状的 CCALD 男性患儿，DTI 序列胼胝体轴位纤维束示踪成像显示穿过胼胝体压部 ➡ 及后钳的白质纤维束的重度脱失

Canavan 病（海绵状脑白质营养不良）

术语

- 进行性常染色体隐形遗传海绵状脑白质营养不良
  - 婴儿海绵样退行性变
- 天冬氨酸酰酶缺乏（常染色体隐性遗传）

影像

- 白质
  - 累及皮质下 U 形纤维
  - 不累及内囊、胼胝体
- 灰质
  - 丘脑、苍白球 ± 齿状核
  - 不累及尾状核、壳核
- 受累区 T2 及 DWI 信号增高，ADC 正常或减低
- MRS 示，NAA/Cr ↑，Ch/Cr ↓

主要鉴别诊断

- 枫糖尿病
- Pelizaeus-Merzbacher 病
- 分层蛋白缺乏先天性肌营养不良
- Alexander 病

病理学

- 天冬氨酸酰酶缺乏→大脑及尿液中 N- 乙酰天冬氨酸（NAA）↑
- 白质海绵样退行性变；苍白球和丘脑见肿胀星形细胞

临床问题

- 早期出现严重肌张力低下及大头畸形
- 4 个月时明显
- 德系犹太人发病风险高（1/40 携带者）
- 持续性进行性神经系统退行性疾病
  - 慢性植物状态伴自主神经危象
  - 在 10 岁左右死亡
- 没有已证实的治疗手段（基因治疗还在评估中）
  - 乙酸盐替代治疗

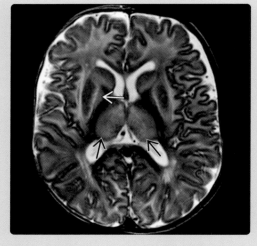
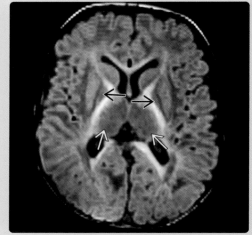

（左）6 个月男婴 MR 轴位 T2WI 显示大脑半球白质、丘脑➡及右侧苍白球➡弥漫性信号增高，内囊、胼胝体、尾状核及壳核相对不受累。（右）同一患儿 MR 轴位 T1WI 显示白质、丘脑➡及苍白球➡弥漫性信号减低。内囊、胼胝体、尾状核及壳核信号正常

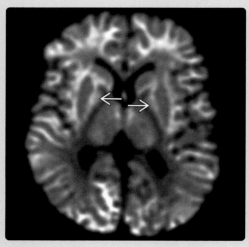
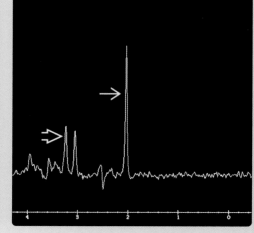

（左）同一患儿 MR 轴位 DWI 显示大脑半球白质及苍白球➡弥漫性信号增高（弥散受限）。髓鞘化的内囊、胼胝体弥散正常，尾状核及壳核未见受累。（右）1.5T 轴位长回波（TE = 144 ms）质子 MRS 显示相对患者年龄而言，以 Cr 为参照，半卵圆中心 NAA 相对增高➡、Cho 相对减低➡

Alexander 病（婴儿型脑白质营养不良）

术语

- 以 Rosenthal 纤维（嗜酸性细胞质内包涵体）为特征的罕见的遗传性白质脑病
- 3 种临床类型
  - 婴儿型（最常见）
  - 青少年型
  - 成人型

影像

- 婴儿型：双额叶白质对称性 T2 信号↑
- 青少年 / 成人型：脑干（尤其延髓）、小脑、颈髓 T2 信号↑
- 其他发现：脑室旁环形 T2 低信号、T1 增强结节样强化
  - 极少数可强化的代谢性疾病之一

主要鉴别诊断

- Canavan 病

- 伴皮质下囊肿的巨颅脑白质病
- 其他：戊二酸尿症 1 型、黏多糖病

病理学

- 主要为 GFAP（17q21）突变（> 95% 的病例）

临床问题

- 临床特点：婴儿，大头畸形，癫痫
- 自然病史：所有类型不同程度进行性发展，最终致死

诊断要点

- 延髓（下橄榄核及薄束核）、颈髓 T2 高信号及萎缩，需考虑成人型 Alexander 病
- 大头畸形婴儿双侧额叶脑白质对称性强化灶，对 Alexander 病的诊断具有高度特征性

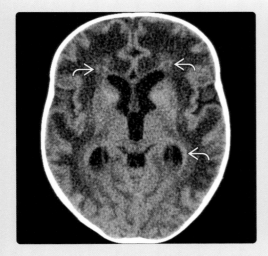
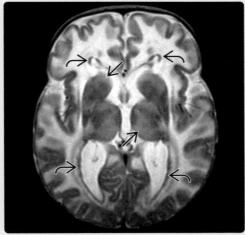

（左）轴位 CT 平扫显示婴儿 Alexander 病的典型表现。纹状体及脑室旁环状高密度➡。注意对称性、额叶为主的白质低密度。（右）MR 轴位 T2WI 显示脑室旁➡结节样环形低信号，纹状体及丘脑对称性略高信号➡。大脑半球白质弥漫性高信号，额叶最为显著，自脑室边缘延伸至皮质下 U 形纤维

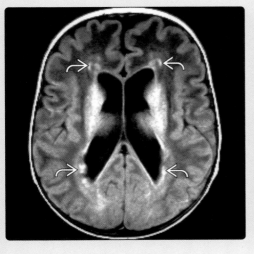
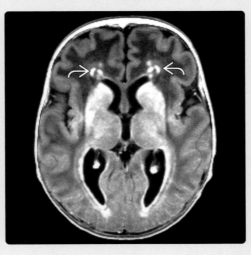

（左）MR 轴位 T1WI 显示自额叶向枕叶阶梯状分布的弥漫性白质肿胀、低信号。仅枕叶白质可见髓鞘化。脑室旁结节样环为高信号➡。侧脑室异常扩大。（右）MR 轴位 T1WI 增强显示双侧脑室旁环形强化，双侧尾状核头及壳核强化。额叶脑室旁环形结节的兔耳样形态➡示 Alexander 病的典型表现

脑组织铁沉积神经变性病

术语

- 脑组织铁沉积神经变性病（neurodegeneration with brain iron accumulation，NBIA）
- 以肌张力障碍、震颤麻痹及痉挛为特点的一组神经退行性疾病
  - 由 L- 铁蛋白基因 *FTL* 突变引起
  - 均以基底节区异常铁沉积为特点
    - 部分亚型可见 Lewy 小体、轴突肿胀、高度磷酸化 tau 蛋白
  - 包含（不限于）
    - 泛酸激酶相关性神经变性病（pantothenate kinase-associated neurodegeneration，PKAN）
    - 婴儿神经轴突营养不良（infantile neuroaxonal dystrophy，INAD）
    - 无铜蓝蛋白血症

影像

- 苍白球 T2 低信号，中心高信号：虎眼征
  - 经典型 PKAN 的特异性表现（*PANK2* 突变）
  - 也可见于神经铁蛋白变性病
- 苍白球 ± 黑质、齿状核、皮质、纹状体及丘脑 T2 低信号，而无"虎眼征"＝其他 NBIA
- 注意：在 3T 以上场强时，正常苍白球为 T2 低信号

病理学

- 铁离子直接导致或促进细胞损伤，或者由轴突破坏引起

临床问题

- PKAN
  - 典型者＜ 6 岁，不典型者 11 ～ 20 岁。
- INAD
  - 典型者＜ 2 岁，不典型者 4 ～ 6 岁。
- 无铜蓝蛋白血症及神经铁蛋白变性病
  - 平均年龄 40 岁

诊断要点

- 运动障碍患者注意寻找苍白球 T2 低信号

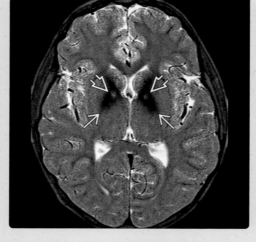
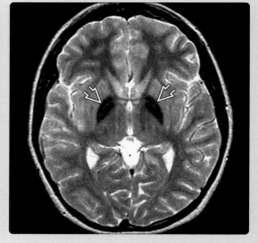

（左）轴位 T2WI 压脂 MR 显示 NBIA 谱系的 PKAN（Hallervorden-Spatz 综合征）典型影像表现。注意苍白球铁沉积导致的低信号➡，伴中心高信号➔，即虎眼征，对 *PANK2* 突变有高度特异性。（右）MR 轴位 T2WI 显示双侧苍白球➡对称性低信号，未见虎眼征，因此这例不是 PKAN，这些是 NBIA 的特点

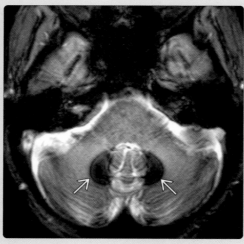
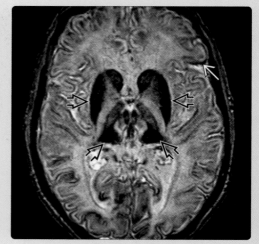

（左）轴位 T2* GRE MR 显示无铜蓝蛋白血症患者小脑半球齿状核➡铁沉积导致的明显低信号。无铜蓝蛋白血症及神经铁蛋白变性病发生于成人，影像学表现相似。（右）同一患者轴位 T2*SWI MR 显示铁沉积导致的皮质弥漫性线状低信号➡，基底节及丘脑呈明显的"开花征"➔。黑质受累也是典型表现之一

泛酸激酶相关性神经变性病（PKAN）

术语

- 泛酸激酶相关性神经变性病（PKAN）
  - 脑组织铁沉积神经变性病（NBIA）最常见的类型
  - 泛酸激酶 2 基因（*PANK2*）突变
  - 之前称为 Hallervorden-Spatz 病

影像

- 最佳诊断线索
  - "虎眼征"高度提示 PKAN
    - 弥漫性苍白球 T2 低信号伴中心高信号灶

主要鉴别诊断

- 苍白球 T2 高信号疾病
  - 代谢性
    - 甲基丙二酸血症、Kearns-Sayre、L-2- 羟基戊二酸尿症、Canavan 病、神经铁蛋白变性病
  - 缺血 / 中毒
    - 缺氧性脑病、一氧化碳 / 氰化物中毒、核黄疸

临床问题

- 典型 PKAN
  - 幼年儿童，有肌张力失调、构音障碍、强直、舞蹈手足徐动症
- 不典型 PKAN
  - 较大儿童 / 青少年，有精神异常、语言异常、锥体 / 锥体外系异常
- 流行病学
  - 罕见，发生率不确定
- 预后
  - 典型 PKAN：致死，症状出现后平均病程 11 年
  - 不典型 PKAN：最终导致严重功能障碍 / 死亡
- 没有有效治疗

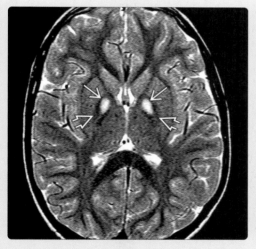
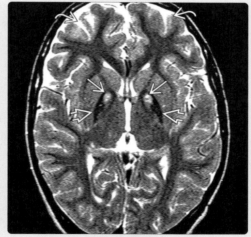

（左）5 岁脑瘫患者 MR 轴位 T2WI 显示 PKAN 的典型"虎眼征"。苍白球内侧对称性 T2 高信号➡，周围低信号➡。（右）4 年后同一患者因肌张力障碍重复影像检查，MR 轴位 T2WI 显示"眼"➡体积缩小、信号降低，周围苍白球低信号更加明显➡。出现脑体积缩小，以额叶显著➡

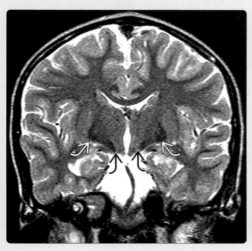
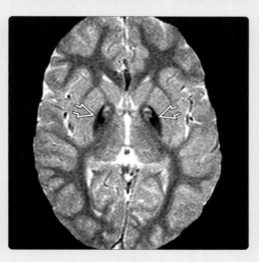

（左）同一患者在 9 岁时 MR 冠状位 T2WI 显示苍白球➡及黑质➡异常低信号。（右）同一患者轴位 T2*GRE MR 显示由铁的顺磁性效应造成的苍白球低信号"开花征"➡。这些表现是典型 PKAN 的发展过程："眼"逐渐缩小、苍白球周围低信号增大及进行性脑容量丧失

亨廷顿病

术语

- 亨廷顿病（Huntington disease，HD）
- 常染色体显性遗传性神经退行性疾病
  - 基底节 GABA 能神经元丧失

影像

- 弥漫性脑萎缩
- 尾状核萎缩→额角扩大
- 双尾状核指数（bicaudate ratio，BCR）或 Evans 指数↑
  - 尾状核间距离除以颅骨内板距离
  - 亨廷顿病 BCR = 0.18，而对照组 0.09
  - 亨廷顿病最具特异性和敏感性的解剖学测量
- 青少年亨廷顿病尾状核、壳核高信号
- PET：在发现萎缩前基底节即有 FDG 摄取减低
  - ± 额叶低代谢

主要鉴别诊断

- Leigh 病

- Wilson 病
- 泛酸激酶相关性神经变性病（之前称为 Hallervorden-Spatz 病）
- 一氧化碳中毒

病理学

- 常染色体显性异常，外显率 100%；影响 4 号染色体短臂（p）16.3 HD 基因的 CAG 三核苷酸重复疾病

临床问题

- 表现为舞蹈症、精神症状（抑郁、易激惹），丧失执行能力

诊断要点

- 除外可逆性痴呆、运动障碍
- 尾状核萎缩是亨廷顿病主要的放射学特征
- 双尾状核指数增大：对尾状核萎缩敏感
- 随疾病进展，苍白球、壳核体积缩小
- 儿童尾状核 / 壳核在质子密度像 /T2WI 呈高信号时考虑亨廷顿病

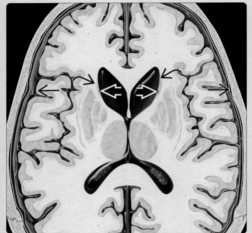
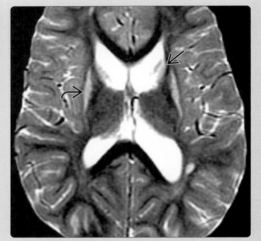

（左）轴位图像显示尾状核头萎缩➡️导致额角凸起➡️。双尾状核指数＝同一水平尾状核间距离与颅骨内板间距离➡️比值。（右）青少年亨廷顿病患者 MR 轴位 T2WI 显示弥漫性脑萎缩和双侧尾状核明显萎缩及高信号➡️。侧脑室额角扩大，壳核萎缩、信号增高➡️

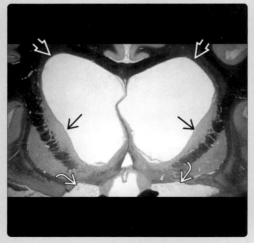
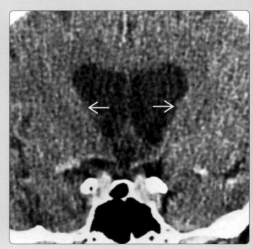

（左）尸检标本冠状面显示侧脑室➡️和基底池➡️扩大。双侧尾状核➡️变细、萎缩。（右）前面尸检标本同一层面冠状位 CT 增强显示尾状核萎缩引起的侧脑室外缘变直、尾状核间距增大➡️，这是亨廷顿病的特征性表现

Wilson 病（肝豆状核变性）

术语

- Wilson 病，也称肝豆状核变性
- 铜代谢障碍的常染色体隐性遗传病
  - 不同组织内铜异常积聚
  - 尤其在肝、基底节、中脑

影像

- 患者出现症状前 MR 常无异常
- T1WI：正常或基底节高信号（类似慢性肝性脑病）
- T2WI/FLAIR：壳核（壳核边缘高信号环）、尾状核、丘脑腹外侧对称性高信号
  - 中脑水平轴位层面可见特征性"大熊猫脸征"
- 铜螯合治疗可减轻 MR 信号异常

主要鉴别诊断

- Leigh 病

- PKAN
- 有机酸尿症
- Menkes 病（"扭结毛发"）
- 缺氧缺血性脑病

临床问题

- 较早起病（8～16岁）：肝病
  - 裂隙灯下角膜可见 Kayser-Fleischer 环
- 较晚起病（11～30岁）：神经系统疾病
  - 不对称震颤、共济失调、运动障碍、构音困难、肌张力异常（主要是脸）、行为异常
  - 螯合治疗可阻止其进展

诊断要点

- MR 改善与临床恢复相关

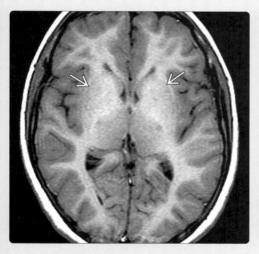
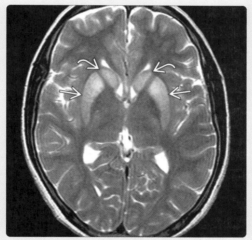

（左）Wilson 病患者轴位 T1WI 显示基底节高信号➡。（右）同一病例轴位 T2WI 显示尾状核➡及壳核➡高信号，苍白球不受累

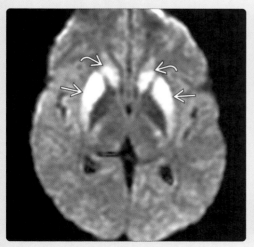
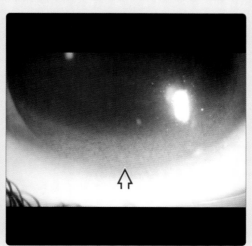

（左）同一病例轴位 DWI 显示尾状核➡和壳核➡弥散受限。病变在 T1 增强显像中不强化（Courtesy M. Ayadi, MD.）（右）裂隙灯检查显示角膜 Kayser-Fleischer 环➡，这是 Wilson 病的重要标志，几乎见于所有神经系统受累者

中毒及代谢性疾病探讨

获得性中毒和代谢性疾病病因非常广泛，包括毒物接触、药物滥用、放疗、化疗以及代谢性因素（高血压、肝衰竭、低血糖及渗透性脱髓鞘）。绝大多数中毒及代谢性脑病累及深部灰质核团（基底节及丘脑）或大脑半球白质。典型表现为受累结构对称性异常信号，可为正确诊断提供线索。脑部 MR 可显示中毒及代谢性疾病早期及后期损伤。DWI 及 FLAIR 序列对区分各种病理改变意义重大，有助于做出正确诊断。当然，可能的暴露或药物滥用史常是疾病诊断的关键。

影像解剖

基底节

基底节（basal ganglia，BG）是大脑半球内对称的深部灰质核团，构成锥体外系的核心，主要作用是调节运动。基底节包括尾状核、壳核和苍白球（globus pallidus，GP）。尾状核和壳核形成纹状体，壳核和苍白球合称为豆状核。

- **尾状核**是一个 C 形核团，有一个较大的头部、逐渐变细的体部及向下弯曲的尾部。头部形成侧脑室前角的底及外侧壁。尾状核体部平行于侧脑室。内囊前肢分隔尾状核头及壳核和苍白球。
- **壳核**位于苍白球外侧，组成基底节最外侧部分，由外髓板分隔。
- **苍白球**包含内、外两部分，由薄层髓鞘化轴突构成的内髓板分隔。

丘脑

丘脑由成对的卵圆形核团复合体构成，是大多数感觉传导路的中继站。丘脑由室间孔延伸至中脑四叠体区。丘脑内侧部分形成第三脑室外侧壁。内囊后肢形成丘脑外侧界。丘脑可分为几个核群：前核、内侧核、外侧核、内侧膝状核（听觉系统一部分）、外侧膝状核（视觉系统一部分）及丘脑枕。这些核群进一步分为 10 个核团。丘脑枕是丘脑核的最后部分，悬垂于上丘之上，容易识别。丘脑底核较小，呈凸透镜样，位于红核上外侧，在中毒或代谢性疾病中罕见受累。

病理学变化

各种中毒及代谢性脑病的机制复杂，常是多种途径共同作用所致。大脑深部灰质核团代谢活性高，需氧量大，因此在中毒、代谢性疾病及缺氧-缺血性损伤时常受累。如一氧化碳（CO）及氰化物中毒时，可引起缺氧损伤，苍白球对缺氧极为敏感，因此苍白球易受累及。选择性累及深部灰质核团也与选择性兴奋性神经元环路功能障碍、线粒体功能抑制及多巴胺能神经元选择性脱失有关。

鉴别诊断

不同病因所致的大脑病变多有特征性的发病部位，这有助于影像科医生做出正确诊断。以下鉴别诊断思路可为常见的累及深部灰质核团及白质的中毒及代谢性疾病提供线索。

基底节钙化

基底节钙化是多种中毒、代谢、炎症、感染的最终结果。Fahr 病是罕见的可引起双侧基底节广泛钙化的神经变性疾病，苍白球最常受累，其次为壳核、尾状核及丘脑。此外，小脑，尤其齿状核和大脑半球白质也可受累。

其他内分泌疾病，包括甲状腺功能低下及甲状旁腺功能低下，也可引起钙化，累及苍白球、壳核、齿状核、丘脑及皮质下白质。放疗、化疗可引起矿化性微血管病，常引起基底节和皮质下白质钙化及萎缩。作为正常老年性脑改变的一部分，生理性钙化常多见于苍白球，少见于壳核。

基底节 T1 高信号

基底节 T1 高信号通常对称，与钙化或其他矿盐沉积有关。在有肝病或高营养病史的患者，T1 高信号常见于苍白球及黑质，与锰代谢异常有关。新生儿核黄疸，与毒性非结合胆红素有关，导致苍白球 T1 信号增高，也见于黑质、海马及齿状核。

许多内分泌疾病可导致基底节钙化和 T1 高信号，包括甲状腺功能低下、甲状旁腺功能亢进、甲状旁腺功能低下及假性甲状旁腺功能低下。Fahr 病也可导致 T1 高信号，尤其是苍白球。

基底节 T2 高信号

在中毒及代谢性疾病，基底节 T2 高信号通常对称，DWI 常有助于鉴别各种基底节区病变。典型的 CO 中毒导致苍白球对称性高信号，但偶尔也会累及壳核、丘脑及白质。DWI 可表现为高信号。甲醇中毒典型表现为壳核坏死，可为出血性。药物滥用是基底节异常的又一病因，常见于青年，药物滥用常导致卒中或血管炎。海洛因和 MDMA（摇头丸）常引起苍白球缺血。渗透性脱髓鞘综合征是血浆渗透压急速改变引起的急性脱髓鞘病变，常发生于低钠血症纠正过快时。脑桥外髓鞘溶解常累及尾状核和壳核，也可累及白质。

Wilson 病导致壳核、苍白球、尾状核及丘脑对称性高信号，也可引起中脑水平"大熊猫脸征"及白质 T2 高信号。急性高血压脑病，即可逆性后部脑病综合征（PRES），由高血压引起，可能与化疗有关。PRES 通常累及后循环皮质及皮质下白质，但也可累及基底节。除中毒及代谢性损伤外，引起基底节 T2 高信号的主要病因还有缺氧-缺血性脑病、深静脉闭塞及感染。

苍白球病变

仅累及苍白球的病变通常有 CO 中毒、氰化物中毒、海洛因及 MDMA（摇头丸）滥用、核黄疸、脑组织铁沉积神经变性病（NBIA）、泛酸激酶相关性神经变性病（PKAN）、高营养支持、肝性脑病及甲基丙二酸血症。NBIA 是一组表现为锥体外系运动障碍及脑内铁沉积的进行性神经变性病，可导致苍白球 T2 高信号。PKAN，也称 Hallervorden-Spatz 综合征或 NBIA-1，典型表现为"虎眼征"：双侧苍白球对称性 T2 高信号，周围环绕低信号。

以苍白球受累为主，其他基底核团也可累及的其他疾病包括 Fahr 病、甲状腺功能低下及 Wilson 病。若累及基底节其他区域，还应考虑到缺氧-缺血性脑病。

双侧丘脑病变

丘脑病变最常见的病因为动脉或静脉性缺血或缺氧-缺血性脑病，但在许多中毒及代谢性疾病中也可受累。酒精中毒性脑病，尤其 Wernicke 脑病，典型表现为丘脑内侧、乳头体、下丘脑及导水管周围灰质 T2 高信号。Wernicke 脑病是由维生素 B_1 缺乏引起，常与酗酒有关。丘脑枕 T1 高信号是 Fabry 病常见且敏感的表现，被很多人称为 T1 "丘脑枕"征。Fabry 病是一种罕见的包括心肾功能障碍及卒中的多系统 X-连锁遗传病。尽管 Fahr 病最常引起双侧基底节广泛钙化，丘脑也常见受累。

其他累及丘脑的疾病包括 PRES、血管炎、渗透性脱髓鞘及急性播散性脑脊髓炎。此外，多种脑炎也可累及丘脑，包括 Ebstein-Barr 病毒性脑炎、日本脑炎、西尼罗病毒性脑炎。Creutzfeldt-Jakob 病常对称性累及基底节和丘脑。

弥漫性白质异常

中毒及代谢性疾病常引起融合性 T2 高信号白质脑病。放疗、化疗常导致表现为大脑半球白质弥漫 T2 高信号的白质脑病，典型者不累及皮质下 U 形纤维。也可引起弥漫性坏死性白质脑病，常由放化疗联合治疗引起，除白质脑病外，还可引起白质坏死。海洛因蒸气吸入，也叫追龙综合征，引起中毒性白质脑病，导致小脑白质及内囊后肢 T2 高信号，主要累及大脑后部白质，皮质下白质相对不受累。

桥本甲状腺炎相关的甲状腺功能低下，可导致弥漫融合性白质脑病，通常累及大脑前部白质，可累及皮质下 U 形纤维，但大脑后部白质相对不受累。急性肝衰竭引起大脑弥漫性水肿，表现为脑室旁、皮质下白质 T2 高信号，皮质受累为其典型表现。PRES 通常累及后循环供血区皮质及皮质下白质。酒精中毒性脑病很少引起与急性脱髓鞘相关的白质弥漫性 T2 高信号。

参考文献

1. Chokshi FH et al: Imaging of acquired metabolic and toxic disorders of the basal ganglia. Semin Ultrasound CT MR. 35(2):75-84, 2014
2. Bathla G et al: MRI and CT appearances in metabolic encephalopathies due to systemic diseases in adults. Clin Radiol. 68(6):545-54, 2013

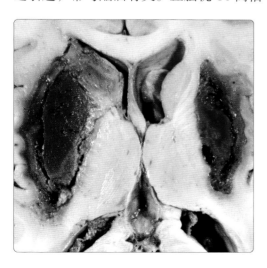
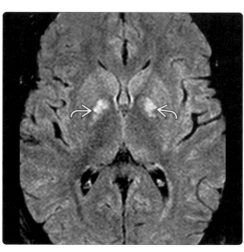

（左）大体病理轴位切面显示壳核出血性坏死，是甲醇脑损伤的典型特点，右侧损伤延伸累及苍白球及尾状核头（Courtesy R. Hewlett，MD.）。（右）MR 轴位 FLAIR 显示急性一氧化碳中毒，苍白球对称性高信号➡。一氧化碳（CO）最易累及苍白球。CO 中毒可发生迟发性白质脑病及苍白球短 T1 信号

（左）后颅窝髓母细胞瘤 ➨ 有放疗及化疗史患者，轴位 CT 平扫显示皮质下白质、小脑及基底节广泛钙化 ➡。矿化性微血管病常发生于治疗后 2 年或以上。（右）慢性肝硬化患者磁共振冠状位 T1 增强像显示苍白球对称性高信号 ➨，苍白球及黑质 T1 高信号区由锰沉积所致

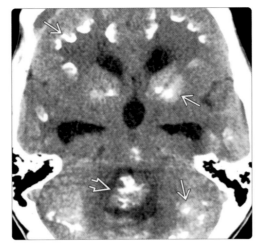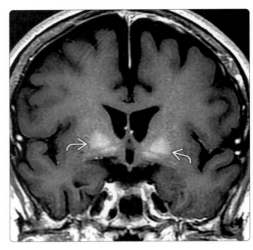

（左）Fahr 病患者轴位 CT 平扫显示尾状核 �');尾状核、壳核 ➡ 及丘脑枕核 ➡ 对称性钙化。许多内分泌疾病可有类似钙化。（右）MR 轴位 FLAIR 显示 Wernicke 脑病的双侧丘脑后内侧 ➨ 及乳头体区对称性高信号。DWI 常表现为高信号且敏感。Wernicke 脑病与维生素 B_1 缺乏有关，常有酗酒史

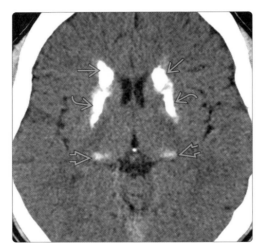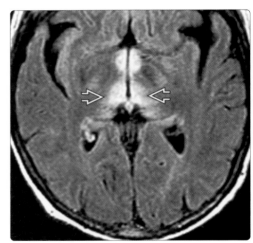

（左）脑桥外及脑桥中央髓鞘溶解症患者 MR 轴位 FLAIR 显示尾状核 ➨ 及壳核 ➡ 对称性高信号。渗透性脱髓鞘通常 DWI 呈高信号，常与低钠血症过快纠正有关，也可出现大脑半球白质脱髓鞘。（右）轴位大体病理切面显示神经毒性相关的双侧壳核及苍白球坏死 ➡ 伴空腔形成（Courtesy R. Hewlett, MD.）

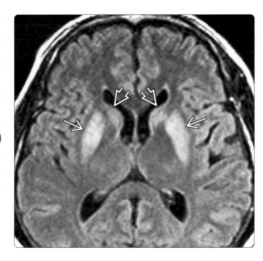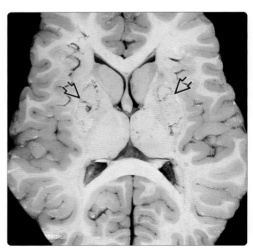

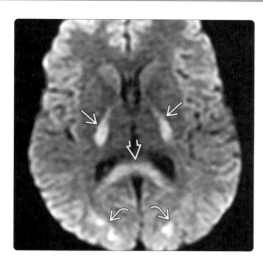
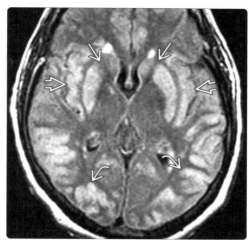

（左）MR轴位DWI显示海洛因诱发的白质脑病，即追龙综合征引发的内囊后肢➜、胼胝体压部➜及枕叶白质高信号➜。（右）MR轴位FLAIR显示重度低血糖引起的基底节➜、皮质➜及皮质下白质广泛、对称性高信号。顶枕叶受累➜为主是其典型表现

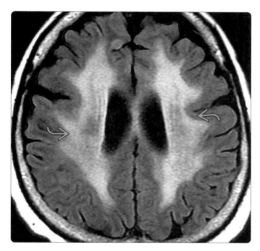
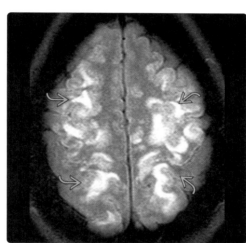

（左）全脑放疗患者MR轴位FLAIR显示除皮质下U形纤维外白质弥漫性高信号➜，是治疗相关白质脑病的典型表现。放疗、化疗引起多种中毒性脑损伤，以白质脑病最常见。（右）磁共振轴位FLAIR显示急性高血压脑病或PRES导致的双侧皮质及皮质下高信号➜

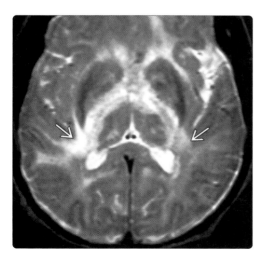
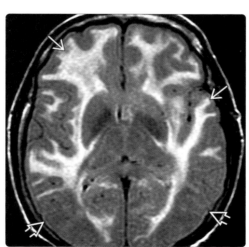

（左）MR轴位T2WI显示酗酒者重度酒精中毒和急性脱髓鞘引起的弥漫性白质高信号➜。（右）58岁女性自身免疫性甲状腺炎患者磁共振轴位FLAIR显示弥漫性、对称性白质高信号，累及皮质下U形纤维➜，枕叶➜相对不受累，是桥本脑病（桥本甲状腺炎罕见并发症）的典型表现

关键点

术语

- 成人低血糖脑病
- 葡萄糖供给、利用失衡→脑组织损伤
- 低血糖：血清葡萄糖水平骤降＜ 50 mg/dl

影像

- 胰岛素替代治疗（insulin replacement therapy，IRT）的成人糖尿病患者发生卒中 / 昏迷
- 顶 / 颞 / 枕叶、基底节 ± 海马
- 顶枕叶皮质及基底节高信号
- 丘脑、皮质下 / 深部白质及小脑常不受累
- 弥散受限，ADC ↓（可一过性）
- MRS 显示 NAA ↓，乳酸 ↑

主要鉴别诊断

- 急性脑缺血 / 梗死

- 缺氧、低灌注
- 急性高血压脑病（PRES）

病理学

- 胰岛素替代治疗引起，且葡萄糖摄入不足，或者葡萄糖过度利用
- 有意或无意摄入口服降糖药
- 兴奋性神经递质积累 / 释放使葡萄糖利用增加
- 斑片或弥漫性层状坏死
  - 严重程度不一，白质通常不受累

临床问题

- 常见于老年糖尿病患者，饮食中葡萄糖摄入量变化
- 昏迷，意识水平下降
- 可发生于癫痫后

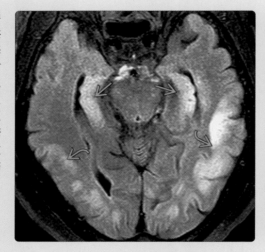
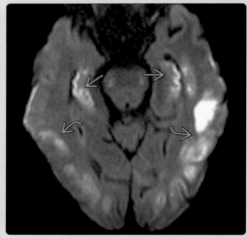

（左）糖尿病患者感觉异常、血糖 36 mg/dl，磁共振轴位 FLAIR 显示双侧海马 ➡、颞叶及枕叶 ➡ 对称性高信号。（右）同一患者轴位 DWI 显示海马 ➡、颞叶及枕叶皮质 ➡ 相应区域弥散受限。成人低血糖脑病的预后因低血糖严重程度、持续时间及脑损伤的程度不同而不同

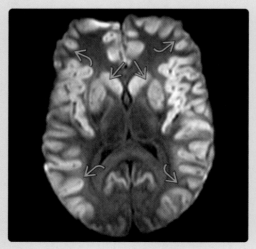
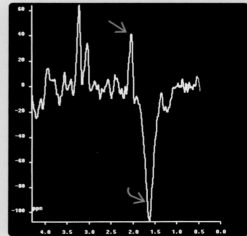

（左）格列吡嗪过量服用患者，血糖水平 20 mg/dl，轴位 DWI 显示重度低血糖脑病改变，基底节 ➡ 及大脑皮质 ➡ 广泛对称性弥散受限。（右）低血糖患者中等 TE 时间 MRS 显示 NAA 峰相对减低 ➡ 及明显乳酸峰 ➡。中等 TE 时间使乳酸峰倒置，从而与脂峰相鉴别。乳酸是无氧代谢的标志物，正常波谱中无乳酸峰

甲状腺疾病

关键点

术语

- 桥本脑病（Hashimoto encephalopathy，HE）
- HE 同义词：自身免疫性甲状腺炎相关性类固醇激素反应性脑病

影像

- 垂体增生（pituitary hyperplasia，PH）：甲状腺激素替代治疗患者垂体对称性可逆性增大
- 基底节不同程度高信号（钙化）
- HE：双侧皮质下及脑室旁白质斑片状或融合性 T2 高信号，枕叶相对不受累，双侧对称性或单侧颞叶内侧水肿

主要鉴别诊断

- 垂体大腺瘤
- 生理性垂体增生
- 融合性白质病变

病理学

- 治疗后反应性的腺垂体（垂体前叶）弥漫性增生
- 桥本脑病（HE）
  - 高效价抗甲状腺球蛋白或抗甲状腺过氧化物酶（抗微粒体）抗体
  - 有关 HE 的多种研究均未发现抗体的致病作用

临床问题

- 甲状腺功能低下：记忆力差，精神运动迟缓，抑郁，可逆性痴呆
- 先天性甲状腺功能低下，尽快采用甲状腺激素替代治疗（< 13 天）
- HE：初始临床表现为 2 种类型，急性卒中样发作（血管炎型）和渐进性认知障碍
  - 昏迷，局灶性 / 全身性癫痫发作，局灶性神经功能障碍，认知下降，痴呆

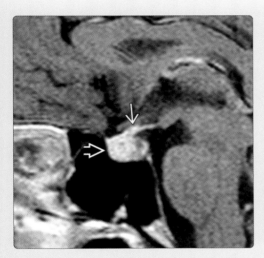
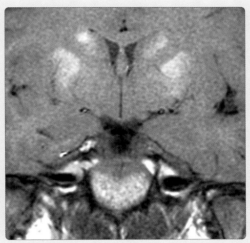

（左）MR 矢状位 T1WI 增强扫描，甲状腺功能低下导致的垂体增生患者表现为垂体增大及均匀强化➡，漏斗部增粗➡。增生随甲状腺激素替代治疗而缓解。（右）甲状腺功能低下患者 MR 冠状位 T1WI 显示双侧尾状核头、苍白球局灶性 T1 高信号。这些改变与基底节矿物质沉积有关，在 CT 表现为高密度

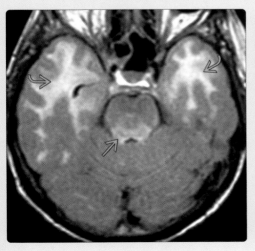
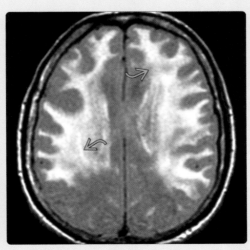

（左）MR 轴位 FLAIR 显示桥本脑病患者颞叶前部白质➡及脑桥背侧➡弥漫性高信号。（右）同一患者 MR 轴位 FLAIR 显示白质广泛受累➡，大脑半球后部相对不受累。皮质下 U 形纤维受累是桥本脑病的典型改变

术语

- 甲状旁腺激素（parathyroid hormone，PTH）代谢异常相关的中枢神经系统表现
  - 甲状旁腺功能亢进（hyperparathyroidism，HPTH），甲状旁腺功能低下（hypoparathyroid，HP）

影像

- 苍白球、壳核、尾状核双侧对称性钙化
- 原发性 HPTH：颅骨弥漫性斑片状"椒盐"样病变
- 继发性 HPTH：斑块状硬膜钙化、管道样颈动脉钙化
- 棕色瘤：原发性及继发性 HPTH 中，局灶性膨胀性融骨性病变，无硬化边
- T2WI：基底节、大脑皮质或齿状核由钙盐沉积所致低信号

主要鉴别诊断

- Fahr 病
- 生理性钙化

- 先天性 HIV
- 缺氧-缺血性脑病

病理学

- 原发性 HPTH：甲状旁腺腺瘤（75% ～ 85%）、甲状旁腺增生（10% ～ 20%）、癌（1% ～ 5%）；PTH ↑，Ca^{2+} ↑
- 继发性 HPTH：慢性肾衰竭，肾不能将维生素 D 转化为活性状态，不能排泄磷酸盐
- HP：甲状旁腺缺如或萎缩、遗传性自身免疫综合征或 DiGeorge 综合征（出生时甲状旁腺完全缺如）
- 假性甲状旁腺功能减退（pseudohypoparathyroidism，PHP）：靶器官对甲状旁腺激素不敏感，而非甲状旁腺激素生成减少

临床问题

- HPTH：钙浓度增高，影响跨突触神经传导，引起疲乏、疼痛、恶心、骨质疏松
- HP：腕-足痉挛、手足搐搦、癫痫、反射亢进

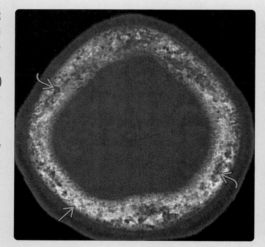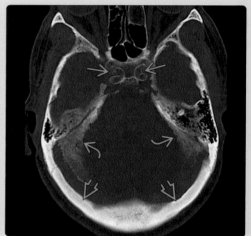

（左）原发性甲状旁腺功能亢进患者，轴位 CT 平扫显示颅骨广泛斑片状溶骨及硬化区，形成典型的颅骨椒盐样改变。（右）慢性肾衰竭长期透析患者轴位 CT 平扫显示继发性甲状旁腺功能亢进引起的典型颅骨改变。小脑幕广泛钙化，颅骨硬化及颈内动脉管状钙化

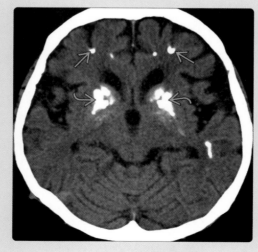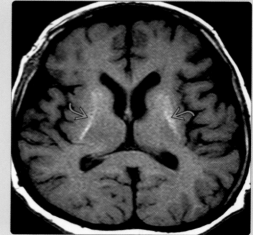

（左）甲状旁腺功能低下患者轴位 CT 平扫显示双侧基底节对称性钙化。皮质下白质也可见到局灶性钙化。（右）同一患者 MR 轴位 T1 像显示基底节钙化造成的短 T1 信号，甲状旁腺功能亢进及功能低下均可见基底节钙盐沉积，其他钙盐沉积部位有丘脑、皮质下白质、齿状核及硬膜

Fahr 病

术语

- Fahr 病（Fahr disease，FD）
  - 即脑血管亚铁钙沉着症，双侧纹状体、苍白球、齿状核钙化
- 罕见的神经系统退行性疾病
  - 双侧基底节广泛钙化
  - ± 进行性肌张力障碍、帕金森综合征、神经精神症状

影像

- CT 显示双侧基底节、丘脑、齿状核及大脑白质对称性钙化

主要鉴别诊断

- 正常（生理性）
  - 中老年对称性基底节钙化
- 病理性基底节钙化（如内分泌疾病）

病理学

- FD 常为家族性，但表现呈异质性
- 典型特征：弥漫性神经纤维缠结伴钙化（即 Fahr 型钙化）

临床问题

- 最常见的体征 / 症状
  - 神经精神障碍
  - 认知障碍（皮质下型痴呆）
  - 锥体外系运动障碍
- 钙磷代谢、甲状旁腺激素水平正常
- 临床发病呈双峰型
  - 成年早期起病（精神分裂症样症状）
  - 50 ～ 60 岁起病（锥体外系症状，皮质下型痴呆）

诊断要点

- ＜ 50 岁的基底节钙化需排查该病

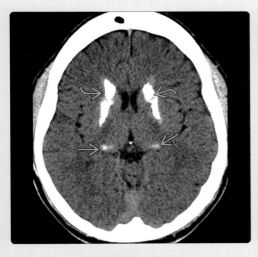
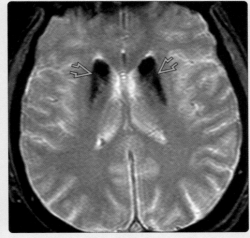

（左）Fahr 病患者轴位 CT 平扫显示典型的基底节⤵及丘脑⤵广泛钙化。（右）同一患者轴位 T2* GRE MR 显示基底节低信号⤵。T2* GRE 序列的这种表现是钙、铁沉积共同作用的结果

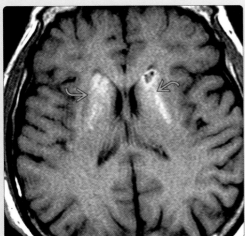
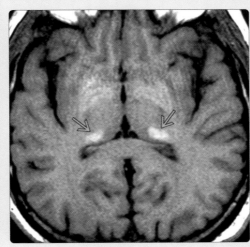

（左）同一患者 MR 轴位 T1 显示基底节短 T1 信号⤵。继发于 Fahr 型钙化的短 T1 信号是其典型改变。（右）同一患者 MR 轴位 T1 像显示丘脑⤵相似的短 T1 信号，与 CT 所见钙化相对应。Fahr 病是表现为基底节、丘脑、齿状核及大脑白质双侧对称性钙化的神经系统退行性疾病

酒精中毒性脑病

术语

- 急性 / 亚急性 / 慢性乙醇（酒精）对中枢神经系统的毒性作用
  - Wernicke 脑病（Wernicke encephalopathy，WE）
  - Marchifava-Bignami 病（Marchifava-Bignami disease，MBD）

影像

- 酒精中毒：上蚓部不成比例萎缩，慢性酒精中毒出现侧脑室扩大，脑沟增宽
- WE：乳头体、丘脑内侧、下丘脑、导水管周围灰质异常信号 / 强化 / 弥散受限
- MBD：胼胝体异常信号，晚期坏死

主要鉴别诊断

- 非酒精性萎缩
- 脱髓鞘（中毒性，获得性 / 遗传性代谢性疾病）
- 胼胝体高信号
  - 癫痫持续状态

- 药物中毒
- 脑炎
- 低血糖

病理学

- 酒精中毒：直接 / 间接神经毒性
- WE：硫胺（维生素 B_1）缺乏
- WE 可以是酒精性，也可以是非酒精性
- MBD：慢性酒精滥用，可能和红酒相关

临床问题

- WE：共济失调、眼球运动障碍、精神异常三联征
- 典型临床三联征仅见于少数患者
- 酒精中毒：戒酒，补充充足营养
- WE：立即静脉给予硫胺→迅速起效

诊断要点

- 50% 的 WE 发生于非酒精依赖者，包括儿童！
  - 营养缺乏、胃旁路术后等

（左）矢状位显示酒精中毒引起的小脑蚓整体和上蚓部萎缩➡，胼胝体中间层坏死➡。乳头体➡、导水管周围灰质坏死➡见于 Wernicke 脑病。（右）MR 冠状位 T2WI 显示小脑明显萎缩，第四脑室扩大➡，小脑裂明显增宽➡

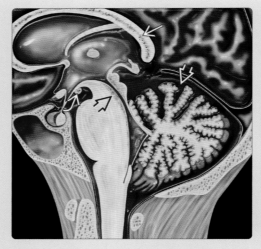
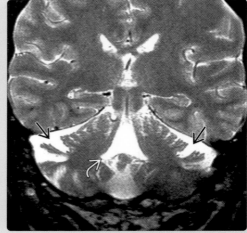

（左）MR 矢状位 T1WI 显示 Marchiafava-Bignami 病的典型表现：胼胝体变薄、中间层低信号➡。注意膝部、体部及压部均受累（Courtesy A. Datir，MD.）。（右）MR 轴位 DWI 显示急性 Wernicke 脑病患者乳头体➡弥散受限

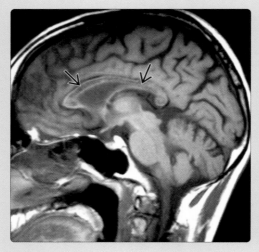
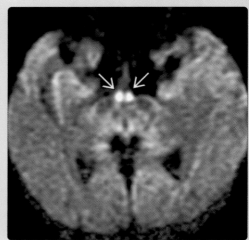

肝性脑病

关键点

术语

- 功能性、潜在可逆性临床综合征
  - 急性肝性脑病（acute hepatic encephalopathy，AHE）
  - 慢性肝性脑病（chronic hepatic encephalopathy，CHE）
- 以精神、认知及运动障碍为特点

影像

- 急性肝性脑病（高氨血症）
  - 大部分大脑皮质 T2 高信号（以岛叶皮质及扣带回为著），伴弥散受限
  - 中央沟周围区 / 枕叶相对不受累
- 慢性肝性脑病
  - 双侧基底节、尤其苍白球 T1 高信号
  - 垂体、下丘脑 T1 高信号，相对少见
- FLAIR：皮质脊髓束及周围大脑半球白质弥漫性高信号

主要鉴别诊断

- 胆汁淤积病
- 肝铜离子沉积
- 高营养支持
- 其他原因基底节 T1 高信号
  - 缺氧-缺血性脑病
  - Fahr 病（基底节特发性钙化）
  - 一氧化碳中毒
  - 神经纤维瘤病 1 型

病理学

- 脑内神经毒性 / 神经活性物质积聚
- 氨、锰、芳香族氨基酸

诊断要点

- 治疗后临床表现及 MRS 异常首先改善，随后 3 ～ 6 个月，基底节信号恢复正常

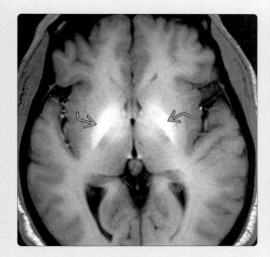
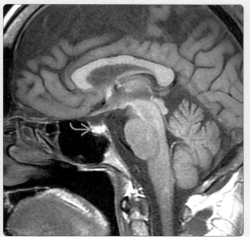

（左）慢性肝病患者 MR 轴位 T1 像显示苍白球 T1 高信号➡。（右）同一患者 MR 矢状位 T1 像显示垂体前叶高信号➡。慢性肝病患者，T1 高信号最常见于苍白球。垂体前叶及下丘脑也可呈类似 T1 高信号，但相对少见。T1 高信号一般认为是锰沉积所致

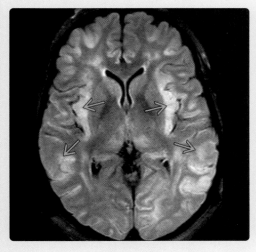
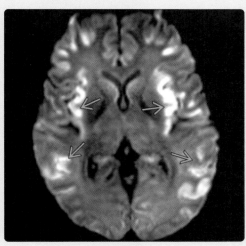

（左）急性肝衰竭患者 MR 轴位 FLAIR 显示广泛皮质肿胀、高信号➡。枕叶皮质相对正常。（右）同一患者 MR 轴位 DWI 示相应区域弥散受限呈高信号➡。注意：急性肝性脑病由高血氨引起，这种情况可危及生命，但是潜在可治愈疾病，死亡率、致残率极高

急性高血压脑病，可逆性后部脑病综合征（PRES）

关键点

术语

- 脑血管自主调节障碍
- 高血压作为许多病因的共同组分
  - 先兆子痫、子痫
  - 药物中毒（如化疗）
  - 尿毒症性脑病

影像

- 一般特征
  - 重度急性或亚急性高血压患者斑片状顶枕叶皮质／皮质下水肿
- CT
  - 双侧非融合性低密度灶
  - ± 基底节对称性病变
- MR
  - 95% 患者顶枕叶 T2/FLAIR 高信号
  - ± 基底节、脑桥、小脑受累
  - 3 种类型出血：局灶性实质出血、微出血、大脑凸面蛛网膜下腔出血

- DWI 通常不受限
- 不同程度斑片状强化
- 影像不典型者常见

主要鉴别诊断

- 急性脑缺血-梗死
- 癫痫持续状态
- 低血糖
- 血栓性微血管病（弥散性血管内凝血、血栓性血小板减少性紫癜、恶性高血压）

病理学

- 急性高血压损伤血管内皮，自主调节障碍导致血脑屏障破坏
- 结果＝血管源性（非细胞毒性）水肿

临床问题

- 头痛、癫痫、精神状态↓，视觉症状
- 注意：部分患者血压正常或轻度升高

（左）轴位示意图显示可逆性后部脑病综合征（PRES）的典型后循环皮质及皮质下血管源性水肿⬇。部分病例可见斑点状出血⬇。（右）复杂PRES患者大体病理显示弥漫性脑水肿，脑回肿胀。枕叶皮质可见多灶性斑点状微出血灶⬇，另见数处继发于梗死的脑软化灶⬇（Courtesy R. Hewlett, MD.）

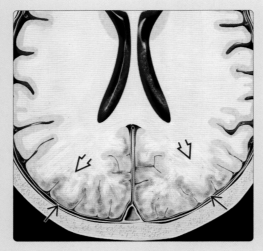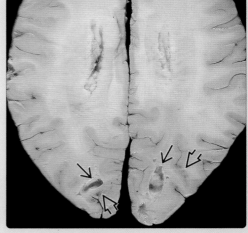

（左）54 岁肝移植后接受他克莫司 FK-506 治疗的患者，癫痫发作，轴位 CT 平扫显示双侧枕叶不对称性皮质下水肿⬇，为典型 PRES 表现。（右）20 岁子痫女性患者，有重度高血压、癫痫及感觉异常，磁共振轴位 FLAIR 显示枕叶皮质及皮质下水肿⬇的典型 PRES 表现，当时血压为 210/140 mmHg

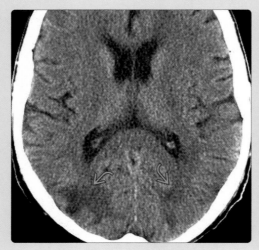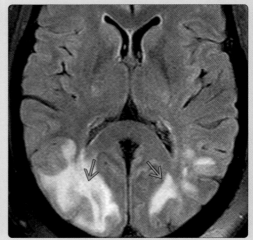

慢性高血压脑病

关键点

术语

- 皮质下动脉硬化性脑病

影像

- 大体特征
  - 腔隙灶（豆状核、脑桥、丘脑、内囊、尾状核）
  - 大脑半球出血（基底节、外囊、丘脑）
  - 融合性脑白质病变（半卵圆中心、放射冠）
- CT
  - CT 表现为弥漫性白质低密度
  - 腔隙性梗死（基底节、丘脑／脑干）
- MR
  - 放射冠、半卵圆中心、基底节高信号病变
  - 多发微出血灶（GRE，SWI）
    - 基底节／丘脑、脑干、小脑好发
  - 急性白质病变可能弥散受限

主要鉴别诊断

- 淀粉样血管病
- 常染色体显性遗传性脑动脉病伴皮质下梗死和白质脑病（CADASIL）
- 痴呆性疾病
  - Alzheimer 痴呆
  - 多发梗死性痴呆
- 抗磷脂抗体综合征
- 神经精神性系统性红斑狼疮
- 血管炎

病理学

- 慢性高血压伴有小血管内透明物质沉积（也称脂质透明变性）

临床问题

- 阶梯式或渐进性智力减退
- 急性卒中，腔隙综合征

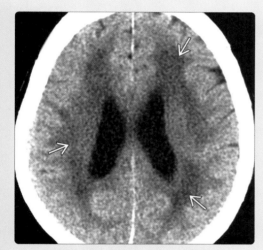
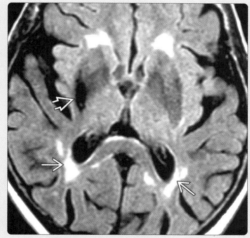

（左）轴位 CT 平扫显示慢性高血压脑病的典型表现，弥漫性融合性脑室旁白质低密度➡️。（右）72 岁女性长期系统性高血压患者，MR 轴位 FLAIR 显示深部脑室旁白质多发的散在及融合性高信号，以侧脑室三角区及枕角周围为著➡️。注意基底节陈旧性高血压性出血➡️

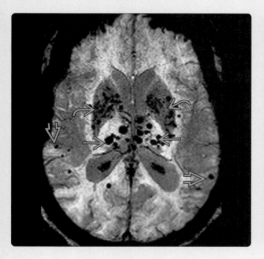
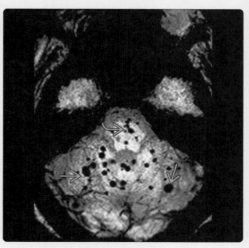

（左）长期控制不佳的高血压患者，MR 轴位 SWI 显示基底节➡️及丘脑➡️多发微出血灶，皮质下白质也见微出血灶➡️。（右）同一患者 MR 轴位 SWI 显示脑干➡️及双侧小脑半球➡️更多微出血。这些微出血灶的分布是慢性高血压脑病的典型部位

特发性颅高压

术语

- 特发性颅高压（idiopathic intracranial hypertension，IIH）
- 假性脑肿瘤
- 良性颅高压
- 原因不明的颅内压（ICP）升高

影像

- 空蝶鞍或部分空蝶鞍
- 眼球后部扁平
- 视盘向眼球内突出
- 视神经鞘增厚：视神经周围脑脊液增多
- 视神经扭曲
- 较少见的影像征象：脑室裂隙
- MRV：常表现为横窦狭窄和充盈缺损
  - 这是颅内压升高的原因还是结果尚有争议
- 最佳影像工具：头颅 MR ＋眼眶冠状位 T2 压脂序列＋ MRV

主要鉴别诊断

- 继发性假瘤综合征
  - 脑静脉血栓形成，硬脑膜窦狭窄
- 特发性或炎性因素（如多发性硬化）所致视神经萎缩
- 原发性空蝶鞍（正常变异）

临床问题

- 常见于 20 ～ 44 岁的肥胖女性
  - 90% ～ 95% 有头痛
  - 几乎均可见双侧视盘水肿
- 进行性视力丧失伴或不伴展神经麻痹及复视
- 首要风险：慢性视盘水肿导致视力丧失
- 治疗：内科或外科治疗（腰穿、脑室腹腔分流术、视神经鞘开窗减压）

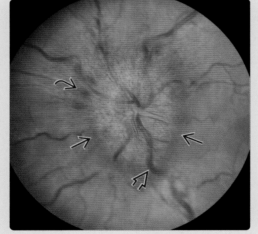
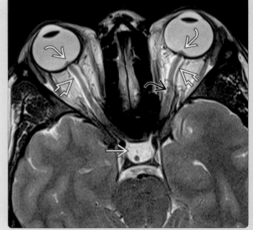

（左）IIH 患者眼底镜检查：严重视盘水肿，视盘边界模糊、肿胀➡。静脉明显充血增粗➡，邻近视盘可见局灶性出血➡。（右）一位 32 岁女性患者，腰穿压力为 450 mmH₂O。MR 轴位 T2WI 显示视神经周围脑脊液间隙扩大➡，视神经乳头突入球后➡。鞍上池显著的脑脊液间隙提示空蝶鞍➡。注意迂曲的左侧视神经➡

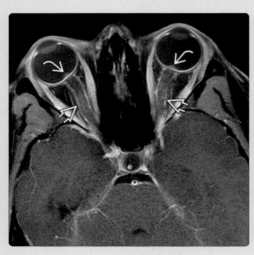
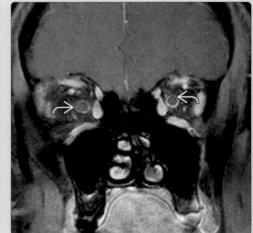

（左）同一患者 MR 轴位 T1WI 增强提示双侧视神经突入球后的部分有强化➡。视神经鞘亦可见轻度强化➡。（右）该患者 MRI T1 冠状位增强＋脂肪抑制成像提示视神经鞘弥漫性强化➡和视神经周围显著扩大的蛛网膜下腔。IIH 的治疗包括减压和药物治疗（如利尿剂），以及腰穿、分流和视神经开窗减压术

第一篇 脑
第二章 基于病理的诊断：肿瘤、囊肿和其他

一氧化碳中毒

关键点

术语

- 吸入一氧化碳（CO）气体常可导致表现为双侧大脑对称性受累的缺氧−缺血性脑病

影像

- 最佳诊断线索：苍白球 T2/FLAIR 高信号
- T1 MR：双侧苍白球低信号（类似坏死），亦有报道为高信号（类似出血）
- T2 MR：苍白球缺血 / 梗死
  - 双侧大脑半球白质融合性高信号（脑室周围、半卵圆中心）
  - 皮质高信号（常见于颞叶）
  - 颞叶内侧高信号（尽管常有病理学改变，但影像异常不常见）
- DWI：急性期常见弥散受限
- MRS：NAA/Cr 随时间进行性下降，Cho/Cr 升高，Lac/Cr 随时间进行性升高

主要鉴别诊断

- 肝豆状核变性
- 日本脑炎
- 克−雅病（Creutzfeldt-Jakob 病）

病理学

- 红细胞携氧功能受损，导致缺氧，细胞氧代谢降低
- 一氧化碳中毒诱导的帕金森综合征
- 脑组织脱髓鞘、水肿及出血坏死

临床问题

- 急性中毒表现：头痛、恶心、呕吐
- 神经−精神后遗症
- 急性一氧化碳中毒可用高压氧治疗（6 h 内效果较好）
- 迟发性神经系统后遗症（发生于 10% ～ 30% 患者中）

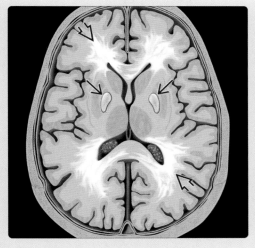
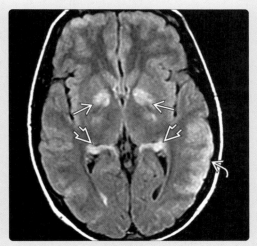

（左）轴位示意图显示一氧化碳中毒脑部病变的典型表现。最常受累部位为苍白球➔，其次为大脑半球白质。病理学表现为苍白球坏死，伴病变区域不同程度白质坏死、脱髓鞘➔。（右）轴位 FLAIR 显示对称性苍白球高信号➔，为急性一氧化碳中毒的典型表现。此外还伴有颞叶后部皮质➔和海马➔受累，较少见

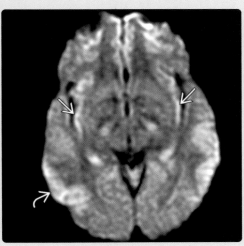
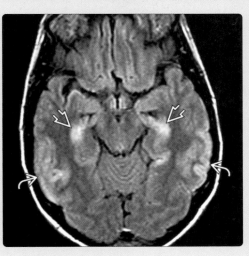

（左）同一患者轴位 DWI 显示多灶性弥散受限，累及双侧颞叶后部皮质➔、海马尾端及岛叶皮质➔。DWI 较 T2/FLAIR 显示病灶更佳。（右）同一患者轴位 FLAIR 显示双侧海马➔及颞叶后部皮质➔对称性高信号

药物滥用

术语

- 许多药物（包括处方药、违禁药品或非处方药）都可能产生神经系统不良反应。
  ○ 违禁药品常可引起脑血管病
  ○ 苯丙胺和可卡因较阿片类、大麻常见
- 多种药物滥用（包括酒精中毒）较常见
- 氧化亚氮（NO_2）滥用可导致维生素 B_{12} 失活，继而发生亚急性联合变性

影像

- 最佳影像学线索：有近期药物滥用史的青、中年发生缺血或出血性卒中
  ○ 出血：颅内出血、蛛网膜下腔出血及脑室内出血
  ○ 非出血性缺血性卒中：大脑中动脉供血区常见
- 海洛因、摇头丸：常导致苍白球缺血
- 苯丙胺：常见脑出血、血管炎、假性动脉瘤、脑梗死

- 疑似出血患者行 CT 平扫检查：若证实出血，则考虑行 CTA/MRA/DSA 评估
- 中青年卒中患者要考虑药物滥用的可能

主要鉴别诊断

- 青年脑出血患者
  ○ 血管畸形；硬脑膜静脉窦血栓伴出血性梗死；严重的可逆性后部脑病综合征继发出血
- 血管炎

病理学

- 40% ～ 50% 的药物相关性颅内出血与潜在的血管畸形有关（如动脉瘤、动静脉畸形）

临床问题

- 小于 45 岁的卒中患者约 30% 为药物相关性
- 可卡因、摇头丸、苯丙胺：常见卒中发作、头痛、癫痫

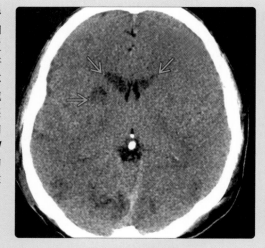
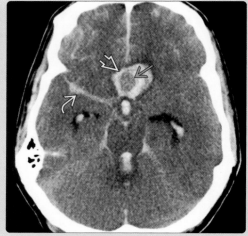

（左）一例滥用可卡因后昏睡的患者，轴位 CT 平扫提示缺血相关的基底节区局灶性低密度➡️，以及严重缺氧导致的皮髓交界不清。（右）一例去氧麻黄碱滥用的 32 岁女性患者，突发头痛继而昏迷。CT 平扫提示弥漫性蛛网膜下腔➡️及脑室内出血。前交通动脉瘤破裂➡️伴周围局灶性半球间血肿➡️

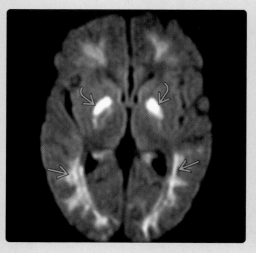
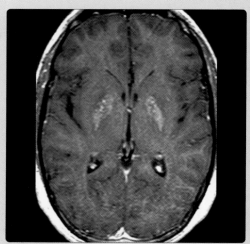

（左）一例服用摇头丸的青年男性，MR 轴位 DWI 提示双侧苍白球➡️及深部白质➡️对称性弥散受限。（右）该患者 MR 轴位 T1 增强显示因坏死导致的双侧苍白球强化。摇头丸可导致 5- 羟色胺快速释放，这是一种强效脑血管收缩剂，最后将导致受累脑组织坏死。最常受累部位为枕叶皮质和苍白球

渗透性脱髓鞘综合征

术语

- 渗透性脱髓鞘综合征（osmotic demyelination syndrome，ODS）
  - 曾称脑桥中央髓鞘溶解（central pontine myelinolysis，CPM）和（或）脑桥外髓鞘溶解（extrapontine myelinolysis，EPM）
- 血清渗透压快速改变引发急性脱髓鞘
  - 典型临床事件：快速纠正低钠血症
  - ODS 也可发生在血钠正常患者中

影像

- 脑桥中央呈 T2 高信号，而周边正常
- 50% 发生在脑桥（CPM），50% 在脑桥以外（EPM）
  - 中央纤维受累，外周纤维正常
  - 基底节及脑白质受累
- CPM 和 EPM 包括了所有的 ODS 病症
- 急性期：融合性脑桥中央高信号，脑桥周边和皮质脊髓束正常
- 呈圆形、三角形或者蝙蝠翼形
- DWI 对 ODS 早期较敏感
- 亚急性期：高信号通常恢复正常
- 影像学检查 MR 优于 CT

主要鉴别诊断

- 脑桥缺血 / 梗死
- 脱髓鞘疾病
- 脑桥肿瘤（星形细胞瘤、转移瘤）
- 代谢性疾病（肝豆状核变性、Leigh 病、糖尿病、高血压脑病）

病理学

- 渗透性应激这一病因导致的异质性疾病

临床问题

- 酗酒、低钠血症患者快速纠正血钠
- ODS 症状常发生于纠正低血钠后 2 ～ 8 天（偶尔数周）
- "合并疾病"常见，提示预后不良

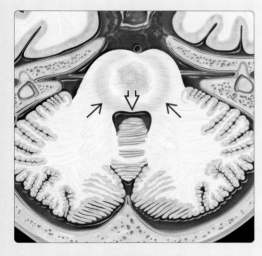

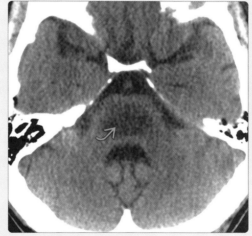

（左）轴位示意图显示脑桥中央急性渗透性脱髓鞘➦。脑桥稍肿胀，第 4 脑室轻度受压➥。（右）一例表现为感觉异常的长期酗酒患者轴位 CT 平扫显示脑桥中央低密度➥，提示渗透性脱髓鞘综合征。ODS 是由血清渗透压的快速变化引起的急性脱髓鞘综合征

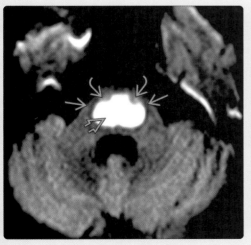

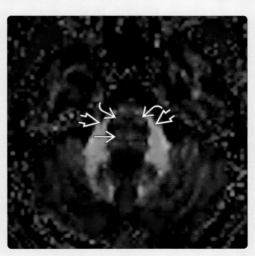

（左）该患者轴位 DWI 显示脑桥对应 CT 低密度的部位弥散受限➥。周围的皮质脊髓束➥及脑桥周围➥正常。（右）该患者轴位 DTI 提示脑桥中央白质受累➥而皮质脊髓束➦和脑桥周围纤维束➥正常。脑桥髓鞘溶解呈圆形、三角形或蝙蝠翼形

颞叶内侧硬化

术语

- 癫痫相关的海马及其毗邻结构神经元丢失和神经胶质增生

影像

- 主要特点：T2 异常高信号，海马体积变小 / 萎缩，内部结构显示不清
- 次要征象：同侧穹窿和乳头体萎缩、同侧侧脑室颞角和脉络膜裂扩大
- DWI 高信号（T2 透过效应）
- 海马、颞叶 NAA 峰降低

主要鉴别诊断

- 癫痫持续状态
- 低级别星形细胞瘤
- 脉络膜裂囊肿
- 海马沟残留

病理学

- 长时间热性惊厥可引起海马急性损伤，继而导致海马萎缩
- 15% 的颞叶内侧硬化（mesial temporal sclerosis, MTS）患者有并存的发育异常

临床问题

- 部分复杂性癫痫发作
- 常有儿童热性惊厥或药物难治性癫痫病史
- 对于药物难治性癫痫、不能耐受药物不良反应者，可以行颞叶切除术

诊断要点

- 成人中部分复杂性癫痫发作的常见病因
- 儿童的部分复杂性癫痫发作的病因中，低级别肿瘤和皮质发育不良较 MTS 常见

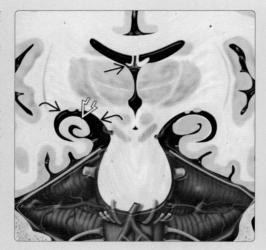

（左）冠状位示意图显示颞叶内侧硬化的特征性表现。右侧海马➡体积减小（萎缩），正常内部结构消失，提示神经元缺失和胶质增生。注意同侧穹窿萎缩➡，同侧颞角和脉络膜裂增宽➡。

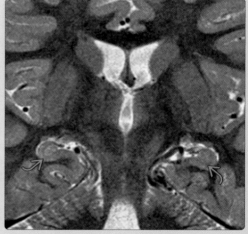

（右）一位头痛非癫痫患者 3.0T 磁共振冠状位 STIR 显示双侧海马解剖结构、体积和信号强度均正常➡。

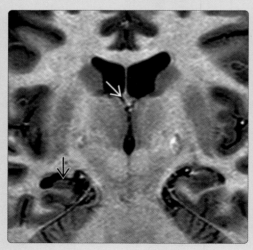

（左）3.0T MR 冠状位 T1 FLAIR 像显示右侧海马体积较左侧缩小➡，正常内部灰白质分界不清。同侧穹窿➡较正常左侧穹窿缩小。

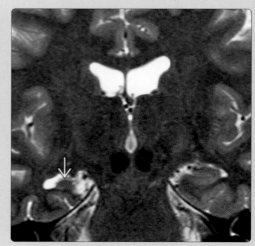

（右）这位右侧海马硬化➡患者，3.0T MR 冠状位 T2 加权像显示海马体积缩小及正常内部结构模糊不清，但信号强度正常。FLAIR 序列能更好地显示信号增高

癫痫持续状态

术语

- 癫痫持续状态：> 30 min 的持续癫痫发作或者 ≥ 2 次癫痫发作，期间意识未完全恢复
- 同义词：癫痫相关可逆性 MR 改变，可逆性脑后部水肿

影像

- 最佳诊断线索：灰质和（或）皮质下白质 T2 高信号，伴轻微占位效应
  - 幕上，与致痫灶有关
  - 典型者位于皮质和（或）皮质下白质
  - 可能累及下丘脑、胼胝体、丘脑（尤其是丘脑底核）
- 受累皮质肿胀、体积增大
- DWI：急性期弥散受限
- T1 增强：可有不同程度的强化，从无→显著强化不等
- PWI：显著充血，相对脑血流量和血容量增加

主要鉴别诊断

- 脑炎
- 脑缺血-梗死
- 疱疹性脑炎
- 低血糖（常为双侧，多灶性）
- 星形细胞瘤

临床问题

- 表现为癫痫发作和（或）癫痫持续状态
- 其他症状 / 体征：与病变部位有关

诊断要点

- 急性癫痫发作或癫痫持续状态可能与其他病理改变类似，如进展的脑肿瘤或脑炎
- 临床信息和随访影像学表现常可以和其他疾病鉴别
- 寻找可能导致癫痫 / 癫痫持续状态的潜在病变
- 癫痫发作导致的影像学改变通常在数天至数周内缓解

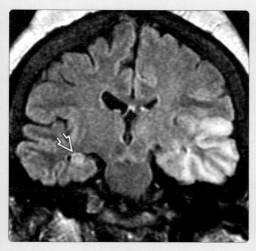
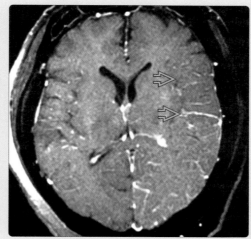

（左）长时间癫痫持续状态的患者，癫痫发作后立即行冠状位 FLAIR 显示左侧颞叶皮质和皮质下白质信号增高。注意右侧海马"镜像病灶"➡。（右）该患者轴位 T1 压脂增强成像显示左侧颞叶轻度水肿和血管充血➡。1 个月后复查影像显示原异常信号几乎完全恢复正常。癫痫持续状态所致的磁共振改变可能和短暂性脑水肿有关

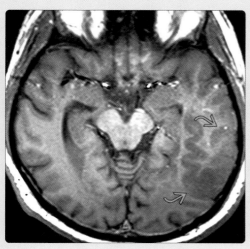
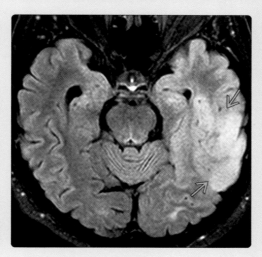

（左）癫痫持续状态患者，轴位 T1WI 显示左侧颞叶皮质轻度增厚➡。（右）该患者轴位 FLAIR 显示皮质和皮质下白质水肿➡。磁共振信号异常与一过性血管源性和（或）细胞毒性水肿有关。随访这些患者的影像显示，经过治疗后急性期影像学异常可恢复正常。慢性期可以见到脑实质萎缩改变

关键点

术语

- 突然丧失记忆且不伴其他认知损害或神经系统功能障碍，常在 24 h 内恢复

影像

- CT 平扫和增强通常正常
- MR
  - T2/FLAIR 常为正常
  - DWI：海马局灶性"点样"弥散受限
    - 单发（55%）
    - 多发（45%）
    - 单侧（50%～55%）
    - 双侧（45%～50%）
  - DWI 异常随时间而增加
    - 0～6 h 为 35%，12～24 h 为 65%～70%
    - 10 天完全恢复
- PWI、PET/CT 可能显示海马低灌注 / 低代谢

主要鉴别诊断

- 脑缺血-梗死
- 癫痫发作 / 发作后状态
- 低血糖

病理学

- 潜在的病理生理学机制尚不清楚
- 功能性，海马的可逆性改变

临床问题

- 常发生于中老年人（40 岁以下罕见）
  - 年轻患者伴有精神 / 情绪压力，创伤，偏头痛（罕见）
- 突发的大量情景记忆功能障碍
  - 既有顺行性又有逆行性
  - 常伴有重复提问
  - 其他神经系统功能完好
- 自限性（24 h 内自发缓解）

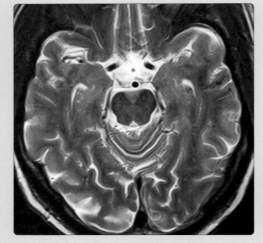
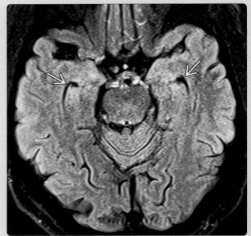

（左）一位突发失忆症的 54 岁男性轴位 T2WI 正常。（右）MR 轴位 FLAIR 亦无异常。正常的双侧颞角 ➡ 清晰可见。位于充满脑脊液的颞角内侧的海马也似乎完全正常

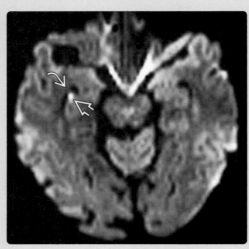
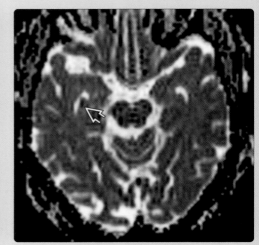

（左）该患者轴位 DWI 显示右侧海马点状弥散受限 ➡，位于侧脑室的颞角内侧 ➡。（右）DWI 高信号区域在 ADC 为低信号（相对于邻近脑实质低信号）➡，这表明扩散受限。患者的记忆力在 24 h 内恢复。这是一例典型的短暂性全面遗忘，DWI 表现很典型。

正常老年性脑改变

术语

- 随着年龄增长全脑容积下降
  - 表现为脑脊液间隙的相对扩大

影像

- 老年人脑部影像学表现"正常"的范围很广
- "顺利老去的脑"
  - FLAIR 显示脑室周围光滑、纤薄的高信号边缘是正常表现
  - 白质高信号没有或很少
- 全脑容积下降
  - 主要是选择性白质（而非灰质）萎缩
- 白质高信号
  - 50 岁以后数量 / 大小↑
  - 65 岁以后比较广泛
- GRE/SWI
  - 随年龄增长，基底节矿化增加

- 不应有微出血改变
- 年龄相关的皮质代谢由前向后转移

主要鉴别诊断

- 轻度认知功能障碍
- 阿尔茨海默病
- 散发的皮质下动脉硬化性脑病
- 血管性痴呆
- 额颞叶变性（Pick 病）

临床问题

- 白质高信号与年龄、静息性卒中、高血压、女性相关

诊断要点

- 不能通过 CT/MR 预测认知功能
  - 影像学与认知功能大致相关
  - 与痴呆明显重叠

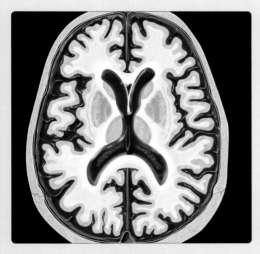
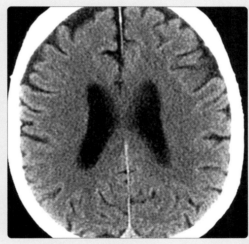

（左）一位 80 岁老年患者的正常老年性脑改变轴位示意图。注意增宽的脑沟和扩大的脑室，脑实质无任何异常。（右）一位 70 岁老年人轴位 CT 平扫显示，脑沟轻度增宽，脑室轻度扩张。脑白质完全正常，无脑室周围的低密度影或白质的腔隙性梗死

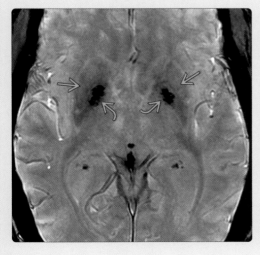
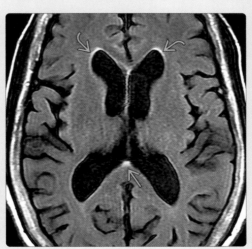

（左）一位 67 岁老年女性轴位 SWI 显示因铁沉积导致的苍白球明显低信号➡及壳核稍低信号➡。（右）79 岁老年男性 MR 轴位 FLAIR 显示因年龄引起全脑体积下降，表现为脑室扩张、脑沟增宽。脑室周围光滑、纤薄的高信号边缘➡和胼胝体压部稍高信号➡是常见的正常表现

关键点

术语

- 阿尔茨海默病（Alzheimer disease，AD）
  - 慢性进行性神经退行性疾病

影像

- 目前影像学在 AD 诊断中的作用
  - 排除其他原因导致的痴呆
  - 明确特定部位脑萎缩的类型
  - 鉴别共存疾病如淀粉样脑血管病的影像学标志
  - 确诊早期的 AD 以进行可能的创新治疗
- 最佳影像检查：MR 容积测定，FDG-18 PET
- 灰质变薄，脑沟增宽，脑室扩大
- 颞中叶尤其是海马和内嗅皮质显著受累
- FDG-18 PET
  - 早期 AD：颞顶叶皮质、后扣带回、楔前叶代谢下降
  - AD 中、晚期：额叶亦受累

- 淀粉样蛋白 PET 显像：活体检测淀粉样斑块和血管淀粉样蛋白高度敏感

主要鉴别诊断

- 额颞叶变性
- 路易体痴呆
- 正常颅压性脑积水
- 血管性痴呆
- 正常老年性脑改变

临床问题

- 65 岁以上痴呆的常见病因
- 年龄是最大的危险因素
  - 65 岁患病率为 1% ～ 2%
  - 60 岁以后每 5 年发病率倍增

诊断要点

- 寻找痴呆的可逆性病因

（左）一位经组织学证实为 AD 早期患者的冠状位尸检脑切片显示，扩大的侧脑室➡️和颞角➡️伴有海马萎缩➡️。（右）一位病因不明的表现为言语困难 4 ～ 5 年的 59 岁进行性痴呆患者矢状位 T1 序列显示，扩大的侧脑室➡️、增宽的脑沟➡️和显著萎缩的颞叶➡️

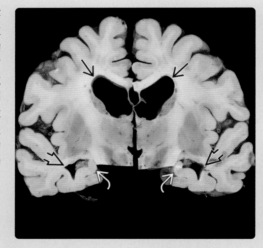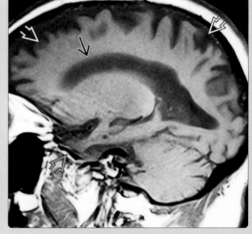

（左）该患者轴位 T2WI 显示颞叶脑沟增宽➡️伴枕叶相对正常➡️。注意萎缩的海马➡️和扩大的颞角➡️。（右）FDG-PET 用来鉴别额颞叶痴呆与阿尔茨海默病。双侧颞叶➡️和顶叶➡️ FDG 代谢显著降低。注意枕叶正常➡️。右侧半球较左侧受累明显。影像学表现提示为严重阿尔茨海默病

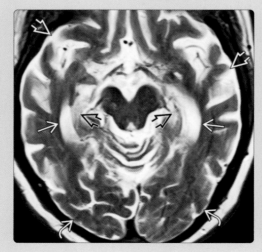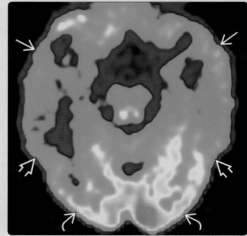

血管性痴呆

关键点

术语

- 血管性痴呆（vascular dementia，VaD），多发梗死性痴呆（multiinfarct dementia，MID）
- 认知功能障碍呈阶梯式进展
- 病因和病理亚型各异的一组异质性疾病
  - VaD 常病因混杂
  - 可独立发病，也可伴随阿尔茨海默病（AD）
  - 多发梗死性痴呆继发于复发性脑梗死

影像

- 主要特点
  - 多发梗死灶（皮质灰质、皮质下白质）
  - 基底节区，脑桥
  - 病变符合供血区分布，也可为腔隙性梗死
  - 伴有微血管病变的白质病变常见
  - 多发远处微出血灶
- CT
  - 多发性梗死灶
  - 单发或多发、腔隙性→符合血管分布
  - 白质低信号（散在→融合）
- FDG-PET
  - 多灶性皮质、白质区域代谢降低

主要鉴别诊断

- AD
- 额颞叶变性
- CADASIL
- 路易体痴呆

临床问题

- 仅次于 AD，为痴呆的第二位常见病因
- 情绪和行为改变较记忆力下降更为典型

诊断要点

- 将梗死放在报告主要位置
- 寻找出血及 DWI 异常信号

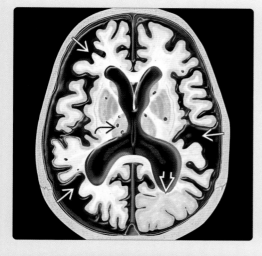
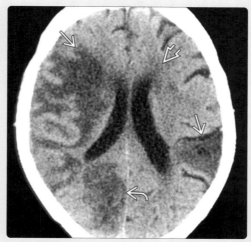

（左）血管性痴呆轴位示意图显示弥漫性脑萎缩，多发慢性梗死导致局灶性容积下降➡，左侧枕叶急性梗死灶➡，基底节区 / 丘脑多发小腔隙性梗死➡。（右）一位血管性痴呆患者轴位 CT 平扫显示脑室旁白质低密度➡，以及双侧 MCA 分布区➡、右侧 PCA 分布区➡梗死。临床病史及多供血区域发现梗死灶支持血管性痴呆

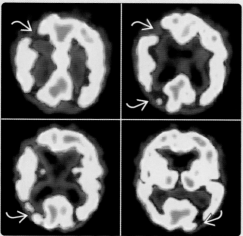
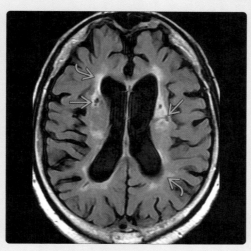

（左）多发梗死性痴呆患者轴位 FDG PET 显示慢性梗死导致多发楔形低代谢区➡（Courtesy A. Ali，MD.）。（右）一位患有长期高血压、糖尿病的 72 岁老年男性，出现情绪和行为异常症状，其 MR 轴位 FLAIR 显示脑室旁融合的白质高信号➡。注意基底节区多发陈旧性腔隙性梗死➡，以及扩大的侧脑室和增宽的脑沟

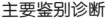

术语

- 临床亚型
  - 行为变异型额颞叶痴呆（behavioral-variant frontotemporal dementia，bvFTD）
  - 原发进展性失语综合征（primary progressive aphasia syndromes，PPA）
    - 语义型（sv-PPA）
      □ 曾被称为语义性痴呆
    - 非流畅型／语法失能型（nfv-PPA）
      □ 曾被称为进行性非流畅性失语
    - 少词型（lv-PPA）
  - 伴运动症状的额颞叶痴呆

影像

- 早期
  - PET 显示额颞叶糖代谢降低
- 晚期
  - 额颞叶萎缩，MR 显示为刀刃样脑回
- 各亚型有特定的皮质萎缩形式

主要鉴别诊断

- 阿尔茨海默病
- 血管性痴呆
- 皮质基底节变性
- 路易体痴呆

临床问题

- 临床综合征（有重叠）
  - **bvFTD**：人格和行为改变尤为突出，淡漠和去抑制状态混合存在
  - **sv-PPA**：有关词汇、物品和概念的"语义"知识进行性丧失，语言表达流利
  - **nfv-PPA**：语言产生困难和口面失用
  - **lv-PPA**：言语停顿，句子重复性差
- 患病年龄较 AD 小
- 额颞叶变性是早发性（小于 65 岁）痴呆的常见原因
- 中位生存期：出现症状后 6～11 年，诊断后 3～4 年

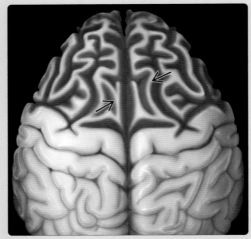
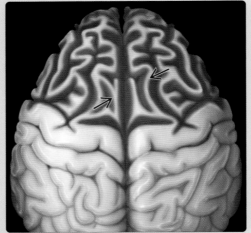
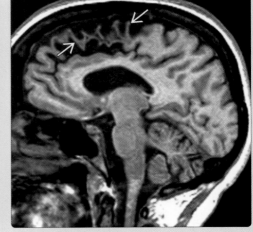

（左）示意图显示典型的晚期额颞叶痴呆（FTD）不成比例的额叶萎缩。脑沟增宽，刀刃样脑回➡️，顶枕叶保留。中央沟周围脑回正常。（右）旁矢状位成像（3D-MP-RAGE）是疑诊 FTD 患者的初始检查方法。注意额叶刀刃样脑回➡️伴脑沟显著增宽，而顶枕叶保留

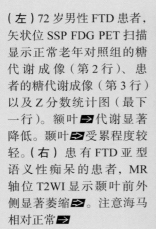
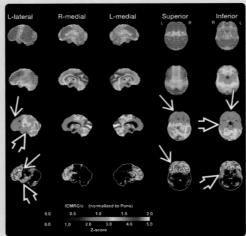
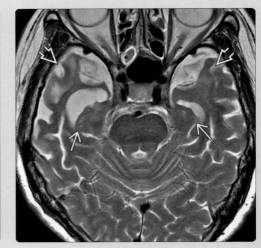

（左）72 岁男性 FTD 患者，矢状位 SSP FDG PET 扫描显示正常老年对照组的糖代谢成像（第 2 行）、患者的糖代谢成像（第 3 行）以及 Z 分数统计图（最下一行）。额叶➡️代谢显著降低。颞叶➡️受累程度较轻。（右）患有 FTD 亚型语义性痴呆的患者，MR 轴位 T2WI 显示颞叶前外侧显著萎缩➡️。注意海马相对正常➡️

路易体痴呆

术语

- α-突触核蛋白在神经突（路易体）病理性聚集导致的进行性神经退行性痴呆

影像

- MR 可能是 AD 与路易体痴呆（dementia with Lewy bodies，DLB）的鉴别依据
- 基于体素的形态学分析
  - 与 AD 相比，DLB 患者颞叶内侧 / 海马体积相对正常
  - DLB 患者下丘脑、无名质和壳核体积较 AD 患者缩小
- fMRI 显示视觉系统抑制作用降低
- PET、SPECT 对诊断 DLB 非常有价值
- FDG PET
  - 枕叶皮质尤其是初级视皮质糖代谢降低
  - 18F-DOPA-PET：DLB 较 AD 患者纹状体多巴胺摄取降低
- SPECT：DLB 视幻觉患者前扣带回、眶额回、楔叶灌注下降
- 123FP-CIT-SPECT：DLB 患者纹状体摄取较 AD 患者降低

主要鉴别诊断

- 帕金森病相关痴呆
  - 与 DLB 临床表现、病理学和影像学特点类似
- AD
- 额颞叶变性
- 血管性痴呆

临床问题

- 表现为执行功能下降，帕金森病样表现以及视幻觉

诊断要点

- 与 AD 不同，颞叶内侧萎缩不是显著特征

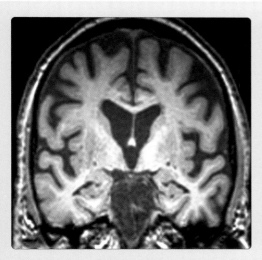
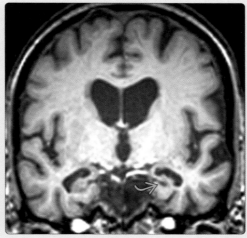

（左）一位路易体痴呆（DLB）患者，冠状位 T1WI MR 显示额叶体积明显缩小，海马相对正常（Courtesy M. J. Firbank, MD, and J. T. O'Brien, MD.）（右）一位 AD 患者，冠状位 T1WI MR 显示海马体积明显缩小，与路易体痴呆患者影像相比，额叶相对正常（Courtesy M. J. Firbank, MD, and J. T. O'Brien, MD.）

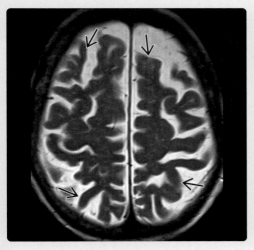
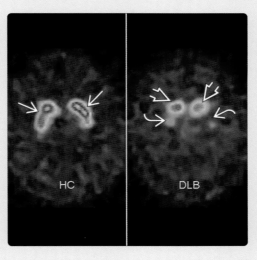

（左）一位 DLB 患者轴位 T2WI MR 显示皮质非特异性弥漫性萎缩，DLB 患者常规 MR 常无特殊发现。（右）123FP-CIT-SPECT，DAT 成像（多巴胺载体）显示健康对照者（HC）纹状体对称性摄取正常。在 DLB 患者中，壳核摄取显著降低，尾状核轻度降低。DAT 成像不能区分 DLB 与非典型帕金森综合征如 MSA、PSP 和 CBD

克雅病（CJD），经典型

术语

- 克雅病（Creutzfeldt-Jakob disease，CJD）：朊蛋白导致的、快速进展性、致死性和具有潜在传染性的痴呆

影像

- 最佳诊断线索：基底节区、丘脑和大脑皮质 T2 进展性高信号
- 灰质受累显著：尾状核和壳核较苍白球受累明显
  - 丘脑受累：常见于变异型 CJD（variant CJD，vCJD）
  - 皮质受累：包括额叶、顶叶和颞叶
- Heidenhain 变异型：枕叶受累
- 2 种征象可见于 90% 的 vCJD，也可见于散发型 CJD（sporadic CJD，sCJD）
  - "丘脑枕征"：丘脑枕部对称性 T2 高信号
  - "曲棍球棒征"：丘脑枕和丘脑背内侧核对称性高信号
- 最佳诊断工具：磁共振 DWI 序列

主要鉴别诊断

- 缺血–缺氧性损伤
- 渗透性脱髓鞘综合征
- 其他原因所致痴呆
  - 阿尔茨海默病、额颞叶痴呆、多发梗死性痴呆、伴痴呆的运动神经元病
- Leigh 综合征
- 皮质基底节变性

临床问题

- 确诊 CJD 需要脑活检或尸检
- 进行性痴呆伴有肌阵挛性抽动和无动性缄默；程度各异的锥体系、锥体外系及小脑受累的症候群
- 脑脊液蛋白生物标志物：14-3-3 蛋白，tau 蛋白，神经元特异性烯醇化酶
- DWI 序列的诊断准确率达 97%，高于 3 种脑脊液生物标志物的任何一种或所有
- 发病后数月内死亡

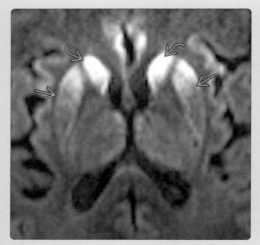
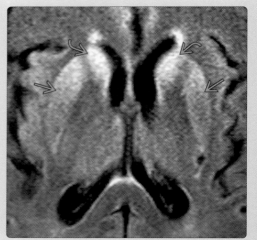

（左）一位快速进展性痴呆的 67 岁老年男性，轴位 DWI 显示散发型 CJD 的典型表现：双侧尾状核 ⇗ 和壳核 ⇗ 对称性弥散受限。（右）该患者 MR 轴位 FLAIR 显示同样部位尾状核 ⇗ 和壳核 ⇗ 高信号。CJD 是朊蛋白导致的、快速进展性、致死性神经退行性疾病。MR DWI 序列是首选影像学检查方法

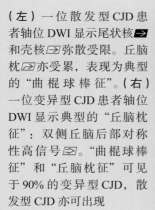
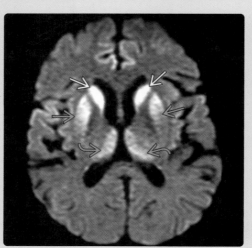
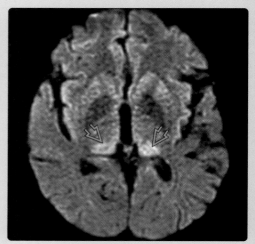

（左）一位散发型 CJD 患者轴位 DWI 显示尾状核 ⇒ 和壳核 ⇒ 弥散受限。丘脑枕 ⇒ 亦受累，表现为典型的"曲棍球棒征"。（右）一位变异型 CJD 患者轴位 DWI 显示典型的"丘脑枕征"：双侧丘脑后部对称性高信号 ⇒。"曲棍球棒征"和"丘脑枕征"可见于 90% 的变异型 CJD，散发型 CJD 亦可出现

克雅病（CJD），变异型

术语

- CJD 重要的临床病理变异型
  - Heidenhain 变异型 CJD
    - CJD 视觉变异型
    - 早期孤立性视觉综合征
  - Brownell-Oppenheimer 变异型（罕见）
    - 单纯小脑综合征

影像

- FLAIR
  - 轻微的枕叶皮质高信号（"皮质绸带征"）
  - 基底节常为正常
- DWI
  - 早期诊断非常敏感（寻找"皮质绸带征"弥散受限）
  - 枕叶皮质高信号
- T1 增强：无强化
- FDG-PET 枕叶低代谢

主要鉴别诊断

- Heidenhain 变异型 CJD
  - 大脑后动脉缺血/梗死
    - 典型病变累及双侧皮质、白质
  - 大脑后部皮质萎缩
    - DWI 无弥散受限
- Brownell-Oppenheimer 变异型 CJD
  - 其他小脑变性综合征

临床问题

- Heidenhain 变异型 CJD
  - 视野缺损
  - 颜色或视觉空间感知异常
  - 幻视
  - 视觉忽视，失认
  - 痴呆、共济失调或者晚期肌阵挛
  - 罕见：孤立性眼球运动异常

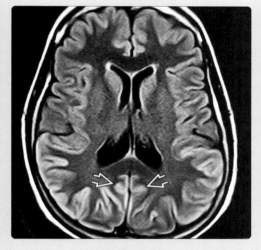
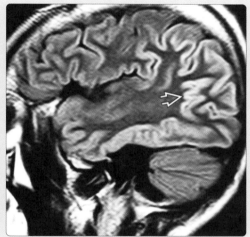

（左）一位视觉失认的 59 岁女性，MR 轴位 FLAIR 显示双侧顶枕叶皮质稍高信号，距状裂皮质亦有累及➡。（右）该患者矢状位 FLAIR 显示左侧顶叶、枕叶和颞叶下回皮质高信号➡。这是 CJD 典型的"皮质绸带征"

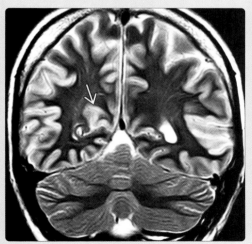
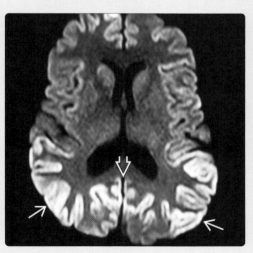

（左）该患者冠状位 T2WI 显示顶枕叶显著高信号，尤以右侧距状裂皮质➡为主。（右）该患者 DWI 显示双侧顶枕叶皮质肿胀、弥散受限➡，包括双侧距状回➡。注意额叶、颞叶、基底节区和丘脑并无异常。这是一例经典的 Heidenhain 变异型 CJD

帕金森病

术语

- 帕金森病（Parkinson disease，PD）
  - 进行性神经退行性疾病
  - 主要累及黑质致密带（pars compacta of substantia nigra，SNpc）

影像

- MR
  - SNpc 变窄 / 模糊（T2WI）
  - SNpc 正常高信号进行性消失（由两侧到中央）
  - SNpc 与红核的分界不清
  - 3T 磁共振显示 SNpc、壳核尾部 R2' 弛豫率增高（反映铁含量增加）
  - DWI 可用于鉴别 PD 与进行性核上性麻痹、帕金森型多系统萎缩（parkinsonian variant of multiple system atrophy，MSA-P）
  - MRS：无特异性，基底节区 NAA/Cr 和 NAA/Cho 的比值下降

- PET/SPECT 有助于鉴别帕金森叠加综合征
- 壳核、尾状核 ADC 增高

主要鉴别诊断

- MSA 或 MSA-P
- 进行性核上性麻痹
- 皮质基底节变性
- 路易体痴呆

病理学

- 路易体（嗜酸性胞质内包涵体，边缘呈浅光晕样着色，中心致密），神经胶质增生

临床问题

- 静止性震颤
- "齿轮样" 肌强直
- 运动迟缓
- 慌张步态
- "面具" 脸

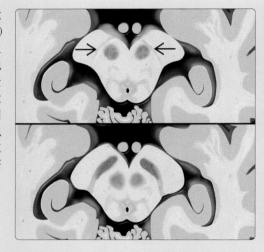
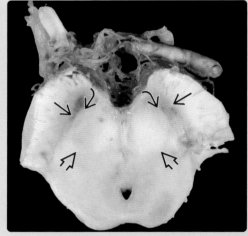

（左）轴位中脑层面示意图显示，与正常人（下图）相比，帕金森病患者（上图）黑质➡变窄，色素脱失。（右）一位严重帕金森病患者轴位中脑切面大体病理改变。注意黑质网状带➡明显变窄，色素脱失。位于黑质网状带和红核➡之间的致密带➡显著变窄

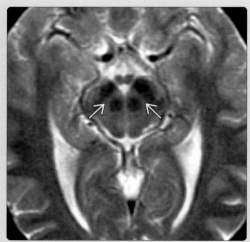
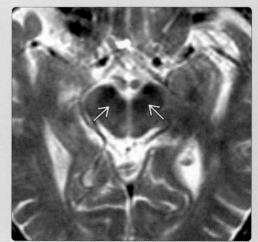

（左）MR 轴位 T2WI 显示，正常人黑质致密带宽度➡与帕金森患者的异常表现形成鲜明对比。（右）MR 轴位 T2WI 显示帕金森病患者典型中脑表现。注意致密带➡边缘模糊、变窄，致密带位于两个低信号结构（即黑质网状带和红核）之间。结果，红核和黑质几乎靠在一起

多系统萎缩

术语

- 成人起病的致死性神经退行性疾病
- 多系统萎缩（multiple system atrophy，MSA）有 3 种临床亚型
- 小脑型（MSA-C）
  - 散发性橄榄体脑桥小脑萎缩（olivopontocere-bellar atrophy，OPCA）
- 锥体外系型（MSA-P）
  - 帕金森型
  - 纹状体黑质变性
- 自主神经型（MSA-A）
  - Shy-Drager 综合征

影像

- 一般表现
  - 脑桥 / 延髓体积缩小（变得"平坦"）
  - 小脑蚓部 / 半球萎缩
- MSA-C
  - 脑桥下段、延髓、小脑中脚及小脑半球选择性萎缩
    - 脑桥、小脑中脚、小脑白质 T2 信号增高
    - 脑桥十字形高信号（"十字面包征"）
- MSA-P
  - 壳核背外侧 T2 信号下降
  - ± 壳核外侧缘 T1 信号增高
- FDG PET 显示 MSA-P 型患者壳核代谢下降，MSA-C 型患者小脑半球和小脑中脚 FDG 活性下降

主要鉴别诊断

- 帕金森病，帕金森叠加综合征
- Friedreich 共济失调（脊髓小脑共济失调）
- 进行性非家族性成人发病型小脑变性
- 遗传性脊髓小脑共济失调或 OPCA
- 遗传性小脑萎缩

诊断要点

- MR 特征会相互重叠
- 所有的 MR 特点可能出现在每一种 MSA 亚型中

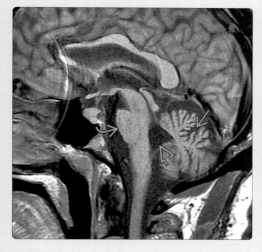
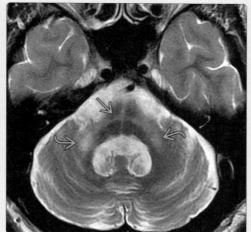

（左）小脑型多系统萎缩（MSA-C）患者 MR 矢状位 T1WI 显示脑桥腹侧萎缩变平➡。小脑蚓部萎缩➡，第四脑室变大➡。（右）该患者 MR 轴位 T2WI 显示脑桥特征性"十字面包征"➡，同时伴小脑中脚对称性高信号➡。十字面包征是由于脑桥中缝内的脑桥小脑横向有髓纤维丢失所致

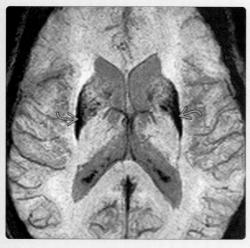
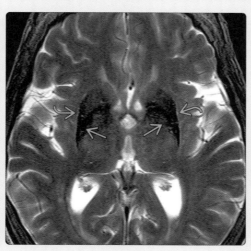

（左）一位锥体外系型多系统萎缩（MSA-P）患者轴位 SWI 显示壳核异常低信号➡，尤其以壳核外侧为著。这是由于 MSA 患者大量铁沉积所致。（右）同一患者 MR 轴位 T2 显示由于铁沉积导致的双侧壳核低信号➡。另外，壳核外侧缘显示 T2 稍高信号➡，称壳核边缘征

大脑后部皮质萎缩

术语

- 大脑后部皮质萎缩（posterior cortical atrophy，PCA）
  - 罕见的神经退行性疾病，累及大脑后部皮质 / 相连白质
  - 被认为是阿尔茨海默病（AD）的一种亚型
  - 导致腹侧及背侧视觉通路受损
  - 典型者记忆力、执行力首先下降

影像

- 矢状位 T1WI、轴位 FLAIR 显示大脑后部体积萎缩明显，其次是额叶、颞叶
  - 皮质变薄
  - 左侧较右侧为著
- 下纵束 / 上纵束的部分各向异性下降
- FDG-PET
  - 顶叶后部、枕叶区域低代谢 / 低灌注

主要鉴别诊断

- 其他阿尔茨海默病临床变异型
  - 原发性进行性失语
  - 双顶叶（萎缩）综合征
- 额颞叶痴呆
- 弥漫性路易体疾病
- CJD（Heidenhain 变异型）

病理学

- 大脑后部皮质部分萎缩
- 相应的白质纤维束完整性下降

临床问题

- PCA 患者常较经典 AD 患者年轻
- 可能首先就诊于眼科
- 常出现视觉空间症状
  - 视野缺失
  - 幻视
- 视觉症状常早于痴呆出现

（左）一位患有失认和左侧皮质盲的 64 岁女性，旁矢状位 T1WI 显示顶叶 ➡ 和枕叶 ➡ 不成比例的萎缩。（右）同一患者 MR 轴位 FLAIR 显示额叶相对正常，但左侧顶叶 ➡、枕叶 ➡ 萎缩

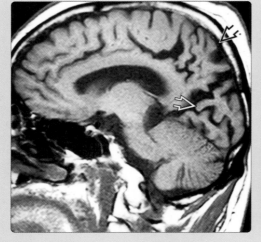
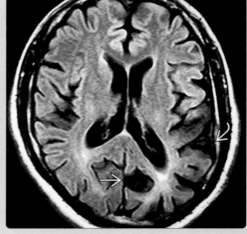

（左）该患者年龄匹配的大脑皮质对比色差图显示正常额叶（蓝色区域），以及显著异常的左侧顶叶（绿色）及枕叶。左侧枕叶（橙色 / 红色）较右侧（黄色）受累明显。这是大脑后部皮质萎缩（PCA）的典型表现。（右）一位患有痴呆和视觉忽视的 62 岁女性，轴位 T2WI 显示双侧后部顶叶明显萎缩 ➡

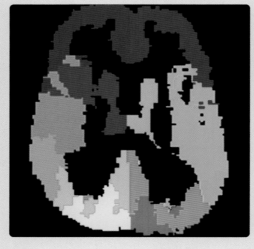
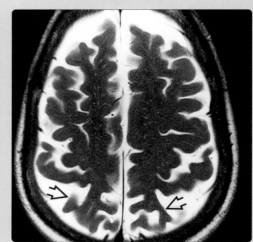

皮质基底节变性

术语

- 皮质基底节变性
  - 进行性神经退行性疾病
  - 表现为认知功能障碍及"不对称"的帕金森综合征

影像

- 严重局灶性非对称性皮质萎缩
  - 中央沟周围区（额叶后部、顶叶皮质）
  - 颞叶、枕叶相对不受累
- 额叶和（或）顶叶皮质下白质信号增高
- 显著 T2 低信号
  - 壳核、苍白球
- FDG-18 PET 显示皮质、皮质下区域（额叶、颞叶、感觉运动区和顶叶相关皮质）、尾状核、豆状核和丘脑摄取降低
- SPECT：额顶叶、基底节区（壳核）、丘脑和小脑半球非对称性低灌注

主要鉴别诊断

- 进行性核上性麻痹
- 额颞叶痴呆 / 变性
- 阿尔茨海默病
- 路易体痴呆
- 肌萎缩侧索硬化

病理学

- 过度磷酸化的 tau 蛋白或异常的纤维包涵体在神经元或神经胶质内聚集

临床问题

- 单侧或非对称性帕金森综合征
  - 肌张力障碍，震颤
  - 观念运动性失用症，"异己肢体"现象
- 认知下降

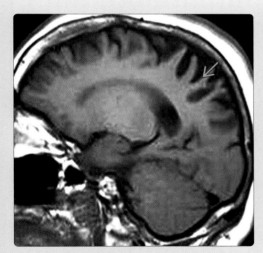
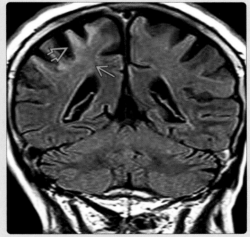

（左）一位患有皮质基底节变性的 63 岁男性，右侧大脑半球 MR 旁矢状位 T1WI 显示额叶后部和顶叶皮质 ➡ 明显萎缩。额叶前部皮质表现正常。（右）同一患者 MR 冠状位 FLAIR 显示非对称性顶叶萎缩，右侧为著 ➡，伴皮质下白质高信号 ➡（Courtesy A. Erbetta，MD.）

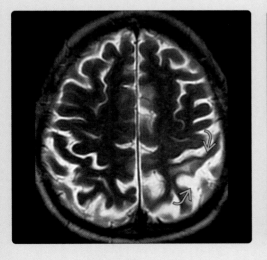
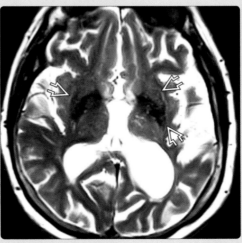

（左）一位患有皮质基底节变性的 71 岁男性，MR 轴位 T2 显示非对称性左侧中央沟周围区萎缩和皮质变薄 ➡。（右）一位皮质基底节变性的 72 岁女性患者，轴位 T2WI 显示壳核边缘高信号 ➡，提示该病

进行性核上性麻痹

术语

- 进行性核上性麻痹（progressive supranuclear palsy，PSP）
- 以核上性麻痹、姿势不稳和轻度痴呆为特征的神经系统变性疾病

影像

- 中脑萎缩（"企鹅征"或"蜂鸟征"）
  - T1WI 矢状位显示中脑上缘凹陷 / 扁平（正常为凸起）
  - 轴位 TIWI 显示中脑被盖侧缘异常凹陷
  - 上丘变薄
- 正中矢状位三维 MP-RAGE 或 FS-PGR 成像
  - 采用基于体素的形态测定法计算中脑与脑桥面积的比值
  - 中脑面积 < 70 mm^2（正常值的一半）
  - 中脑 / 脑桥面积比值 < 0.15 强烈提示为 PSP
  - MR 帕金森症指数：可以区分 PSP、MSA-P、PD 和健康人群

主要鉴别诊断

- 帕金森型多系统萎缩
- 皮质基底节变性
- 路易体痴呆
- 帕金森病

病理学

- 苍白球、丘脑底核、黑质的神经原纤维缠结、神经纤维网细丝；除中央沟周围皮质以外的大脑皮质相对保留；神经元丢失，神经胶质增生

临床问题

- PSP-RS 型（Richardson 综合征）
- 蹒跚步态，中轴肌张力障碍，垂直性核上性麻痹
- PSP-P 型（帕金森型）
- 运动迟缓，肌强直，眼球运动正常
- 引起帕金森综合征的神经变性疾病中，这是第二常见病因

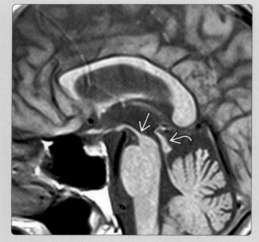
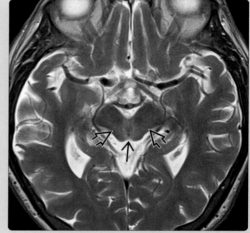

（左）表现为运动迟缓、疑诊帕金森病的患者，MR 矢状位 T1WI 显示进行性核上性麻痹（PSP）典型的"企鹅征"或"蜂鸟征"。注意中脑变薄➡伴顶盖萎缩➡，符合 PSP 表现。与中脑的显著异常相比，脑桥外观正常。（右）同一患者 MR 轴位 T2WI 显示中脑体积减小，伴顶盖变薄➡，中脑侧缘凹陷➡

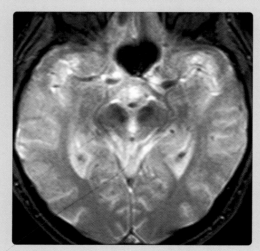
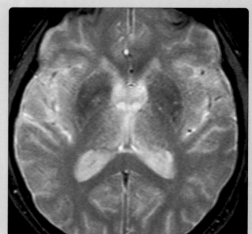

（左）同一患者 MR 轴位 T2*GRE 序列显示中脑没有异常铁聚集表现，这有助于鉴别 PSP 与帕金森病。（右）同一患者 MR 轴位 T2*GRE 序列显示纹状体亦无铁沉积表现，而这是帕金森病铁沉积的另一常见部位

肌萎缩侧索硬化

术语

- 肌萎缩侧索硬化（amyotrophic lateral sclerosis，ALS）
- 脑干 / 脊髓的躯体运动神经元和运动皮质的大锥体神经元的选择性变性
  - 最终导致皮质脊髓束（corticospinal tract，CST）纤维减少

影像

- 小部分表现为 CST 高信号
- 正常 CST MR 可有轻微高信号，尤其是 3.0T 磁共振成像，所以这种表现缺乏敏感性和特异性
- 皮质脊髓束 T2 呈高信号是 ALS 的特异表现，相应的质子密度（proton density，PD）加权像呈高信号
- 疑诊 ALS 需考虑行 FLAIR 和 PD 序列成像
- DWI 序列中 CST 为高信号（弥散受限）
- 中央前回（运动皮质）灰质呈低信号

主要鉴别诊断

- 原发性侧索硬化

- 华勒变性
- 肥大性下橄榄核变性
- 累及双侧皮质脊髓束的代谢性疾病
- 脱髓鞘及炎性疾病
- 肿瘤：脑干胶质瘤，恶性淋巴瘤
- 3.0T 磁共振中正常皮质脊髓束可呈高信号

病理学

- 大多数 ALS 病例为散发性（sporadic ALS，sALS）
- 15% ～ 20% 为家族性（familial ALS，fALS）

临床问题

- 上运动神经元体征：Babinski 征，肌强直，反射亢进
- 下运动神经元体征：非对称性肌无力，萎缩，肌束震颤，反射降低
- 球麻痹：言语含糊，吞咽困难
- 发病年龄通常位于 30 ～ 70 岁之间
- 10 年内完全残疾、死亡

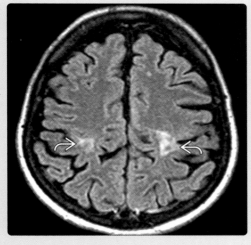
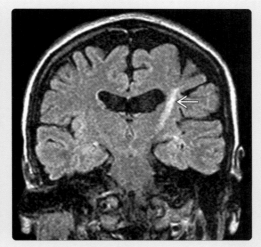

（左）肌萎缩侧索硬化（ALS）患者 MR 轴位 FLAIR 显示中央前回高信号➡。同时存在双侧运动皮质萎缩。（右）MR 冠状位 FLAIR 显示从中央前回延伸至大脑脚的皮质脊髓束（CST）线样高信号➡。对侧皮质脊髓束信号亦异常，但没有显示在这个层面中。FLAIR 像中央前回皮质下白质高信号是对诊断 ALS 可能有帮助及有特异性的征象。健康人、无临床症状患者没有此征象

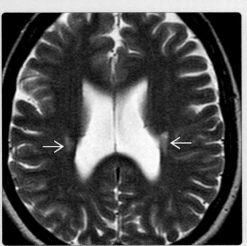
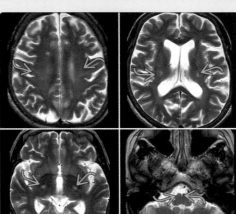

（左）MR 轴位压脂 T2WI 显示沿双侧皮质脊髓束走行的卵圆形高信号➡。萎缩和高信号是由于髓鞘脱失和胶质增生。额叶前部运动神经元常受累，其功能是计划和协调上、下运动神经元活动。（右）一位 ALS 患者 MR 轴位 T2WI 显示沿着双侧皮质脊髓束➡走行的高信号。需要注意的是，在 3.0T 磁共振中，正常的皮质脊髓束在 T2 上呈稍高信号

术语

- 华勒变性（Wallerian degeneration，WaD）
- 由轴突完整性或神经元胞体受损所导致的轴突及其髓鞘继发顺行性变性

影像

- 华勒变性的原发损伤位于皮质或皮质下、神经元损伤同侧的下行白质纤维束
  - 华勒变性可见于胼胝体交叉纤维、视辐射纤维、穹窿和小脑脚
- CT 对于急性-亚急性期的华勒变性并不敏感
  - 慢性期可见到皮质脊髓束萎缩
- MR 可发现皮质脊髓束损伤的时间相关性改变
  - 在 T2 和 DWI 序列上华勒变性的显示与病程长短呈正相关
  - DWI 可先于常规 MR 发现华勒变性的进展
- DTI 可用于鉴别原发性损伤和与其相关的华勒变性
  - 梗死病变各向异性（FA）下降，平均弥散系数（MD）增加
  - 皮质脊髓束各向异性下降，平均弥散系数不变

主要鉴别诊断

- 神经变性疾病
- 脑干胶质瘤
- 脱髓鞘和炎性疾病
- 肥大性下橄榄核变性
- 代谢性疾病
- 中毒（吸食海洛因）
- 高场强 MR 中正常表现为高信号

（左）轴位 CT 平扫显示左侧额叶、颞叶岛盖脑软化灶▱，与慢性期卒中有关。丘脑信号降低、体积减小➡，可能与皮质丘脑束的华勒变性有关。（右）该患者轴位 CT 平扫显示，由于皮质脊髓束慢性华勒变性而导致的左侧大脑脚萎缩▱。CT 平扫对于急性-亚急性期华勒变性并不敏感，但可以发现慢性期锥体束华勒变性导致的萎缩

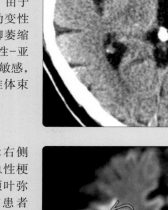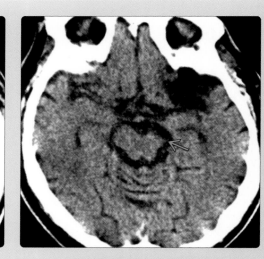

（左）轴位 DWI 显示右侧大脑中动脉供血区急性梗死导致右侧额叶、顶叶弥散受限▱。（右）该患者轴位 DWI 显示，由于急性华勒变性导致延髓腹侧▱、皮质脊髓束区弥散受限。DWI 对于发现早期华勒变性较常规 MR 更加敏感

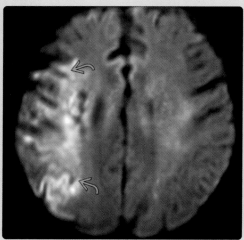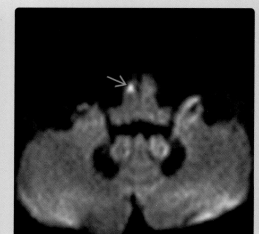

脊髓小脑共济失调

术语

- 脊髓小脑共济失调（spinocerebellar ataxias，SCA）
  - 别名：脊髓小脑萎缩，脊髓小脑变性
  - 早先称为遗传性小脑共济失调，遗传性橄榄体脑桥小脑萎缩，脊髓小脑变性
- 遗传性进行性神经退行性疾病
  - 临床、基因非常具有异质性的一组疾病（超过60种亚型）
    - SCA 3 型是最常见的亚型
  - 可分为 2 类：常染色体显性遗传与常染色体隐性遗传

影像

- 一般特点
  - 小脑、脑干萎缩，大脑半球正常
  - 小脑萎缩：是小脑共济失调的特征性表现，但有时可不出现或表现轻微
- 常染色体隐性共济失调
  - 最常见：Freidreich 共济失调（常无影像学表现）
    - 小脑一般正常
    - 脊髓 / 脑干萎缩
- 常染色体显性共济失调
  - 不同类型表现各异
  - 脑干（脑桥）萎缩＞＞小脑萎缩（常仅有蚓部受累）
    - SCA1 型脑桥、SCA3 型整个脑干、SCA6 型小脑受累为著

临床问题

- 常染色体隐性共济失调（发病＜ 20 岁）
  - 周围感觉运动神经病
    - 中枢神经系统外受累较常见
  - 虽发病早但进展缓慢
- 常染色体显性共济失调
  - 平均发病年龄 30 ～ 40 岁
  - 步态异常，眼球运动异常，黄斑变性
  - 逐渐发展，常死于脑干功能衰竭

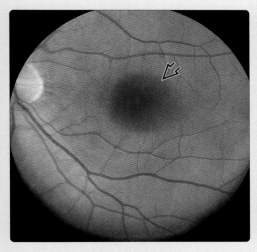
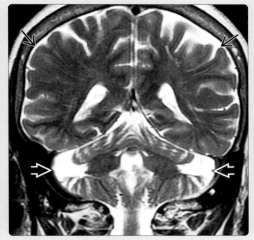

（左）一位证实为 SCA7 型的患者，眼底镜检查显示黄斑着色明显➡。这位患者表现为视敏度和色觉（蓝色盲）改变。（右）一位发病 20 余年的进行性小脑共济失调的 65 岁女性，冠状位 T2WI 显示小脑水平裂显著增宽➡。顶叶、枕叶正常➡。影像表现为脊髓小脑共济失调（具体亚型未知）

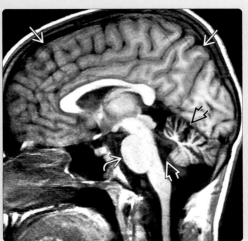
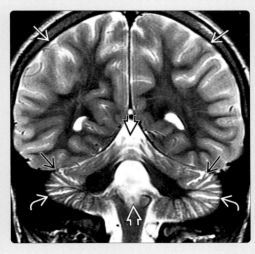

（左）一位 Charlevoix-Saguenay 型常染色体隐性遗传的痉挛性共济失调的 13 岁男孩，矢状位 T1WI 显示脑桥➡及大脑半球➡正常。小脑蚓部明显萎缩➡，第四脑室显著扩大➡。（右）该患者冠状位 T2WI 显示大脑半球正常➡。第四脑室显著扩大➡，小脑蚓部萎缩➡，由于小脑绒球小结叶变薄➡导致小脑裂➡凸显

交叉性小脑失联络

术语

- 失联络：与脑损伤部位有联系（但远隔）的区域突然功能丧失
- 交叉性小脑失联络（crossed cerebellar diaschisis，CCD）：幕上梗死对侧小脑半球血流/代谢降低

影像

- 急性期：CT/MR 灌注成像显示急性大脑半球梗死对侧小脑半球脑血流量（CBF）下降
  - 梗死对侧小脑达峰时间延长，CBF 下降
  - 病变程度较轻者，如 MR 平扫正常，加做 DTI 可显示部分各向异性降低
  - FDG-18 PET/CT 显示对侧小脑半球摄取广泛减少
- 慢性期：CT 或 MR 显示陈旧性大脑半球梗死灶对侧小脑半球萎缩

主要鉴别诊断

- 小脑上动脉梗死
  - CCD 较小脑上动脉梗死累及的范围大
- 脑软化灶
  - 外伤，感染，手术
- 小脑炎
  - 小脑肿胀，高信号（而非变小、萎缩）

病理学

- 皮质脑桥小脑（corticopontocerebellar，CPC）束
  - 经 CPC 束到小脑的传入纤维是其他所有传入纤维总和的 40 倍
  - 沿 CPC 束走行的任何部位损伤均可导致对侧小脑半球血流量下降、代谢降低
  - 最常见的病因是大脑中动脉梗死
  - 其他病因：癫痫持续状态、肿瘤、外伤、手术、偏头痛、Rasmussen 脑炎等

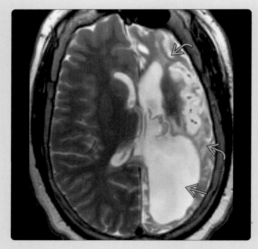
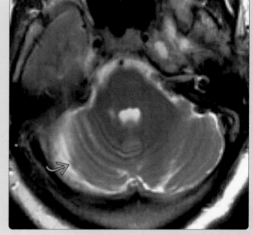

（左）一位既往左侧大脑中动脉梗死的患者，轴位 T2WI 显示脑软化灶及脑萎缩的典型改变➘。同侧脑室扩大➔。（右）该患者轴位 T2 显示对侧小脑半球体积缩小伴水平脑沟增宽➘。这些表现符合慢性交叉性小脑失联络

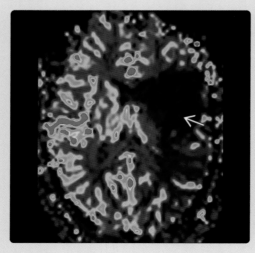
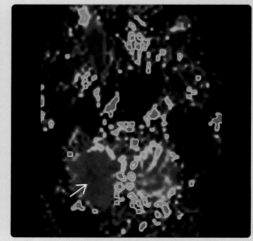

（左）一位急性右侧偏瘫患者，MR 灌注成像脑血流图显示左侧大脑中动脉供血区血流量下降➔（蓝色区域）。（右）该患者脑血流图显示，由于急性 CCD 导致右侧小脑血流量明显下降➔。CCD 是由于皮质脑桥小脑纤维受累所致。随着传入纤维减少，导致小脑代谢降低，伴小脑灌注下降

肥大性下橄榄核变性

术语

- 下橄榄核（inferior olivary nucleus，ION）变性
  - 跨突触神经元变性的特殊类型
  - 橄榄核的传入纤维缺失是导致肥大性下橄榄核变性（hypertrophic olivary degeneration，HOD）的主要因素
- 通常由齿状核-红核-橄榄核通路（解剖基础为Guillain-Mollaret 三角）的原发性损伤引起
- Guillain-Mollaret 三角由三部分解剖结构构成
  - 小脑齿状核（dentate nucleus，DN）
  - 对侧红核（red nucleus，RN）
  - 下橄榄核（红核同侧）

影像

- 下橄榄核最初是肥大而非萎缩
- HOD 的 MR 表现分为三个不同阶段
  - 起病后 6 个月内：ION 呈高信号而无肥大
  - 起病后 6 个月至 3 ～ 4 年：高信号＋ION 肥大
  - 仅可见 ION 高信号：出现于肥大消失后（可持续存在）
- MR 也可检查位于同侧中央被盖束或对侧齿状核的原发病变

主要鉴别诊断

- 椎基底穿支动脉梗死
- 脱髓鞘（多发性硬化、小血管病）
- 肌萎缩侧索硬化
- HIV/AIDS
- 菱脑炎

临床问题

- 腭肌阵挛（腭肌"震颤"）
- 通常在原发损害 10 ～ 11 个月后出现
- 临床症状（震颤）很少改善

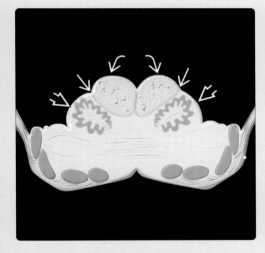
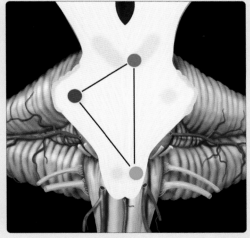

（左）延髓上部轴位示意图显示延髓锥体➡️位于前正中裂两边。橄榄核➡️位于前外侧沟➡️后面。（右）经中脑、脑桥和延髓切面的冠状位示意图显示 Guillain-Mollaret 三角。该结构由同侧下橄榄核（绿色）、同侧红核（红色）及对侧小脑齿状核（蓝色）组成

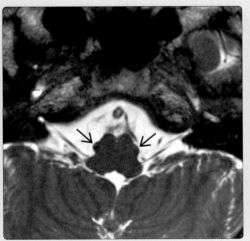
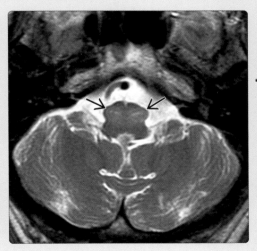

（左）MR 轴位 T2WI（CISS 成像）显示延髓橄榄核➡️的正常形态。（右）中脑海绵状血管瘤切除患者，术后约 6 个月出现腭肌阵挛，MR 轴位 T2WI 显示双侧橄榄核增大，呈高信号➡️。这种表现常见于肥大性下橄榄核变性（HOD）的亚急性期，齿状核-红核-橄榄核通路受损后 6 个月到 3 ～ 4 年之间

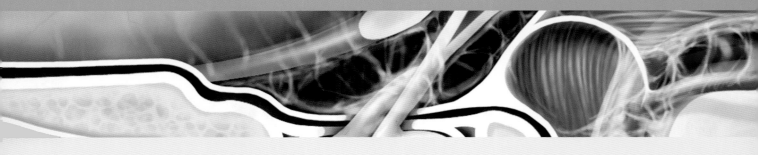

第一篇　脑

第三章
基于解剖的诊断

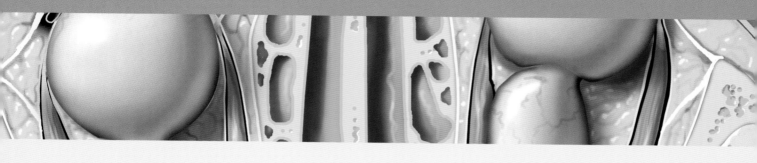

颅骨，头皮和脑膜

眼，眼眶和视神经

大体及影像解剖

脑室及脉络丛

胚胎学基础： 在胚胎发育早期，第三脑室嘴部外翻时，前脑管腔分化成两个侧脑室，并通过室间孔（Monro 孔）与第三脑室相连。在冠状面上形成一个中央 H 形的"单脑室"。中脑导水管由中脑囊泡发育而成。第四脑室由后脑内的管腔发育而成，尾部与脊髓中央管相接。

解剖学概述： 脑内的脑脊液腔隙包括脑室系统和蛛网膜下腔（SAS）。构成脑室系统的四个腔位于大脑深部，它们相互交通，腔的表面覆盖着室管膜，腔内充满脑脊液。成对的**侧脑室**经 Y 形的 **Monro 孔**与**第三脑室**相通。第三脑室通过**中脑导水管**（Sylvius 管）与**第四脑室**相通。继而，第四脑室通过其出口（正中 **Magendie 孔**与两侧 **Luschka 孔**）与蛛网膜下腔相通。

侧脑室： 每个侧脑室包括一体、一庭、三凸起（角）。侧脑室**前角**顶部由胼胝体膝部组成，侧、下界为尾状核头；双侧前角的内侧壁为透明隔。透明隔为一层薄膜样组织，向前延伸至胼胝体膝部，向后延伸至 Monro 孔。

侧脑室**体部**在胼胝体下方向后，底部由背侧丘脑组成；内侧壁以穹窿为界；外侧弯曲包绕着尾状核体、尾部。

侧脑室**三角区**由侧脑室体与下角（颞角）和后角（枕角）汇合而成，其中有脉络丛球。**下角**从三角区向前下延伸，底部及内侧壁与海马相邻，顶部由尾状核尾部组成。**后角**完全由白质纤维束环绕，主要为膝距束和胼胝体后钳。

Monro 孔呈 Y 型，通过 2 个长臂与双侧侧脑室相通，通过一个短干向下与第三脑室顶部相通。

第三脑室： 第三脑室是两侧丘脑之间位于中线的、单个裂隙样垂直的腔，其顶部由软脑膜皱襞形成的两层脉络组织构成，前壁由终板和前联合构成。

第三脑室底由多个重要的解剖结构组成。从前至后分别为视交叉、下丘脑灰结节和漏斗柄、乳头体及中脑被盖顶部。

第三脑室下方有两个充满脑脊液的隆起：形状略圆的**视隐窝**和略尖的**漏斗隐窝**。第三脑室后缘有两个小隐窝组成，分别为**松果体上隐窝**和**松果体隐窝**。第三脑室侧壁之间有大小不一的丘脑间联合，也称**中间块**，但非真正意义上的联合。

中脑导水管是一个位于中脑被盖和四叠体之间的管状结构，连接第三和第四脑室。

第四脑室： 第四脑室是一个大致菱形的腔，前方为脑桥，后方为小脑蚓部，顶部由上方的前髓帆和下方的后髓帆覆盖。

第四脑室有五个形状各异的隐窝。**后上隐窝**为一对扁而薄的腔，覆盖于小脑扁桃体，其中充满脑脊液。**侧隐窝**由第四脑室向前外侧方走行，在小脑中脚（主要的小脑脚）下方延伸至桥小脑角池下部。脉络丛通过 Luschka 孔向邻近的蛛网膜下腔延伸。第四脑室顶部由背侧中线外翻，形成一个三角形盲端，指向小脑蚓部。第四脑室向下逐渐变窄形成闩，并在与颈髓连接处延续为脊髓中央管。

脉络丛和脑脊液的产生： 脉络丛由高度分化的血管乳头状凸起组成，其中心为结缔组织，外层覆盖室管膜来源的分泌上皮。胚胎时期，折叠的脉络组织与脑室内壁室管膜相接，形成脉络丛，并沿着脉络膜裂生长。

体积最大的脉络丛——脉络丛球位于侧脑室三角区，向前沿侧脑室底在穹窿与丘脑之间延伸，向下穿过室间孔（Monro 孔），向后沿第三脑室顶部走行。侧脑室体部的脉络丛在丘脑周围卷曲进入颞角，填充于脉络膜裂，位于海马的内上方。

脑脊液大部分由脉络丛产生，极少部分由脑组织间液、室管膜和毛细血管产生。脉络丛上皮以 0.2 ～ 0.7 ml/min 或每日 600 ～ 700 ml 的速度分泌脑脊液，颅内平均脑脊液容量大约为 150 ml，25 ml 位于脑室，125 ml 位于蛛网膜下腔。脑脊液流经脑室系统从第四脑室出口进入蛛网膜下腔。大部分脑脊液被蛛网膜颗粒重吸收，进入上矢状窦。少部分脑脊液通过颅腔和脊髓中央管周围的淋巴管回流。

并非所有脑脊液都产生于脉络膜，脑组织间液回流是脉络膜外脑脊液的主要来源。

脑脊液对于维持脑组织间液稳态和神经功能调控十分重要。

脑池及蛛网膜下腔

概述： 蛛网膜下腔位于软脑膜与蛛网膜之间。脑回褶皱之间充满脑脊液的腔隙称脑沟，蛛网膜下腔局部扩张，形成脑池。这些脑池位于脑干、幕切迹和枕骨大孔周围大脑基底部。许多覆盖软脑膜的分隔跨过蛛网膜下腔连接于脑表面与蛛网膜之间。所有脑池相互之间及与脑室系统之间相交通，为疾病的传播提供了天然途径（如脑膜炎、肿瘤等）。

脑池可简单划分为幕上、幕周和幕下池。每个脑池中都包含一些重要的结构，如血管和脑神经。

幕上/幕周池： 鞍上池位于蝶鞍和下丘脑之间，其内重要结构有漏斗、视交叉和 Willis 环。

脚间池 是鞍上池向后方的延续，位于大脑脚之间。其中包括动眼神经、基底动脉远端及大脑后动脉近端。重要的穿支动脉如丘脑穿支动脉和丘脑膝状体动脉，从基底动脉尖发出，穿过脚间池进入中脑。

中脑周围池（环池） 是由鞍上池向后上方延伸至四叠体池形成的狭窄的翼状脑池。其环绕中脑，其中有滑车神经、大脑后动脉 P2 段、小脑上动脉和 Rosenthal 基底静脉。

四叠体池 位于胼胝体压部下方，松果体和顶盖后方。其侧方与环池相连，下方与小脑上池相连，其中有松果体、滑车神经、大脑后动脉 P3 段、脉络膜动脉近段和 Galen 静脉。前方延伸为**中间帆**，位于穹窿下方、第三脑室上方，中间帆内有大脑内静脉和脉络膜后内侧动脉走行。

幕下池： 后颅窝中线上不成对的脑池包括桥前池、延髓前池、小脑上池和枕大池。两侧成对的脑池包括桥小脑角池和小脑延髓池。

桥前池 位于斜坡上部和脑桥腹侧之间。其内重要结构有基底动脉、小脑前下动脉、三叉神经和展神经。

延髓前池 是桥前池向下的延续，前方为斜坡下部，后方为延髓。向下延伸至枕骨大孔。其中有椎动脉及其分支（如小脑后下动脉）和舌下神经。

小脑上池 上方为直窦，下方为小脑蚓部。其中有小脑上动脉和静脉。上方通过小脑幕切迹与四叠体池相通，下方与枕大池相通。**枕大池** 位于小脑下蚓部下方，延髓和枕部之间，其中有小脑扁桃体、小脑后下动脉的扁桃体半球支。枕大池与颈椎椎管上方的蛛网膜下腔自然地融为一体。

桥小脑角（cerebellopontine angle，CPA）池 位于脑桥/小脑和颞骨岩部之间，其中最重要的结构有三叉神经、面神经、前庭蜗神经。其他还有岩静脉和小脑前下动脉。桥小脑角池下方与小脑延髓池相延续，有时也称作桥小脑角下池。

小脑延髓池 向两侧延伸环绕延髓，向下与枕大池延续，向上与桥小脑角池相连。其中有迷走神经、舌咽神经和副神经脊髓根。双侧 Luschka 孔各

有一簇脉络丛进入小脑延髓池，小脑绒球明显凸于其中。绒球和脉络丛是小脑延髓池中的正常结构，应与病理结构相区别。

影像学推荐

MR： 薄层 3D T2WI 或 FIESTA/CISS 序列对脑室系统、蛛网膜下腔、基底池中的脑脊液显示最佳，并能清楚地显示其中的内容物。全脑 FLAIR，尤其有助于评估蛛网膜下腔中的潜在病变。自旋去相位结合搏动性脑脊液流动（spin dephasing with pulsatile CSF flow）最常用，它可模拟脑室内，尤其是基底部脑池和室间孔周围的病理改变。脑脊液抑制不全的"亮"脑脊液可与蛛网膜下腔的病理性改变混淆。

鉴别诊断方法

脑室系统及脉络丛

概述： 近 10% 颅内肿瘤累及脑室，可为原发或蔓延而来。基于解剖学的分析有助于鉴别诊断，因为一些肿瘤明显好发于某个脑室或脑池。年龄也有一定提示意义。而信号强度、强化程度和是否存在钙化等特定影像表现的鉴别意义不如前二者。

正常变异： 侧脑室不对称是常见的正常变异，就像流动相关的脑脊液搏动伪影一样。透明隔间腔（cavum septi pellucidi，CSP）是透明隔两叶之间充满脑脊液的裂缝，也是常见的正常变异。位于穹窿间的透明隔向后突起为细长的、指状的韦尔加室（cavum vergae），可能与透明隔间腔伴发。

侧脑室占位： 脉络丛囊肿又称黄色肉芽肿，是一种常见的退行性改变，通常与年龄相关，没有临床意义。该病变为非肿瘤性、非炎性囊肿，好发于双侧且有边缘钙化。FLAIR 为高信号，60% ～ 80% 在 DWI 上呈明显高信号。儿童强化明显的脉络丛占位最常见的是脉络丛乳头状瘤。成年人脉络丛占位通常是脑膜瘤或转移瘤，而不是脉络丛乳头状瘤，但第四脑室除外。

有些侧脑室病变好发于侧脑室某一特定部位。中年或老年人最常见的前角良性占位是室管膜下瘤。侧脑室体部泡沫状占位通常是中枢神经细胞瘤。脑囊虫病可见于任何年龄、任何脑脊液腔隙。

室间孔占位： 此处最常见的"异常"是脑脊液搏动性伪影所致的假性病灶。胶样囊肿是此处唯一相对常见的病变，一般见于成年人，儿童罕见。流

动伪影类似胶样囊肿，但无占位效应。儿童室间孔强化性占位需考虑结节性硬化伴室管膜下结节和（或）巨细胞星形细胞瘤。室管膜瘤、乳头状瘤和转移瘤罕见。

第三脑室占位：同室间孔一样，此处最常见的"病变"是脑脊液伪影，或正常结构（中间块）。胶样囊肿是第三脑室最常见的病变，99% 楔入室间孔。严重的椎基底动脉延长扩张能够压迫并使第三脑室凹陷，有时向上凸起到达室间孔，应与胶样囊肿鉴别。

儿童此部位原发肿瘤不常见，包括脉络丛乳头状瘤、生殖细胞瘤、颅咽管瘤、无蒂型灰结节错构瘤。成年人原发性第三脑室肿瘤也不常见，包括脑室内巨腺瘤、脊索样胶质瘤。脑囊虫病也可出现，但不常见。

中脑导水管：除了导水管狭窄，原发中脑导水管病变较罕见，多数与邻近结构的占位有关，如顶盖胶质瘤。

第四脑室占位：最常见的原发性第四脑室占位多见于儿童，主要为髓母细胞瘤、室管膜瘤、星形细胞瘤。该部位不典型畸胎样–横纹肌样瘤较少见。好发于 3 岁以下儿童，且与髓母细胞瘤不易鉴别。

成年人最常见的第四脑室肿瘤是脉络丛或室管膜转移瘤，原发性肿瘤罕见。脉络丛乳头状瘤可发生于此，同时累及桥小脑角池。中年人室管膜下瘤见于第四脑室下方，位于脑桥延髓交界处后方。玫瑰花样胶质神经元肿瘤是位于第四脑室中线的一种罕见的新发现的肿瘤，没有特异性的影像学特征。尽管看上去具有侵袭性，实际上是一种良性肿瘤（WHO Ⅰ 级）。血管母细胞瘤是脑内的占位病变，但能凸入第四脑室。表皮样囊肿和脑囊虫病可见于任何年龄。

蛛网膜下腔和脑池

概述：蛛网膜下腔是各种疾病发生的常见部位，从良性的先天性病变（如蛛网膜囊肿）到感染（脑膜炎）和肿瘤（癌性脑膜炎）。解剖部位是鉴别诊断的关键，影像检查中的强化、FLAIR 高信号不具特征。患者年龄有助于鉴别诊断，重要性次之。

正常变异：脑脊液流动相关伪影最常见，尤其 FLAIR 序列的基底部脑池。大枕大池也可能是一种

正常变异，就像中间帆腔（cavum velum interpositum，CVI）。中间帆腔是位于侧脑室间的一个狭窄的三角形脑脊液腔隙，位于穹窿下方，第三脑室上方。少数情况下，中间帆腔非常大。

鞍上池占位：成年人中常见占位为向上蔓延的垂体巨腺瘤、脑膜瘤和动脉瘤。儿童最常见的两种鞍上占位为视交叉/下丘脑星形细胞瘤及颅咽管瘤。

桥小脑角占位：成年人几乎 90% 桥小脑角–内耳道占位为前庭神经鞘瘤。脑膜瘤、表皮样囊肿、动脉瘤、蛛网膜囊肿总共占该部位病变的 8%。其他少见肿瘤有脂肪瘤、其他脑神经的神经鞘瘤、转移瘤、神经管原肠囊肿等，约占 2%。

不伴神经纤维瘤病 2 型的儿童前庭神经鞘瘤极罕见。桥小脑角表皮样囊肿和蛛网膜囊肿可见于儿童。室管膜瘤通过 Luschka 孔向侧方延伸，可能累及桥小脑角。

桥小脑角囊性病变有其独特的鉴别诊断。伴壁内囊肿的前庭神经鞘瘤也可发生，但没有表皮样囊肿和蛛网膜囊肿常见。脑囊虫病偶可累及桥小脑角。内淋巴囊扩大畸形表现为颞骨后壁内侧脑脊液样肿块。血管母细胞瘤和神经管原肠囊肿是其他较少见的桥小脑角囊性占位。

枕大池占位：不论是先天性（Chiari 1 畸形）或是继发于后颅窝占位效应或颅内低压，小脑扁桃体疝是该部位最常见的"肿块"。非肿瘤性囊肿（蛛网膜囊肿、表皮样囊肿、皮样囊肿、神经管原肠囊肿）也可发生在该部位。

枕大池内或周围的肿瘤，如脑膜瘤、转移瘤，通常位于延髓前方。第四脑室的室管膜下瘤起源于闩，位于延髓后方。

FLAIR 高信号：可见于脑沟、蛛网膜下腔、磁共振伪影和多种病变。病理性 FLAIR 高信号通常与血液（如蛛网膜下腔出血）、蛋白质（脑膜炎）或细胞（软脑膜–蛛网膜下腔转移）有关。较为少见的是钆造影剂在血脑屏障漏或肾衰竭患者中引起的 FLAIR 高信号。

FLAIR 高信号的罕见原因有皮样囊肿破裂、烟雾病（常春藤征）和急性脑缺血。对比增强有助于鉴别脑膜炎、脑转移瘤与蛛网膜下腔出血和脑脊液伪影。

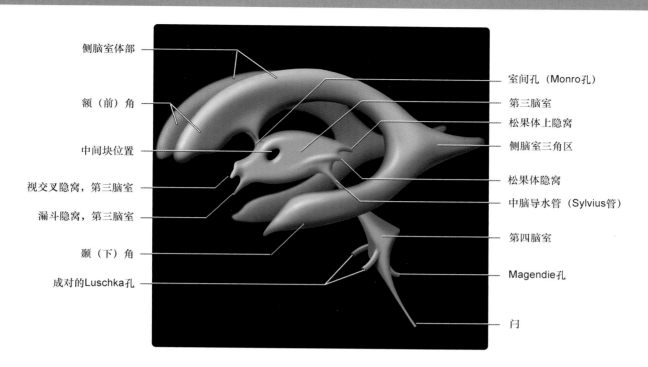

侧脑室体部

额（前）角

中间块位置

视交叉隐窝，第三脑室

漏斗隐窝，第三脑室

颞（下）角

成对的Luschka孔

室间孔（Monro孔）

第三脑室

松果体上隐窝

侧脑室三角区

松果体隐窝

中脑导水管（Sylvius管）

第四脑室

Magendie孔

闩

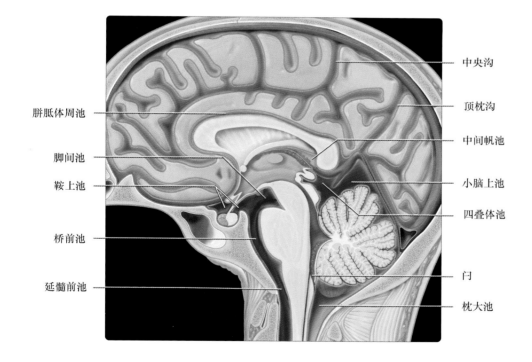

胼胝体周池

脚间池

鞍上池

桥前池

延髓前池

中央沟

顶枕沟

中间帆池

小脑上池

四叠体池

闩

枕大池

（上）脑室系统三维示意图显示矢状位上各个脑室的正常结构及交通路径

（下）通过大脑纵裂的矢状位示意图显示位于蛛网膜（紫色）和软脑膜（橙色）之间充满脑脊液的蛛网膜下腔（蓝色）。中央沟将额叶（前）和顶叶（后）分开。软脑膜与脑表面紧密相连，而蛛网膜则附着于硬脑膜。各脑室通过 Luschka 孔和 Magendie 孔与脑池和蛛网膜下腔相通。正常情况下各脑池之间自由交通

（左）侧脑室层面的 MR 轴位 T2WI 显示正常解剖结构。侧脑室额角▱被透明隔▱分开。注意连接侧脑室与第三脑室的 Monro 孔▱。（右）中脑导水管▱层面 MR 轴位 T2WI 显示第三脑室漏斗隐窝➡、乳头体➡、脚间池▱和四叠体池▱

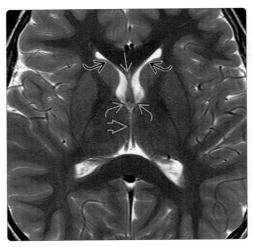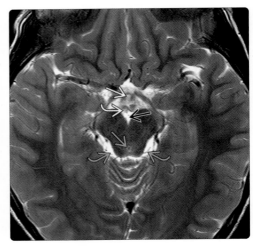

（左）第四脑室出口层面 MR 轴位 T2WI 显示 Magendie 孔▱和双侧 Luschka 孔➡。（右）MR 矢状位 T2 SPACE 显示脑脊液在中脑导水管▱和 Magendie 孔▱流动产生的正常流空信号。注意视交叉➡、第三脑室漏斗隐窝▱和第四脑室顶▱

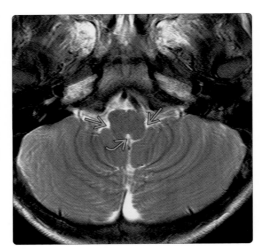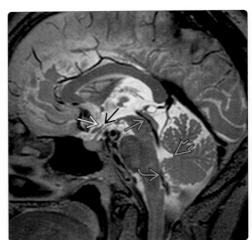

（左）MR 轴位 T2WI 显示侧脑室正常的非对称性改变，右侧大于左侧。透明隔▱稍弯曲跨越中线。当存在侧脑室不对称时，首先要详细检查 Monro 孔区以排除梗阻性病变。（右）一位脑积水患者 MR 轴位 FLAIR 显示第三脑室内由脑脊液搏动产生的明显的"假性肿块"▱

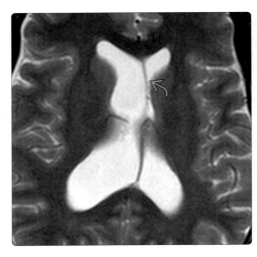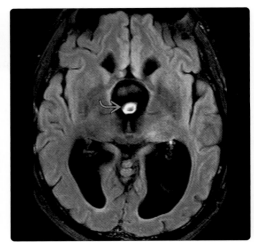

脑室和脑池概述

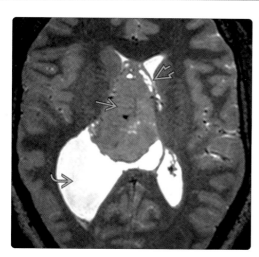

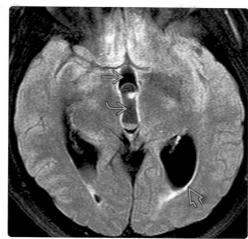

（左）MR 轴位 T2WI 显示右侧侧脑室前角和体部前方巨大的脑室内肿块➡。右侧侧脑室体部后方➡扩张，透明隔➡左移。组织病理学证实为中枢神经细胞瘤。（右）MR 轴位 FLAIR 显示一例脑室内脑囊虫病➡，位于第三脑室后方伴有第三脑室前 1/3➡及侧脑室扩张。注意室周轻度间质性水肿➡

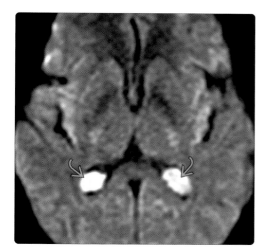

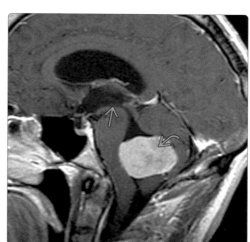

（左）轴位 DWI 显示双侧侧脑室三角区典型的脉络丛囊肿➡，位于脉络丛脉络球中。脉络丛囊肿常被称为脉络丛黄色肉芽肿，是一种非肿瘤、非炎性囊肿。60%～80%如本例一样在 DWI 上呈明显高信号。（右）矢状位 T1 增强显示第四脑室均匀强化肿块➡，病理证实为脑膜瘤。注意邻近肿块的脑室系统➡扩张

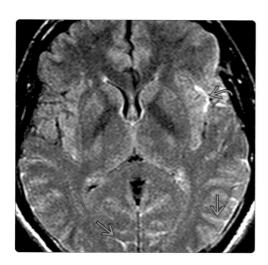

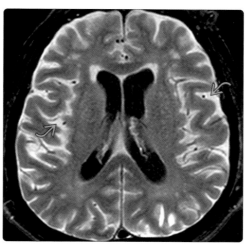

（左）一位由于动脉瘤破裂导致急性蛛网膜下腔出血的患者，MR 轴位 FLAIR 显示左侧外侧裂➡和后部脑沟➡高信号。（右）一位接受钆注射的慢性肾病患者，48 h 后 MR 轴位 FLAIR 显示皮质脑沟内显著高信号➡。脑沟内 FLAIR 高信号可见于软脑膜-蛛网膜下腔转移、血液、蛋白质（脑膜炎）、高氧含量和造影剂残留（如本例肾衰竭患者）

术语

- 透明隔（septum pellucidum，SP）的脑脊液囊腔
  - 合并或不合并韦尔加室（CV）

影像

- 侧脑室之间狭长、指状脑脊液积聚
  - 透明隔间腔（cavum septi pellucidi，CSP）：侧脑室前角之间
  - CV：向后延伸位于穹窿间
  - CV 是 CSP 向后延伸的部分
- 大小从裂隙样到数毫米不等，有时可以超过 1 cm
- 胎儿期透明隔全部为囊性
  - 19～27 周时胎儿 CSP 的宽度不断增大
  - 28 周时进入平台期
  - 28 周以后 CSP 从前端逐渐闭合
  - 早产儿 100% 可检测到 CSP，足月儿 85% 可检测到
- 15%～20% 的成人可检测到 CSP

主要鉴别诊断

- 不对称的侧脑室
- 中间帆腔
- 室管膜囊肿
- SP 缺如

病理学

- 如果胎儿 SP 没有消失，则形成 CSP
- CSP 不是第五脑室
- CV 不是第六脑室

临床问题

- 通常无症状，偶然发现
- 偶有头痛（与囊腔因果关系不确定）
- CSP 多见于头部有反复受伤史的运动员，如拳击运动员

诊断要点

- CV 总是伴随 CSP，几乎不单独出现

（左）冠状位和小插图（轴位）示经典的透明隔间腔（CSP）和韦尔加室（CV）➡。注意侧脑室间手指状脑脊液积聚。（右）MR 轴位 T2WI 示 CSP 为透明隔两分叶之间的脑脊液积聚➡。尽管 CSP 少见，但有研究发现，其好发于头部有反复受伤史的运动员，如拳击手和美国职业足球运动员

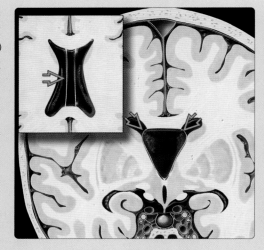
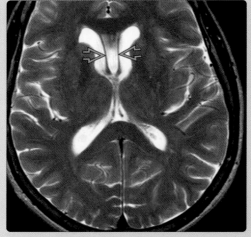

（左）MR 冠状位 T1WI 显示侧脑室前角➡之间一个典型的巨大 CSP 位于两侧透明隔分叶➡之间。（右）MR 轴位 FLAIR 显示两侧透明隔分叶之间➡巨大的 CSP、CV 及脑脊液信号，并向后延伸将穹窿向两侧撑开➡

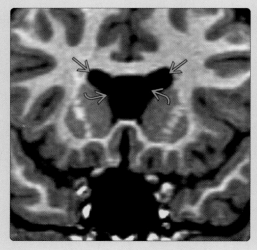
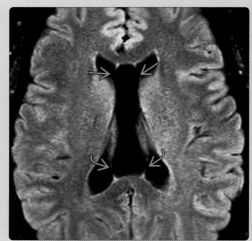

脑室内梗阻性脑积水

术语

- 脑室内梗阻性脑积水（intraventricular obstructive hydrocephalus，IVOH）＝邻近 Luschka 孔、Magendie 孔附近的梗阻
  - 急性（acute IVOH，aIVOH）
  - 慢性"代偿性"（chronic IVOH，cIVOH）

影像

- aIVOH ＝脑室扩张，边界模糊
  - 脑脊液"指样"渗入脑室周围白质
  - 侧脑室各角周围尤为显著（脑室周围"光晕"）
  - 胼胝体在减压后可呈现高信号
- cIVOH ＝脑室扩张不伴脑室周围"光晕"

主要鉴别诊断

- 脑实质萎缩造成的脑室扩大
- 正常压力性脑积水
- 脑室外梗阻性脑积水

- 脉络丛乳头状瘤
- 成人持续性显著脑室扩大

病理学

- 脑室内脑脊液流动受阻
  - 脑脊液持续产生，脑室内压力升高
- 脑室扩大，压迫邻近脑实质
- 脑室周围间质液体含量增加
  - 导致髓鞘空泡化、破坏
- 病理学表现因阻塞原因不同而各异

临床问题

- 头痛，视盘水肿（aIVOH）
- 恶心，呕吐，复视（第 6 对脑神经麻痹）

诊断要点

- 脑室扩大程度与颅内压的关系不甚密切

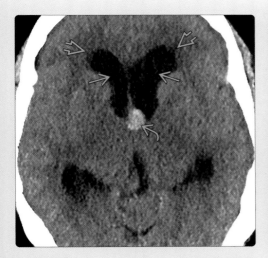
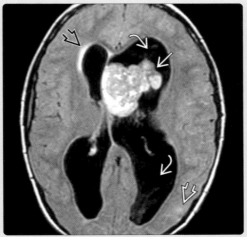
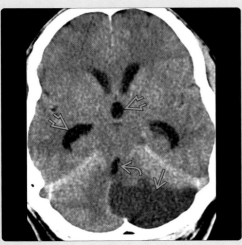
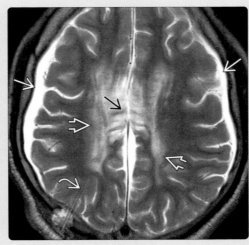

（左）一位头痛患者轴位 CT 平扫显示近 Monro 孔的典型胶样囊肿➡，导致脑室内梗阻性脑积水和双侧脑室扩大➡，注意脑室周围低密度是由于脑脊液经室管膜渗漏引起➡。（右）一个结节性硬化患者 MR 轴位 FLAIR 显示室管膜下巨细胞星形细胞瘤➡造成梗阻性脑积水➡和轻度室周水肿➡，注意枕叶结节样稍高信号➡

（左）左侧小脑后下部亚急性梗死➡患者的轴位 CT 平扫，第四脑室受压➡造成梗阻性脑积水➡。（右）胼胝体撞击综合征患者 MR 轴位 T2WI，由于严重的脑室内梗阻性脑积水而进行了分流术，可见引流管➡、双侧硬膜下积液➡、胼胝体"条纹状"高信号➡和脑室周围白质轻微异常信号➡（Courtesy S. Candy, MD.）

脑室外梗阻性脑积水

术语

- 脑室外梗阻性脑积水（extraventricular obstructive hydrocephalus，EVOH）：由于脑脊液生成和吸收的不匹配导致的脑室扩大
- 同义："交通性"脑积水

影像

- 第四脑室出口以远的脑脊液吸收障碍
- 脑室扩大程度因梗阻的时间而不同
- 所有脑室均扩大，而没有脑室内梗阻
- 侧脑室、第三脑室和第四脑室扩大
- ± 脑室周围白质间质性水肿
- ± 脑池 CSF 异常密度 / 信号 ± 软脑膜强化

主要鉴别诊断

- 脑室内梗阻性脑积水
- 脑实质萎缩导致的脑室扩大

- 正常压力性脑积水

病理学

- 出血→蛛网膜下腔梗阻或纤维化
  - EVOH 最常见的原因
- 其他原因包括：化脓性脑膜炎、肿瘤性或者炎症性渗出
- 蛛网膜下腔出血、渗出可以造成蛛网膜下腔纤维化或闭合，脑脊液流动减慢

临床问题

- 头痛，视盘水肿
- 恶心，呕吐，复视（脑神经麻痹）

诊断要点

- EVOH：广泛的脑室扩大和基底池异常密度 / 信号，± 软脑膜强化

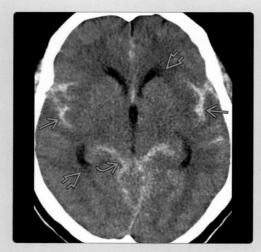
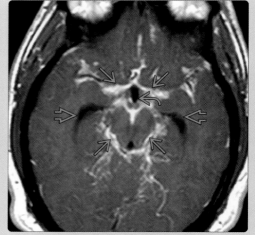

（左）轴位 CT 平扫示基底池◢和外侧裂◢急性蛛网膜下腔出血。因脑室外梗阻性脑积水造成的间质水肿，脑室周围出现稍低密度影◢。（右）MR 轴位 T1WI 增强示神经结节病患者基底池周围广泛的软脑膜强化◢。注意早期交通性脑积水造成的第三脑室◢和侧脑室颞角◢扩大

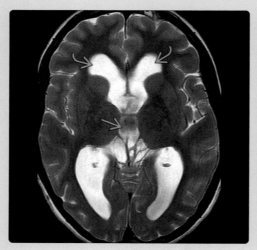
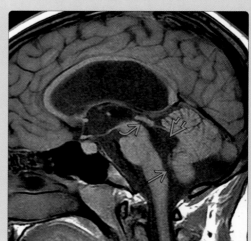

（左）21 岁脑膜炎患者 MR 轴位 T2WI 示慢性代偿性脑室外梗阻性脑积水，侧脑室◢和第三脑室◢显著扩大。（右）同一患者 MR 矢状位 T1WI 示中脑导水管◢、第四脑室◢和 Magendie 孔◢扩大。在长期的代偿过程中，这位患者没有出现明显的脑室周围间质性水肿

中脑导水管狭窄

术语

- 中脑导水管直径局限性缩小

影像

- 侧脑室和第三脑室扩大，第四脑室正常
- ± 脑室周围间质性水肿（失代偿性脑积水）
- 矢状位 3D 重 T2WI 多维 MR 和矢状位心电门控 MR

主要鉴别诊断

- 脑室外梗阻性疾病
  - 肿瘤
  - Galen 静脉畸形
  - 四叠体池蛛网膜囊肿
- 脑室内（导水管）梗阻性疾病
- 炎症后胶质增生（导水管胶质增生）
- 菱脑融合

病理学

- 先天性导水管狭窄是胎儿脑积水的常见原因
- 导水管隔膜和分叉畸形是潜在的原因

临床问题

- 症状与患者诊断时的年龄相关
- 起病往往是隐匿性的，可以发生在从出生到成年的任何阶段
- 头痛，视盘水肿，展神经麻痹，囟门膨隆
- Parinaud 综合征（落日眼，眼睑退缩，强直性下视），辐辏式回缩性眼震

诊断要点

- 炎症后胶质增生（导水管胶质增生），特别是早产儿或既往有脑膜炎病史的患者
- 仔细寻找第三脑室后部、中脑顶盖和被盖部有无肿瘤压迫阻塞

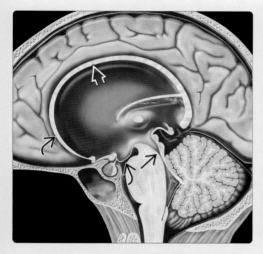
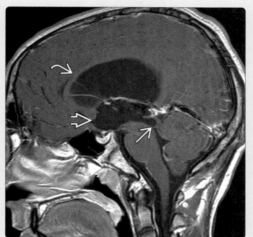

（左）矢状位示意图显示由于阻塞性脑积水造成的侧脑室、第三脑室扩大➡和变薄的胼胝体➡，以及与远端阻塞相关的漏斗形中脑导水管➡。第四脑室大小正常，由于脑积水造成第三脑室底疝。（右）MR 矢状位 T1WI 增强显示导水管隔膜➡造成的中脑导水管近端扩大，以及第三脑室➡和侧脑室➡扩大。隔膜以下的第四脑室大小正常

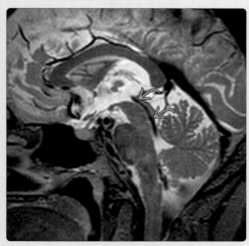
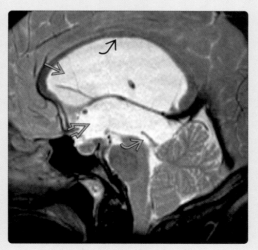

（左）MR 矢状位 T2 SPACE 显示正常导水管内脑脊液由第三脑室至第四脑室的流空信号➡。（右）MR 矢状位 T2 SPACE 显示导水管狭窄的典型影像学表现。漏斗样扩大的中脑导水管➡、显著扩大的侧脑室➡和第三脑室，胼胝体变薄上抬➡。第四脑室大小正常

术语

- 正常压力性脑积水（normal pressure hydrocephalus，NPH）
- 正常脑脊液压力下的脑室扩大，脑脊液动力学改变

影像

- 侧脑室和第三脑室扩大，第四脑室相对正常
- 与蛛网膜下腔相比，不成比例的脑室扩大（特别是外侧裂和基底池）
  - 凸面的蛛网膜下腔可能模糊
- 脑室旁 T2/FLAIR 高信号
- F-18 FDG PET 示局部脑组织代谢减低
- In-111 DTPA 脑池造影
  - 脑室回流明显，24 ~ 48 h 造影剂未流经大脑凸面

主要鉴别诊断

- 正常老年脑改变

- 痴呆（阿尔茨海默病、多发梗死性痴呆等）
- 皮质下动脉硬化性脑病

病理学

- NPH 的发病机制尚不明确
- 硬脑膜窦中静脉顺应性下降可能影响脑脊液流动和吸收

临床问题

- 各种症状组成的综合征
  - 经典的三联征包括：痴呆、步态失调、尿失禁
- 释放部分脑脊液以后观察步态有无改善

诊断要点

- 脑萎缩是否是造成脑室扩大的唯一原因？
- 诊断难点＝识别分流有效的 NPH

（左）NPH 患者 MR 矢状位 T1WI 显示侧脑室扩大➦、胼胝体变薄➦、第四脑室相对正常➥。（右）轴位 CT 平扫示 NPH 的典型影像表现：侧脑室和外侧裂➥扩大超过了总体脑沟扩大的程度。侧脑室前角表现为特征性的圆形。脑室周围低密度影➥提示脑脊液向脑实质的迁移渗入

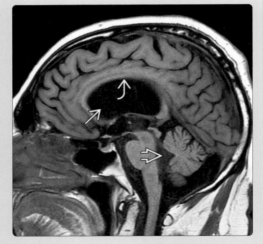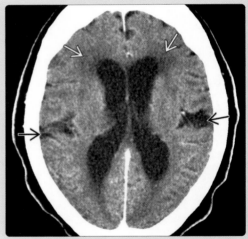

（左）MR 轴位 FLAIR 像显示与脑沟扩大不成比例的脑室扩大和脑室周围高信号➥。（右）同一患者的 MR 轴位 T2WI 像显示脑室扩大。正常压力性脑积水占所有痴呆的 5% ~ 6%。经典的 Hakim 三联征包括痴呆、步态失调、尿失禁，在小部分患者中同时出现

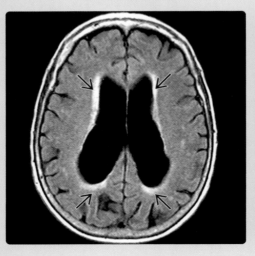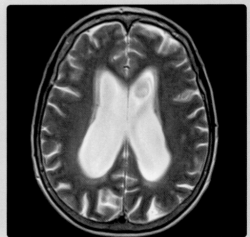

脑脊液分流和并发症

术语

- 脑积水
  - 由于脑脊液产生、流动或吸收障碍造成脑脊液量的增多，进而导致的脑室扩大

影像

- 分流失败→脑室扩大＋脑室周围沿分流管和储液囊水肿
- 通过 CT 或 MR 评价脑室大小，平片拍摄分流装置来发现和确认机械分流失败
- 分流装置植入完毕后行基线 CT/MR 扫描，1 年后进行随访，以后按需随访
- 分流放射性核素检查：可以用来检查有无远端阻塞

主要鉴别诊断

- 正常脑室大小或不伴间质性水肿的分流失败
- 非顺应性（"裂隙"）脑室综合征

- 颅内低压和低颅压综合征

病理学

- 阻塞性脑积水：继发于肿瘤、粘连、囊肿等造成的物理学阻塞
- 交通性脑积水：蛛网膜颗粒功能异常造成的脑脊液吸收障碍

临床问题

- 大龄儿童 / 成人：头痛、呕吐、昏睡、癫痫，神经认知综合征
- 婴儿：囟门膨出，头围增大，易激惹，昏睡

诊断要点

- 分流＋头痛并不一定提示分流失败
- MR 后确认程序性分流阀设置
- 复查 CT 并和之前的比较，以发现脑室大小微小的变化

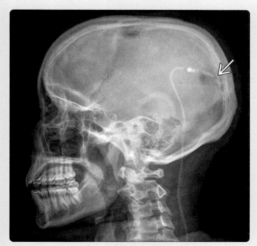
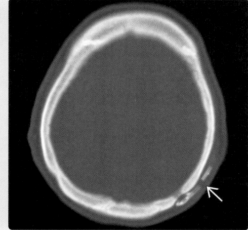

（左）一个急性脑室腹腔分流失败的患者，头颅侧位片示程控分流阀和储液囊之间机械分流管的不连续➡。（右）同一患者的轴位 CT 骨窗示储液囊和程控分流阀之间机械导管的不连续➡。这些异常在最近的复查中没有发现（未给图）

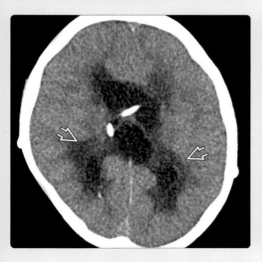
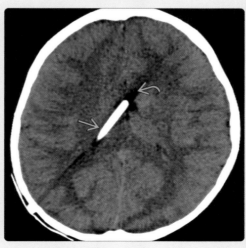

（左）急性脑室腹腔分流失败的患者，轴位 CT 平扫显示对称性脑室周围及深部白质的间质水肿➡。脑室较先前的 CT 片增大（未给图）。（右）脑室腹腔分流术➡后出现剧烈头痛的患者，轴位 CT 平扫显示侧脑室塌陷➡。由于侧脑室塌陷导致的以剧烈头痛为主要表现的"裂隙"脑室综合征，不要与放射性裂隙脑室相混淆

大体解剖

蝶鞍

骨性解剖： 蝶鞍（"土耳其鞍"）是中线蝶骨底部位的一个凹陷窝，内含垂体（也称脑垂体）。蝶鞍前界为蝶骨小翼的前床突和鞍结节，后缘为鞍背。鞍背顶端扩展形成后床突，也即是斜坡上缘的边界。蝶鞍底是气化或部分气化的蝶窦顶的一部分。颈内动脉海绵窦段走行于蝶鞍下外侧的浅沟内，称为颈内动脉沟。

脑膜： 蝶鞍内及其周围脑膜是重要的解剖学标志。硬膜覆盖骨性鞍底表面。一薄层硬膜反折形成垂体窝的外侧壁，同时构成海绵窦的内侧壁。鞍隔为一小环形硬膜，构成蝶鞍顶，多数情况下几乎完全覆盖垂体。鞍隔的中央孔大小不一，有垂体柄通过。在某些情况下，这个硬膜开口较大、较宽，这种情况下，含或不含脑脊液的蛛网膜从鞍上池向下突出通过鞍隔进入蝶鞍，即为所谓的空蝶鞍影像。

垂体

概述： 垂体，也称脑垂体，由 3 部分组成：腺垂体（adenohypophysis，AH），神经垂体（neurohypophysis，NH），中间部（pars intermedia，PI）和漏斗，后两部分多被认为是一个整体。

腺垂体： 也称垂体前叶，以 U 形结构环绕在神经垂体的前外侧。腺垂体包含嗜酸性、嗜碱性和嫌色细胞，以及其他细胞如伸长细胞。AH 的细胞分泌多种促激素［促甲状腺激素（TSH）、促肾上腺皮质激素（ACTH）、促黄体生成激素（LH）和促卵泡激素（FSH）］以及生长激素。腺垂体占垂体体积的 80%。

神经垂体： 有时也称垂体神经部，由垂体后叶、漏斗柄和下丘脑正中隆起组成。NH 由胚胎时期的间脑（前脑）形成，是下丘脑向下延伸的一部分。加压素和催产素在下丘脑产生，向下通过下丘脑垂体束，输送至 NH 贮存。神经垂体占垂体体积的近 20%。

垂体中间部： PI 由胚胎时期的 Rathke 颅颊囊外胚层发育而来，体积相对较小（< 5% 垂体）。发自下丘脑的神经轴突，向 AH 转运释放激素的颗粒。

影像学推荐

MR

MR 是常用的检查方法。推荐的序列包括薄层平扫、小 Fov 扫描矢状位和冠状位 T1WI 和 T2WI，以及增强矢状位和冠状位 T1WI ＋压脂（FS）像。全脑 FLAIR 序列也常有助于诊断。T2*/SWI 对于检测垂体出血敏感。如果怀疑垂体微腺瘤，推荐行快速团注造影剂后 5 ～ 10 s 进行冠状位 T1WI 薄层动态增强检查，通常至少获得 3 个层面（层厚小于或等于 3 mm，无间隔）。20% ～ 30% 的垂体微腺瘤只能通过动态增强 MR 才能被发现。

CT

源于蝶鞍底部的病灶向上生长累及蝶鞍或者海绵窦时，薄层冠状位 CT 联合矢状位 / 冠状位重建可能是有益的 CT 影像检查组合。

影像解剖

大小： 垂体高度因性别、年龄不同而不同。青春期前儿童，正常值 ≤ 6 mm。生理性肥大的垂体高度可达 10 mm，常见于月经期的年轻女性。在这些个体，垂体上缘稍向上凸起常见。妊娠和哺乳期女性，垂体高度可能达到 12 mm。男性和绝经期女性，正常垂体高度的上限为 8 mm。

信号强度： 垂体信号是变化的。新生儿期的 AH 可以很大且信号非常高，除新生儿期外，AH 在 T1WI 像上与灰质信号相似。在某些铁超载状态，如地中海贫血或血色素沉着病，垂体在 T2* 像上变暗或呈"黑色"。T1WI 上均匀一致的垂体高信号不常见，但见于肝衰竭状态。

因 NH 含加压素和催产素的神经分泌颗粒，所以 T1WI 像上常呈短 T1 信号［垂体后叶"亮点"（posterior pituitary "bright spot"，PPBS）］。NH "亮点"因不含脂肪，所以不能被 FS 所抑制。在中枢性尿崩症患者，PPBS 信号消失很常见，而在正常人群中约 20% PPBS 不可见。

强化： 垂体没有血脑屏障，因此在注射造影剂以后迅速显著强化。增强程度略低于海绵窦区静脉血管信号。

垂体"偶发瘤"在 T1WI 增强扫描序列上较常见（见于 15% ～ 20% 病例），其在垂体显著强化信号背景中呈局灶性低信号，可能是垂体内囊肿或无功能性微腺瘤。此两种情况在尸检时常见。如果垂体偶发瘤完全不强化，那么良性非肿瘤性囊肿［如中间部或 Rathke 裂囊肿（Rathke cleft cyst，RCC）］的诊断可能性大于垂体微腺瘤。

鉴别诊断

概述：因为蝶鞍区域的解剖非常复杂，因此发生在垂体及周围的疾病类型超过30种。它们可以来源于垂体或其邻近结构（脑实质、第三脑室、脑膜、海绵窦、动脉、脑神经等）。至少75%～80%的蝶鞍及其附近的占位病变为以下5种类型：垂体大腺瘤、脑膜瘤、动脉瘤、颅咽管瘤和星形细胞瘤。所有其他病变（如RCC、蛛网膜囊肿、生殖细胞瘤、淋巴瘤和转移瘤）各占1%～2%或更少。

诊断要点：病变所在的解剖部位是做出诊断与鉴别诊断的最重要的考量因素。据此可以把病变分为3类：①鞍内，②鞍上，③漏斗部。这是第一步。

确定病变准确的解剖部位需要回答这个问题：垂体与占位能分开吗？如果垂体是个占位，那么病变很可能是垂体大腺瘤。能够使垂体扩大、有时与大腺瘤难以区别的其他少见病变包括浸润性病变，如结节病、组织细胞增多症、垂体炎、淋巴瘤、生殖细胞瘤和转移瘤。如果占位可以与垂体分开，那么垂体大腺瘤基本可除外，而来源于垂体外结构的病变需要考虑。

临床考虑因素：患者年龄也是鉴别诊断中需要考虑的重要因素。儿童多发而成人少见的病变包括颅咽管瘤、视交叉／下丘脑的星形细胞瘤；成人最常见的占位是垂体大腺瘤、脑膜瘤和动脉瘤。垂体大腺瘤尽管在成人非常常见，但在青少年女性和儿童却非常罕见。需要注意的是，在青春期前男性那些看上去非常像垂体大腺瘤的病变往往不是，而更可能是由于靶器官功能衰竭所致的非生理性非肿瘤性垂体增生。

影像学表现：影像学检查对于鞍区及邻近病灶性质的判断也非常有价值。病灶有无钙化？是否看似囊性？是否出血？局限性还是侵袭性？有无强化？

鞍内病变

空蝶鞍：空蝶鞍可见于5%～10%的患者，蝶鞍内的脑脊液向鞍底挤压，使垂体扁平。除了空蝶鞍以外，多数蝶鞍内占位为垂体自身病变。

垂体增生：弥漫性垂体增大或增生很常见，并且月经期年轻女性和产后／哺乳期女性可为生理性改变。少见的垂体增生见于靶器官功能衰竭，如甲状腺功能减退。罕见情况下，低颅压和硬脑膜动静脉瘘造成静脉淤血可引起垂体增大。

垂体大腺瘤和微腺瘤：最常见的蝶鞍内占位是垂体微腺瘤（< 10 mm）和垂体大腺瘤。大腺瘤可以通过鞍隔向上蔓延至鞍上区域。垂体大腺瘤偶尔可具极强的侵袭性和浸润性，可以侵入海绵窦和颅底。垂体癌极其罕见，往往在已经发生其他部位转移时才被诊断。

其他各种病变：许多肿瘤性或非肿瘤性病变可以累及垂体及邻近结构，如神经结节病、淋巴瘤和转移瘤。

鞍上病变

儿童 vs. 成人：一旦确定为鞍上病变，患者年龄对于鉴别诊断非常重要。儿童鞍上占位最常见的是颅咽管瘤或毛细胞星形细胞瘤（下丘脑或视交叉）。其他病变包括生殖细胞瘤、组织细胞增多症较少见。

超过半数的成人鞍上占位是通过鞍隔向上生长的垂体大腺瘤。常表现为不均匀强化的占位，可以囊变或出血。垂体大腺瘤常使蝶鞍扩大并重塑蝶鞍。脑膜瘤和动脉瘤也常见于成人，各占全部成人鞍上肿块的近10%，儿童罕见。脑膜瘤呈均匀一致强化，与垂体界限清楚。动脉瘤可以通过MR液体流空信号或搏动伪影信号来识别。如果形成血栓，动脉瘤可能会有分层表现。CTA或者MRA有助于进一步鉴别蝶鞍区域的动脉瘤。

影像学表现：鞍上囊性占位常常是非肿瘤性的：扩大的第三脑室、RCC、鞍上蛛网膜囊肿、炎症性囊肿［如脑囊虫病（neurocysticercosis，NCC）］。RCC可以位于蝶鞍内（40%）或鞍上（60%）；可以无症状，也可伴随垂体功能不全、视觉改变或头痛。RCC在CT或MR上表现为不伴钙化、无强化的囊性病变。MR上囊内结节具有重要的诊断价值。颅咽管瘤是儿童最常见的鞍上占位，占肿瘤性病变的90%；90%囊变，90%钙化，90%强化。除了颅咽管瘤，此区域罕见伴有囊变的肿瘤。毛细胞型星形细胞瘤是此区域最常见的儿童神经胶质肿瘤。视交叉／下丘脑的毛细胞型星形细胞瘤是实性的，而非囊性（当出现在后颅窝时常为囊性）。

钙化征象也具有鉴别诊断价值。在老年患者，动脉硬化（颈内动脉海绵窦段或床突上段）、囊状动脉瘤、脑膜瘤是常见伴钙化的病灶。在儿童，最常见的鞍上伴钙化占位病变是颅咽管瘤。NCC可以钙化，儿童和成人均可见，但是位于鞍上池的NCC

囊肿罕见。

鞍内 / 鞍上占位病变出血可以通过 T2* 影像或 SWI 序列检测。出血性垂体大腺瘤、垂体卒中、血栓性动脉瘤可呈现"开花样"效应。毛细胞黏液型星形细胞瘤尽管罕见，但却是儿童或青年人鞍上占位伴出血的重要原因。

漏斗柄病变

漏斗柄病变有相对独特的鉴别诊断。正常漏斗柄在横断位直径≤ 2 mm，且由上而下逐渐变细。

漏斗柄增粗的原因，在儿童常为组织细胞增多症或生殖细胞瘤；成人常见于神经结节病、淋巴细胞性垂体炎、淋巴瘤和转移瘤。漏斗区病变在临床上常表现为尿崩症。强化在鉴别诊断中意义不大，因为正常漏斗部位缺少血脑屏障，注射造影剂后即可强化。神经结节病可只累及漏斗，而表现为漏斗增粗、强化，但是多伴有 CNS 其他部位的病灶。垂体炎可能与自身免疫性炎性疾病、肉芽肿性疾病相关，也可能与 IgG4 相关或由药物诱发。最近一种癌症的免疫治疗药物（伊匹木单抗）与淋巴细胞性垂体炎的发生有关，可累及垂体和（或）仅漏斗部。

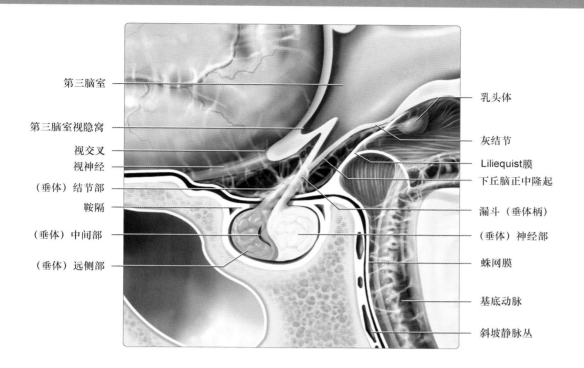

第三脑室
第三脑室视隐窝
视交叉
视神经
（垂体）结节部
鞍隔
（垂体）中间部
（垂体）远侧部

乳头体
灰结节
Liliequist膜
下丘脑正中隆起
漏斗（垂体柄）
（垂体）神经部
蛛网膜
基底动脉
斜坡静脉丛

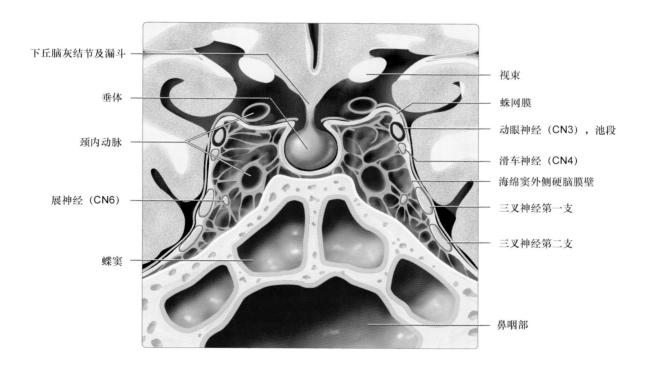

下丘脑灰结节及漏斗
垂体
颈内动脉
展神经（CN6）
蝶窦

视束
蛛网膜
动眼神经（CN3），池段
滑车神经（CN4）
海绵窦外侧硬脑膜壁
三叉神经第一支
三叉神经第二支
鼻咽部

（上）正常垂体侧面观，可见腺垂体由结节部、中间部和远侧部组成。神经垂体由下丘脑正中隆起、漏斗及垂体神经部组成。硬膜骨膜层覆盖蝶鞍底。（下）冠状位示海绵窦内容物：脑神经在外侧壁内穿过海绵窦，从上到下依次为动眼神经（CN3）、滑车神经（CN4）、三叉神经（CN5）第一支（眼支或V1）、第二支（上颌支或V2）。真正从海绵窦静脉丛内穿过的脑神经是展神经（CN6），其也是颈内动脉海绵窦段动脉瘤最常累及的脑神经

（左）3T MR 矢状位 T1WI 压脂像显示正常腺垂体⊇与灰质呈等信号，垂体后部呈高信号⊇。这个垂体后部"亮点"不能被压脂序列抑制。注意由上向下逐渐变尖细的漏斗⊇。

（右）同一患者矢状位 T1 压脂增强显示垂体显著但稍不均质的强化⊇。乳头体前方垂体柄和下丘脑灰结节⊇强化

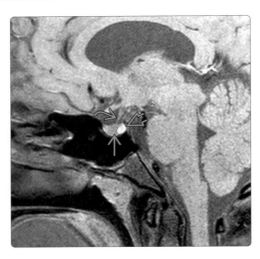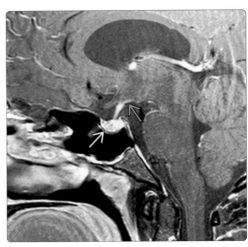

（左）MR 矢状位 T2WI 显示腺垂体（AH）⊇与脑组织信号相当呈等信号。与 AH 相比，神经垂体⊇呈稍高信号。注意第三脑室漏斗隐窝⊇。（右）MR 冠状位 T2WI 显示漏斗柄⊇向下通过一小而薄的不连续硬膜即鞍隔，在此处显示为一条黑色的细线⊇，它构成垂体窝顶。鞍上池内上方可见视交叉⊇，易于受到鞍上占位的影响

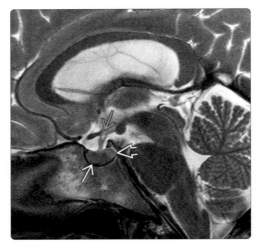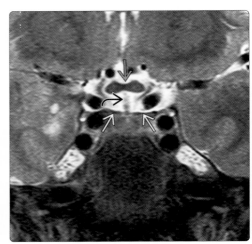

（左）一例儿童鞍内及鞍上混杂、囊实性颅咽管瘤⊇的 MR 矢状位 T1WI 增强。这类肿瘤占儿童鞍上肿瘤的 50% 以上。（右）一例有视觉症状的成人复杂鞍内及鞍上垂体大腺瘤⊇伴出血⊇的冠状位 T1WI 增强。垂体大腺瘤是颅内最常见的中枢神经系统肿瘤之一，占原发性颅内肿瘤的 10% ~ 15%

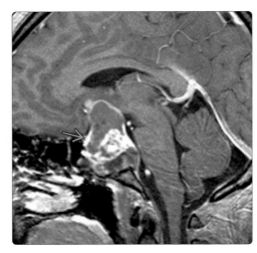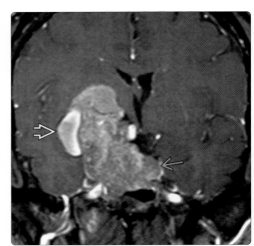

垂体发育异常

术语

- 垂体柄先天性发育异常→潜在下丘脑/垂体轴功能异常

影像

- 垂体后叶异位（posterior pituitary ectopia，PPE）
- 双垂体/垂体柄（duplicated pituitary gland/stalk，DP）
- PPE：垂体柄无（或微小），MR 正中矢状位 T1WI 示垂体后叶异位
  - 相关异常：异位，视神经发育异常，胼胝体异常
- DP：冠状位可见 2 个垂体柄，正中矢状位上可见灰结节增粗

主要鉴别诊断

- PPE
  - 手术或外伤性的垂体柄离断
  - 中枢性尿崩症
  - 下丘脑脂肪瘤（灰结节）
- DP
  - 扩大的第三脑室漏斗隐窝（"假双垂体"）
  - 灰结节错构瘤

病理学

- PPE：遗传突变→胚胎发育时期的神经元迁移异常
- DP：未知的遗传突变；可能由于脊索分裂过程中多部位发生的区域缺陷

临床问题

- PPE：身材矮小
- DP：因其他原因行颅面部影像检查时无意中发现

诊断要点

- PPE：评估视神经和嗅神经、额叶皮质
- DP：口腔肿瘤影响气道通畅

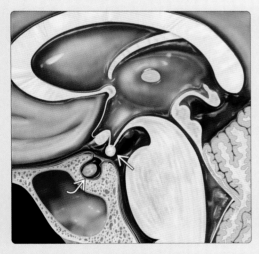
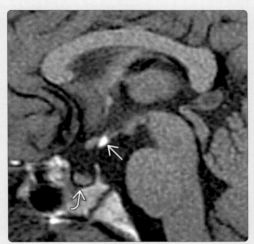

（左）矢状位示垂体后叶异位➡，位于沿下丘脑正中隆起方向的截断的垂体柄远端。蝶鞍和腺垂体➡均变小。（右）MR 矢状位 T1WI 显示异位于正中隆起的垂体后叶➡。垂体漏斗缺如，垂体前叶变小➡，垂体后叶区域未见正常高信号的垂体后叶

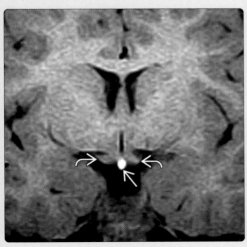
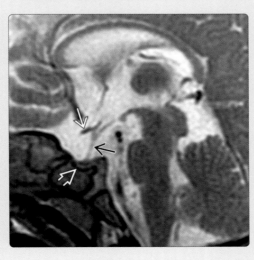

（左）MR 冠状位 T1WI 示垂体后叶异位到正中隆起处➡。异位的垂体后叶下面未见垂体柄。透明隔可见，视束➡大小正常。（右）一个垂体后叶"亮点"完全缺如的患者，MR 矢状位 T2WI 像显示蝶鞍及垂体➡变小。视交叉➡发育不全，垂体柄➡清晰可见

垂体微腺瘤

术语

- 垂体微腺瘤：直径 ≤ 10 mm

影像

- 蝶鞍内占位
  - 罕见：异位于垂体窝外的微腺瘤
- 最佳扫描技术：薄层、动态 T1WI 增强
  - 常强化，但较邻近的正常垂体慢
  - 注意：10% ～ 30% 只有在动态增强扫描时才能发现
  - 腺瘤偶有囊变或出血
- 垂体内充盈缺损，可能是良性非肿瘤性的囊肿或偶然发现的微腺瘤

主要鉴别诊断

- Rathke 裂囊肿
- 颅咽管瘤
- 垂体增生

- 其他非肿瘤性囊肿（如中间部囊肿）

病理学

- 腺瘤多是 WHO Ⅰ 级
  - 垂体癌极为罕见（多在已出现其他部位转移时方被诊断）
- 可作为多发性内分泌腺瘤病 Ⅰ 型、Carney 复合体或 McCune-Albright 综合征的一部分

临床问题

- 分泌性肿瘤的症状随肿瘤类型不同而表现各异
  - 泌乳素瘤是最常见的功能性腺瘤
  - 无症状或无功能性腺瘤是最常见的
- 20% ～ 25% 在尸检时发现
- 药物治疗（溴隐亭、卡麦角林）能使 80% 泌乳素瘤患者的泌乳素水平降至正常
- 经蝶骨外科治疗的有效率为 60% ～ 90%

（左）冠状位示小的垂体微腺瘤➡️，垂体右翼轻度增大并致垂体漏斗偏向左侧。（右）41 岁闭经、泌乳素水平升高的女性患者，MR 冠状位 T1WI 增强示位于垂体左翼的病变➡️和向右侧移位的漏斗➡️。病理切片提示为分泌泌乳素的微腺瘤。微腺瘤的增强低于正常垂体

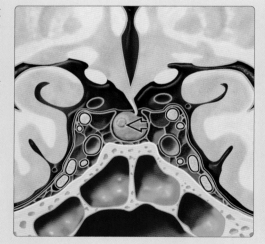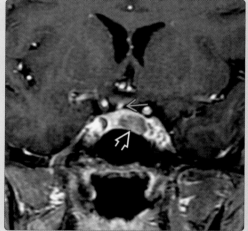

（左）31 岁泌乳素升高的女性患者，MR 轴位 T1WI 增强示垂体右前部垂体微腺瘤➡️。泌乳素瘤的经典部位是位于腺垂体的一侧，因为分泌泌乳素的细胞也是位于正常腺垂体的一侧。（右）一位尸检偶然发现的非功能性垂体微腺瘤，冠状位显微镜下病理切片示正常垂体组织包绕在瘤体➡️周围（Courtesy J. Townsend，MD.）

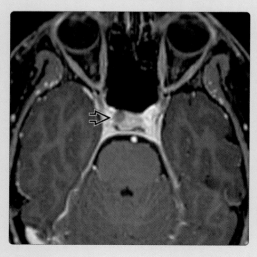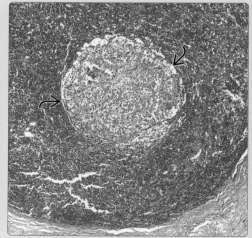

垂体大腺瘤

术语

- 腺垂体良性肿瘤

影像

- 向上生长延伸的大腺瘤＝成人最常见的鞍上占位
- 最佳影像技术
  - 经蝶鞍 MR 冠状位 / 矢状位薄层扫描及脂肪抑制 T1 增强序列
- 与垂体不可区分的鞍内肿块＝垂体大腺瘤
- 肿块即垂体
- 通常相对于灰质呈等信号
- 显著强化，常不均匀
- 比较难界定有无侵犯海绵窦

主要鉴别诊断

- 垂体增生
- 囊性动脉瘤
- 脑膜瘤（鞍隔）
- 转移瘤
- 淋巴细胞性垂体炎
- 颅咽管瘤

病理学

- WHO Ⅰ级
- MIB-1 ＞ 1% 提示早期复发，再生长迅速
- 侵袭性腺瘤＞＞垂体癌（罕见）

临床问题

- 注意：青春期和青春期前男性的腺瘤样肿块可能提示继发于靶腺功能衰竭的增生
- 泌乳素腺瘤是最常见的功能性腺瘤

诊断要点

- 无论腺瘤看起来如何具有浸润性 / 侵袭性，但垂体肿瘤几乎没有恶性

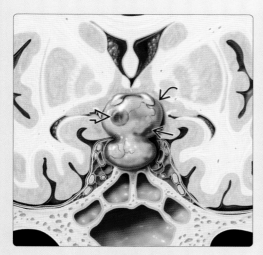

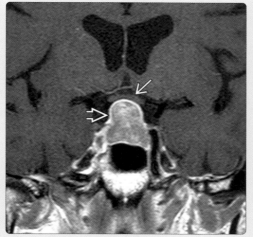

（左）冠状位示蝶鞍及鞍上的"雪人样"或"8字形"占位➜，病灶内可见小出血灶➜和囊变➜，垂体与肿瘤无法分清彼此。实际上，垂体即肿块。（右）一个 68 岁泌乳素升高的男性患者，MR T1WI 增强示典型的"8字形"或"雪人样"垂体大腺瘤➜。视交叉轻度受压移位➜，垂体与肿块界限不清

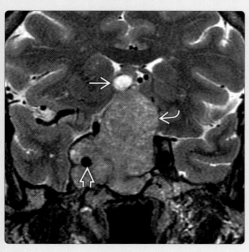

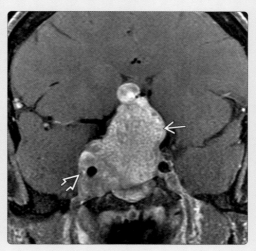

（左）一个 64 岁视力改变的女性，MR 冠状位 T2WI 示伴有囊变➜的巨大腺瘤➜，占满蝶鞍及鞍上区域。注意颈内动脉海绵窦段显示清晰➜。（右）同一患者 MR 冠状位 T1 增强示大腺瘤不均匀强化➜。颈内动脉海绵窦段旁的肿瘤提示海绵窦受侵➜，手术证实为无功能性腺瘤。海绵窦区病变采用放疗

垂体卒中

关键点

术语

- 急性临床综合征，表现为头痛、视野缺损 / 眼肌麻痹、精神状态改变、各种内分泌激素缺乏
- 由垂体出血或梗死所引起
- 之前常有垂体大腺瘤病史

影像

- CT
  - 蝶鞍 / 鞍上斑片状或融合样高密度肿块
  - 边缘强化，伴或不伴出血
  - 可以合并蛛网膜下腔出血
- MR
  - T2WI 示增大的、低信号（出血）或高信号（非出血）垂体
  - T2*（SWI/GRE）“开花征”（如果有出血为最佳序列）
  - 腺瘤内弥散受限可能是垂体卒中早期的表现
- 伴随表现
  - 50% 的患者可见附近硬膜增厚、强化
  - 80% 的患者可见蝶窦黏膜增厚

主要鉴别诊断

- 垂体大腺瘤（非出血性）
- 颅咽管瘤
- Rathke 裂囊肿
- 淋巴细胞性垂体炎
- 巨大血栓性蝶鞍内动脉瘤
- 垂体脓肿
- 原发性垂体出血

诊断要点

- 边缘强化或有液平的“雪人形”蝶鞍 / 鞍上占位可能提示垂体卒中

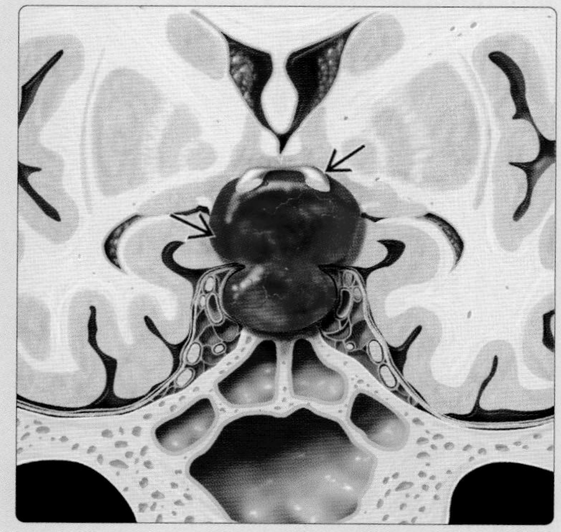
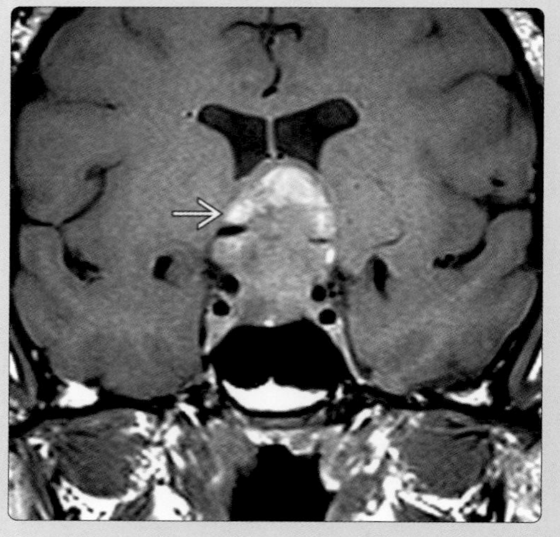

（**左**）冠状位示意图显示垂体大腺瘤急性出血➡导致的垂体卒中，其上的视交叉移位常见。（**右**）突发头痛、眼肌麻痹的 58 岁女性，MR 冠状位 T1WI 示蝶鞍及鞍上垂体大腺瘤出血。大腺瘤上部的 T1 高信号➡提示出血处于亚急性期

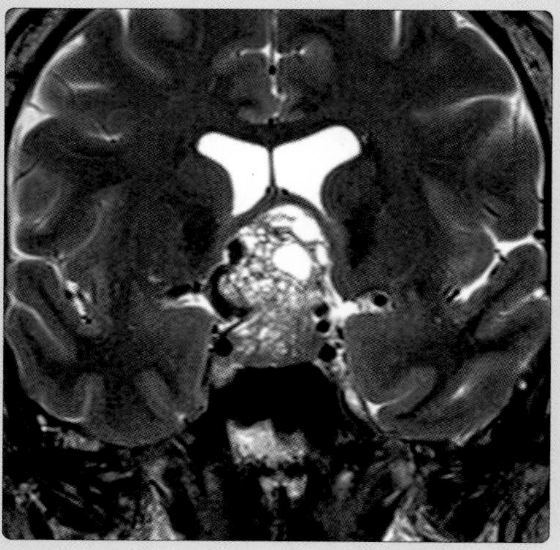
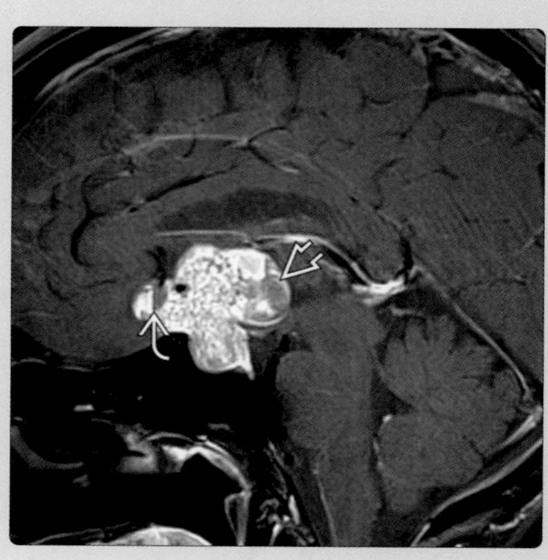

（**左**）同一患者 MR 冠状位 T2WI 示蝶鞍及鞍上占位病变信号不均，是垂体卒中的典型表现。（**右**）同一患者 MR 矢状位 T1 压脂增强示肿块不均匀强化，有液平➡和因坏死导致的无强化区➡。术后病理示坏死、出血、非功能性腺瘤。绝大多数垂体卒中患者之前存在垂体大腺瘤

Rathke 裂囊肿

术语

- 来源于胚胎时期 Rathke 裂残留的非肿瘤性囊肿
- 鞍区良性内胚层来源的囊肿，内衬具有黏液分泌功能的纤毛上皮细胞

影像

- 不强化、无钙化、伴囊内结节的蝶鞍内和（或）鞍上囊肿
  - 完全位于蝶鞍内占 40%，延伸至鞍上占 60%
  - 密度或信号强度因囊肿内成分（浆液、黏液样）不同而不等
- 大多数症状性 Rathke 裂囊肿（RCC）的直径为 5 ～ 15 mm
- 偶见巨大型的 RCC
- 爪征＝边缘强化的受压垂体包绕无强化的囊肿
- 囊肿内无强化

主要鉴别诊断

- 颅咽管瘤
- 囊性垂体腺瘤
- 蛛网膜囊肿
- 其他非肿瘤性囊肿（中间部，胶样囊肿）

诊断要点

- 大多数无症状，而在影像检查或尸检时偶然发现
- 症状性囊肿的常见临床表现是头痛、垂体功能异常、视觉改变
- 罕见却非常重要的情况：卒中，海绵窦综合征
  - 与垂体卒中不易鉴别
- 无症状患者保守治疗
  - 有报道不经治疗可自行消退的病例
- 症状性患者可经手术抽吸、部分切除
  - 复发率在 18% 左右

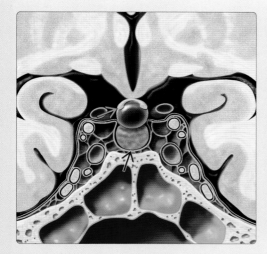

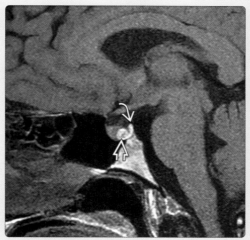

（左）冠状位示一个典型的位于垂体▱和视交叉▱间的鞍上 Rathke 裂囊肿。（右）32 岁闭经女性患者，MR 矢状位 T1WI 示垂体内高信号病变➡，位于正常 T1 高信号的神经垂体➡前方。影像上类似出血的垂体微腺瘤。手术证实是 Rathke 裂囊肿。小的 Rathke 裂囊肿大多数无症状，可以保守治疗

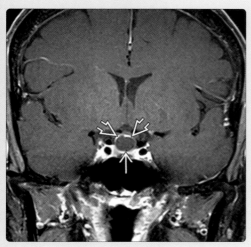

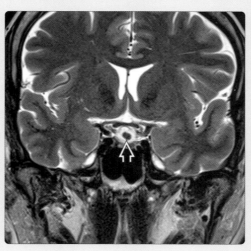

（左）62 岁头痛女性患者，MR 冠状位 T1WI 增强示鞍上囊性占位➡伴周边轻度强化，表现为爪征➡，即被 Rathke 裂囊肿挤压而位于周边的垂体。注意囊肿本身无强化。（右）同一患者 MR 冠状位 T2WI 示高信号的囊肿和其中低信号的结节➡。囊内结节见于 75% 的 Rathke 裂囊肿，此征象有助于正确诊断

术语

- 来源于 Rathke 囊上皮组织，常部分囊变的良性鞍区肿瘤
- 2 种类型
  - 造釉细胞型（儿童期囊性占位）
  - 乳头型（老年人实性占位）

影像

- 一般特征
  - 多分叶状，常较大（> 5 cm）
  - 偶有巨大型，多房
- CT
  - 囊性（90%），钙化（90%），强化（90%）
- MR：因囊内成分不同而信号各异
  - 囊肿在 T1WI 和 T2WI 上呈多变的高信号
  - 实性部分强化不均，囊壁显著强化
  - 囊内成分在 MR 波谱上显示宽大的脂峰（0.9 ~

1.5 ppm）

病理学

- 儿童最常见的非胶质细胞来源的颅内肿瘤
- WHO Ⅰ级
- 颅咽管瘤来源于颅咽管的残余成分

诊断要点

- 发病年龄呈双峰分布
  - 高峰 5 ~ 15 岁，乳头型颅咽管瘤 > 50 岁
- 儿童患者的临床表现是：晨起头痛、视野缺损和身材矮小
  - 内分泌功能异常，包括生长激素缺乏
  - 其他 = 甲状腺功能减退 > 肾上腺功能衰竭 > 尿崩症
- 手术切除是最主要的治疗方法
- 对于肿瘤复发，可以采取手术、放疗、囊液抽吸等方法处理

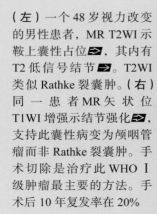

（左）矢状位示意图显示鞍上一囊性为主、部分实性的肿块，局部环形钙化。注意病灶在鞍内的部分较小和液平。颅咽管瘤有三个 90%：90% 囊变，90% 钙化，90% 强化。
（右）矢状位大体病理切片示经典的成釉质细胞型颅咽管瘤，伴有混合的实性和囊性成分。呈现典型的机油样改变。注意肿瘤向鞍内延伸（Courtesy R. Hewlett，MD.）

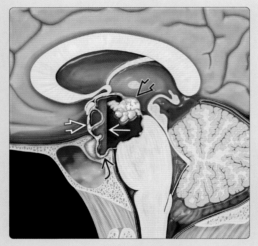

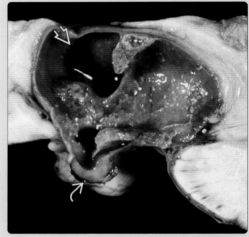

（左）一个 48 岁视力改变的男性患者，MR T2WI 示鞍上囊性占位，其内有 T2 低信号结节。T2WI 类似 Rathke 裂囊肿。（右）同一患者 MR 矢状位 T1WI 增强示结节强化，支持此囊性病变为颅咽管瘤而非 Rathke 裂囊肿。手术切除是治疗此 WHO Ⅰ级肿瘤最主要的方法。手术后 10 年复发率在 20%

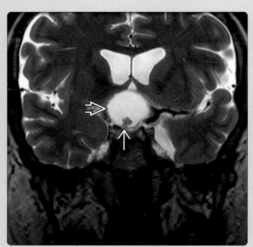

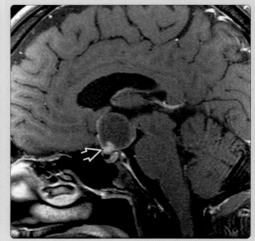

关键点

术语

- 部分蝶鞍被蛛网膜包裹的脑脊液填充
- 原发性空蝶鞍
  - 常偶然发现，见于 15% 头颅 MR 检查者
  - 可能是正常变异
  - 脑脊液压力正常或升高
  - 受压的垂体组织体积接近正常大小
- 继发性空蝶鞍
  - 继发于之前的手术、放疗或外伤等

影像

- 蝶鞍内脑脊液充填，垂体扁平被压向鞍底
  - 骨性蝶鞍体积正常或因脑脊液搏动而中度扩大
  - 蝶鞍骨性边缘完整，未侵蚀或软化
  - 漏斗柄、垂体正常强化
- 液体信号近乎于脑脊液
  - FLAIR 像信号被完全抑制
  - DWI 像弥散不受限

主要鉴别诊断

- 特发性高颅压
- 继发性高颅压
- 蛛网膜囊肿
- 垂体卒中

病理学

- 鞍隔缺陷
  - 覆盖蝶鞍的硬膜不完整
  - 漏斗柄开口增大
  - 使上方的蛛网膜和鞍上池内的脑脊液疝入鞍内

诊断要点

- 绝大多数无症状，偶然发现（成人）；女：男 = 5：1
- 可能出现与颅内高压相关的症状，如头痛、视觉障碍
- 在儿童常见内分泌异常

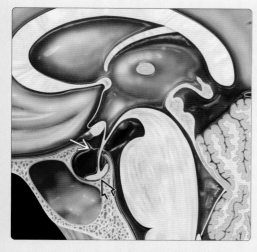
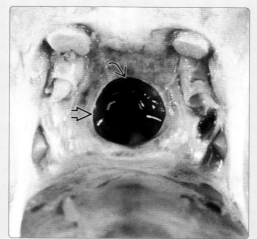

（左）矢状位图示空蝶鞍。蛛网膜及脑脊液通过鞍隔➡延伸，使垂体▣变平并向后下方移位至鞍底。（右）轴位大体病理显示尸检偶然发现的原发性空蝶鞍。鞍隔开口明显扩大▣，脑脊液▣填充大部分骨性蝶鞍（Courtesy R. Hewlett, MD.）

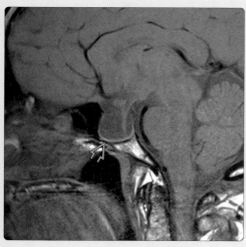
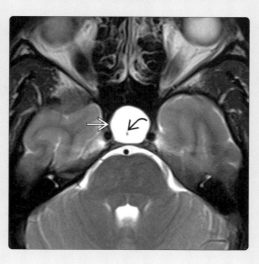

（左）40 岁偶然发现的部分空蝶鞍患者的 MR 矢状位 T1WI。实验室检查未见内分泌异常。注意扩大的骨性蝶鞍及位于边缘薄层的垂体组织▣。（右）同一患者的 MR T2WI。骨性蝶鞍腔扩大并充满脑脊液➡。在中线上可见正常的垂体漏斗▣

垂体增生

术语

- 正常垂体高度上限因性别、年龄不同而各异
  - 妊娠 / 哺乳期女性：12 mm
  - 月经期青年女性：10 mm
  - 男性、绝经期女性：8 mm
  - 婴幼儿、儿童：6 mm
- 非生理性垂体增生见于
  - 甲状腺功能减退、Addison 病、其他靶腺功能衰竭
  - 某些神经内分泌肿瘤

影像

- 垂体增大且均匀强化，上缘凸起
- 最佳技术：高分辨 MR
  - 矢状位 / 冠状位 T1，冠状位 T2
  - 冠状位动态增强 T1
  - 矢状位增强脂肪抑制 T1 加权像 / 冠状位 T1 加权像
  - 3 ～ 4 mm 层厚

主要鉴别诊断

- 垂体大腺瘤
- 垂体微腺瘤
- 淋巴细胞性垂体炎
- 静脉淤血（低颅压、硬脑膜动静脉瘘）

病理学

- 生长激素细胞常弥漫性增生，见于神经内分泌肿瘤
- 泌乳素细胞增生：弥漫性＞结节性
- 促肾上腺皮质激素细胞增生：结节性或弥漫性
- 促甲状腺激素细胞增生
  - 长期原发性甲状腺功能减退，可伴泌乳素细胞增生
- 促性腺激素细胞增生（如 Turner、Klinefelter 综合征）

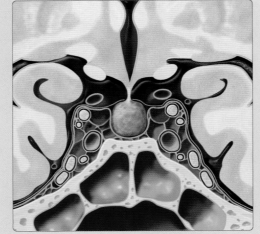
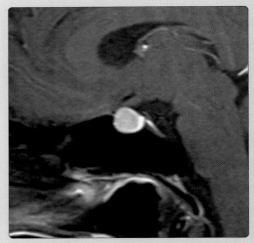

（左）冠状位图示垂体生理性增生。腺体呈现均匀一致的体积增大，其上缘轻度膨出。（右）38 岁正在接受不孕治疗的女性，因头痛行 MR 矢状位 T1WI 增强示垂体高度 12 mm，呈均匀一致强化

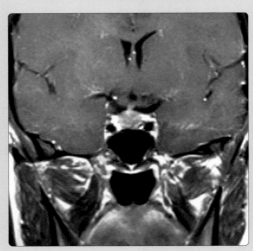
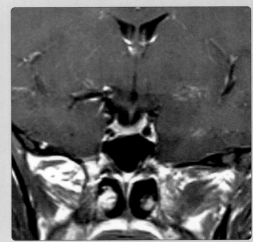

（左）28 岁哺乳期女性，MR 冠状位 T1WI 增强显示典型的垂体生理性增生。腺体上缘轻度向上凸起，高度达到 14 mm。（右）1 年后复查 MR 冠状位 T1WI 增强显示正常垂体，产后垂体的生理性增生消失

淋巴细胞性垂体炎

术语

- 淋巴细胞性垂体炎（lymphocytic hypophysitis，LH）
- 同义词：腺垂体炎，原发性垂体炎，垂体柄炎
- 特发性垂体或垂体柄炎

影像

- 垂体柄增粗（＞2 mm ＋ "从上到下" 逐渐变细的正常形态消失）
- ± 垂体增大
- 75% 患者正常垂体后叶 "亮点征" 消失
- 显著、均匀强化
- 邻近硬膜或蝶窦黏膜增厚

主要鉴别诊断

- 垂体大腺瘤
- 垂体增生

- 青春期垂体
- 肉芽肿性疾病
- 垂体性 "侏儒"
- 垂体后叶异位

临床问题

- 围生期女性头痛，多种内分泌激素缺乏
- 中年男性尿崩症（淋巴细胞性漏斗神经垂体炎）
- 平均发病年龄：女性＝35岁，男性＝45岁
- 男性：女性＝1：（8～9）
- 常常是自限性的
- 未经诊断、治疗的 LH 可死于全垂体功能减退
- 保守治疗（皮质类固醇激素，激素替代治疗）

诊断要点

- LH 可类似垂体腺瘤

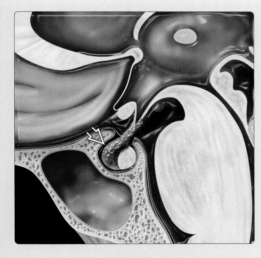
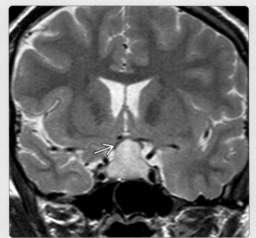

（左）矢状位示意图示淋巴细胞性垂体炎。漏斗增粗，"从上到下" 逐渐变细的正常形态消失，病变浸润垂体前叶➡。（右）孕期视觉改变并内分泌异常的女性患者，MR 冠状位 T2WI 示蝶鞍及鞍上的高信号占位，视交叉➡向上移位。外科手术解除视交叉的压迫，术后证实淋巴细胞性垂体炎。影像类似垂体大腺瘤

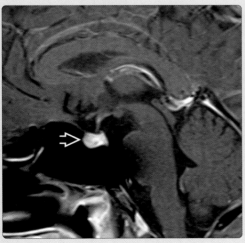
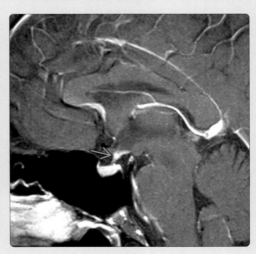

（左）接受伊匹木单抗治疗的 37 岁转移性黑色素瘤男性患者出现全垂体功能减退，MR 矢状位 T1WI 增强可见垂体增大➡。垂体大小是 6 周前的 2 倍，与药物诱发的垂体炎一致。（右）50 岁尿崩症患者 MR 矢状位 T1WI 增强显示垂体漏斗部➡局部增粗，与淋巴细胞性漏斗神经垂体炎相关

术语

桥小脑角池和内耳道结构包括面神经（CN7）、前庭蜗神经（CN8）、小脑前下动脉（AICA）环。骨性内耳道，以及它的基底嵴（垂直嵴和水平嵴）和耳门开口，也在这部分讨论范围内。

胚胎学

胚胎发育过程中，颞骨产生了3个不同结构：①外耳及中耳，②内耳，③内耳道。这3个结构的发生之间既有联系又相互独立，内耳道的出现或缺失独立于外耳、中耳或内耳的发育。

内耳道的发育过程与通过内耳道的面神经、前庭蜗神经的形成和走行有关。内耳道大小取决于走行神经束的数量。走行的神经束越少，内耳道越小。若内耳道小到只能看见一条神经，那通常是面神经。

耳蜗、内耳道、桥小脑角的影像解剖

前庭蜗神经的耳蜗神经部分是从耳蜗的蜗轴发出，蜗轴里发现有双极**螺旋神经节**。螺旋神经节周围突止于蜗管间的螺旋器（Corti 器），中枢突在内耳道基底汇集形成耳蜗神经。

内耳道和 CPA 池的前庭蜗神经（CN8）是由前庭神经（平衡）和耳蜗神经（听觉）组成。耳蜗神经走行在内耳道的前下象限。在内耳门处，耳蜗神经与上、下前庭神经束汇合形成前庭蜗神经进入 CPA 池。

前庭蜗神经是穿过桥小脑角池的神经束的后部（面神经为神经束的前部），在脑桥与延髓连接处进入脑干。耳蜗神经纤维进入脑干后分叉与蜗神经背侧和腹侧核形成突触。这两个神经核位于小脑下脚的外侧面。在高分辨率轴位 T2 图像上可通过确定小脑下脚轮廓来准确确定它们的位置。前庭神经纤维进入脑干后分成 4 支形成突触与上、下、内侧、外侧神经核联系。前庭神经核成群分布于小脑下脚处耳蜗神经核的前内侧。

记住 "7-up，Coke down" 有助于记忆内耳道内神经的正常位置。面神经（CN7）在前上象限，耳蜗神经在前下象限。前庭上神经位于后上象限，前庭下神经位于后下象限。

内耳道其他需注意的正常结构包括**水平嵴**（横嵴）和**垂直嵴**（Bill 隆起）。水平嵴是内耳道底部向内侧伸出的水平骨架，将内耳道基底分成上下

两部，上部有 CN7、前庭上神经，下部有耳蜗神经、前庭下神经。垂直嵴则沿基底部上方骨壁走行，位于 CN7 与前庭上神经之间。在 CT 骨窗和高分辨率 MR 上水平嵴容易分辨。垂直嵴从 CT 骨窗上更容易分辨。

内耳道基底部有许多开口进入内耳。最大的是前下方的**耳蜗神经管**，从耳蜗轴至内耳道基底部的耳蜗神经走行于其中。前上部耳道孔开口于 CN7 迷路段。**筛区**是有许多筛孔状的骨性结构，它将内耳的前庭与内耳道基底分开。

CPA 池的其他非神经正常解剖结构包括 AICA 环、绒球、脉络丛。**AICA** 从基底动脉发出，向上外侧走行进入 CPA 池，然后进入内耳道池。在内耳道里，AICA 发出耳蜗的内听动脉。在内耳道或 CPA 池里，AICA 环在高分辨率 MR T2WI 上可能与脑神经束相似。AICA 血管供血范围包括耳蜗、小脑的绒球以及脑桥前外侧的 CN5、CN7、CN8 的神经核（AICA 梗死是听力丧失的罕见病因）。绒球是一个小脑的小叶，它投射到 CPA 池后外侧。第四脑室脉络丛通过 Luschka 孔进入 CPA 池。

影像学技术及适应证

需要放射科医生检查桥小脑角-内耳道的主要临床适应证是**感音神经性耳聋**（sensorineural hearing loss，SNHL）。在完成关于 SNHL 的 MR 研究时必须满足以下三点：①采用 T1 增强＋压脂序列薄层来检测 CPA-IAC 区域的增强病灶；②当发现占位时，应用高分辨 T2 加权序列进行术前检查，进一步解决疑问；③扫描大脑排查其他脑内病灶，探寻原因，如多发性硬化。

对于获得性 SNHL 患者的影像学金标准是 CPA-IAC 的增强薄层（≤3 mm）轴位和冠状位的压脂 MR。通过这些增强序列，可使引起 SNHL 的病灶不被漏掉。当应用对比增强时，为避免将少见的脂肪瘤误诊为前庭神经鞘瘤，同时也应进行轴位或冠状位 T1 平扫检查并采用脂肪抑制序列。若没有使用脂肪抑制序列，脂肪瘤固有高信号与增强信号相似，导致误诊为前庭神经鞘瘤。

如不进行对比增强，轴位、冠状位上高分辨 T2 加权薄层（≤1 mm）MR 序列（CISS、FIESTA、T2 space）可用来鉴别 CPA-IAC 区域的占位性病变。然而，目前在增强 T1WI 发现前庭神经鞘瘤后，

CPA 肿块的鉴别诊断

假性病变	血管性
小脑绒球不对称	动脉瘤（椎基底动脉、PICA、AICA）
不对称的脉络丛	动静脉畸形
颈静脉球高位	**良性肿瘤**
颈静脉球憩室	脉络丛乳头状瘤
IAC 周围的骨髓	面神经鞘瘤
先天性	小脑血管母细胞瘤
蛛网膜囊肿	IAC 血管瘤（静脉畸形）
表皮样囊肿	脑膜瘤
脂肪瘤	前庭神经鞘瘤
神经纤维瘤病 2 型	**恶性肿瘤**
感染	脑干胶质瘤，带蒂
囊虫病	室管膜瘤，带蒂
脑膜炎	黑色素性神经鞘瘤
炎症	转移瘤，系统性或沿蛛网膜下腔播散
特发性颅内假瘤	
结节病	

IAC = 内耳道，PICA = 小脑后下动脉，AICA = 小脑前下动脉

这些序列通常作为补充检查，以明确手术相关问题：基底盖多大？起源的神经是什么？病灶侵入耳蜗孔了吗？

对 SNHL 行 MR 检查时，应包括全脑 FLAIR、GRE 和 DWI 序列。FLAIR 能发现表现为 SNHL 的罕见的多发性硬化及其他脑内病变。GRE 能显示前庭神经鞘瘤内的微出血或大出血，当观察到动脉瘤壁钙化或开花样的血液产物时，有助于动脉瘤的诊断。当 CPA 占位性病变在 **DWI** 序列上显示弥散受限时，很容易确诊为**表皮样囊肿**。

CPA-IAC 影像问题的处理

成人 SNHL 的处理

对于其他方面都健康的成人单侧 SNHL 可用 MR 来评估（见之前部分）。尽管耳鼻喉科检查发现听力测定和脑干诱发反应检查异常，但 MR 通常不能发现导致感音神经性耳聋的病灶（即使在经过严格筛选的患者中，也仅有不到 5% 可发现病灶）。到目前为止，**前庭神经鞘瘤**是导致单侧 SNHL 最常见的病因（约 90% 能通过 MR 发现）。

识别前庭神经鞘瘤的多样表现非常重要，包括壁内囊性改变、微小和肉眼可见的出血及伴发的蛛网膜囊肿。

在成人 SNHL 的病因中约 8% 是脑膜瘤、表皮样囊肿和 CPA 动脉瘤。其他少见的病因（< 2%）包括面神经、迷路和颈静脉孔神经鞘瘤，及耳硬化症、IAC 血管瘤、CPA 转移瘤、迷路炎、结节病、脂肪瘤和脑表面铁沉积症，也可引起能被 MR 发现的成人单侧 SNHL。

儿童 SNHL 的处理

与成人患者不同，当儿童出现单侧或双侧 SNHL 时，影像学检查的重点不应侧重于考虑肿瘤。相反，先天性内耳或 CPA-IAC 损害是造成听力受损的原因。化脓性迷路炎的并发症（迷路骨化）也应该纳入鉴别诊断。

当儿童出现双侧严重 SNHL，影像学检查通常被用来评估行**耳蜗植入**的可能性。高分辨 T2 MR 的轴位和**斜矢状位**检查用来寻找内耳异常和迷路骨化，以及耳蜗神经的存在或缺失。如果是复杂的先天性内耳疾病，CT 骨窗通常能更进一步明确内耳

液体间隙和寻找耳蜗神经管的缺失。

对于 SNHL 患儿 MR 和 CT 读片时，对所发现的所有内耳先天性异常均应准确描述。如果有脑膜炎的病史，可能会存在迷路骨化。应在内耳液体间隙查找是否有骨性侵蚀。特别强调，要确定耳蜗基底是开放的，因为被骨板封堵闭塞可能会阻碍耳蜗成功移植。T2 斜矢状位 MR 像上观察正常的耳蜗神经。如果缺失，耳蜗移植的效果将严重受影响。最后，细心查看 IAC 和 CPA 区域有无表皮样囊肿（在 DWI 上弥散受限）、脂肪瘤（T1 平扫呈高信号）、神经纤维瘤病 2 型（双侧 CPA-IAC 前庭或面神经鞘瘤）的征象。

参考文献

1. Giesemann AM et al: The vestibulocochlear nerve: aplasia and hypoplasia in combination with inner ear malformations. Eur Radiol. 22(3):519-24, 2012
2. Burmeister HP et al: Identification of the nervus intermedius using 3T MR imaging. AJNR Am J Neuroradiol. 32(3):460-4, 2011
3. Sheth S et al: Appearance of normal cranial nerves on steady-state free precession MR images. Radiographics. 29(4):1045-55, 2009
4. Trimble K et al: Computed tomography and/or magnetic resonance imaging before pediatric cochlear implantation? Developing an investigative strategy. Otol Neurotol. 28(3):317-24, 2007
5. Rabinov JD et al: Virtual cisternoscopy: 3D MRI models of the cerebellopontine angle for lesions related to the cranial nerves. Skull Base. 14(2):93-9; discussion 99, 2004
6. Daniels RL et al: Causes of unilateral sensorineural hearing loss screened by high-resolution fast spin echo magnetic resonance imaging: review of 1,070 consecutive cases. Am J Otol. 21(2):173-80, 2000
7. Schmalbrock P et al: Assessment of internal auditory canal tumors: a comparison of contrast-enhanced T1-weighted and steady-state T2-weighted gradient-echo MR imaging. AJNR Am J Neuroradiol. 20(7):1207-13, 1999
8. Held P et al: MRI of inner ear and facial nerve pathology using 3D MP-RAGE and 3D CISS sequences. Br J Radiol. 70(834):558-66, 1997

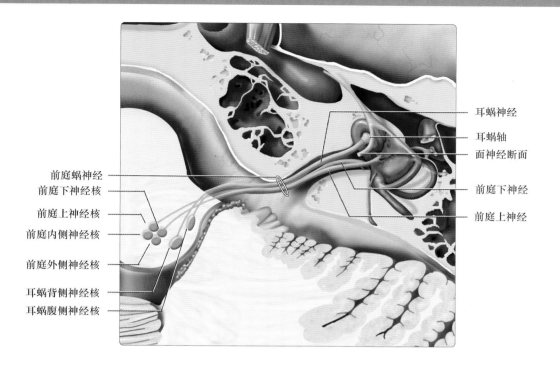

耳蜗神经
耳蜗轴
面神经断面
前庭下神经
前庭上神经

前庭蜗神经
前庭下神经核
前庭上神经核
前庭内侧神经核
前庭外侧神经核
耳蜗背侧神经核
耳蜗腹侧神经核

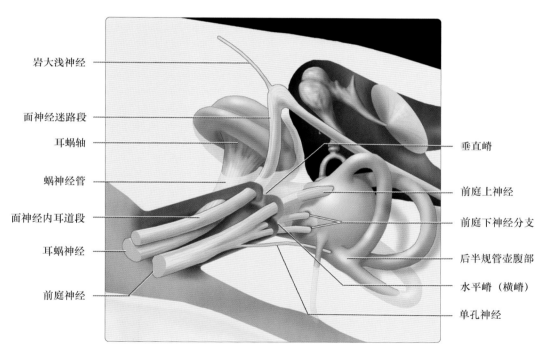

岩大浅神经
面神经迷路段
耳蜗轴
蜗神经管
面神经内耳道段
耳蜗神经
前庭神经

垂直嵴
前庭上神经
前庭下神经分支
后半规管壶腹部
水平嵴（横嵴）
单孔神经

（上）轴位图描述的是前庭蜗神经（CN8）。CN8 的耳蜗神经起于耳蜗轴螺旋神经节的双极细胞体。中央纤维起行于耳蜗神经中，到达小脑下脚外侧缘的耳蜗神经背侧和腹侧核。前庭上、下神经起于前庭神经节的细胞体，由那里发出纤维向正中汇合至 4 个前庭神经核。（下）图像显示内耳道和颞骨内正常面神经和前庭蜗神经。注意，在内耳道中段，有 4 条主要神经出现，包括面神经、耳蜗神经、前庭上神经和前庭下神经。前庭下神经中途发出分支，即单孔神经，通过内耳道至后半规管的壶腹。许多前庭下神经分支穿过筛区，如同前庭上神经一样，以这种方式到达前庭

（左）通过内耳道上部层面轴位 CT 骨窗显示面神经迷路段➡️、耳道孔⬅️、垂直嵴➡️以及前庭上神经➡️通过筛区将内耳道与前庭连接起来。（右）通过内耳道上部层面 MR 轴位 T2WI 显示面神经前上段➡️、前庭上神经➡️和前庭蜗神经➡️

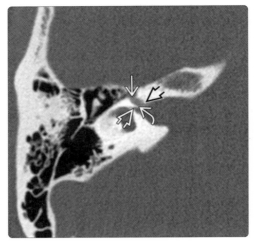
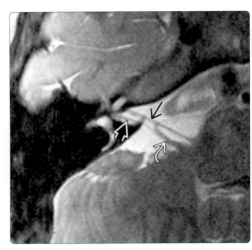

（左）通过内耳道中间层面轴位 CT 骨窗显示耳蜗神经管➡️、离开基底部的前庭下神经➡️、容纳前庭下神经后支的单孔神经管➡️。（右）通过内耳道下部层面 MR 轴位 T2WI 显示耳蜗神经➡️进入耳蜗神经管➡️。耳蜗神经背侧和腹侧核不能显示，但它们位于小脑下脚外侧缘➡️。注意前庭下神经➡️

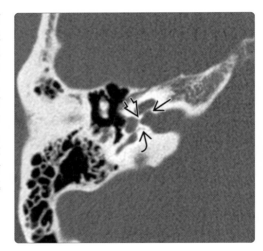
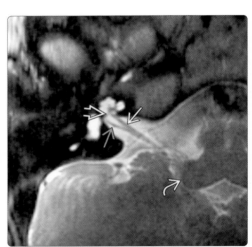

（左）通过内耳道下部层面轴位 CT 骨窗显示耳蜗基底➡️的高密度蜗轴。同时注意耳蜗神经管➡️和内耳道的底部➡️。（右）MR 斜矢状位 T2WI 显示内耳道池的 4 条神经束。面神经在前上➡️，耳蜗神经在前下➡️，前庭上神经➡️和前庭下神经➡️分别在后上和后下

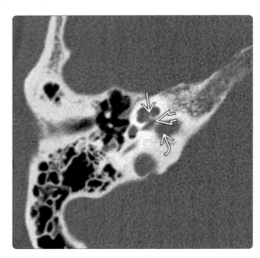
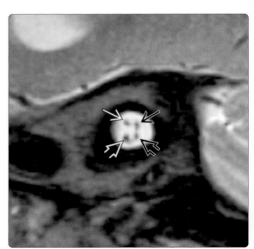

表皮样囊肿，CPA-IAC

关键点

术语

- 定义：外胚层的上皮成分在神经管闭合期间形成的先天性包含物。

影像

- CPA 池隐匿性肿块，在 MR DWI 上呈高信号
  - 90% 在硬膜内，10% 在硬膜外；边缘通常呈扇形或不规则；菜花状边缘，可能呈"分叶状"
- T1 和 T2：与脑脊液相比呈等或稍高信号。
- DWI：弥散受限。

主要鉴别诊断

- 桥小脑角蛛网膜囊肿
- 桥小脑角囊性肿瘤
  - 囊性前庭神经鞘瘤
  - 囊性脑膜瘤
  - 幕下室管膜瘤
  - 毛细胞型星形细胞瘤
- 神经管原肠囊肿
- 桥小脑角脑囊虫病

病理学

- 术中表现：桥小脑角池内珍珠样白色的肿块
- 囊壁：被纤维包膜覆盖的复层鳞状上皮内层

临床问题

- 临床表现
  - 主要症状：头晕、头痛
    - 感音神经性耳聋也常见
  - 如果累及外侧脑桥：三叉神经痛
  - 罕见症状：面瘫、癫痫发作、半侧面部痉挛
- 治疗：目标是手术完全切除
  - 如果和神经结构粘连，手术无法完全切除；如果复发，生长非常缓慢；DWI 是诊断复发的关键

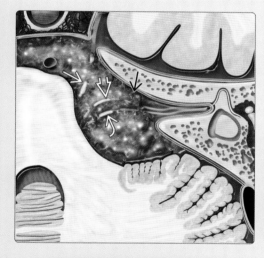

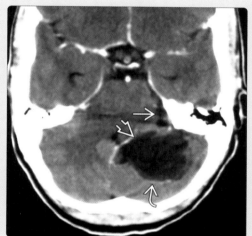

（左）轴位示意图显示桥小脑角（CPA）大的表皮样囊肿，其有典型的"珍珠床"样表现。注意三叉神经➡、面神经➡、前庭蜗神经➡以及小脑前下动脉环➡被包绕。（右）轴位 CT 平扫示 CPA 大的表皮样囊肿➡。注意该无强化的低密度病灶似乎侵犯了左侧小脑半球➡。囊肿后缘有轻度边缘强化➡

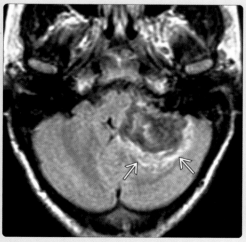

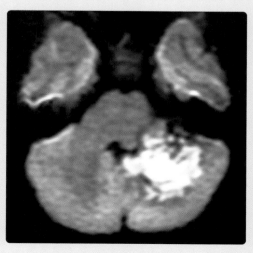

（左）同一患者 MR 轴位 FLAIR 显示该大的表皮样囊肿的信号"不完全"或部分抑制。病灶深处边缘的高信号➡很可能是由于小脑半球胶质增生所致。（右）同一患者 MR 轴位 DWI 显示表皮样囊肿弥散受限的高信号，与预期一致。DWI 序列可以鉴别表皮样囊肿和蛛网膜囊肿

蛛网膜囊肿，CPA-IAC

关键点

术语

- 蛛网膜囊肿（arachnoid cyst，AC）：蛛网膜异常重叠，形成内含脑脊液的囊腔

影像

- 边界清楚的卵圆形脑外脑池囊肿，囊壁不明显，其内呈脑脊液密度（CT）或信号强度（MR）
- 在所有 MR 序列上蛛网膜囊肿信号与脑脊液信号强度一致
- 在 FLAIR 序列上液体信号被完全抑制
- 在 MR DWI 无弥散受限

主要鉴别诊断

- CPA 表皮样囊肿
- 囊性前庭神经鞘瘤
- 神经管原肠囊肿
- CPA 囊性脑膜瘤
- 囊性幕下室管膜瘤

- 小脑毛细胞型星形细胞瘤

临床问题

- 临床表现
  - 小蛛网膜囊肿
    - 无症状、MR 偶然发现
  - 大蛛网膜囊肿
    - 大部分无症状
    - 可因直接压迫伴或不伴颅内压升高导致出现症状
- 自然病史
  - 大多数蛛网膜囊肿不会随时间变大
- 治疗
  - 大多数患者不需要治疗
  - 治疗具有高度选择性

诊断要点

- 蛛网膜囊肿与表皮样囊肿鉴别
  - 蛛网膜囊肿在 DWI 上无弥散受限＝最佳证据

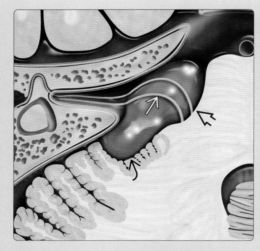
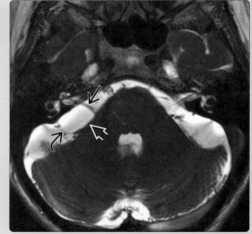

（左）桥小脑角（CPA）蛛网膜囊肿轴位示意图示薄的半透明囊壁。注意囊肿压迫面神经、前庭蜗神经向前弯曲➡并压迫脑干➡和小脑➡。（右）MR 轴位 T2WI 示右侧 CPA 蛛网膜囊肿导致面神经和前庭蜗神经向前弯曲➡，小的桥静脉向后弯曲➡，脑桥侧缘变平➡

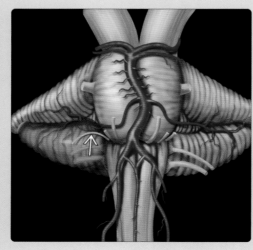
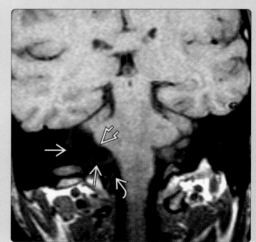

（左）CPA 蛛网膜囊肿的冠状位示意图示典型的半透明囊壁。面神经和前庭蜗神经未受包绕，而是受压➡。在表皮样囊肿中，脑神经常被包绕。（右）MR 冠状位 T1WI 示一个小的 CPA 蛛网膜囊肿➡，它的信号几乎和邻近脑池的脑脊液相同➡。注意对邻近脑干的轻度占位效应➡。在 FLAIR 上液体信号完全抑制有助于鉴别蛛网膜囊肿和表皮样囊肿

贝尔麻痹

术语

- 贝尔麻痹（Bell's palsy，BP）：是由单纯疱疹病毒引起的疱疹性周围性面神经麻痹

影像

- MR T1WI 压脂增强：面神经基底部"簇状"强化和迷路段明显非对称性强化
  - 面神经颞骨段全程可能会强化。
- 注意：典型的快速起病的贝尔麻痹早期不必行影像学检查
- 如果是不典型的贝尔麻痹，需要影像学寻找潜在的病变

主要鉴别诊断

- 面神经颞骨段正常强化
- Ramsay Hunt 综合征（膝状神经节炎）
- 莱姆病
- 面神经鞘瘤

- 面神经静脉畸形（血管瘤）
- 腮腺的周围神经肿瘤

病理学

- 病因学-发病机制（当前学说）
  - 膝状神经节潜伏单纯疱疹病毒感染复发及炎性过程中沿面神经颞骨段纤维从近端至远端播散

临床问题

- 典型临床表现
  - 急性发作周围性面神经麻痹（36 h 内）
- 治疗
  - 为争取最好的治疗效果，应在症状出现 3 天内应用泼尼松，并逐渐减量
  - 不再使用抗病毒药物
- 外科治疗存在争议
  - 严重的去神经肌萎缩（＞95%）可以采用从内耳道面神经基底部到茎乳孔的面神经减压术

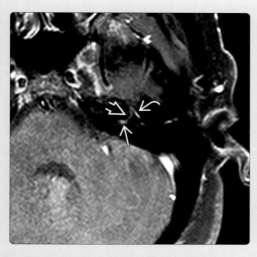
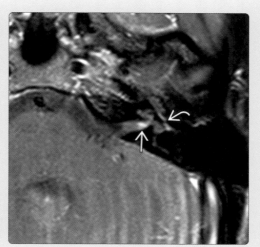

（左）MR 轴位 T1WI 压脂增强序列显示贝尔麻痹典型的内耳道基底簇状强化➡。迷路段➡和鼓室段➡面神经也可见强化。（右）同一患者轴位 T1WI 压脂增强稍低层面显示内耳道基底簇状强化信号➡和面神经鼓室段强化➡。需要注意，正常情况下仅膝状神经节和膝后段/乳突上部的面神经强化

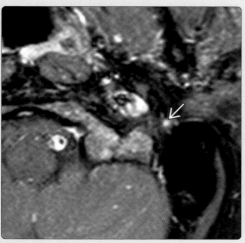
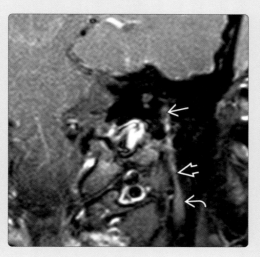

（左）同一患者经过茎乳孔层面的 MR 轴位 T1WI 压脂增强显示强化并轻度增粗的面神经➡。肿胀的面神经可能会受到颞骨内面神经骨管的压迫。（右）同一患者 MR 冠状位 T1WI 压脂增强示贝尔麻痹典型的面神经乳突段➡、茎乳突段➡和颅外段➡的显著强化

三叉神经痛

术语

- 三叉神经痛定义：血管环对三叉神经（CN5）神经根入髓区（REZ）或神经节前段（PGS）产生的压迫

影像

- 高分辨率 MR：在桥小脑角 CN5 REZ 或 PGS 区迂曲的、非对称性流空信号（血管）
  - CN5 PGS 萎缩：由严重、长时间的压迫所致
  - 血管压迫使 PGS 弯曲
- 责任血管：小脑上动脉（55%）＞小脑前下动脉（AICA）（10%）＞＞基底动脉（5%）＞各种静脉（5%）＞其他

主要鉴别诊断

- 桥小脑角-内耳道区的动脉瘤
- 桥小脑角区的动静脉畸形
- 后颅窝发育性静脉畸形

病理学

- 三叉神经 REZ 或者 PGS 受到来自血管的刺激

临床问题

- 三叉神经痛症状
  - 沿着 V2 或 V3 分布区域的刺激性或撕裂样疼痛
  - 可能自发出现或者接触刺激诱发的反应
- 治疗
  - 最初药物治疗（抗痉挛）
  - 微血管减压或者聚焦放疗法（约 70% 长期缓解率）

诊断要点

- 首先排查多发性硬化，或沿着 PGS 引流静脉寻找发育性静脉畸形的证据。
  - 排查脑池占位：神经鞘瘤、脑膜瘤、表皮样囊肿
- 其次循 CN5 远端排查海绵窦和面部
  - 除外周围神经肿瘤、面部恶性肿瘤
- 最后检查高分辨率薄层 MR 寻找责任血管
  - 责任血管会使 PGS 弯曲或 REZ 变形

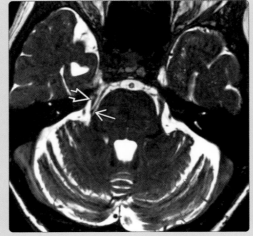
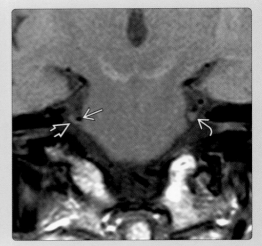

（左）右侧三叉神经痛患者 MR 轴位 T2WI 显示低信号的小脑上动脉➡撞击三叉神经节前段⇨。（右）同一患者 MR 冠状位 T1WI 显示小脑上动脉➡压迫使右侧三叉神经节前段近段变形⇨。注意左侧较大的正常的三叉神经节前段➡，萎缩提示右侧三叉神经受累

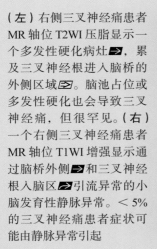
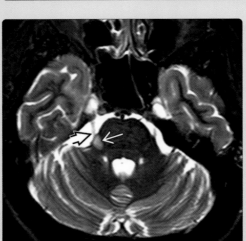
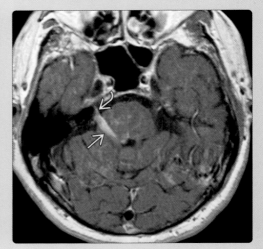

（左）右侧三叉神经痛患者 MR 轴位 T2WI 压脂显示一个多发性硬化病灶➡，累及三叉神经根进入脑桥的外侧区域⇨。脑池占位或多发性硬化也会导致三叉神经痛，但很罕见。（右）一个右侧三叉神经痛患者 MR 轴位 T1WI 增强显示通过脑桥外侧➡和三叉神经根入脑区➡引流异常的小脑发育性静脉异常。＜5% 的三叉神经痛患者症状可能由静脉异常引起

偏侧面肌痉挛

术语

- 定义：血管环压迫桥小脑角（CPA）池内面神经的神经根出脑区，导致偏侧面肌痉挛

影像

- 高分辨率 T2WI MR 或 MRA 原始图像显示 CPA 内侧迂曲不对称的流空信号（血管）
  - 小脑前下动脉（50%）＞小脑后下动脉（30%）＞椎动脉（15%）＞静脉（5%）

主要鉴别诊断

- CPA-IAC 动脉瘤
- CPA 动静脉畸形
- 后颅窝的发育性静脉畸形

病理学

- 面神经束受到来自血管的刺激
- 没有血管因素的偏侧面肌痉挛少见
  - 多发性硬化
  - 脑池占位
- 表皮样囊肿、脑膜瘤、神经鞘瘤
  - 颞骨和腮腺病变
- 面神经周围恶性病变

临床问题

- 单侧的不受意识控制的面部痉挛
- 首先表现为眼轮匝肌痉挛
- 随着时间推移，逐渐变成频发的强直-阵挛性发作

诊断要点

- 50% 半侧面肌痉挛患者 MR 检查有阳性发现
- 首先寻找脑池占位性病变，排查多发性硬化
- 然后沿着面神经远侧端进入颞骨和腮腺
  - 排除面神经血管畸形、腮腺恶性肿瘤
- 采用 MRA 原始图像或高分辨率 T2WI 来确定责任血管
  - MR 阴性不是外科处理的禁忌

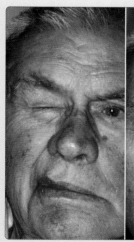
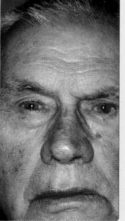
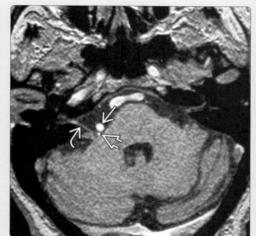

（左）左半图显示一例严重右侧面肌痉挛患者的照片，同时有右侧眼睑和面部抽搐。右半图显示在两次痉挛发作间期，他的脸部是正常的。（右）右侧面肌痉挛患者轴位 MRA 显示右侧椎动脉迂曲➡和伴行的小脑后下动脉➡推压 CPA 池内面神经的神经根出脑区➡

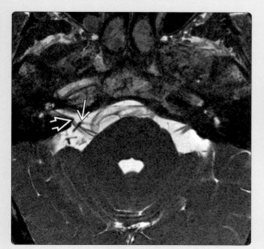
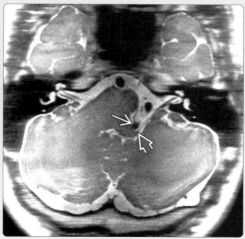

（左）右侧面肌痉挛的患者通过 CPA 池层面的轴位 CISS MR 显示小脑后下动脉环➡向后推压面神经和前庭蜗神经至内耳门后缘➡。（右）该偏侧面肌痉挛患者的 MR 轴位薄层 T2WI 显示延长扩张的椎动脉➡在 CPA 池内侧压迫面神经的神经根出脑区➡

前庭神经鞘瘤

术语

- 前庭神经（"听神经"）鞘瘤：起源于施万细胞（Schwann cell）的良性肿瘤，主要发生在桥小脑角-内耳道（CPA-IAC）的 CN8 前庭神经分支

影像

- MR T1WI 压脂增强是金标准
  - CPA-IAC 池以内耳门为中心的局灶性增强肿块
  - 小前庭神经鞘瘤：内耳道内卵圆形强化肿块
  - 大前庭神经鞘瘤：在 CPA 和 IAC 内形同"冰淇淋蛋筒"
  - 15% 病灶内囊性变（低信号病灶）
  - 0.5% 伴有蛛网膜囊肿 / 被包绕的脑脊液
- 高分辨率 T2 空间、CISS 或 FIESTA：CPA-IAC 池的高信号脑脊液中出现充盈缺损
- FLAIR：耳蜗信号因蛋白含量升高而增高
- T2*GRE：微出血呈灶状低信号（常见）
  - 是前庭神经鞘瘤的特征性表现
  - 脑膜瘤无此表现

主要鉴别诊断

- CPA-IAC 脑膜瘤
- CPA 表皮样囊肿
- CPA 动脉瘤
- CPA-IAC 面神经鞘瘤
- CPA-IAC 转移瘤

病理学

- 良性肿瘤，起源于 CN8 中前庭神经的神经胶质细胞与施万细胞连接处

临床问题

- 流行病学和症状
  - 成人合并单侧感音神经性耳聋
  - 其他症状
    - 行走不稳，眩晕，耳鸣
- 治疗：外科手术或放射外科

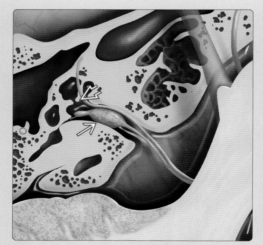
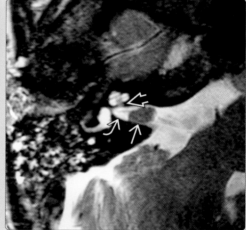

（左）轴位示意图显示内耳道内起源于前庭上神经的小前庭神经鞘瘤➡。注意蜗神经管未受累➡。（右）MR 轴位 T2WI 显示内耳道内小的前庭神经鞘瘤➡，表现为软组织信号强度的肿块，周围被高信号的脑脊液围绕。蜗神经管➡未受累，内耳道底部约 8 mm➡

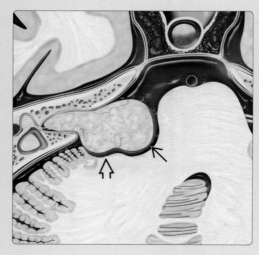
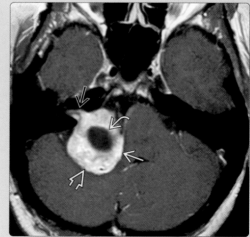

（左）一个大前庭神经鞘瘤的轴位图片显示 CPA-IAC 典型的"冰淇淋蛋筒"形态。小脑中脚➡和小脑半球➡的占位效应明显。（右）MR 轴位 T1WI 增强示一个巨大的 CPA-IAC 前庭神经鞘瘤压迫小脑中脚➡和小脑半球➡。内耳道内强化➡和巨大的病灶内囊变➡能帮助确诊

非前庭神经鞘瘤

术语

- 良性有包膜的神经鞘肿瘤，由分化的肿瘤性施万细胞构成
  - 99% 的神经鞘瘤与脑神经有关
  - 95% 累及 CN8
  - < 1% 的颅内神经鞘瘤位于脑实质内

影像

- CT
  - 相对于脑组织呈等或者稍高密度
  - 相邻的骨性孔道光滑、扇形扩大
  - 明显强化，有时不均匀
- MR
  - 在 T2WI，FLAIR 呈不均匀高信号
  - 100% 增强（明显、不均匀）
  - 常见肿瘤周围蛛网膜囊肿

主要鉴别诊断

- 脑神经神经鞘瘤（增粗、强化的脑神经）
  - 转移瘤
  - 淋巴瘤
  - 多发性硬化
  - 神经纤维瘤病 2 型
  - 神经鞘瘤病
- 脑实质神经鞘瘤（罕见）
  - 节细胞胶质瘤
  - 多形性黄色星形细胞瘤
  - 毛细胞型星形细胞瘤

病理学

- 梭形的肿瘤样施万细胞
- 单细胞类型，有 2 种基本组织病理学类型
  - 富含细胞型（Antoni A 型）
  - 细胞分布稀疏 ± 脂化 ± 囊性变（Antoni B 型）

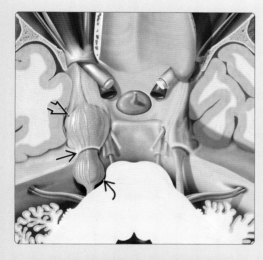
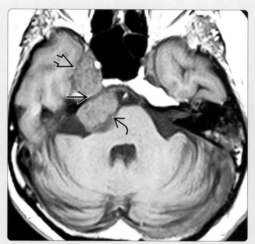

（左）轴位图显示典型的"哑铃"状三叉神经鞘瘤。Meckel 腔的硬脑膜环限制了肿块的生长，将肿瘤分成 CPA 部分和 Meckel 腔部分，形成了"哑铃"状。（右）轴位 T1WI 显示一个典型的"哑铃"形三叉神经鞘瘤。肿瘤的 Meckel 腔部分和较大的 CPA 部分被中间的硬脑膜环缩窄

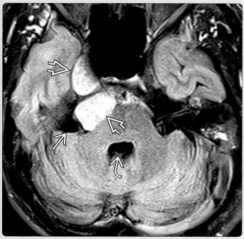
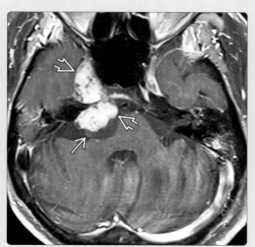

（左）同一病例的轴位 FLAIR 显示病灶相对于第四脑室和相邻 CPA 池内的脑脊液呈不均匀高信号。（右）同一病例的 T1 压脂增强显示三叉神经鞘瘤明显不均匀强化。邻近肿块发现一小的蛛网膜囊肿，这在脑神经鞘瘤中并不少见

脑膜瘤，CPA-IAC

术语

- 定义：良性、无包膜的肿瘤，起源于 CPA-IAC 硬脑膜的脑膜上皮型蛛网膜细胞

影像

- 10% 位于后颅窝
- 当出现在 CPA 时，相对于 IAC 内耳门是不对称的
- CT 平扫
  - 多变；常常是高密度
    - 25% 有钙化；有 2 种类型
      - 均匀的沙状（砂粒型）
      - 局灶性"光束样"，球形或晕环状
- 骨 CT：骨质增生或吸收-硬化（斑块型）
- T2WI MR：肿瘤和脑实质间软脑膜血管表现为表面流空
  - 脑脊液呈新月形高信号（"脑脊液裂隙征"）
- T1WI 增强 MR：增强的以硬脑膜为基底的肿块，可见"硬脑膜尾征"沿颞骨岩部后壁延伸

- 当内耳道出现"硬脑膜尾征"时，通常是硬脑膜反应而非肿瘤

主要鉴别诊断

- 前庭神经鞘瘤
- CPA-IAC 表皮样囊肿
- CPA-IAC 硬脑膜转移瘤
- CPA-IAC 结节病
- 特发性炎性假瘤

临床问题

- 第二常见的 CPA 肿瘤
- 肿瘤缓慢生长，可使邻近结构受压移位
- 常在颅脑 MRI 检查时偶然发现
- < 10% 有症状，通常不导致感音神经性耳聋
- 治疗
  - 病灶较小、年龄较大的患者，需要影像学随访
  - 如果能耐受，外科手术切除
  - 若手术切除不完全，可行辅助放射治疗

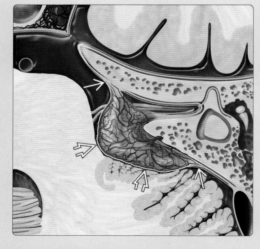
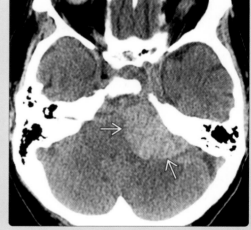

（左）内耳道层面示 CPA 巨大脑膜瘤压迫脑干及小脑。注意肿瘤宽基底的蘑菇伞形状。硬脑膜尾征➡存在于约 60% 的脑膜瘤病例中，代表脑膜反应性改变而不是肿瘤本身。此外该例还可见脑脊液-血管裂隙➡。（右）72 岁女性轴位 CT 平扫示典型的 CPA 脑膜瘤，呈高密度蘑菇伞状➡，宽基底朝向邻近的颞骨

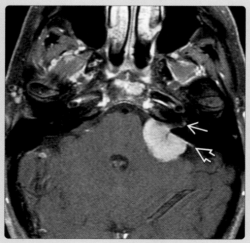
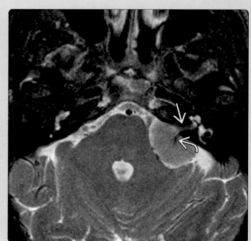

（左）内耳道层面轴位 T1WI 压脂增强示脑膜瘤覆盖内耳门。注意沿着颞骨岩部后壁延伸的硬脑膜尾征➡。在内耳道底部的点状强化➡提示内耳道低信号区是不强化的脑膜瘤。（右）同一患者 MR 轴位 T2WI 压脂示快速流空效应➡，代表一根硬脑膜动脉供应脑膜瘤核心。内耳道内低信号➡代表内耳道内脑膜瘤

转移瘤，CPA-IAC

术语

- 定义：桥小脑角-内耳道（CPA-IAC）转移瘤是指系统（全身）或中枢神经系统肿瘤累及 CPA-IAC 区域

影像

- 4 个主要部位：软脑膜、硬脑膜、（小脑）绒球、脉络丛
- T1WI 增强 MR
  - **软脑膜转移瘤**：IAC 内脑神经弥漫增厚和强化
  - **硬脑膜转移瘤**：硬脑膜增厚、强化，可以是弥漫性或局灶的
  - **绒球转移瘤**：强化的绒球肿块延伸进入 CPA 池
  - **脉络丛转移瘤**：沿着正常脉络丛走行的结节状强化病变
  - 可表现为局灶、强化的脑实质转移瘤
- FLAIR MR
  - 脑实质转移瘤通常呈现高信号

主要鉴别诊断

- 双侧前庭神经鞘瘤［神经纤维瘤病 2 型（neurofibromatosis type 2，NF2）］
- 结节病
- 脑膜炎
- Ramsay-Hunt 综合征

临床问题

- 快速进展的单侧或双侧面神经麻痹和感音神经性耳聋
- 患者既往有恶性肿瘤治疗病史

诊断要点

- 如果在成人欲诊断双侧"前庭神经鞘瘤"为 NF2，很可能正确诊断应为 CPA 转移瘤
- 快速进展的 CN7 和 CN8 麻痹 + CPA 肿块提示转移瘤病灶
  - 前庭神经鞘瘤很少导致 CN7 麻痹

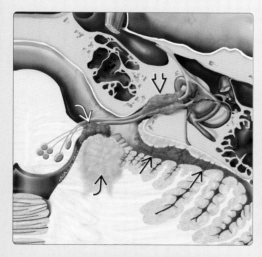
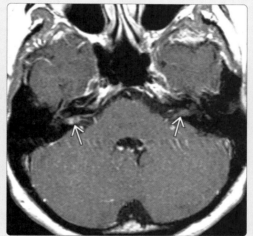

（左）图示 CPA-IAC 转移瘤的 4 种主要类型。可见沿着内耳道后外侧缘生长、硬脑膜增厚的转移瘤➡。内耳道内，可见软脑膜转移➡。也见脉络丛转移➡和绒球转移➡。（右）MR 轴位 T1WI 增强显示双侧内耳道内软脑膜乳腺癌转移➡。右侧更明显

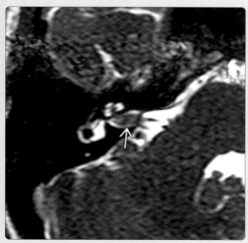
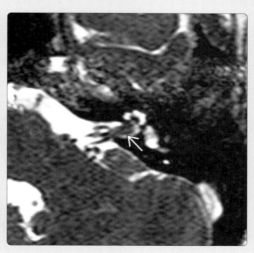

（左）MR 轴位 T2WI 显示右侧内耳道内表现为面神经（CN7）和前庭蜗神经（CN8）分支增厚的软脑膜转移➡。（右）MR 轴位 T2WI 显示左侧内耳道转移➡，表现为面神经和前庭蜗神经分支轻度增粗。对于一个可疑为双侧前庭神经鞘瘤的成人患者，应该首先考虑转移瘤而不是神经纤维瘤病 2 型

概述

掌握颅骨、头皮及脑膜的解剖知识是给出正确影像诊断的关键。一些重要的鉴别诊断基于病变定位，每一个部位有特定的成像方式。

例如，对于颅骨及头皮的病灶，CT 通常是最好的成像手段。对于复杂的颅底病灶，联合骨 CT 和 MR 增强通常是最佳的成像方式。磁共振及其对比增强则是脑膜疾病最佳的成像方式。

头皮

头皮一共分为 5 层，包括皮肤、皮下纤维-脂肪层、筋膜及肌肉层、帽状腱膜下间隙及颅骨外膜。前三层紧密结合，在外科手术操作时被当作一层来处理。

大部分的头皮病灶无需影像检查，因为可以直接看到和摸到。当头皮病灶是恶性的或因有血管成分而影响手术方案时，影像则是重要的检查手段。

颅骨（颅盖）

颅骨由 5 块骨头组成：额骨、顶骨、枕骨、颞骨以及蝶骨（蝶骨大翼），它们之间通过软骨牢固结合成一个整体，相互连接处构成颅缝，包括冠状缝、矢状缝、人字缝。颅缝在成年人存在一定的变异。

颅骨也存在许多正常的变异，认识这些变异可以避免误诊或不必要的活检。几种常见的颅骨正常变异包括蛛网膜颗粒、来自脑膜动脉和静脉的血管沟槽、静脉湖、导静脉、顶骨变薄、不对称的骨髓腔（尤其是颞骨岩部）、床突气化以及骨缝变异。

脑膜

硬脑膜

硬脑膜是厚而致密的纤维结缔组织，由 2 层构成：外面的骨膜层和内面的脑膜层。除了部分位置由于静脉窦的形成而相互分离外，这两层纤维膜紧密贴合在一起。

硬脑膜外层形成颅骨的骨膜，紧紧地连接于内板上，特别是在骨缝处。硬脑膜内层折叠成皱襞，形成了大脑镰、小脑幕和鞍隔。它同时把颅腔分成几个部分。在影像检查中，硬脑膜通常显示为薄而光滑的强化（＜ 2 mm）。

硬脑膜形成两个重要的潜在腔隙。第一个是硬膜外腔，它位于硬脑膜及颅盖内板之间。硬膜外腔的重要病变包括由外伤导致的出血和由感染引起的化脓，后者虽少见，却是静脉窦炎症致命的并发症。第二个是硬膜下腔，是一个位于硬脑膜内层（脑膜层）与蛛网膜之间的潜在腔隙。外伤引起的硬膜下血肿是硬膜下腔最常见的病变（更准确地说，它可能收集了沿着硬脑膜内缘的内皮细胞层内的血液）。硬膜下腔也会受到感染的影响，要么是脑膜炎引起的积液，要么是成人静脉窦炎或是儿童脑膜炎引起的积脓。

柔脑膜

柔脑膜（leptomeninges）是由蛛网膜（arachnoid）和软脑膜（pia）组成。蛛网膜疏松地贴附于硬脑膜的内皮细胞层。蛛网膜和硬脑膜在病理上通常是一起发生改变，所以这两部分在影像学上不容易区分。

蛛网膜是一层很薄的、几乎透明的脑膜层，和硬脑膜内层（脑膜层）紧紧贴合在一起。它形成蛛网膜下腔（SAS）的外膜。它除了沿大脑镰进入大脑纵裂之外，并不深入脑沟或脑裂。在蛛网膜下腔内，有一些小梁样结构延伸出来，连接蛛网膜与软脑膜。这些小梁样结构被一层薄薄的、类似于软脑膜的组织所覆盖。蛛网膜下腔就是位于蛛网膜与软脑膜之间并且充满脑脊液的腔隙。

软脑膜是一层与脑组织紧密贴合的纤细的薄膜。它覆盖蛛网膜下腔内的血管及小梁，并衬覆于血管周围间隙的内面。

血管周围（Virchow-Robin）间隙是正常变异，是充满细胞间液的、内衬软脑膜的腔隙，伴随穿支动脉和静脉进入脑内。

蛛网膜颗粒

蛛网膜颗粒是蛛网膜下腔延伸出来的正常组织。它们穿过硬脑膜内层进入静脉窦内。它们被覆蛛网膜帽状细胞及静脉窦内皮细胞。脑脊液通过内皮细胞渗入到静脉窦中。蛛网膜颗粒最常见的部位是上矢状窦及横窦。这些正常的变异常被错误认为是病灶。在影像学上，蛛网膜颗粒表现为与脑脊液相同的密度和信号，且无强化。CT 上常伴随有骨改变，特别是枕骨。

鉴别诊断

下面的各项鉴别诊断可用来帮助鉴别最常见的头皮、颅骨和脑膜病变。

头皮包块

- 帽状腱膜下血肿，异物（最常见）
- 毛发囊肿（"皮脂腺囊肿"）
- 脂肪瘤
- 皮样囊肿
- 转移瘤（从颅骨蔓延）
- 血管畸形（儿童的颅骨骨膜静脉窦）
- 皮肤癌（基底细胞癌或鳞状细胞癌）

颅骨增厚

- 正常变异（最常见）
- 长期苯妥英（狄兰汀）治疗
- 脑积水分流术
- Paget 病
- 骨纤维异常增殖症
- 甲状旁腺功能亢进
- 肢端肥大症
- 贫血

颅骨变薄

- 正常变异（最常见）（顶骨变薄）
- 蛛网膜囊肿
- 大枕大池
- 周围肿瘤生长压迫（少突胶质细胞瘤，胚胎发育不良性神经上皮瘤）

"竖发征"

- 贫血的典型表现：地中海贫血，镰状细胞贫血，遗传性球形红细胞增多症
- 颅骨血管瘤

转移瘤（以神经母细胞瘤和前列腺癌多见）

溶骨性病变

- 正常变异或手术后缺损（最常见）
- 转移癌
- 表皮样囊肿
- 嗜酸性肉芽肿
- 血管瘤
- Paget 病
- 浆细胞瘤
- 骨髓炎

颅骨硬化性病变

- 转移癌（最常见）
- 骨瘤
- 骨纤维异常增殖症
- 脑膜瘤伴发的改变
- Paget 病

弥漫性硬脑膜−蛛网膜强化

- 临床操作后或是手术后（如腰椎穿刺）
- 慢性硬膜下血肿
- 脑膜炎（通常柔脑膜强化）
- 肿瘤
- 神经结节病
- 低颅压（静脉淤血）
- 肥厚性硬脑膜炎（可能与 IgG4 有关）
- 硬脑膜静脉窦血栓形成

软脑膜强化

- 脑膜炎（感染或肿瘤引起）；神经结节病

（左）冠状位显示颅骨顶部有上矢状窦及静脉湖➡️。上矢状窦由 2 层硬脑膜组织构成，外层（骨膜层）➡️和内层（脑膜层）。蛛网膜颗粒➡️由蛛网膜发出进入上矢状窦。蛛网膜➡️与硬脑膜内层紧密贴合。

（右）轴位 CT 骨窗显示右侧枕骨邻近横窦处边缘清晰的低密度影➡️，是蛛网膜颗粒的特征性表现

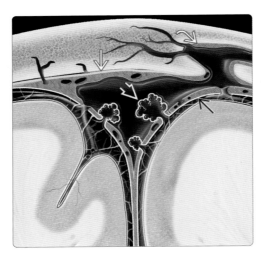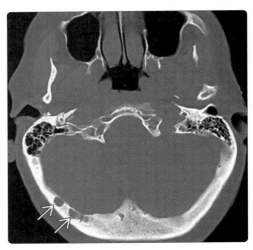

（左）冠状位显示蛛网膜颗粒由蛛网膜下腔突出伸向上矢状窦。脑脊液➡️渗透到蛛网膜颗粒，并被蛛网膜帽状细胞➡️与静脉窦内皮➡️分开。蛛网膜颗粒将脑脊液排入静脉循环。

（左）轴位 T2WI 压脂 MR 显示枕骨上呈脑脊液信号强度的多发病变，代表蛛网膜颗粒➡️，这是典型位置

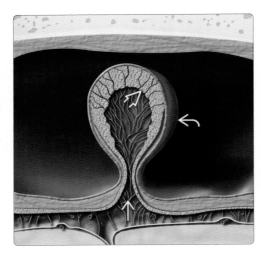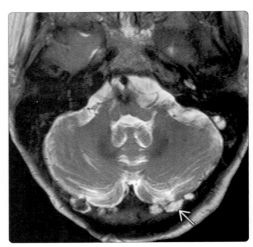

颅骨、头皮和脑膜概述

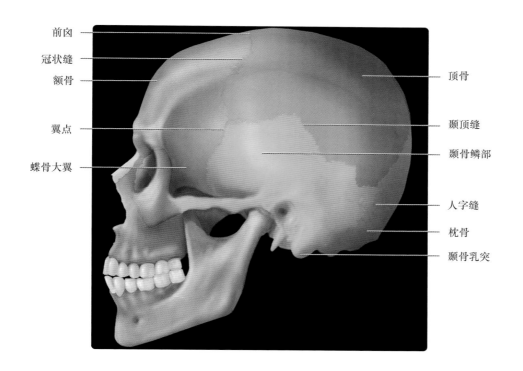

前囟
冠状缝
额骨
翼点
蝶骨大翼

顶骨
颞顶缝
颞骨鳞部
人字缝
枕骨
颞骨乳突

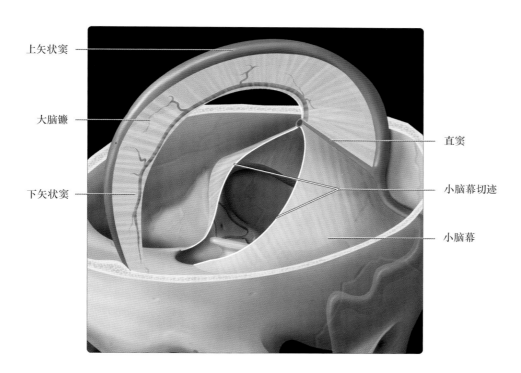

上矢状窦
大脑镰
下矢状窦

直窦
小脑幕切迹
小脑幕

（上）侧位图显示颅骨的各个组成部分。翼点是一个重要的手术标志，它位于颅骨外侧面的额骨、顶骨、蝶骨及颞骨鳞部的汇合处。（下）图示硬脑膜窦与大脑镰和小脑幕的关系。大脑镰前下缘附于鸡冠，在中线向后上方走行连于直窦，越向后位置越高。小脑幕顶与大脑镰相连，并且向下弯曲附着于横窦。小脑幕的两翼插入颞骨岩尖部，向前发出纤维组织连于前床突

（左）冠状位显示脑膜及蛛网膜下腔➡。纤薄的软脑膜覆盖大脑表面⊡以及蛛网膜下腔内的血管及小梁结构。软脑膜也包绕脑皮质穿支动脉形成血管周围间隙➡。蛛网膜➡形成蛛网膜下腔的外膜，并且疏松地与硬脑膜⊡相连。（右）3T MR轴位T2WI显示皮质下及深部白质内多发的正常血管周围间隙➡

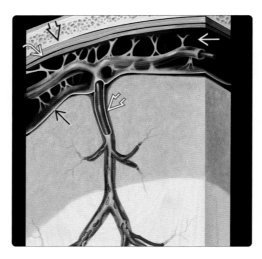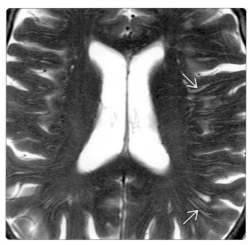

（左）矢状位图显示柔脑膜围成脑脊液池（蓝色）。蛛网膜➡在颅骨内面硬脑膜的下方（紫色），但是蛛网膜并不深入脑沟。软脑膜位于最内层（橘黄色）覆盖脑表面并深入脑沟内。蛛网膜下腔位于蛛网膜与软脑膜之间。（右）MR冠状位T1增强显示感染性脑膜炎所致的柔脑膜广泛异常强化➡

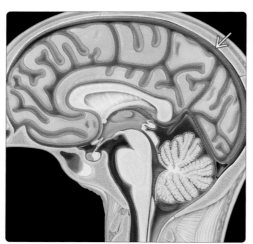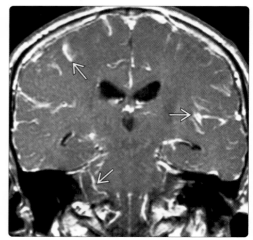

（左）MR冠状位T1增强显示广泛的硬脑膜强化，这与脑脊液漏所致的低颅压有关。弥漫性硬脑膜强化常与既往的手术、感染或炎症性病因相关。静脉淤血是低颅压硬脑膜强化的原因。（右）CT轴位示颅骨广泛增厚，板障内的骨髓增宽引起竖纹征。重型地中海贫血是这种经典影像学表现的最常见原因

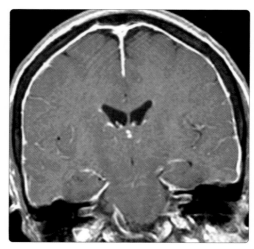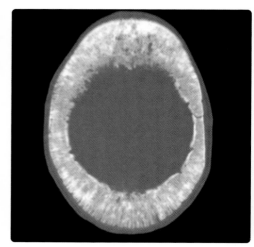

低颅压

关键点

术语

- 由于颅内脑脊液压力降低所致的头痛

影像

- 典型影像表现
  - 弥漫性硬脑膜增厚 / 强化
    - 光滑、非结节状或表面粗糙不平
  - 脑实质经过幕切迹向下移位（"中脑下垂"）
  - 静脉、硬脑膜窦扩张
  - ± 硬膜下积液 / 血肿
- 其他：中脑变长，在轴位 T2WI 上环池消失

主要鉴别诊断

- 脑膜炎
- 脑膜转移瘤
- 慢性硬脑膜下血肿

- 硬脑膜窦血栓形成
- 硬脑膜术后增厚
- 特发性肥厚性硬脑膜炎

临床问题

- 几种头痛（直立性头痛、持久性头痛、搏动性头痛，以及与颈强直有关的头痛）
- 不常见：脑神经麻痹（如展神经），视觉障碍
- 少见：伴随意识障碍的重症脑病
- 印象：有直立性头痛的年轻人或中年人

诊断要点

- 所有典型表现很少全部出现在一个患者身上
- 不要误诊为 Chiari 畸形 1 型
  - 手术会使症状加剧
  - 极少数病例可致命

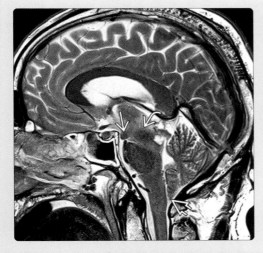
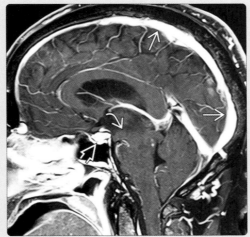

（左）按照偏头痛治疗的一位 57 岁男性患者，MR 矢状位 T2WI 显示中脑严重下垂➔，小脑扁桃体向下移位➔，下丘脑悬垂于鞍背上而乳头体➔位于鞍背下方。（右）同一患者 T1WI 矢状位压脂增强显示中脑严重下垂➔，小脑扁桃体向下移位。另外，垂体变大➔，硬脑膜静脉窦明显扩张➔

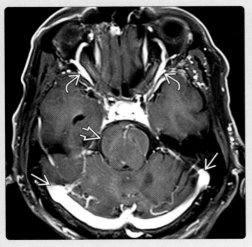
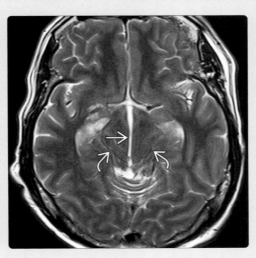

（左）同一患者 MR 轴位 T1 压脂增强显示中脑 / 脑桥肥大➔，眼上静脉延长扩张➔，乙状窦及横窦扩张➔。未见硬膜下血肿。严重的低颅压可以通过硬膜外腔注射自体静脉血进行治疗。（右）同一患者轴位 T2WI 显示第三脑室➔向下移位，与受压的中脑重叠。环池➔完全消失

颅底脑脊液漏

影像

- 最佳线索
  - 骨 CT 显示前、中颅底骨质缺损合并鼻分泌物 $β_2$- 转铁蛋白阳性
- 前颅底的骨 CT 征象
  - 筛板、中鼻甲外侧板或筛骨顶有骨质缺损
  - 其他证据，例如骨折、功能性内镜鼻窦手术（FESS）、先天性脑膨出
- 中颅底的骨 CT 征象
  - 鞍底骨质缺损（经鼻垂体手术，永存颅咽管）、蝶窦侧壁（蛛网膜颗粒）

主要鉴别诊断

- 血管舒缩性鼻炎
- 不伴脑脊液漏的颅底缺陷

病理学

- 可能是先天性或继发性（外伤后，术后）
- 先天性脑脊液漏
  - 筛板缺陷，先天性脑膨出，永存颅咽管
- 继发性脑脊液漏：蛛网膜颗粒（凹陷，硬脑膜骨缺失）或"自发性"
  - 蝶窦侧顶壁
- 外伤后脑脊液漏：可在任意一种鼻窦骨折后出现
  - 蝶窦顶部及侧壁、筛板或筛骨顶
- 术后缺损：可在任何一种鼻窦手术、前颅底或中颅底手术之后出现

临床问题

- Valsalva 呼吸或低头检查所伴随的鼻漏
- 想要确定从鼻流出的液体是脑脊液，$β_2$- 转铁蛋白测试是最好的一种方式
- 持续性脑脊液漏的内镜修复

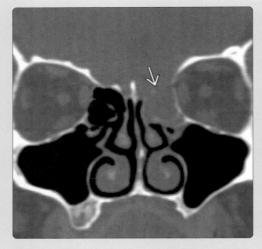
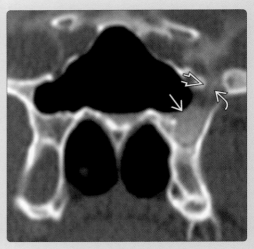
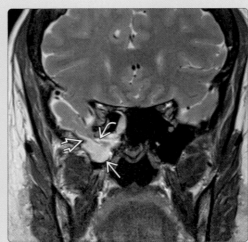
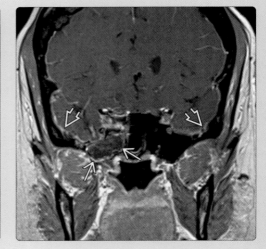

（左）颅骨 CT 冠状位显示在左侧筛骨顶及中鼻甲的侧壁有大范围骨质缺损➡。因为有完全不透光的筛骨小房，行 MR 显示已出现脑膜脑膨出。（右）注射造影剂后颅骨 CT 冠状位显示左侧蝶窦内出现脑脊液➡，骨质缺损➡及造影剂通过骨质缺损区延伸➡。对于脑脊液漏的病例，如果做了高分辨率颅骨 CT 和 MR，则几乎不需要 CT 脑池造影

（左）MR 冠状位 T2WI 显示蝶窦侧翼充满了脑脊液➡。蝶骨顶侧骨质缺损➡，大脑通过该缺损区疝出➡。该女性有自发脑脊液漏。许多这样的脑脊液漏是由蛛网膜颗粒造成的。（右）同一患者 MR 冠状位 T1WI 增强显示在脑膜脑膨出周边强化➡。注意脑脊液漏导致的硬脑膜广泛薄层强化➡，包括缺损区域的强化

颅内特发性炎性假瘤

关键点

术语

- 定义：非特异性、非肿瘤性良性炎症性病变，无明确的局部或系统性病因，以多形性淋巴浆细胞渗出为特征
- 特发性眼眶炎症
  - 可累及眼眶的任意部位
- 特发性眶外炎症
  - 累及颅内：通过眶上裂或视神经管蔓延
    - 海绵窦、硬脑膜、Meckel 腔
  - 累及颅底–颅外：从眶下裂蔓延或通过眼眶壁进行蔓延
    - 前颅底、静脉窦、鼻咽部
- IgG4 相关疾病：系统性受累的特发性炎症亚型
  - 颅内不相邻的区域：垂体、漏斗部
  - 颅外不相邻的区域（头颈）：腮腺、颌下腺及甲状腺

影像

- MR T1 压脂增强：弥漫浸润强化的肿块
  - 从眼眶通过眶上裂或视神经管蔓延到海绵窦、硬脑膜及 Meckel 腔
  - 通过眶下裂蔓延到翼腭窝、鼻、鼻咽间隙深部
- T2WI：等至低信号；纤维化↑，信号强度↓

主要鉴别诊断

- 眼眶扁平型脑膜瘤
- 脑膜非霍奇金淋巴瘤
- 鼻咽癌
- 神经结节病

临床问题

- 症状：伴随疼痛的突眼 ± 头痛 ± 脑神经病（痛性眼肌麻痹综合征）
- 排除诊断（IgG4 水平；活检）
- 治疗：应用大剂量类固醇激素

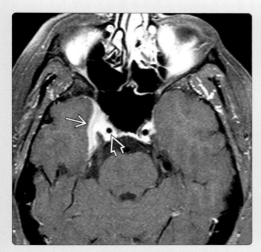
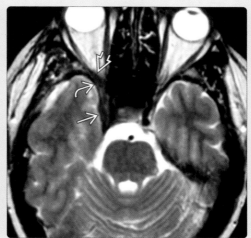

（左）MR 轴位 T1WI 压脂增强显示特发性眶外炎症的强化病灶，累及右侧海绵窦➡️，伴海绵窦内颈内动脉轻度狭窄➡️。（右）同一患者 MR 轴位 T2WI 显示特发性眼眶炎症病灶➡️通过眶上裂➡️与海绵窦内的特发性眶外炎症➡️相连。由于病变内常发生纤维化，两处特发性炎症区域均呈低信号

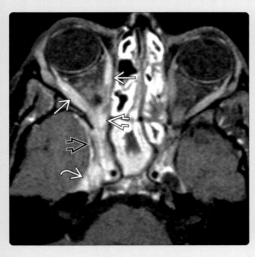
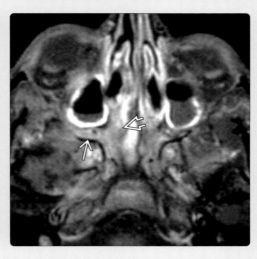

（左）眼眶层面 MR 轴位 T1WI 压脂增强显示眼外肌➡️增粗强化，通过眶上裂➡️与海绵窦➡️及 Meckel 腔➡️相连。首诊腺样囊性癌，活检证实为特发性眼眶内和颅内炎症。（右）同一患者 MR 轴位 T1WI 压脂增强显示病灶通过眶下裂向下蔓延至翼腭窝➡️及鼻腔➡️

IgG4 相关疾病

术语

- IgG4 相关疾病（IgG4-related disease，IgG4-RD）
- 慢性纤维素性炎性疾病，以 IgG4（＋）浆细胞浸润为特征

影像

- 弥漫性浸润且强化的肿物
  - 眼眶附属器（泪腺最常见）
  - 硬脑膜-蛛网膜（IgG4 相关的肥厚性硬脑膜炎）
  - 垂体、垂体柄（垂体炎）
  - 其他：脑神经（特别是眶下神经），脑（类似自身免疫性脑病）
- MR
  - T1WI 相对于脑实质呈等信号，T2WI 呈低信号
  - 明显均匀强化

主要鉴别诊断

- 特发性炎性假瘤
- 脑膜瘤
- 神经结节病
- 淋巴瘤

临床问题

- 发生于各个年龄段，以 50 ~ 70 岁最常见
  - 突眼、头痛
  - 脑神经病变
- 临床病程
  - 糖皮质激素→改善 / 缓解（减药 / 中断常会导致复发）
- 有 3% ~ 30% 的 IgG4 相关疾病患者的血清 IgG4 浓度是正常的
- 血清 IgG4 升高不是诊断 IgG4 相关疾病的依据（既不敏感也不特异）

诊断要点

- 最佳诊断线索是结合临床病史、体格检查、实验室检查及影像学检查

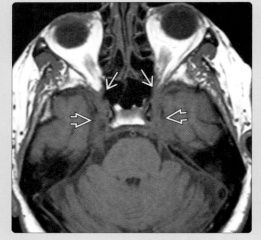
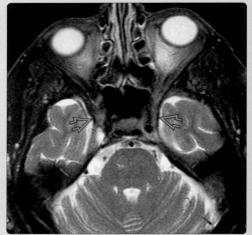

（左）81 岁男性，左眼视力下降。MR 轴位 T1WI 显示海绵窦➡和眶尖➡弥漫浸润性软组织肿块，信号与脑组织相等。泪腺未受累。（右）同一患者 MR 轴位压脂 T2WI 显示病灶➡相对脑实质为低信号

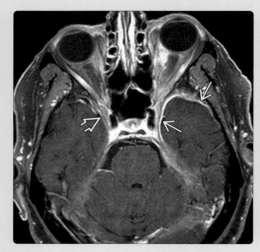
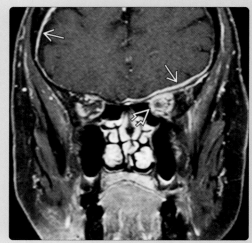

（左）同一患者 MR T1 压脂增强显示海绵窦➡及眶尖部肿物明显强化。此外，注意左侧中颅窝增厚强化的硬脑膜及蛛网膜➡。（右）同一患者冠状位 T1 压脂增强显示双侧硬脑膜及蛛网膜强化➡，眼眶后部充满强化的软组织➡，这些软组织同时包绕着左侧视神经。活检证实为 IgG4 相关疾病

骨纤维异常增殖症

术语

- 骨纤维异常增殖症（fibrous dysplasia，FD）
  - 别名：颅面骨纤维异常增殖症、纤维性骨炎、纤维性骨营养不良
- McCune-Albright 综合征（McCune-Albright syndrome，MAS）
  - 多骨性纤维异常增殖症
  - 最常见的 FD 综合征之一
- 以病变范围广为特点的先天性疾病
  - 成骨细胞分化及成熟缺陷
  - 包括纤维组织及编织骨的混合组织

影像

- 最佳诊断线索：CT 上病变骨可见磨玻璃样改变
- 颅面骨纤维异常增殖症：受累骨 > 1 块
- MR：T2WI 信号广泛减低（如果是实性），或周边信号减低（如果是囊性）
  - 强化方式多样
  - 周边强化、弥漫强化或无强化

主要鉴别诊断

- Paget 病
- Garré 硬化性骨髓炎
- 脑膜瘤

临床问题

- 最常见的体征 / 症状：无痛性肿胀或畸形
- 统计学特征
  - < 6 岁（39%）,6～10 岁（27%）, > 10 岁（39%）
  - MAS 女性好发（男性也可发病）
  - 单骨性 FD 是多骨性 FD 的 6 倍
  - 单骨性 FD（75%）：25% 出现在颅骨和面部
  - 多骨性 FD（25%）：50% 出现在颅骨和面部
  - 颅骨受累不同：多骨性 FD（50%）> 单骨性 FD（25%）
- 很少发展为纤维肉瘤、骨肉瘤、软骨肉瘤和间叶组织肉瘤

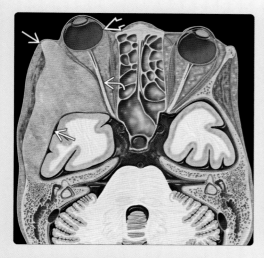
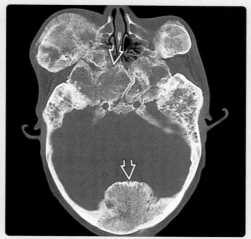

（左）轴位示意图显示骨纤维异常增殖症（FD）导致的眼眶外侧壁、蝶骨翼及颞骨鳞部膨大。注意同侧眼球突出及视神经被拉长。（右）19 岁男性，颅面发育异常（多骨性 FD），轴位 CT 骨窗显示面骨及颅底骨过度生长，并出现典型的磨玻璃样改变

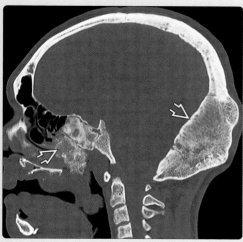
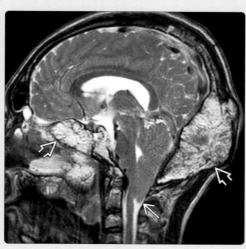

（左）同一病例 CT 骨窗矢状位重建显示病变骨的磨玻璃样改变，为 FD 的典型表现。（右）同一病例矢状位 T2WI 显示膨大骨呈高信号。骨纤维异常增殖症病灶的信号多变。病程较长的硬化性 FD 患者，过度硬化的骨质常呈很低信号（黑）。注意脑干及小脑受压，小脑扁桃体向下移位

Paget 病

术语

- 慢性代谢性骨病
- 以伴随不同程度骨质破坏的骨膨大 ± 硬化为特征

影像

- 边界清晰锐利的骨质缺失和（或）显著骨质增厚＋硬化
- 25%～65% 发生在颅骨（可孤立发生在颅底）
  - 板障增厚、骨小梁增粗、皮质增厚
  - "Tom-o'-Shanter" 颅：板障厚度显著增加，尤其是内板
  - "棉花团样" 颅："颅骨局限性骨质疏松"区域内有局灶性硬化
- 扁颅底
- 在所有骨扫描（血流量、血池、静态成像）中均为高摄取
- 在 56%～86% 骨扫描＋X 线摄片中，显示异常

主要鉴别诊断

- 成骨性转移瘤
- 溶骨性转移瘤
- 骨纤维异常增殖症
- 其他引起颅骨增厚的原因

病理学

- 在活跃阶段或静止阶段均表现为过度的骨质异常重构。
  - 局部骨质吸收增加，伴随旺盛的异常新骨生成
- 个别部位疾病进展过程多样
  - 在同一患者身上可以见到 Paget 病的不同阶段

临床问题

- 20% 无症状，疼痛，压痛，头颅增大
- 新发疼痛 / 肿胀→恶变

（左）冠状位显示 Paget 病颅骨板障弥漫性增厚➡。（右）尸检显示颅骨 Paget 病，颅骨弥漫性增厚，黄骨髓被纤维血管组织取代➡（Courtesy E. T. Hedley-Whyte，MD.）

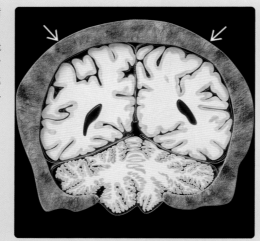
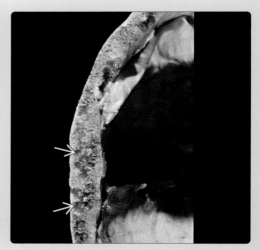

（左）X 线侧位片显示 Paget 病活跃阶段典型的棉花团样征象➡，同时伴颅骨增大（颅骨增厚）、溶骨与成骨同时存在、融合结节性钙化。（右）骨 CT 轴位显示活跃期 Paget 病表现为棉花团样的溶骨➡与成骨➡同时存在的区域

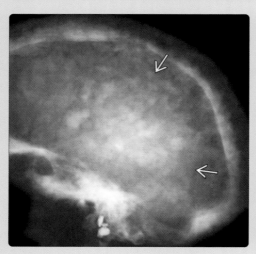
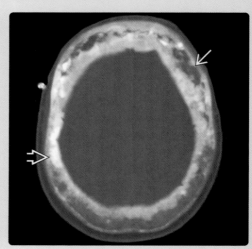

颅骨增厚

术语

- 颅骨增厚
  - 板障增厚 ± 骨皮质增厚

影像

- 颅骨（宽度）增宽
  - 弥漫或局灶
- CT 平扫是检测颅骨增厚常见原因的最佳检查手段
  - 薄层颅脑 CT 可以对颅底进行详细的评估
- 增强 MR：寻找邻近受累的硬脑膜

主要鉴别诊断

- 正常变异（最常见）
- 脑积水分流术或婴儿脑损伤
  - 新生儿脑膜炎或者脑炎
  - 新生儿缺血 / 缺氧 / 低血糖
  - 伴婴儿脑萎缩的代谢性 / 遗传性疾病
  - 服用或未服用苯妥英

- 转移瘤（弥漫硬化性）
- 小头畸形
- 慢性贫血

临床问题

- 经常无症状
- 颅底骨增厚的患者
  - 寻找颅底孔 / 管增生或侵蚀
  - 可能会引起脑神经病变
- 许多病例中，评估脑组织能帮助确定诊断
- 许多检查能帮助区分病因
- 颅骨变化可以提示潜在疾病
- 以治疗潜在的病因为目标

诊断要点

- 引起颅骨增厚的潜在病因有哪些?
  - 正常变异（最常见）
  - 其他：转移瘤、贫血、甲状旁腺疾病等

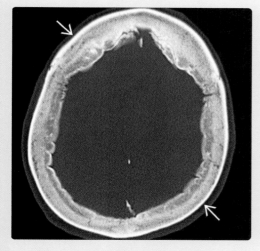
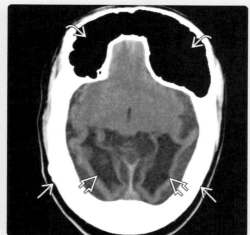

（左）64 岁女性，非特异性头痛，神经系统检查正常，CT 显示颅骨弥漫性增厚➡。引起颅骨弥漫性增厚最常见的原因是正常变异。（右）如果脑组织体积异常缩小，颅骨可能会增厚。该儿童有严重围生期脑损伤，所以出现大脑萎缩，伴随脑室扩大➡、颅骨弥漫性增厚➡及额窦➡明显扩大

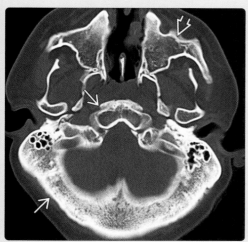
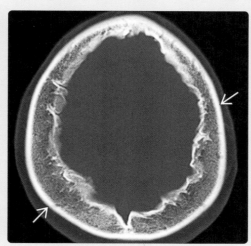

（左）很多遗传性疾病可引起颅骨增厚。图示 19 岁男性患者确诊为颅骨干骺端发育不良症，枕骨（包括斜坡）➡和上颌窦➡骨质明显增厚。（右）同一患者更近顶部的层面显示颅骨自上而下弥漫且对称性增厚➡，顶骨最明显

朗格汉斯细胞组织细胞增生症（颅骨和脑）

术语

- 朗格汉斯细胞组织细胞增生症（Langerhans cell histiocytosis，LCH）
- LCH 现在被当作一种肿瘤性疾病
  - *BRAF* 基因突变，LCH 细胞克隆

影像

- CT 平扫
  - 颅骨边界清晰的溶骨性缺损
    - 斜形边缘
  - 乳突：地图样骨质破坏、软组织肿块
- MR
  - T1WI 显示垂体后叶正常 T1 高信号缺失
  - 漏斗增粗强化
  - 脉络丛、软脑膜及基底节区的强化肿块
  - 可出现脑白质病变

主要鉴别诊断

- 溶骨性颅骨病变

- 外科治疗（头颅钻孔、分流、手术缺损）
  - 表皮样囊肿
  - 皮样囊肿
- 垂体漏斗 / 下丘脑增粗强化
  - 生殖细胞瘤、转移瘤、垂体细胞瘤、神经结节病

临床问题

- 不只局限于颅骨（通常无症状），也可累及其他组织（皮肤、淋巴腺、肺、中枢神经系统）；如果累及超过 1 个器官，可能会出现症状

诊断要点

- 颅骨是 LCH 最常累及的骨
- LCH 累及中枢神经系统后，最常见的表现就是垂体柄增粗强化
  - 尿崩症患者如果初次 MR 正常，在 2 ～ 3 个月内复查
- 共济失调患者伴有脉络丛肿块和小脑白质脱髓鞘，考虑 LCH

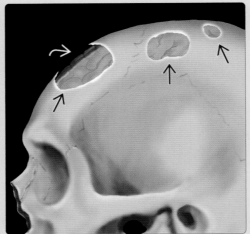
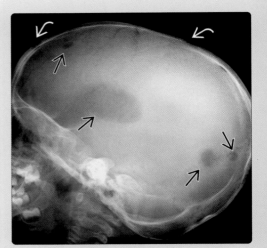
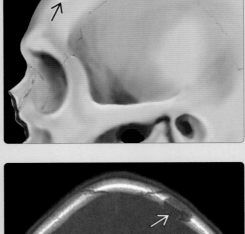
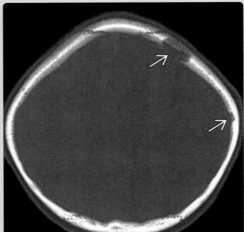
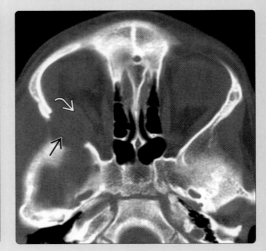

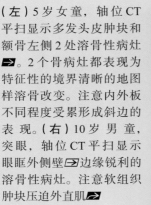

（左）侧位示意图显示颅骨 3 处边缘锐利的溶骨性病灶⇗，呈地图样改变。注意溶骨性病灶的斜形边缘➡。（右）3 岁男童，中枢性尿崩症，侧位片显示皮下数个肿块及颅骨多发溶骨性病灶➡。注意受累的颅骨内外板上呈"饼干刀"样溶骨缺损及斜行边缘➡

（左）5 岁女童，轴位 CT 平扫显示多发头皮肿块和额骨左侧 2 处溶骨性病灶➡。2 个骨病灶都表现为特征性的境界清晰的地图样溶骨改变。注意内外板不同程度受累形成斜边的表现。（右）10 岁男童，突眼，轴位 CT 平扫显示眼眶外侧壁➡边缘锐利的溶骨性病灶。注意软组织肿块压迫外直肌➡

神经结节病

术语

- 以非干酪样上皮细胞肉芽肿为特征的多系统炎性病变

影像

- 单发或多发中枢神经系统肿块 ±X 线片异常
  - 超过 90% 的神经结节病都会伴有 X 线片异常
- MR 表现多种多样
  - 硬脑膜−蛛网膜增厚（弥漫或局灶）
  - 可累及软脑膜、脑神经，填充内耳道
  - 垂体柄 / 下丘脑增粗
  - 脉络丛增厚、浸润
  - 可浸润眼眶周围结构、视神经
  - 罕见
    - 脑白质小血管炎
    - 脑实质局灶性肿块

主要鉴别诊断

- 脑膜炎
- 脑膜瘤
- 转移瘤
- 淋巴细胞性垂体炎

病理学

- 病因不明
- 可沿着血管周围间隙浸润至大脑

临床问题

- 通常为无症状疾病（多达 50% 患者是无症状的）
- 5%（临床上）到 27%（尸检）出现中枢神经系统受累
  - 最常见的中枢神经系统症状：脑神经功能缺陷，面神经麻痹最常见
- 病史
  - 2/3 为自限性单病程疾病；1/3 出现慢性缓解−复发的病程

诊断要点

- 神经结节病表现多样，易与其他疾病混淆

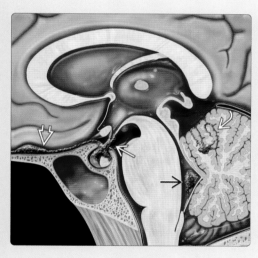
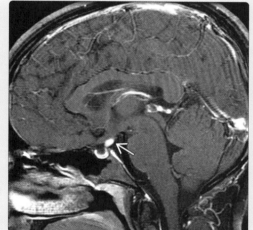

（左）矢状位示意图显示神经结节病最常见的部位：（1）包裹漏斗部并延伸到鞍旁➡；（2）额叶底部的连续病变➡；（3）小脑上蚓部➡及第四脑室脉络丛➡的同步病变。（右）一位患有神经结节病及尿崩症的患者 MR 矢状位 T1 压脂增强显示漏斗和下丘脑增粗➡

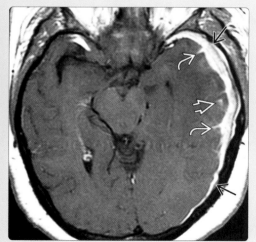
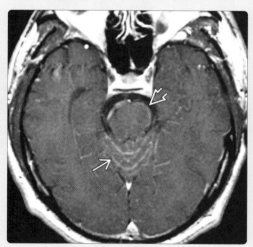

（左）44 岁女性，进行性头痛及复视。MR 轴位 T1 增强显示左侧大脑半球表面硬脑膜−蛛网膜弥漫性增厚➡，并延伸至脑沟内➡及下方的脑实质➡。活检证实神经结节病伴脑实质受累。（右）已证实为神经结节病的患者，MR 轴位 T1 增强显示脑桥上部➡及小脑表面➡软脑膜弥漫性强化

毛根鞘囊肿

术语

- 毛根鞘囊肿（trichilemmal cyst，TC）是首选的名称
  - 通常被称为皮脂腺囊肿，但是不准确
  - 变异＝增生性毛根鞘肿瘤
- 含角蛋白的囊肿
  - 内衬复层鳞状上皮
  - 病理看起来像毛囊根鞘

影像

- 一般特征
  - 大部分在真皮或皮下组织内
  - 大小不等（几毫米至几厘米）
  - 可单发或多发
- CT
  - 圆形或卵圆形、境界清晰的头皮肿块
  - 多发点状／曲线状／粗糙的钙化
- MR
  - T1WI 与脑组织、肌肉信号相当
  - T2WI 呈不均匀低信号
  - FLAIR 序列信号不受抑制
  - T2* 序列常见多发"开花样"病灶
  - 单纯毛根鞘囊肿通常不强化

主要鉴别诊断

- 基底细胞癌、鳞状细胞癌
- 皮样囊肿
- 表皮样囊肿
- 转移瘤
- 脑膨出

临床问题

- 典型表现
  - 60 岁以上女性出现表皮下头皮肿块
  - 无毛的、坚韧的、无触痛的、活动度好的头皮下肿块
  - 通常不伴疼痛

（左）63 岁男性，评估外伤时 CT 平扫发现头皮肿块➡️，内部可见散在高密度钙化➡️。（右）同一患者轴位 CT 骨窗显示头皮肿块边界清晰➡️，肿块内可见点状及线样钙化➡️。未见骨质受侵征象。其余头皮显示正常，诊断为毛根鞘囊肿

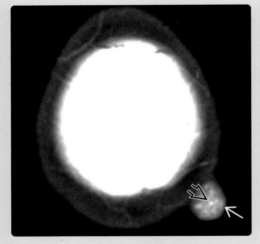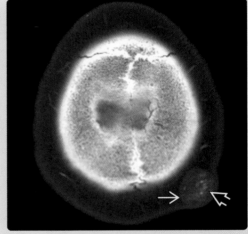

（左）68 岁女性，头痛。MR 矢状位 T1WI 显示两个巨大的边界清晰的头皮肿物➡️。肿物被脂肪不完全包裹，与脑和肌肉呈等信号。（右）同一患者 MR 轴位 T2WI 显示肿物呈不均匀的低信号➡️。两处病变在 T2* 均可见一些内部"开花征"，提示钙化。这些病变经过多年缓慢增大，是良性增生性毛根鞘囊肿

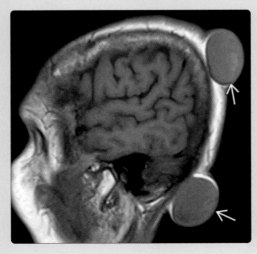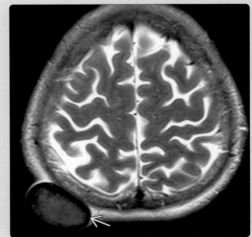

脑膜瘤

术语

- 典型良性脑膜瘤＝ WHO Ⅰ级

影像

- 好发部位
  - 幕上（90%）
    - 矢状窦旁/大脑凸面（45%），蝶骨（15%～20%）
    - 嗅沟（5%～10%），鞍旁（5%～10%）
  - 幕下（8%～10%）（CPA 是最常见的部位）
  - 1%～9% 的病例为多发性脑膜瘤
- 一般特征
  - 脑外肿瘤以宽基底与硬脑膜相连
  - ＞90% 均匀显著强化
- CT
  - 高（70%～75%）、等（25%）、低（1%～5%）密度
  - 骨皮质不规则增厚，血管压迹↑
  - 钙化（20%～25%）（弥漫、斑点状、细沙状、日光放射状、球形、轮辐状）
  - 坏死、囊变常见，出血很少见
- MR
  - 在肿瘤与脑实质之间寻找脑脊液/血管裂隙；硬脑膜尾征（35%～80%，但非特异征象）
- 出现以下影像表现，肿瘤分级↑
  - 肿瘤与脑实质分界不清
  - 囊状强化
  - 不均匀强化

主要鉴别诊断

- 硬脑膜转移瘤
- 肉芽肿（结核、结节病）
- 特发性肥厚性硬脑膜炎
- 髓外造血
- 血管瘤、硬脑膜静脉窦

临床问题

- 成人最常见的原发性颅内肿瘤（20%～35%）；好发年龄 40～60 岁（儿童少见，神经纤维瘤病 2 型除外）；通常无症状，偶然发现，生长缓慢

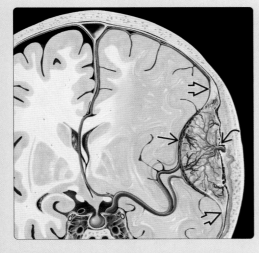
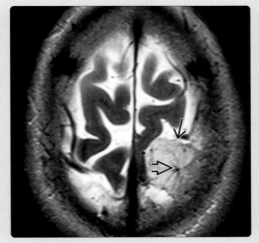
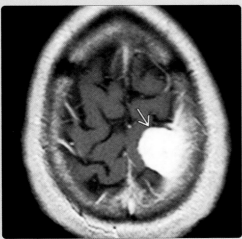
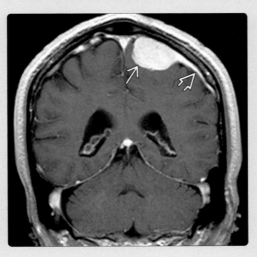

（左）冠状位示意图显示典型的脑膜瘤以宽基底与硬脑膜相连和反应性硬脑膜尾征➡；注意脑脊液-血管裂隙➡位于脑与肿瘤之间。典型的"日光放射状"硬脑膜血管➡（本例是脑膜中动脉）供应肿瘤中心，软脑膜血管供应肿瘤周围。（右）59 岁男性，头痛。MR 轴位压脂 T2WI 显示中高信号的脑外肿物➡，"日光放射状"血管（流空影）供应肿块中心➡

（左）同一患者 MR 轴位 T1 增强显示肿块➡显著均匀强化。（右）MR 冠状位 T1 增强显示强化肿块➡和邻近强化更显著的硬脑膜尾征➡。WHO Ⅰ级脑膜瘤，手术切除。硬脑膜尾没有被肿瘤浸润

术语

- 典型（良性）脑膜瘤＝WHO Ⅰ级
- 非典型脑膜瘤（atypical meningioma，AM）＝WHO Ⅱ级
- 恶性脑膜瘤（malignant meningioma，MM）＝WHO Ⅲ级

影像

- MM 的 CT 三联症：颅外肿物、溶骨性破坏、颅内肿瘤
- MR
  - 基于硬脑膜的局部侵袭性病变，内部有坏死，脑实质水肿明显
  - 肿瘤边界模糊（肿瘤侵袭脑组织）
  - 显著的肿瘤血管翳从肿物向周边延伸＝"蕈伞征（mushrooming）"
  - 显著的瘤周水肿
  - DWI、ADC 信号与富含细胞的组织病理学特点相关（DWI 高信号，ADC 低信号）

主要鉴别诊断

- 脑膜瘤（典型）
- 硬脑膜转移瘤
- 淋巴瘤
- 肉瘤（骨肉瘤、尤文肉瘤、胶质肉瘤等）

病理学

- AM：有丝分裂活性高
- MM：AM 的特点＋恶性肿瘤常见的表现

临床问题

- AM 29% 复发率（26% 转变为 MM）
- MM 50% 复发率

诊断要点

- 很难依据影像学表现对脑膜瘤进行分级
- 具有典型脑膜瘤的影像表现不能排除非典型和恶性脑膜瘤

（左）冠状位示意图显示恶性脑膜瘤侵犯头皮、颅骨及下方的脑组织，可见大范围血管源性水肿（灰色）。注意溶骨性破坏，肿瘤浸润硬脑膜及蛛网膜呈蕈伞样生长➡，与脑实质交织在一起。（右）MR 矢状位 T1 增强显示恶性脑膜瘤显著强化，累及头皮、颅骨及下方的脑实质。注意肿瘤通过硬脑膜呈蕈伞样生长➡和明显低信号的脑水肿➡

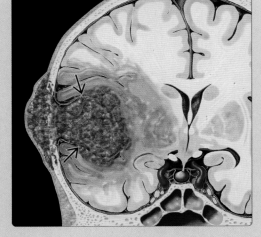
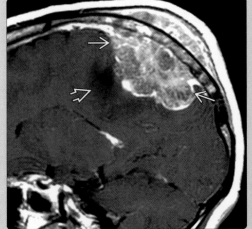

（左）71 岁男性 MR 轴位 T2WI 显示沿右侧蝶骨大翼边界清晰的宽基底肿块➡。肿块呈等信号，并与脑实质之间存在脑脊液-血管裂隙➡，未见脑实质受侵征象。（右）MR 轴位 T1 压脂增强显示肿块显著均匀强化➡。外科术中未见肿物侵犯邻近脑实质。病理学确定为 WHO Ⅱ级脑膜瘤。该病例说明单纯依靠影像学确定肿瘤分级很困难

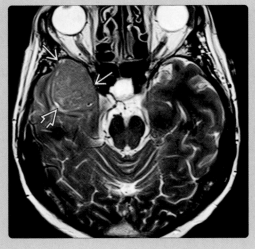
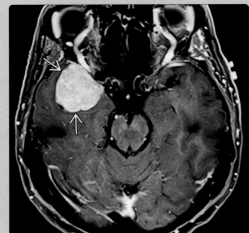

颅骨血管瘤

术语

- 主要由血管和一些非血管成分构成的颅骨内良性病变

影像

- 最佳线索
  - 边界清晰的膨胀性颅骨病变
- 最常见于额骨，其次为颞骨、顶骨
- 大部分单发，多发占 15%
- 最佳影像诊断方法：颅骨 CT
  - 边界清晰的膨胀性病变
  - 1/3 的病例可见周边薄层硬化边缘
  - 内板及外板完整
  - 外板通常比内板膨胀更明显
  - 骨小梁增厚伴放射状骨棘
- MR 信号特征主要取决于
  - 流速低的静脉血流量
  - 红骨髓与黄骨髓的比率
  - 骨小梁呈低信号
- T1WI
  - 低或等信号
- T2WI
  - 通常为不均匀高信号（"灯泡征"）
- T1 增强
  - 弥漫性不均匀强化
  - 延迟填充
  - 可能会出现硬脑膜尾征

病理学

- 根据主要血管分类：毛细血管型、海绵状血管型，或者混合型

临床问题

- 大多数无症状
- 颅骨血管瘤罕见：占骨肿瘤的 0.2%
- 很少需要治疗

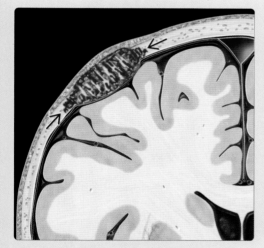
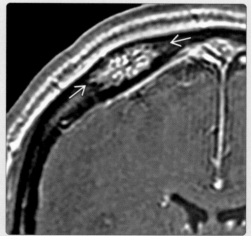

（左）冠状位示意图显示边缘清晰的颅骨膨胀性病灶➡️，骨小梁增生导致病灶呈蜂窝状。（右）MR 冠状位 T1WI 增强显示颅顶膨胀性血管瘤呈弥漫性不均匀强化➡️。信号不均匀是由于骨小梁的低信号与血管的强化混杂在一起

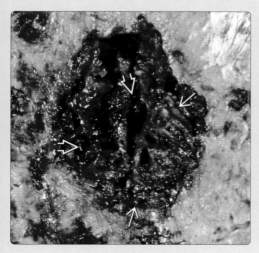
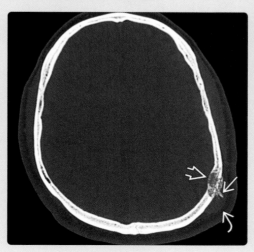

（左）图示为手术切除的颅骨血管瘤特写。注意颅板的放射状骨棘➡️与粗细不等的血管➡️散在分布。（右）轴位 CT 骨窗显示头皮肿物➡️，以及颅骨血管瘤➡️的骨棘➡️

骨髓瘤

术语

- 单克隆 B 淋巴细胞肿瘤（终末分化为浆细胞）
  - 单发＝浆细胞瘤
    - 脑／中枢神经系统为髓外浆细胞瘤
  - 多灶＝多发性骨髓瘤（multiple myeloma，MM）

影像

- 颅内 MM 很少见（占 MM 的 1%）
- 可表现为单发（原发性）浆细胞瘤或系统性 MM（继发性）
  - 继发性
    - 从溶骨性颅骨病变向外蔓延＞血源性播散
  - 原发性 CNS 骨髓瘤很少见
    - 脑外基于硬脑膜的非骨性病变
    - CNS 骨髓瘤累及柔脑膜和（或）脑神经
    - 实性肿物（散在结节）
- 最佳影像诊断方法：X 线检查（骨骼检查）

- 90% 的患者能检查出 80% 的病灶
- 20% 的 X 线检查及 MR 检查显示"正常"
- 中枢神经系统疾病
  - 颅骨及颅底骨病变行骨 CT 检查
  - MR T1 压脂增强评估颅内非骨相关病变

主要鉴别诊断

- 外科手术缺损
- 溶骨性转移瘤
- 血管瘤
- 甲状旁腺功能亢进

临床问题

- 好发年龄＝ 65 ～ 70 岁
  - 最常见症状：骨痛（68%）
- 预后
  - 70% 的浆细胞瘤转化为多发性骨髓瘤

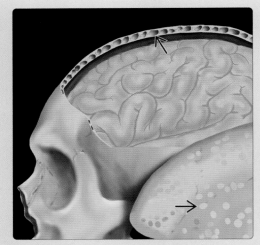
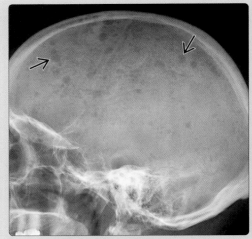

（左）矢状位示意图显示颅骨多发穿凿样骨髓瘤病灶➡️。（右）一位多发性骨髓瘤患者 X 线侧位片显示典型穿凿样病灶➡️引起的颅骨椒盐样表现

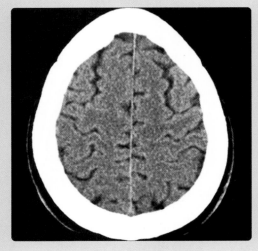
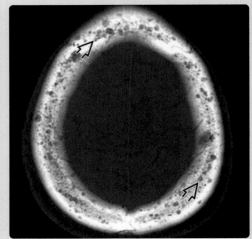

（左）50 岁男性，精神异常（可能是短暂性脑缺血发作），轴位 CT 平扫未见异常。（右）同一患者轴位 CT 骨算法重建显示颅骨多发边界清楚的溶骨性病变➡️，进一步检查诊断为多发性转移性骨髓瘤

颅骨和脑膜转移瘤

术语

- 伴有颅骨 / 脑膜破坏 / 浸润的强化病灶
- 位于颅骨、硬脑膜、柔脑膜、蛛网膜 / 蛛网膜下腔、软脑膜及帽状腱膜下
- 表现多样：光滑增厚、结节、小腔形成、分叶状及菜花样肿物

主要鉴别诊断

- 颅骨转移瘤：外科手术缺损（头颅钻孔、颅骨切除术）、骨髓瘤
- 硬脑膜转移瘤：硬膜外 / 硬膜下血肿，脑膜瘤
- 柔脑膜转移瘤：蛛网膜下腔出血、结节病及感染性脑膜炎

临床问题

- 18% 的患者有颅内和颅外恶性肿瘤

- 2%～4% 的患者无法确定原发灶
- 所有转移瘤：临床上可能无症状和不被怀疑
- 头痛是最常见的症状（50%）
- 脑脊液细胞学检查常常是假阴性
- 单次腰穿的准确率是 50%～60%，但在 3 次之后，准确率提升至 90%
- 双峰→儿童（髓母细胞瘤及白血病）；成人（乳腺癌、肺癌、黑色素瘤及前列腺癌）
- 平均年龄约 50 岁（儿童恶性肿瘤及患乳腺癌的年轻女性年龄相对较轻）
- 肿瘤细胞常常通过脑脊液广泛播散，因此需要治疗整个神经系统（脑脊髓）

诊断要点

- 腰穿及增强 MR 检查都需进行，尤其是第一次检查阴性的患者

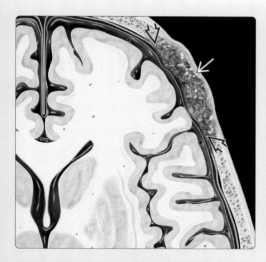
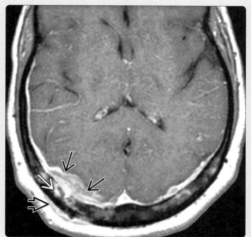

（左）轴位示意图显示溶骨性颅骨转移瘤➡，板障膨胀，下方的硬脑膜受侵 / 增厚（浅蓝色的线性结构）➡。（右）MR 轴位 T1WI 增强显示颅骨转移灶及强化的板障➡。注意帽状腱膜下软组织➡及广泛的硬脑膜结节状增厚➡

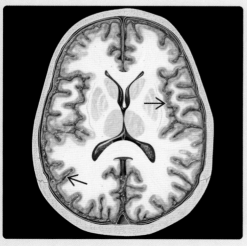
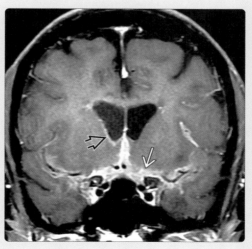

（左）轴位示意图显示弥漫性柔脑膜转移瘤，图示异常蓝色物质➡覆盖软脑膜表面，及充填指状脑沟之间的蛛网膜下腔。（右）癌性脑膜炎在影像上不易与化脓性脑膜炎鉴别。该病例为胶质母细胞瘤脑脊液播散，同时有脑沟-脑池➡和室管膜➡的肿瘤播散

影像学方法及指征

一般方法

眼眶的影像包括 2 个部分：①眼球；②眼眶骨、软组织及眶骨膜。

这两个部分的病变会导致特异的临床表现，从而影响不同的患者群体。当一个患者行影像学检查，临床医生一般可清楚地知道病变是否累及眼球抑或眼眶的其他结构。

眼眶是指这些骨性结构和眼外部的软组织，而眼球则仅仅指眼球本身。大部分的影像学检查来自于眼部整形手术、神经科医师、眼神经医师、神经外科医师及耳鼻喉科医师，他们需要了解眼眶和眼球的结构。但是，在某些情况下，眼球的影像学检查可以为体格检查及眼底镜检查提供补充性信息。

超声

眼部超声是眼底镜检查的有力补充，已经成为眼科的常规检查。经眼超声除了提供一些眼球的影像学信息之外，还可以对其他眼眶软组织结构提供有限的高分辨率的评估。

由于超声的实用性，对于许多简单的诊断不必行进一步的影像学检查。因此，眼眶的影像学检查具有眼科医生及神经放射医生共享的作用。

CT

由于优良的骨显示能力，CT 相比 MR 来说，对于起源于骨或直接累及骨的眼眶疾病有着很大的优势，例如含上皮细胞、含有基质的骨软骨瘤、骨营养不良、引起骨扇形改变的良性肿物，以及引起骨质破坏的侵袭性恶性肿瘤。

钙化是鉴别一些疾病的特征性征象，因此，CT 可以提供必要的诊断信息，即使是在 MR 检查之后，例如视网膜母细胞瘤、视神经鞘脑膜瘤及晚期眼部疾病（眼球结核）。值得注意的是，眼眶海绵状血管瘤，一种成人常见的眼眶肿物，很少显示静脉石或钙化。

在许多病例中，CT 能提供足够的信息来做出明确的诊断以及指导治疗，不必再行 MR 检查，例如甲状腺眼病、临床良性泪腺肿物及眼眶海绵状血管瘤。

对于临床上明确的诊断，CT 常常足以鉴别直接影响治疗决策的相关表现或并发症。例如，一位患有眼眶蜂窝织炎的患者，增强 CT 可以确定是否存在鼻窦疾病和（或）脓肿，以指导外科手术治疗。

对于儿童，CT 拥有快速成像而无需使用镇静剂的特别优势。但是，放射线暴露的风险也必须考虑。

MR

评估复杂眼眶疾病，MR 是首选检查方式。良好的软组织对比及增强使得 MR 成为复杂疾病的理想检查方式，包括眼外肿瘤、血管畸形及复杂炎症。

特别是对于恶性眼眶疾病，MR 是检查疾病浸润范围的最佳方式。MR 上能够显示的重要特征包括神经周围的肿瘤播散、视神经受侵、血源性或脑脊液播散的转移瘤以及颅内受侵。

虽然超声是眼球影像检查的一线手段，但是 MR 可以对延伸至球后的眼内恶性肿瘤提供更多精确的可视化信息，包括视网膜母细胞瘤、眼黑色素瘤及眼转移瘤。此外，MR 对于眼球本身也能提供精细的观察，尤其对于那些眼底镜检查不清楚的病例，例如眼球肿胀或外伤、视网膜脱离、巨大的眼内肿物、玻璃体出血以及任何原因导致的不透光介质。

影像解剖学

骨性眼眶

骨性眼眶壁主要是由额骨构成上壁、颧骨构成外侧壁和下壁、上颌骨构成下壁和内侧壁以及筛骨构成内侧壁。构成内侧壁的还包括泪骨、鼻骨以及腭骨的一小部分。眼眶后壁及下壁的大部分由蝶骨构成，在眶尖形成复杂的小孔。

眼球

眼球前部充满液体，包括前房和后房，均位于晶状体前方。眼球后部主要由玻璃体占据。常规影像学检查显示其他正常解剖结构的能力有限。

眶隔

起源于眼眶骨膜的筋膜延伸至眼睑形成腱膜，在眼眶前部及眼内容物之间形成屏障。尽管隔膜本身常无法辨别，但它的存在非常重要，可以在疾病发生时，将其控制在隔膜的一侧。

泪器

泪腺位于眼眶上外侧前部的骨性小窝内。眼泪经泪小管、眼眶下内侧的泪囊以及下方的鼻泪管排出。

眼外肌（EOM）

4 条眼直肌共同起源于眶尖处的总腱环上，连接于角巩膜表面。上斜肌起止点类似，但要通过眼

鉴别诊断：眼眶

先天性病变	感染性病变	良性肿瘤
眼缺损	眼弓蛔虫病	婴幼儿眼眶血管瘤
永存原始玻璃体增生症	眼眶骨膜下脓肿	视神经胶质瘤
渗出性视网膜炎（Coats 病）	眼眶蜂窝织炎	视神经鞘脑膜瘤
眼眶皮样囊肿／表皮样囊肿	**炎性病变**	泪腺良性混合瘤
眼眶神经纤维瘤病，1 型	眼眶特发性假瘤	**恶性肿瘤**
血管病变	眼眶结节病	视网膜母细胞瘤
眼眶淋巴管畸形	甲状腺性眼病	眼黑色素瘤
眼眶静脉曲张	视神经炎	眼眶淋巴组织增生性病变
眼眶海绵状血管瘤	**肿瘤样病变**	泪腺癌
婴幼儿眼眶血管瘤*	眼眶朗格汉斯细胞组织细胞增生症	

* 婴幼儿血管瘤被归类为一种良性肿瘤，同时为了对照，也将其列为一种血管畸形

眶上内侧的滑车环。下斜肌起源于眶下壁的内侧前缘处，它的走行很短且更直。上睑提肌起源于总腱环，它在上直肌的上方走行并止于上眼睑。

视神经-神经鞘复合物

视神经（CN2）是眼球的中央束穿过视神经管形成。周围神经鞘与颅内硬脑膜及蛛网膜相延续。神经周围的脑脊液在 MR 上可以显像，这些脑脊液与鞍上池的脑脊液相连续。

周围脑神经

动眼神经、滑车神经及展神经支配眼外肌的运动。动眼神经的内脏运动纤维（副交感）支配虹膜。这些神经在眼眶内无法识别。但是，可以根据这些神经在海绵窦及眶上裂的走行对其进行定位。

三叉神经的两个分支也走行于眼眶。V1（眼支）与其他神经伴行通过眶上裂，V1 经眶上孔穿出。V2（上颌支）通过圆孔和眶下裂，经眶下孔穿出。

血管结构

眼动脉与视神经一起入眶；当眼动脉与神经在眶尖附近分离时，可以在眼眶内看见。眼上静脉位于上直肌与视神经之间。

眼眶脂肪（眶脂体）

另外，作为眼眶填充物的眼眶脂肪是一种自身影像对比剂，用来区分眼眶其他结构与眼眶病灶。

基于解剖的影像问题

对于眼眶病变来说，确定病变在眼眶的亚分区及查明病变与重要结构的关系是很有用的。

- 眼球：病变完全位于眼内？或是经巩膜向外延伸？
- 视神经：病变起源于神经，还是主要累及神经鞘膜？
- 眼外肌：病灶是在肌锥内、肌锥外或者起源于肌肉本身？肌肉是否对称性受累？
- 泪腺：病变是单侧还是双侧，是否提示全身性病变？
- 骨：骨显示良性扇形重塑还是侵袭性破坏？
- 焦点：病变单发还是多发？病变是否超出眼眶的范围？

影像方案

CT

眼眶的常规 CT 扫描不需要特别讨论，但一种情况需注意：由于眼静脉曲张造成的间歇性眼球突出。随着静脉压升高造成的病变动态增大最好用激惹试验来证实。在行增强 CT 检查之后，采用 Valsalva 动作屏住呼吸重复进行扫描，此时静脉压升高以致静脉曲张更加明显。

MR

常规眼眶 MR 扫描可以显示绝大多数的眼部征象。扫描方案包括三种序列：平扫 T1WI 序列、压脂 T2WI 序列或 STIR 序列，以及 T1WI 压脂增强序列。每一个序列都是在 3 mm 层厚及 18 cm 视野下进行轴位及冠状位扫描。必要时行全脑扫描。

病理学问题：血管畸形

血管畸形是先天性、非肿瘤性的病变。这些病变的分类反映了它们的组织学和血流动力学特征。

淋巴管畸形 / 静脉淋巴管畸形：病变可无血流（1 型）、含静脉血流（2 型）或是混合型。病变可能由于静脉曲张而较大。过去称为淋巴管瘤或是囊状淋巴管瘤。

静脉畸形：单纯静脉畸形可发生在头与颈的任意部位，但发生于眼眶的静脉畸形相对少见，除非是巨大病灶延伸而来。注意避免应用血管瘤这个名词。

眼眶海绵状血管瘤：眼眶海绵状血管瘤（orbital cavernous hemangioma，OCH）是眼眶独特的一种畸形。它是一种密闭的、伴随低流速动脉血流动力学特点且兼有静脉特点的疾病。"OCH"这个专业名词是错误的，但是已经被广泛使用。

动静脉畸形：真正的眼眶动静脉畸形（arteriovenous malformations，AVM）罕见，具有高流速动脉的血流动力学特点。

参考文献

1. Rootman J. Diseases of the Orbit: A Multidisciplinary Approach. Philadelphia: Lippincott, 2003

第一篇 脑 基于解剖的诊断
第三章

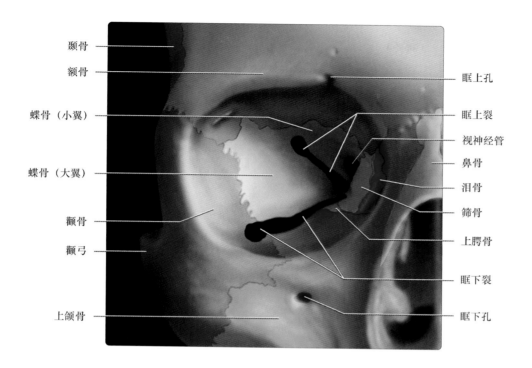

颞骨　　　　　　　　　　　　　　　　　　　眶上孔

额骨　　　　　　　　　　　　　　　　　　　眶上裂

蝶骨（小翼）　　　　　　　　　　　　　　　视神经管

　　　　　　　　　　　　　　　　　　　　　鼻骨

蝶骨（大翼）　　　　　　　　　　　　　　　泪骨

　　　　　　　　　　　　　　　　　　　　　筛骨

颧骨　　　　　　　　　　　　　　　　　　　上腭骨

颧弓　　　　　　　　　　　　　　　　　　　眶下裂

上颌骨　　　　　　　　　　　　　　　　　　眶下孔

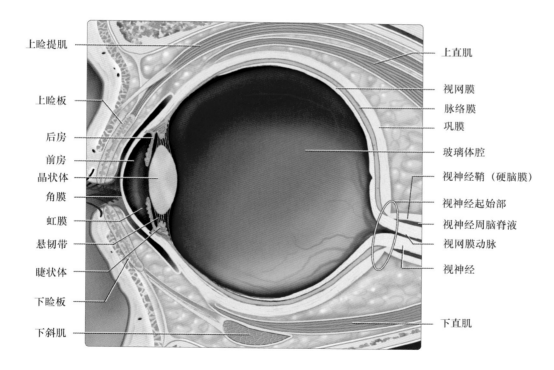

上睑提肌　　　　　　　　　　　　　　　　　上直肌

上睑板　　　　　　　　　　　　　　　　　　视网膜

后房　　　　　　　　　　　　　　　　　　　脉络膜

前房　　　　　　　　　　　　　　　　　　　巩膜

晶状体　　　　　　　　　　　　　　　　　　玻璃体腔

角膜　　　　　　　　　　　　　　　　　　　视神经鞘（硬脑膜）

虹膜　　　　　　　　　　　　　　　　　　　视神经起始部

悬韧带　　　　　　　　　　　　　　　　　　视神经周脑脊液

睫状体　　　　　　　　　　　　　　　　　　视网膜动脉

下睑板　　　　　　　　　　　　　　　　　　视神经

下斜肌　　　　　　　　　　　　　　　　　　下直肌

（上）冠状位示意图显示了骨性眼眶复杂的解剖结构。眼眶壁由 8 块不同的颅骨构成。眶尖处复杂的孔和裂主要位于蝶骨大翼与蝶骨小翼内及其与相邻骨的连接处。（下）矢状位示意图显示了眼球的前部及后部。眼球前部充满液体，由前房及很小的后房组成。眼球后部很大，主要由玻璃体占据。图示视网膜、脉络膜及巩膜这三层结构，同时也显示了视神经及相关结构，以及一些眼外肌和眼睑结构

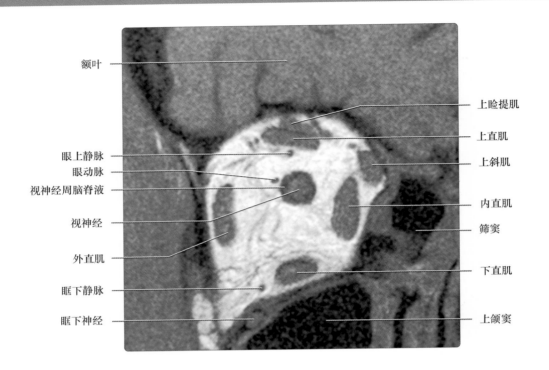

额叶

上睑提肌
上直肌
上斜肌

眼上静脉
眼动脉
视神经周脑脊液
视神经
外直肌
眶下静脉
眶下神经

内直肌
筛窦
下直肌
上颌窦

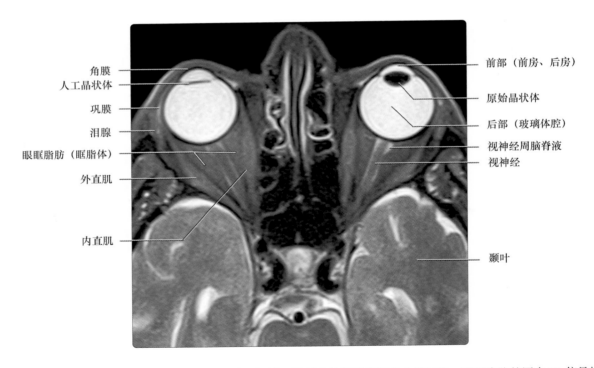

角膜
人工晶状体
巩膜
泪腺
眼眶脂肪（眶脂体）
外直肌
内直肌

前部（前房、后房）
原始晶状体
后部（玻璃体腔）
视神经周脑脊液
视神经

颞叶

（上）MR 冠状位 T1WI 显示位于眼周的眼外肌、中央视神经鞘复合体以及眼眶的血管结构。眼眶脂肪的固有 T1 信号提供了优良的软组织对比，可用来显示眼眶的内容物。（下）MR 轴位压脂 T2WI 几乎消除了眼眶脂肪的高信号，从而可以显示眼眶液体信号结构。在 T2WI 上，少量的视神经周围脑脊液通常是可以显示的。正常眼外肌为中低信号。图像只显示了泪腺的一小部分，大部分的泪腺位于更上方的层面。眼睛的前部显示为水的信号，主要代表了前房；后房在常规 MR 上无法显示。眼球后部也是水样信号，主要由玻璃体组成。注意这位患者右眼有人工晶体植入

视神经炎

影像

- T2WI 上视神经局部或节段性高信号
  - 视神经粗细正常或轻度增粗
- 中央或弥漫性神经强化
  - ± 周围神经鞘强化

主要鉴别诊断

- 视神经脊髓炎
- 缺血性视神经病变
- 感染性视神经炎
- 特发性视神经周围炎（假瘤）
- 肉芽肿性视神经病变（结节病）
- 视神经鞘脑膜瘤
- 视神经胶质瘤

临床问题

- 症状与体征
  - 视力急剧下降
  - 如果是单侧病变，会出现相对性传入性瞳孔障碍

- 色觉受损
- 眼球疼痛
- 视盘急性期表现正常
  - 大约 1/3 可轻度肿胀
- 不同的临床描述
  - 急性视神经炎
  - 视神经脊髓炎（Devic 综合征）
  - 急性脱髓鞘性脑脊髓炎
  - 小儿视神经炎
- 以自发性视力恢复为特点
  - 糖皮质激素加速急性期恢复
  - 早期干扰素治疗会降低多发性硬化发病的风险

诊断要点

- 确定中枢神经系统是否存在脱髓鞘病变是视神经炎影像检查最重要的任务
  - 视神经炎患者多发性硬化的发病风险增加
  - 其 MR 表现可强烈提示多发性硬化
- 推荐脑和脊髓成像

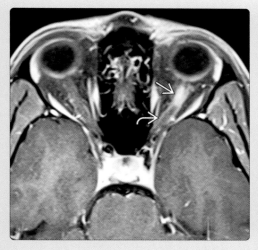
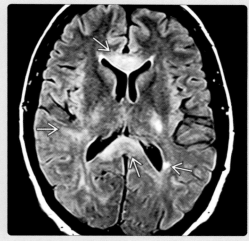
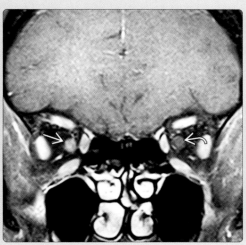
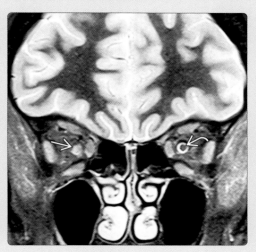

（左）左眼疼痛伴色觉减弱的女性患者，MR 轴位 T1WI 压脂增强显示左眼眶内的视神经显著节段性强化➡。可见周围神经鞘强化且向后延伸➡。（右）同一患者 MR 轴位 FLAIR 显示脑室周围、胼胝体及大脑皮质下白质多发病灶➡。通过脑脊液分析寡克隆区带，诊断为多发性硬化

（左）22 岁女性，右眼疼痛、右眼视力丧失伴传入性瞳孔障碍。MR 冠状位 T1WI 压脂增强显示眼眶内视神经显著强化➡（与正常未强化的左侧神经➡对比）。（右）同一患者 MR 冠状位 STIR 序列显示右侧视神经信号增高➡。注意右侧视神经高信号与视神经鞘内的脑脊液信号相仿，而左侧正常的视神经信号➡与周边的脑脊液信号明显不同

甲状腺相关眼病

术语

- 同义词：**Graves** 眼病、甲状腺性眼眶病
- 自身免疫性眼眶炎症伴甲状腺功能不全

影像

- CT
  - 用于非复杂病变及手术方案制订
  - 不均匀的、对称或不对称的眼外肌受累
  - 肌腹增粗，肌腱未受累
  - "I'M SLO"帮助记忆好发部位
    - 下直肌（**Inferior**）＞内直肌（**Medial**）＞上直肌（**Superior**）＞外直肌（**Lateral**）＞斜肌（**Oblique**）
  - 眼眶脂肪体积增大
    - 注意：眼外肌可在 CT 上显示正常
- MR
  - 评估疾病活跃程度
  - 急性期由于水肿在 T2WI 信号增高
  - 慢性期由于纤维化在 T2WI 信号减低
- 超声：床旁诊断高效

主要鉴别诊断

- 特发性眼眶炎性假瘤
- 结节病
- 淋巴细胞增生性病变

病理学

- 自身抗体作用于促甲状腺激素受体上，这种受体在眼眶及甲状腺上都存在
- 急性期细胞浸润伴透明质酸沉积
- 慢性期出现纤维化及肌肉变性

临床问题

- 典型患者为中年女性，出现眶周水肿、突眼及凝视受限
- 糖皮质激素是治疗急性期疾病的一线用药
- 严重的病例需外科手术减压

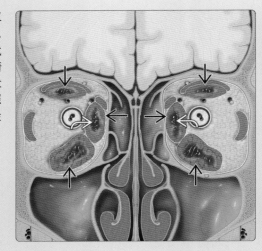
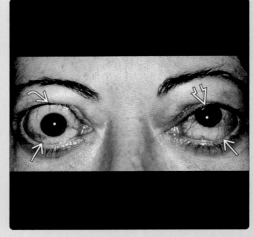

（左）冠状位示意图显示双侧眼外肌对称性增粗➡。肌肉内的不均匀表现➡代表淋巴细胞聚集及黏多糖沉积。（右）患有严重甲状腺相关眼病的患者临床照片显示双眼突出➡、眼睑收缩➡及凝视障碍➡

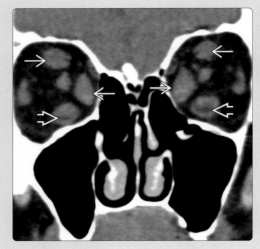
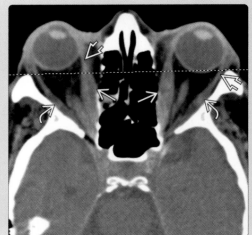

（左）甲状腺相关眼病的患者冠状位CT平扫显示双侧下直肌、内直肌及上直肌增粗➡。肌肉内的低密度区➡由黏多糖沉积所致，以下直肌为著。（右）另一甲状腺相关眼病的患者轴位CT平扫显示突眼（眼球向前移位超过眼眶外侧壁连线），内直肌➡及外直肌➡梭形增粗，肌腱未受累➡

特发性眼眶炎性假瘤

术语

- 眼眶非特异性炎症，尚未发现明确病因或相关系统性疾病

影像

- 最佳影像检查方法：压脂增强 MR
- 眼眶肿块样强化软组织，边界不清，可累及眼眶任何部位
- 受累部位的分类
  - 肌炎、泪腺、前房、弥漫性、眶尖部
- 弥漫中等不规则增大，受累结构强化
- 在 T2WI 或 STIR 序列呈等信号或轻微高信号
  - 由于细胞浸润及纤维化，导致与许多眼眶病变相比信号较低
  - 慢性期病灶的信号减低表明不同程度硬化，并提示预后不佳

主要鉴别诊断

- 淋巴细胞增生性病变
- IgG4 相关疾病
- 甲状腺相关眼病
- 结节病
- 韦格纳肉芽肿
- 眼眶蜂窝织炎

病理学

- 多形性慢性炎症及纤维化

临床问题

- 症状：疼痛和肿胀，眼球运动受限，复视，突眼及视力受损
- 第三位常见的眼眶疾病
- 大部分患者类固醇激素治疗有效

诊断要点

- 假瘤是排除性诊断

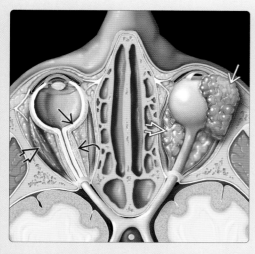
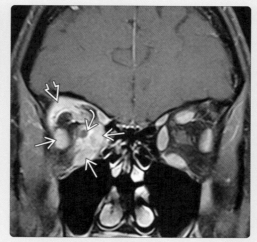

（左）轴位示意图显示多灶性特发性眼眶炎症，累及眼外肌➡、眼眶脂肪➡、泪腺➡、巩膜➡及视神经鞘➡。（右）MR 冠状位 T1WI 压脂增强显示眼眶广泛炎症，伴直肌增粗和强化，边界不清➡，肌锥外浸润累及泪腺➡，以及肌锥内视神经周围部分强化➡

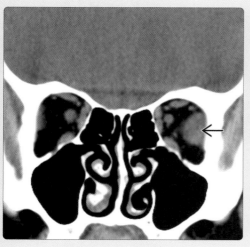
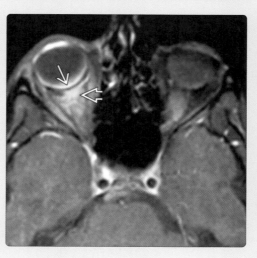

（左）左眼疼痛及复视的中年女性，冠状位 CT 平扫显示左侧外直肌增粗呈轻微低密度➡。孤立性外直肌炎是眼眶炎性假瘤的一种典型征象，在甲状腺相关眼病中少见。（右）一位有葡萄膜炎症状的患者，MR 轴位 T1WI 压脂增强显示右侧眼眶前部的炎性改变。右侧葡萄膜巩膜显著强化➡，球后脂肪也模糊强化➡

关键点

术语

- 视神经胶质瘤（optic pathway glioma，OPG）
- 原发性视神经胶质肿瘤
- 3 种临床亚型
  - 儿童综合征［神经纤维瘤病 1 型（NF1）］、儿童散发型、成人型

影像

- 视神经梭形肿物，不同程度累及后方的视觉传导通路
- MR 是首选的影像学检查方法
  - T1WI 呈等信号或稍低信号
  - T2WI 呈不同程度高信号
  - 增强程度从无强化到轻微强化到明显强化
- NF1 相关神经影像学表现：脑实质病灶 T2 信号增高，其他中枢神经系统肿瘤，蝶骨发育不良，先天性青光眼

主要鉴别诊断

- 视神经炎
- 视神经鞘脑膜瘤
- 特发性眼眶炎性假瘤
- 结节病

病理学

- 儿童 OPG：低级别胶质瘤
- 成人 OPG：间变性星形细胞瘤或多形性胶质母细胞瘤

临床问题

- 视力下降、突眼；经常无症状
- 儿童型 OPG：好发于 0.5 ～ 15 岁
- 30% ～ 40% 的 OPG 患者合并 NF1
- 11% ～ 30% 的 NF1 患者存在 OPG
- 病史多变
  - 儿童 OPG 通常无痛
  - 成人 OPG 更具侵袭性；预后差，常快速致死

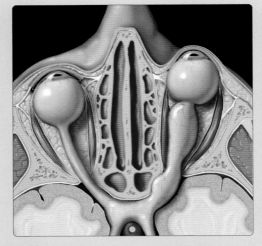
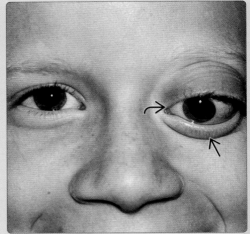

（左）轴位示意图显示左侧视神经胶质瘤沿着眶内视神经长轴蔓延，通过扩大的视神经管到达视交叉前方，典型表现为梭形增粗。
（右）一例巨大视神经胶质瘤的患儿照片显示严重的突眼 ➡、眼眶明显肿胀及复视 ➡

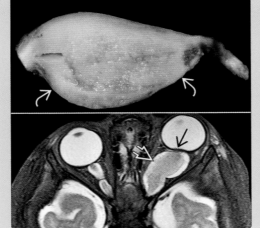
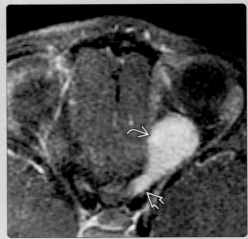

（左）上图，视神经胶质瘤的大体病理学显示视神经梭形增粗 ➡。下图，轴位 T2WI 显示视神经胶质瘤 ➡ 压迫眼球使其向前移位 ➡。（右）另一例视神经胶质瘤患者，轴位 T1 压脂增强显示左侧视神经梭形增粗，视交叉前段强化 ➡，及视神经眶内段明显增粗和强化 ➡

视神经鞘脑膜瘤

术语

- 视神经鞘脑膜瘤
  - 也称为视神经周围脑膜瘤
- 一种良性的、生长缓慢的视神经鞘肿瘤
- 与颅内（蝶骨-眼眶）脑膜瘤经过眶尖延伸入眶不同，是独立存在的病变

影像

- CT 平扫
  - "轨道征"，由视神经两侧钙化引起
    - 在 1/3 ～ 1/2 的病例中可见
- 增强 CT
  - 在眶内环绕视神经的管状强化肿物
- MR
  - T2WI 信号多变，从高信号至低信号
  - 均匀的、中等程度强化

主要鉴别诊断

- 视神经胶质瘤
- 眼眶炎性假瘤
- 眼眶结节病
- 转移瘤
- 眼眶淋巴组织增生性病变

病理学

- 来自视神经鞘内蛛网膜帽状细胞的良性肿瘤
- 可能与神经纤维瘤病 2 型有关

临床问题

- 典型：视力丧失、视神经萎缩、眼睑状静脉分流及脉络膜皱褶

诊断要点

- MR 是评估肿瘤的首选影像学方法，当诊断不明确时，CT 上寻找钙化有助于诊断

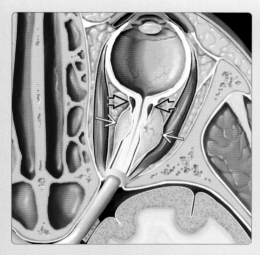
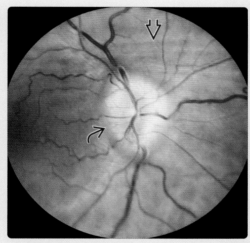

（左）轴位示意图显示源于视神经鞘的梭形脑膜瘤➡。可见球后明显的特征性"视神经周囊肿"➡，代表视神经鞘内的脑脊液。（右）一位视神经鞘脑膜瘤患者的眼底镜检查显示视盘水肿和苍白➡，以及明显的脉络膜皱褶➡

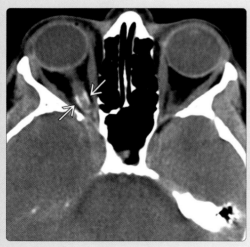
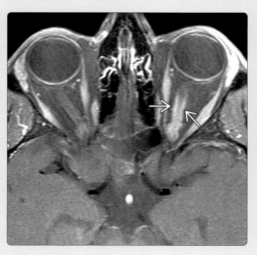

（左）CT 平扫显示由于视神经鞘脑膜瘤钙化而形成的典型"轨道征"➡，在 CT 平扫中未见明显的软组织异常。（右）另一病例 MR 轴位 T1WI 压脂增强显示左侧视神经鞘脑膜瘤对称的斑块状增厚和强化➡。肿瘤强化表现与 CT 上所见的钙化形成的"轨道征"类似

第二篇　脊柱
第一章
正常解剖和先天性疾病

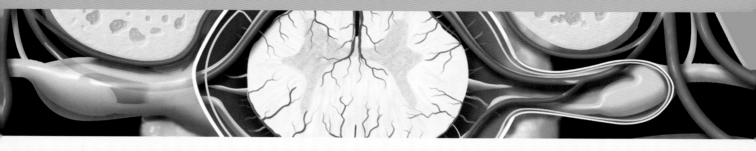

影像解剖

脊柱由 33 块椎骨组成，每块椎骨分为两部分：腹侧为圆柱状的椎体，背侧为椎弓。

颈椎 7 块，胸椎 12 块，腰椎 5 块

- 5 块小的骶椎融合成骶骨
- 4～5 块大小不等的尾椎形成尾骨

椎弓

- 2 侧椎弓根，2 侧椎板，7 个突出（1 个棘突，4 个关节突，2 个横突）

椎弓根附着于椎体背外侧面，与一对弓状、扁平的椎板相连接。背侧突起覆盖椎板的结构称为棘突。横突起源于椎弓的侧面。

关节突关节是由两组关节突（椎骨关节突）组成的可动关节。第一组是面向背侧的上关节突。第二组是面向腹侧的下关节突。

椎弓峡部也是椎弓的一部分，位于寰椎以下所有可动关节的上、下关节面之间。峡部可以承受生物力学转换的压力以缓冲上关节面腹侧受压情况，然而下关节面依旧与背侧椎弓相连（峡部）。C2 比较特殊，其峡部位置靠前，位于上关节突和后方下关节突之间。这样的位置关系导致 C2 的椎弓峡部细长，因此为枢椎椎弓峡部骨折（Hangman 骨折）的好发部位。

颈椎

颈椎椎体相对于其椎弓和椎孔而言较小、较细，椎体的横径较前后径宽。椎体上缘的外侧缘向上形成钩突。横突孔开孔于横突。椎动脉走行于横突孔内，通常起自于 C6 水平。

第一颈椎（C1）无椎体而呈环状。C1 上关节面呈卵圆形，体积较大，下关节面则更接近圆形。C1 横突较大并向前后融合形成前、后弓。

第二颈椎（C2）包括枢椎椎体及齿突结构，齿突胚胎学上起源于第一颈椎椎体。

第七颈椎（C7）椎体棘突明显突出，其形态表现为过渡型。

胸椎

胸椎椎体呈心形且从上向下逐渐增大，并与相应肋骨形成关节，椎板宽阔且厚实。棘突长且朝向后下方。上关节面较薄并朝向后方。第一胸椎椎体与第一肋骨小头形成完整关节，而与第二肋骨小头在下方形成半关节。

腰椎

腰椎椎体体积大，宽阔、厚实并且没有横突孔或肋关节面，其椎弓根粗大且直接向后延伸。上关节突朝向背内侧并且几乎面对面，而下关节突则向前外侧延伸。

关节

不动关节为不可活动的软骨关节，在十岁前发育完成。髓椎体联合关节（neurocentral joint）发生于椎弓和椎体两个骨化中心的联合点处。

可动关节为真正的滑膜关节，见于关节突关节、肋椎关节、寰枢关节、骶髂关节。其中寰枢内侧关节为枢轴关节。其余为滑动关节。

微动关节为非滑膜关节，是可以运动的结缔组织关节。**纤维软骨结合**由两块骨通过纤维软骨融合而成，例如椎间盘。**韧带联合**是脊柱常见的连接形式，例如成对的黄韧带、横突间韧带和棘间韧带。不成对的韧带联合见于棘上韧带。

寰枕关节是由寰椎侧块、枕骨髁突和寰枕膜韧带联合组成的可动关节，寰枕前膜是前纵韧带（anterior longitudinal ligament，ALL）的延伸。寰枕后膜则与黄韧带同源。

寰枢关节是枢轴关节。横韧带主要负责连接枢椎齿突和寰椎前弓。滑膜腔位于横韧带 / 齿突和寰椎 / 齿突连接之间。

椎间盘

椎间盘由三部分组成：**软骨终板、纤维环**和**髓核**。腰椎间隙的高度从上向下逐渐增加。纤维环由胶原纤维以同心圆排列组成，其作用是固定中央的髓核。这些纤维通过 Sharpey 纤维插入椎体皮质，并附着于 ALL 和后纵韧带（posterior longitudinal ligament，PLL）。纤维环外环主要由 I 型胶原蛋白构成，而 II 型胶原蛋白主要存在于内环。纤维环后部的形态取决于毗邻终板的形态。典型的表现为轴位平面轻微凹陷，而通常在 L4-L5 和 L5-S1 水平，其后缘较平坦甚至轻度凸出。因此轴位成像仅凭后缘凸起并不能诊断为退变性膨出。

髓核是胚胎脊索的残留结构，由水合良好的、不可压缩的蛋白聚糖基质组成，散在分布有软骨细胞。蛋白聚糖构成主要的大分子结构，包括 6- 硫酸软骨素、硫酸角质素和透明质酸。蛋白聚糖由蛋白核心和多个糖胺聚糖链构成。髓核在纤维环内通常是偏心性的，并且位于椎体稍背侧的位置。出生

时，髓核的含水量为 85% ～ 90%。随着年龄增长，含水量逐渐减少。在 T2WI 矢状位图像中，髓核内经常能看到前后方向排列的线样低信号，这是髓核内的裂隙，是一些纤维成分，不能当作椎间盘内的空气或钙化。

前纵韧带

前纵韧带（ALL）从上向下覆盖于所有椎体的腹侧。ALL 在颈椎水平最细并且牢牢固定在每块椎体上。在椎间盘中心位置其连接相对松散。

后纵韧带

后纵韧带（PLL）从上向下覆盖于所有椎体的背侧。PLL 有节段性的锯齿样结构，在椎间隙处较宽阔，但在椎体水平则变窄且增厚。

颅颈韧带

颅颈韧带位于脊髓前方，并且有前、中、后三层结构。前韧带由齿状韧带（尖和翼）组成。尖韧带是由小的纤维韧带从齿突顶端延伸至颅底。翼韧带较厚，从齿突顶端的外侧面水平走行至枕骨髁前内侧。中间层由十字韧带组成。**横韧带**是十字韧带水平方向最重要的构成部分，从齿状突后方延伸至 C1 侧块的内侧面。头尾向的纤维束从横韧带向上至枕骨大孔，向下达 C2 水平。后层的盖膜是 PLL 的延续，并与枕骨大孔的前缘相连。

椎动脉

两侧的椎动脉均是起源于锁骨下动脉的第一分支。椎动脉在横突的横突孔内向上走行。椎动脉的第一段从其起始部到第六颈椎横突孔水平。最常见的椎动脉变异是左侧椎动脉起始于主动脉弓，位于左颈总动脉和左锁骨下动脉之间（2% ～ 6%）。椎动脉在这些变异病例中大多数都是从 C5 横突孔进入。第二段走行于横突孔内，达 C2 水平。神经根走行于椎动脉后方。第三段开始于 C2 水平，形成动脉环并在外侧上升至 C1 横突孔。接着，越过 C1 上部的凹槽，向内侧走行。第四段起始于寰枕后膜的侧缘穿过硬膜和蛛网膜，于脊髓腹侧走行，并与对侧椎动脉汇合形成基底动脉。

脊柱的血供

成对的节段动脉（肋间动脉、腰动脉）起源于主动脉，并向背外侧延伸围绕椎体中央部分。在横突附近，节段动脉分为外侧支和背侧支。外侧支动脉为背侧肌肉供血，背侧支穿过侧方的横突孔，发出分支为骨和椎管内成分供血。后中央支为椎间盘和椎体供血，而椎板前支为椎弓内侧、黄韧带和局部的硬膜外组织供血。神经支血管进入神经孔为软脑膜、蛛网膜和脊髓供血。椎板后支为覆盖椎板的肌肉组织供血，并向骨发出分支。

脊髓血供

脊髓血管来源于椎动脉以及多个水平的节段血管。一支单独的脊髓前动脉供给脊髓的前 2/3 部分，成对的脊髓后动脉供给脊髓后 1/3 部分。脊髓前、后动脉均拥有大量的脊支动脉细小分支。向脊髓中央发出的髓动脉穿支起源于多个脊支动脉，其侧支循环很少。

Adamkiewicz 动脉是胸段脊髓前根主要的供血动脉，多数起源于左侧 T9-12 分支的一支。它沿着脊髓前部向上走行，然后形成典型的"发卡"样弯曲，向下走行达圆锥水平。

静脉回流通过静脉交通网实现，并且形成了迂曲的静脉丛覆盖于脊髓的软膜表面。静脉丛由内、外侧纵行静脉构成，引流脊髓静脉，最后终止于硬膜外间隙内的前、后椎内静脉丛。这些静脉丛是由一系列不规则、薄壁、无瓣膜的静脉窦呈连续的阶梯状排列，交叉连接而成，并通过硬膜外脂肪延伸。前侧的静脉丛也接受来自椎体的椎基静脉。椎内静脉丛引流至椎外静脉丛，椎外静脉丛围绕椎体，并且与上、下腔静脉和奇静脉/半奇静脉、颅内硬膜窦交通。

神经

脊神经包括 31 对，并且通常按区域分组：8 对颈神经、12 对胸神经、5 对腰神经、5 对骶神经和 1 对尾神经。脊柱与脊髓的生长速度不同导致对应节段的不同。因此，在低位的神经根走行通常更长且更倾斜。

脊膜分为硬脊膜、蛛网膜和软脊膜。

硬脊膜致密、坚韧，对应颅内的硬脑膜层。硬膜外间隙富含脂肪、疏松结缔组织和静脉。硬脊膜在椎间孔处与脊神经的神经外膜融合。硬脊膜在头侧附着于枕骨大孔，而尾部连接于尾骨的后方。

蛛网膜是中间层，薄而纤细，与颅内蛛网膜延续。蛛网膜与硬脊膜之间由潜在的硬膜下间隙分开。

软脊膜是紧密贴附于脊髓表面最内层的薄层结缔组织。齿状韧带位于前、后根之间，纵行纤维集中在两侧，与硬脊膜有 21 处连接点。后隔把脊髓背侧固定在硬脊膜背侧中线处，纵行纤维集中在背侧。

（左）颅颈交界处（CVJ）矢状位观：1. 寰枕前膜，2. 尖韧带，3. 前纵韧带，4. 十字韧带，5. 盖膜，6. 横韧带，7. 后纵韧带，8. 寰枕后膜。红星是颅底，蓝星是枕后点。（右）CVJ后面观：1. 上十字韧带，2. 十字韧带，3. 齿状突（十字韧带前方），4. 寰枢关节，5. 寰枢副韧带，6. 下十字韧带，7. 横韧带，8. 翼韧带，9. 寰枕关节。红星是颅底

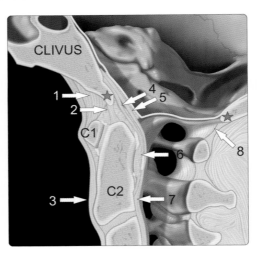
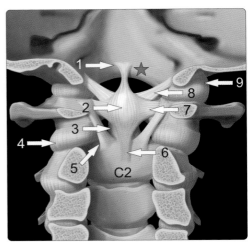

（左）颈椎上面观示意图。椎体的横向宽阔，椎管较大呈三角形，椎弓根向后外侧突出，椎板较薄，侧块上有横突孔，孔内有椎动脉和静脉穿行。（右）C5椎体中部，在椎弓根水平：横突孔很明显，包绕垂直走行的椎动脉。前和后结节为颈部肌肉的附着点

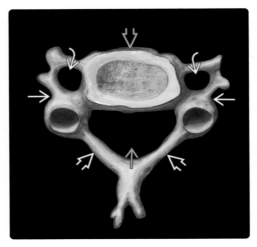
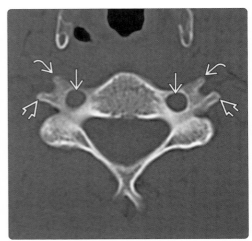

（左）胸椎上面观示意图。胸椎椎体有较长的棘突和横突。肋关节复合体包括肋横突关节和肋椎关节。关节突关节朝向冠状面。（右）胸椎椎弓根层面的影像显示冠状位的关节突关节。椎弓根薄且细长，邻近肋椎关节

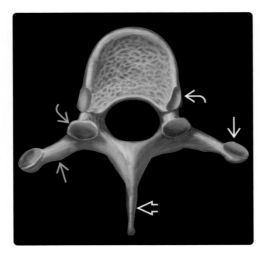
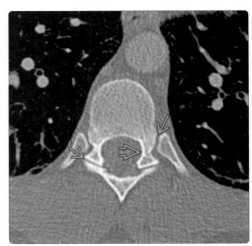

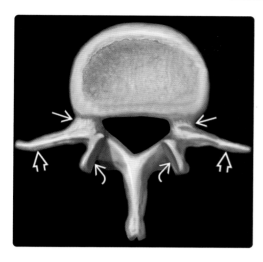

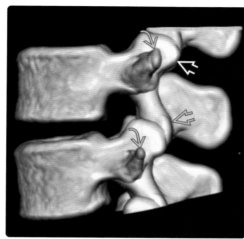

（左）腰椎上面观示意图。腰椎椎体大且坚固，有粗大的椎弓根➡和横向的横突➡。关节突➡保持倾斜方向有利于屈曲/伸展。（右）腰椎的侧位三维扫描显示大的椎体通过粗大的后部附件连接，主要是上➡、下➡关节突。横突➡向外侧突出并有肌肉附着

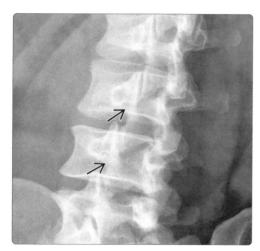

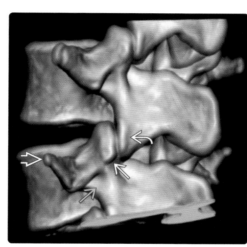

（左）腰椎的斜冠状位显示了典型的"猎狗样"外观，椎弓峡部➡是"狗"的颈部。（右）腰椎斜位三维检查显示"猎狗"的解剖学构成：横突（犬鼻）➡、上关节突（犬耳）➡、下关节突（前腿）➡和中间的椎弓峡部（犬颈）➡。椎弓根形成的"犬眼"在CT重建图上变得模糊

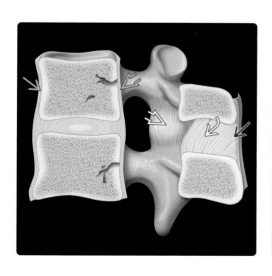

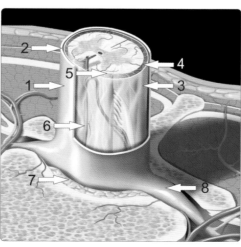

（左）腰椎断面示意图显示腰椎椎体通过椎间盘和前➡、后➡纵韧带连接。成对的黄韧带➡和棘间韧带➡连接后部结构，包括位于中线的棘上韧带➡。（右）示意图显示脊髓和覆盖物：1.硬脊膜，2.硬膜下腔，3.蛛网膜，4.蛛网膜下腔，5.软脊膜，6.脊髓前动脉，7.硬膜外间隙，8.神经根袖

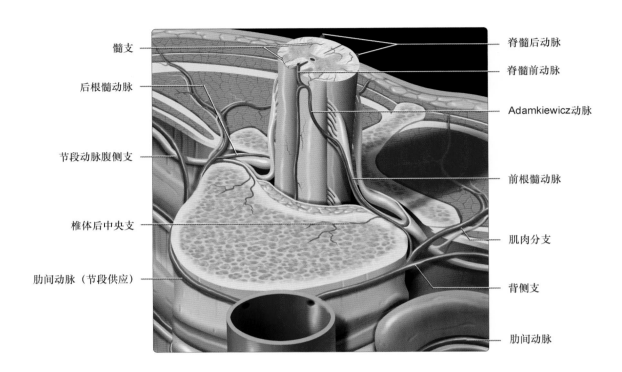

髓支 — 脊髓后动脉

后根髓动脉 — 脊髓前动脉

— Adamkiewicz动脉

节段动脉腹侧支

— 前根髓动脉

椎体后中央支

— 肌肉分支

肋间动脉（节段供应） — 背侧支

— 肋间动脉

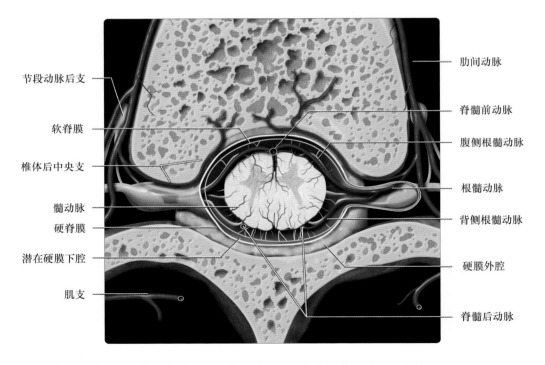

节段动脉后支 — 肋间动脉

软脊膜 — 脊髓前动脉

椎体后中央支 — 腹侧根髓动脉

髓动脉 — 根髓动脉

硬脊膜 — 背侧根髓动脉

潜在硬膜下腔 — 硬膜外腔

肌支 — 脊髓后动脉

（上）胸10椎体层面斜轴位脊髓和血供示意图显示从胸主动脉下段发出的节段性肋间动脉。Adamkiewicz动脉是胸段脊髓最主要的供血动脉，通过脊髓前动脉供应脊髓前部。Adamkiewicz动脉有一个特殊的"发夹"样走行，先往上再往下转折。
（下）轴位示意图显示前、后根髓动脉与脊髓前、后动脉吻合。脊髓内的穿支髓动脉是主要的动脉终末支，侧支血管很少。脊髓"分水岭"区位于中央灰质

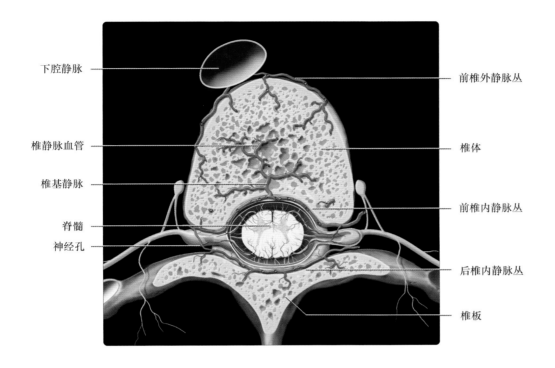

下腔静脉

椎静脉血管

椎基静脉

脊髓

神经孔

前椎外静脉丛

椎体

前椎内静脉丛

后椎内静脉丛

椎板

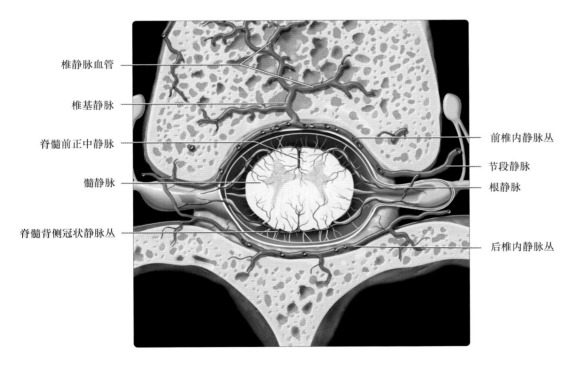

椎静脉血管

椎基静脉

脊髓前正中静脉

髓静脉

脊髓背侧冠状静脉丛

前椎内静脉丛

节段静脉

根静脉

后椎内静脉丛

（上）轴位示意图显示胸椎椎体和静脉解剖结构。椎体通过前穿静脉和椎基静脉丛引流。前穿静脉是前外静脉丛的一部分，而椎基静脉是前内静脉丛的一部分。脊髓中央管包含前、后椎内静脉丛。（下）放大图显示内部椎静脉丛。根静脉沿背侧支和腹侧支走行，最终流入前内或后内静脉丛的分支，随后由节段静脉引流入上、下腔静脉

脊柱和脊髓发育过程

术语

定义

形态生发场所

- 有发育成独立解剖结构潜能的胚胎学细胞区域。
- 在形态发生场内具有逐渐形成特定骨骼和器官潜能的区域。

同源框基因

- 调节早期胚胎分化能力的基因家族复合体。
- 位于独立的染色体上。
- 沿着头尾方向按相同的顺序线性排列并表达。

成像方法

多平面磁共振成像最适宜评估软组织、神经结构和韧带。多层螺旋 CT 并矢状位和冠状位重建图像适合显示骨解剖结构。

胚胎学

脊椎轴发育（大多数）是一步一步有序进行的，脊椎和脊髓同步发育。胚胎脊柱的形成是从枕部开始，随后又在多个其他部位同时开始。这些部位以不同速度发育，因而在任何给定时间点处于不同的发育阶段。头棘（大约是圆锥水平）是初级神经胚发育而来，但尾棘是由次级神经胚发育而来（也称为管道形成和逆向分化）。多数脊椎畸形可能是在这些发育过程中出现的 1 个或多个异常引起的。

初级神经胚形成

胚胎脊柱的形成开始于妊娠第 2 周末，伴随 Hensen 细胞结形成；妊娠第 3 周开始，在原肠胚形成期间出现神经板（2- 生殖细胞胚层→3- 生殖细胞胚层）。脊索突在第 16 ~ 17 天形成，并和羊膜通过脊索管与卵黄囊、Kovalevsky 神经原肠管短暂沟通。这个阶段异常会出现神经管原肠囊肿谱系疾病。在第 3 周结束时神经管折叠并闭合，留下暂时的颅骨和尾部的开口称为神经孔。神经管通常在第 25 ~ 27 天闭合，表明初级神经胚形成的结束。神经管闭合是后神经弓正常发育的先决条件。

在初级神经胚形成期间，神经管在染色体分离的过程中从被覆的外胚层分离出来。如果染色体分离发生过早（染色体过早分离），神经周围间质会进入神经沟和室管膜通道，分化成脂肪细胞并阻止神经管完整闭合，导致脂肪瘤畸形谱系疾病。反之，如果染色体分离失败（染色体未分离），神经外胚层阻止间充质的迁移，导致局部或者广泛的神经管闭合不全和开放式神经管缺陷谱系疾病，包括脊髓脊膜膨出（myelomeningocele，MMC）、背部皮下窦道和脊髓囊状突出。需注意的是，染色体不分离和过早分离的异常可以同时存在。

染色体过早分离

神经管过早从被覆的外胚层分离使神经周围间质进入神经沟，并分化成脂肪，生理上阻止了神经管完整闭合并导致脊柱脂肪瘤，伴或不伴后期椎管闭合不全。最常见的过早分离异常是脂肪瘤性脊髓脊膜膨出（lipomyelomeningocele，LMMC）和硬膜下（髓质旁）脂肪瘤。LMMC 是一种覆盖皮肤的神经管闭合不全性疾病，其脂肪瘤与皮下脂肪通过背部不连续的椎板相连。在所有病例中，脂肪瘤与脊髓粘连，并造成脊髓栓系。LMMC 占隐性脊柱闭合不全的 20% ~ 56%，占腰骶部皮肤覆盖包块的 20%。脊髓脂肪瘤又被细分为硬膜下（髓质旁、软脊膜下）和终丝脂肪瘤。硬膜下脂肪瘤最常发生在圆锥附近。而终丝脂肪瘤可认为是过早分离和尾部细胞群异常分化谱系疾病导致，两种机制互相重叠。一些研究认为以脂肪瘤为特征的染色体过早分离性疾病应简单归结为脂肪瘤畸形谱系疾病，并认为 LMMC 与脂肪瘤畸形之间存在相当大的重叠。

染色体不分离

反之，当神经管暂时或长久不能从相邻的表层外胚层分离时，会发生与致畸剂或脊索错误诱导相关的染色体未分离所致异常。最少见的变异是背部皮下窦道，该变异发生于单个连接的残余，形成从皮肤到圆锥或脊髓中央管的窦道。皮肤窦道通常在远离肛门（＞ 2.5 cm）处有不典型的浅凹，常与其他皮肤异常并存。它们最常见于腰骶部脊椎，其次为枕部，并且窦口位置与脊髓异常水平相关。它们都具有不同程度的椎管局部闭合不全，可能很轻微如棘突分叉。程度较重的染色体不分离导致的开放性病变与母体缺乏叶酸有关。在这种情况下，婴儿通常会出现开放性红色皮肤缺损区。腰骶和胸腰段 MMC 最常见，而颈部和胸部 MMC 则很少见。它们与 Chiari 2 畸形相关。

背部皮下窦道与低位骶骨（尾骨）皮肤凹陷和藏毛窦很容易混淆。低位骶骨或尾骨凹陷很常见，其特点是低位皮肤陷窝附着在尾骨处，状如"点焊样"。这些异常通常位于臀间裂，不与椎管沟通，也不需要治疗。藏毛窦开口较低，不与椎管沟通，可能由于出现感染以后被发现。

次级神经胚形成（通道形成和逆向分化）

到了胚胎第 30 天，在尾部神经孔下方神经管的发育已经在未分化的原线尾部细胞群内开始，随后逆向分化。这个过程本质上不如初级神经胚形成那么精确，这将导致更离奇的发育异常，其特征是尾部细胞群发生囊肿，融合入内衬室管膜的管状结构，随后与前端神经管结合。第 48 天，在将形成圆锥的地方出现暂时性终室。如果这种情况持续到出生后，那么会形成永存终室或第五脑室，通常无临床症状。管道形成障碍或逆向分化会导致尾部退化谱系疾病，如末端脊髓囊状膨出、前骶部脊膜膨出、脊髓栓系或骶尾部畸胎瘤。在妊娠第 3 个月，脊髓与发育中脊柱的长度一致。而妊娠期间脊柱和硬脊膜的发育速度较脊髓快，导致脊髓位置上升。脊髓圆锥在出生后不久就上升至成人水平；足月婴儿如果在出生后 1 个月，其圆锥持续低于 L2 水平，则提示发育异常。

尾细胞群异常是由尾细胞群异常分化和逆向分化导致的一系列多种多样、严重程度不同的异常改变。猜测其病因是在妊娠第 4 周之前代谢性或毒性物质损害了尾部细胞群。大多数病例是散发，但近来有研究发现主要是 *HLBX9* 遗传缺陷所引起。15% ～ 20% 患儿的母亲是糖尿病患者，而糖尿病母亲的后代中 1% 会患此病。可伴有脊椎、肛门、心脏、气管、食管、肾和肢体（vertebral, anal, cardiac, tracheal, esophageal, renal, and limb, VACTERL）异常，以及脐膨出、膀胱外翻、肛门闭锁和 Currarino 三联征。

尾部细胞群的发育不良或发育不全会导致尾部退化综合征（caudal regression syndrome, CRS）。CRS 有两种类型：1 型 CRS 较严重，表现为脊柱末端缩短并位于高位，楔形圆锥末端以及严重的相关异常；而 2 型 CRS 较轻，表现为脊髓低位、栓系及一些轻微发育畸形。一般来说，脊髓末端位置越高，骶骨异常越严重。最严重的 CRS 表现为腰骶发育不全，脊柱在胸部下段水平终止，严重的骶骨发育不全，伴有下肢融合，产生所谓的"美人鱼"体型（并腿畸形）。与之相反，最轻的 CRS 病例仅表现为骶骨末端缺如，并且无临床症状。CRS 与很多其他先天性异常有关，包括肾/肺发育不全和肛门直肠畸形。其他先天性脊柱畸形，例如开放性神经管闭合不全、分割和融合异常，以及脊髓分裂畸形也常常与其相关，因此 CRS 患者在做影像检查时应同时排除这些疾病。

比 CRS 更罕见的一种尾部细胞群发育异常是前骶部脊膜膨出，即骶孔扩大，脊膜穿过扩大的骶孔产生一个骶前囊性肿块。大多数是散发病例，少数人表现出 Currarino 三联征或硬脊膜发育不良综合征（神经纤维瘤病 1 型，马方综合征）的遗传倾向。与其他尾细胞群发育不良一样，也可并发肛门直肠畸形、尾部发育不良以及皮样囊肿/表皮样囊肿。

末端脊髓囊状膨出非常罕见，表现为水样脊髓穿过脊膜膨出处在皮下形成脊髓囊性膨出。相关的肛门直肠和其他内脏异常非常常见，因此患者通常早期即接受治疗，以降低发病率及死亡率。

在尾部细胞群发育异常谱系疾病中最常见的疾病是脊髓栓系综合征（tethered cord syndrome, TCS）。在语义上，尽管这些患者可能看起来属于同一类型并且临床表现相似，但 TCS 仅指脊髓低位和终丝增粗，而不伴有其他脊柱和脊髓异常。重要的是应考虑 TCS 为临床诊断，影像学有术前规划的作用，而不仅是确定初步诊断。在影像方面，TCS 表现为两种特征，要么是一个没有明确圆锥的紧绷的脊髓，或者是表现为圆锥低位伴终丝粗短，可伴发各种脂肪瘤畸形。

最后，如果原线不完全退化并留下尾部残留物，则残留的全能细胞（Hensen 细胞结）可能产生骶尾部畸胎瘤（sacrococcygeal teratoma, SCT）。SCT 包含来自所有 3 个胚层的组织，并含有不同比例的成熟和未成熟组织成分。

脊椎形成和分割

椎体和脊髓的发育是同时的。在神经胚形成过程中，脊索诱导衍生自原线的周围轴旁中胚层，形成成对的体节块（肌节、骨节）。肌节形成椎旁肌肉和表面皮肤，而骨节分化成内侧和外侧结构并形成椎体、椎间盘、脊膜、脊柱韧带（内侧）和脊柱后附件（外侧）。脊索诱导的失败会导致来自脊索的神经板不完全分裂，产生脊索裂综合征［神经管原肠囊肿和脊柱纵裂（diastematomyelia, DSM）］。在妊娠 24 天，一个很重要的过程开始，称为成骨再分割，该过程一直持续到第 5 周。在成骨再分割时，脊椎出现一个横向成骨裂，第 1 脊椎的尾侧半与其下脊椎的嘴侧半结合形成"新"椎体。椎体内的脊索随后退化，并且残余的椎间脊索成为椎间盘髓核。在 40 ～ 60 天间，椎体与神经弓发生软骨化，随后从出生到青年时期持续发生骨化。骨化自低位胸椎和上位腰椎开始，并向头尾方向发散。在颈椎区，出现神经弓中心之后出现初级骨化中心，始于下颈椎（C6，C7）和嘴端。成骨细胞向背侧迁移形成神经弓并融合成棘突。相对于肌节，神经弓位于节间，因此每个神经弓与 2 个连续的肌节段相连。椎神经节缺失可能会发生单侧椎弓融合（先天性骨性障碍）。

脊椎形成和分段的异常起源于脊柱形成的异常。这些异常通常分为两种类型，一种是由（部分或全部）椎体形成障碍（failure of vertebral formation，FVF）导致，一种是椎体形成后未正确分段（椎体分割失败）导致。异常的椎骨可能作为替补，甚至直接替代正常的椎体。根据经验，分割和融合异常越严重，并发内脏器官或其他神经轴异常的发生率越高。有推测认为 PAX1 表达异常可能是分割异常发生的病因，同时也是其他内脏和神经轴异常的病因。对于 FVF，椎体形成障碍的程度和位置可预测椎体形态；单侧软骨中心缺陷和骨化障碍产生半椎体，而骨化中心融合异常产生"蝴蝶"椎。相反，脊椎分割失败呈现出复合或"块状"椎骨和后附件融合。意料之中的是，块状椎常与 FVF 半椎体和蝴蝶椎共存，导致许多人将它们统称为"分割和融合异常（segmentation and fusion anomalies，SFA）"。很多临床综合征表现出 SFA 的特征，包括 Klippel-Feil 和 Jarcho-Levin（脊柱胸廓发育不良）。因此，SFA 并不意味着一种特定的疾病，而更多地作为一种影像指标反映这些综合征的可能疾病过程。

脊髓

脊髓的形成与椎体形成有关。在脊髓内，中央管周围的神经上皮细胞（神经母细胞）形成产生脊髓灰质的套层。最外层形成边缘层，生成脊髓髓鞘并产生脊髓白质。中枢神经上皮细胞分化为沿中央管的室管膜细胞。沿着每侧神经沟的神经嵴细胞形成背根神经节、自主神经节、施万细胞、软脑膜和肾上腺髓质。

脊索异常

脊索异常主要是神经管原肠囊肿和 DSM，并产生一些最奇怪的先天性脊柱异常。神经管原肠囊肿，包括内衬肠黏膜的椎管内囊肿，最常发生于胸椎，其次是颈椎。它们来于胚胎发育第 3 周时原始内胚层和外胚层之间的不正常连接。正常情况下，脊索在胚胎发生过程中分离腹侧内胚层（前肠）和背侧外胚层（皮肤、脊髓），在神经管原肠囊肿中，存在脊索分离失败，阻碍中胚层的发育，使一小部分原肠陷闭在发育中的椎管内。这种肠残留物可能是孤立的，形成囊肿，或与肠和（或）皮肤保持连接，产生瘘管和窦道谱系疾病，包括背侧肠脊柱异常谱系。最严重的病例通过 Kovalevsky 原始椎管保持沟通，但即使轻度病例也通常会在仔细检查时发现某种类型的椎体分割异常。

DSM 产生于与神经管原肠囊肿相似的异常过程，导致脊髓分裂成 2 个半脊髓，每个半脊髓都分别具有一个腹侧神经根和一个背侧神经根。这两个半脊髓可以是对称的或不对称的（部分 DSM），并且其中一个或两者可以表现为脊髓积水或脊髓栓系。由于脊索影响椎体发育，因此椎体分割异常通常与 DSM 相关。骨性或纤维性骨棘的存在（1 型）或缺乏（2 型）以及脊髓位于分开的还是单个椎管内，对于术前规划很重要。偶尔，神经根会粘连在硬脊膜上，并束缚脊髓，产生所谓的"脊膜膨出未成功（manqué）"。DSM 可能单独发生，也可能与其他脊柱异常并发，尤其是 MMC。因此，在脊柱异常或脊柱侧凸矫正的修复手术之前检查是否存在 DSM 至关重要。

未知病因的先天性发育异常

病因不明确的其他罕见但重要的疾病包括简单的背侧脊膜膨出和外侧脊膜膨出。背侧脊膜膨出常发生在腰骶椎的背侧，严格意义上讲只有脊膜而没有神经成分通过后部闭合不全缺陷处突出，并且表面有皮肤覆盖。然而，在实际工作中，有时也能在脊膜膨出处发现发育不良的神经根或其他神经组织。外侧脊膜膨出表现为脑脊液充填的椎旁肿块，与硬脊膜囊相连续，并通过神经孔延伸，伴有邻近的椎弓根和椎间孔骨重塑。

参考文献

1. Babu R et al: Concurrent split cord malformation and teratoma: dysembryology, presentation, and treatment. J Clin Neurosci. 21(2):212-6, 2014
2. Gupta P et al: Congenital spinal cord anomalies: a pictorial review. Curr Probl Diagn Radiol. 42(2):57-66, 2013
3. Rufener S et al: Imaging of congenital spine and spinal cord malformations. Neuroimaging Clin N Am. 21(3):659-76, viii, 2011
4. Rossi A et al: Current classification and imaging of congenital spinal abnormalities. Semin Roentgenol. 41(4):250-73, 2006
5. Tortori-Donati P et al: Magnetic resonance imaging of spinal dysraphism. Top Magn Reson Imaging. 12(6):375-409, 2001
6. Tortori-Donati P et al: Spinal dysraphism: a review of neuroradiological features with embryological correlations and proposal for a new classification. Neuroradiology. 42(7):471-91, 2000
7. Pang D: Sacral agenesis and caudal spinal cord malformations. Neurosurgery. 32(5):755-78; discussion 778-9, 1993
8. Pang D et al: Split cord malformation: Part I: A unified theory of embryogenesis for double spinal cord malformations. Neurosurgery. 31(3):451-80, 1992

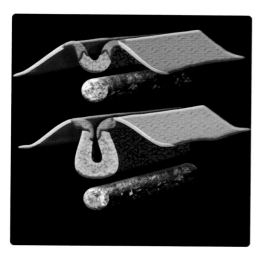
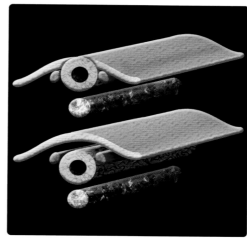

（左）神经管胚胎发育三维示意图显示神经板（上部）和神经沟（下部）的正常形成。注意皮肤上皮（橙色）、神经嵴（红色）、神经外胚层（绿色）和脊索（灰色）。（右）神经管形成三维示意图显示神经管正常闭合（上部）和随后分离（下部）。注意皮肤上皮（橙色）、神经嵴（红色）、神经外胚层（绿色）和脊索（灰色）

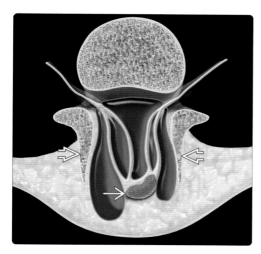
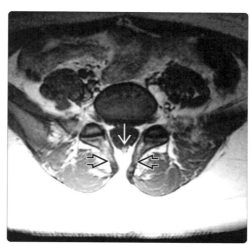

（左）轴位示意图显示神经管过早分离伴典型的脂肪瘤性脊髓脊膜膨出。神经板➡通过闭合不全的未融合的后附件➡突出到脊膜膨出囊中。（右）轴位 MR T1WI（脂肪瘤性脊髓脊膜膨出）显示脊髓远端➡嵌入脂肪瘤，并与腰骶部皮下脂肪通过闭合不全的后附件➡相通

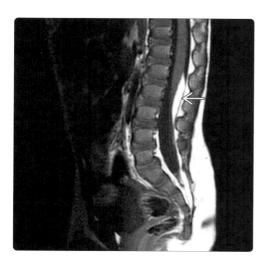
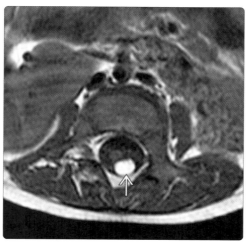

（左）MR 矢状位 T1WI 显示近脊髓或软膜下典型的高信号圆锥脂肪瘤➡。脊髓圆锥低位，位于 L2/L3 层面。该脂肪瘤通常由于过早分离引起。（右）MR 轴位 T1WI 证实脂肪瘤➡位于硬膜下，并与脊髓圆锥背侧关系密切。此外，该患者还合并有右肾畸形和左肾窝空虚，提示肾异位交叉融合

（左）轴位图（未分离）显示经典的脊髓脊膜膨出，伴神经根从暴露的神经板➡穿过大的脊膜膨出囊，神经板融入邻近的皮下脂肪和皮肤。（右）MR轴位T1WI（未修复的腰椎脊髓脊膜膨出）显示未分离病例，以开放性闭合不全和神经板上缺少皮肤覆盖➡为特点。神经组织直接与外界相通

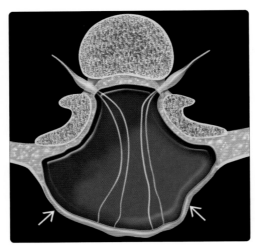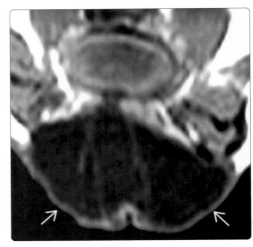

（左）局部未分离矢状位示意图显示背侧从皮肤表皮延伸到脊髓圆锥的皮肤窦道➡。窦口有毛状的皮肤血管病变。注意表皮沉积物沿窦道分布➡。（右）MR矢状位T1WI显示低信号皮肤窦道➡通过L5后附件延伸，进入硬膜下并连接L2/L3水平处于低位的脊髓圆锥。维生素E胶囊被放置在窦口用于标记➡

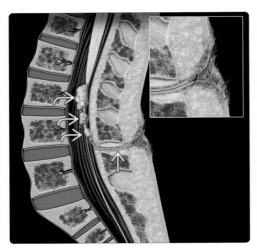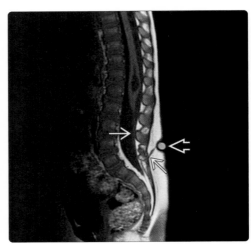

（左）矢状位示意图显示腰椎下段异常的次级神经胚形成，导致严重尾部退化和脊髓终止于低位腰椎。尾端变钝的异常高位圆锥➡是尾部退化综合征1型的特点。（右）MR矢状T1WI（尾部退化）显示脊椎异常终止于下段腰椎。异常圆锥➡显示为特征性的钝楔形。骶骨缺失导致髂骨翼向内侧移位➡

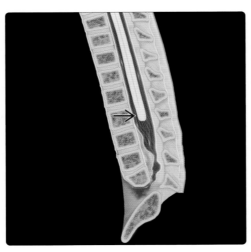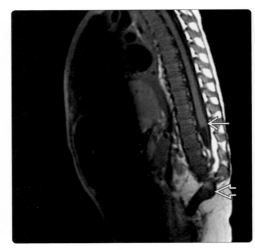

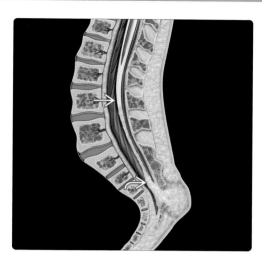

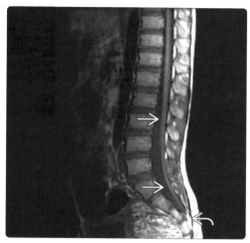

（左）矢状位示意图（脊髓栓系）显示异常变长的低位脊髓➡，并嵌入终丝脂肪瘤中➡。（右）MR 矢状面 T1WI（脊髓栓系）显示异常变长的脊髓➡至少延伸到 L5 水平，并过渡为增厚的终丝，最后终止于小的终丝脂肪瘤➡，未见脊髓空洞或积水

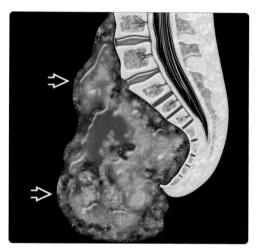

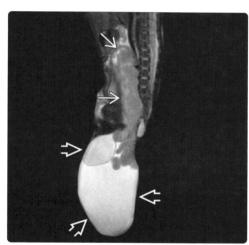

（左）矢状位示意图（AAP Ⅱ型骶尾部畸胎瘤）显示骶椎腹侧不均匀的坏死性肿块➡。盆腔内部和外部范围几乎相等，因此定义为 AAP Ⅱ型。特征是未侵犯骶骨。（右）MR 矢状位 T2WI（AAP Ⅱ型骶尾部畸胎瘤）显示盆腔囊实性肿块。盆腔内部分➡以实性为主，盆腔外部分➡则以囊性为主

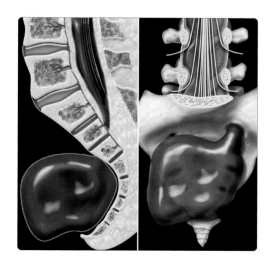

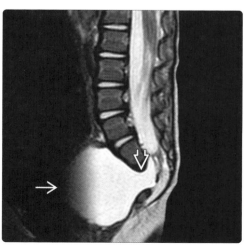

（左）矢状位和冠状位示意图显示典型的骶前脊膜膨出。膜囊通过扩大的骶骨神经孔进入骶骨前。（右）MR 矢状位 T2WI（骶前脊膜膨出）旁正中层面显示腹侧脊膜膨出囊➡通过异常扩大的骶孔➡与硬膜囊相延续

（左）矢状位示意图显示典型的末端脊髓囊状膨出，合并脊柱后部闭合不全和典型的"囊中囊"形态。（右）MR 矢状位 T1WI 显示典型的末端脊髓囊状膨出合并低位脊髓栓系，此外还可见蛛网膜下腔阻塞引起的远端积水➡跨越脊膜膨出➡。同时可见骶骨发育不全

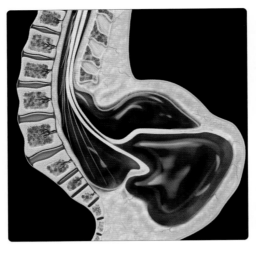
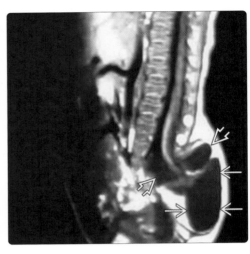

（左）24 个月幼儿骶尾骨 CT 矢状位显示正常骨化的 5 个骶椎和前 3 个尾椎。潜在的软骨模型依稀可见，表现为软组织密度，含有骨化中心。（右）3 日龄新生儿轴位骨 CT 显示正常的椎体➡和椎弓➡CT 图像。初级骨化中心被软骨结合➡分离

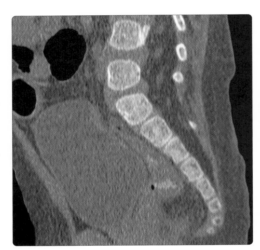
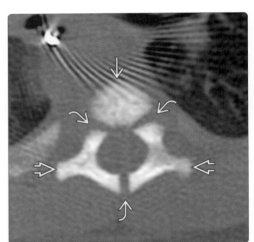

（左）X 线正位片显示 2 个胸部半椎畸形➡。这些半椎畸形位于左右两侧，因此对于脊柱弯曲的作用"相互抵消"。这种"平衡"结构比"不平衡"半椎畸形更少出现脊柱曲度异常。（右）MR 冠状位 T1WI 显示胸椎侧弯伴广泛椎体分割失败。发育不良的椎体附件之间的低信号代表该发育不成熟患者未骨化的软骨

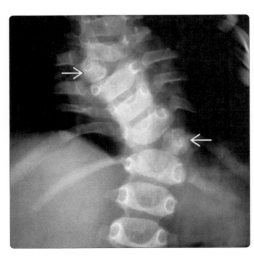
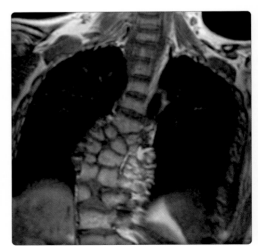

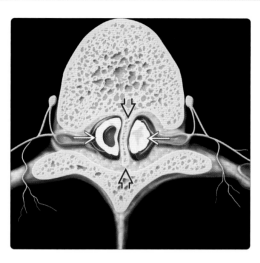

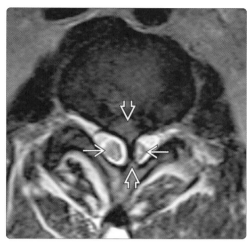

（左）轴位示意图显示 1 型脊柱纵裂，伴巨大的骨刺 ⇨ 将椎体与后部附件相连，并将脊髓分为 2 个半脊髓 ➡，每个都位于独立的硬膜腔内。右半脊髓合并空洞。（右）MR 轴位 T1WI（脊索裂隙综合征）显示典型的 1 型脊柱纵裂，伴骨刺 ➡ 将硬膜囊和脊髓分为 2 个独立的半脊髓 ➡，每个都位于各自的硬膜腔内

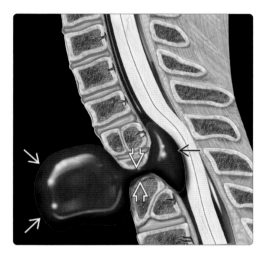

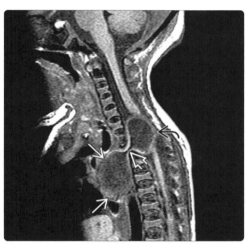

（左）矢状位示意图（脊索裂隙综合征）显示上胸椎分割异常合并永存 Kovalevsky 管 ➡，后者将纵隔的肠源性囊肿 ➡ 与硬膜外的神经管原肠囊肿 ⇨ 相连。（右）MR 矢状位 T1WI 显示一个大的哑铃状神经管原肠囊肿。纵隔的肠源性囊肿 ➡ 通过 Kovalevsky 管 ➡ 延伸到椎管腹侧，形成椎管内神经管原肠囊肿 ⇨

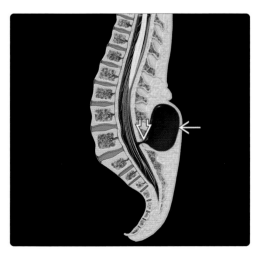

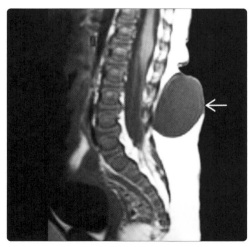

（左）矢状位示意图显示脊柱背侧的脊膜膨出，病因不明。脊膜膨出囊 ➡ 通过一个细小的峡部 ➡ 与硬脊膜囊相通。在脊膜膨出囊内没有神经组织。（右）MR 矢状位 T1WI 显示典型的脊柱背侧的脊膜膨出。脊膜膨出囊 ➡ 通过一个细的峡部延伸入后附件区，代表轻度局部脊柱闭合不全

脊髓脊膜膨出

术语

- 脊柱后部缺损并缺乏皮肤覆盖→神经组织、脑脊液（CSF）和脊膜暴露在空气中
- 同义词：脊膜脊髓膨出、开放性脊柱闭合不全、开放性脊柱裂、囊性脊柱裂

影像

- 腰骶部（44%）＞胸腰椎（32%）＞腰椎（22%）＞胸椎（2%）
- 术前：脊柱后部缺损并缺乏皮肤覆盖→神经组织、脑脊液和脊膜暴露在空气中
- 术后：闭合不全，脊髓/神经根低位，术后皮肤缝合后改变

主要鉴别诊断

- 背侧脊膜膨出
- 闭合型（隐性）椎管闭合不全

- 术后假性脊膜膨出

病理学

- 在 3 ～ 4 周神经管闭合失败
  - 可发生在基板的部分节段或末端
- 与母体叶酸缺乏或叶酸代谢异常有关
- 通常伴有多种神经和骨科并发症

临床问题

- 能早期诊断（MR、超声），在子宫内治疗
- 病变闭合后预期神经功能缺陷稳定
- 神经功能恶化→影像
  - 再发脊髓栓系是脊髓迟发恶化最常见的原因
  - 其他＝硬膜环收缩，脊髓缺血，脊髓空洞

诊断要点

- MR 上脊髓低位并不总是与临床诊断的脊髓栓系相符

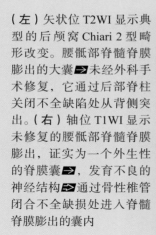

（左）矢状位示意图显示膨胀的脊膜通过脊柱闭合不全处向外膨出，伴脊髓低位➡终止于红色的神经基板➡。插入的轴位小图显示脊髓神经根起源于腹侧基板，以及脊膜和基板通过闭合不全的后部缺陷处突出➡。（右）矢状位T1WI 显示一个巨大的未修复的腰骶部脊髓脊膜膨出囊➡，通过后部闭合不全缺陷处突出。可见神经系统结构突入囊内➡

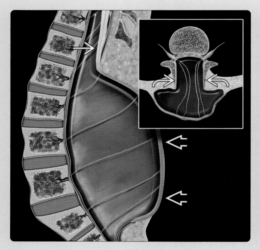

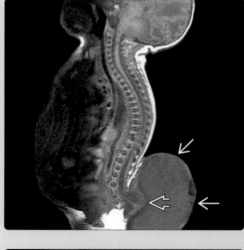

（左）矢状位 T2WI 显示典型的后颅窝 Chiari 2 型畸形改变。腰骶部脊髓脊膜膨出的大囊➡未经外科手术修复，它通过后部脊柱关闭不全缺陷处从背侧突出。（右）轴位 T1WI 显示未修复的腰骶部脊髓脊膜膨出，证实为一个外生性的脊膜囊➡，发育不良的神经结构➡通过骨性椎管闭合不全缺损处进入脊髓脊膜膨出的囊内

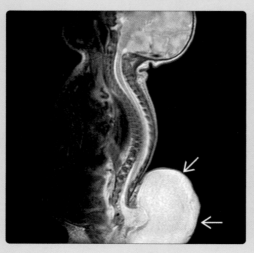

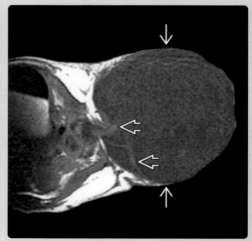

背部皮肤窦道

术语

- 同义词：皮肤窦道（dermal sinus tract，DST）
- 中线／中线旁的覆盖复层鳞状上皮的窦道
- 从皮肤表面向内延伸，长度不一

影像

- 在皮肤脂肪背景的衬托下容易识别窦道
- 终点通常是脊髓圆锥（腰骶部）或脊髓中央管（颈、胸部）

主要鉴别诊断

- 低位尾椎的中线隐窝
- 藏毛窦
- 不伴皮窦的（表）皮样囊肿

病理学

- 分离期间只在外切点处出现局灶性皮肤外胚层融合到神经外胚层→局灶节段性粘连
- 脊髓相对椎管来说上升，其拉伸并粘连于长的（皮下）管道

临床问题

- 婴儿→30 岁
- 临床表现为无症状（偶然发现皮肤凹陷）或感染、继发于脊髓栓系或压迫的神经功能缺损

诊断要点

- 必须将皮肤窦道与单纯骶部陷窝或藏毛窦辨别开来
- 明确窦道病程，采用手术终止

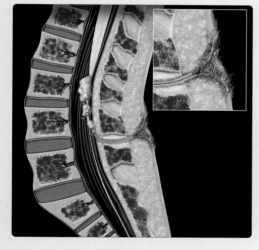
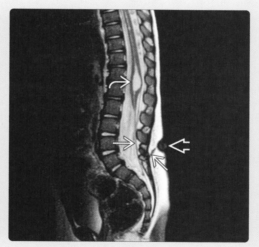

（左）矢状位示意图显示一皮肤窦道从皮肤表面延伸进入椎管内，终止于合并表皮样囊肿的圆锥处。皮肤凹陷伴有毛细血管瘤和毛簇（皮肤标志），表明窦道是开放的。（右）矢状位 T2WI 显示低信号的皮肤窦道➡通过 L5 后部结构延伸，走行于硬膜内并拴住 L2-L3 水平的低位积水的脊髓圆锥➡。维生素 E 胶囊已被放置到窦口➡的皮肤处作为标记

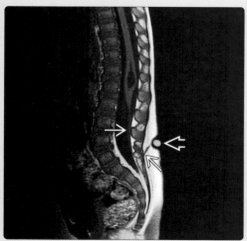
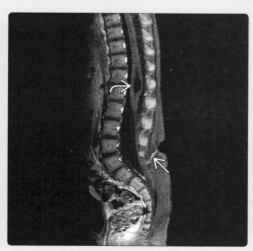

（左）矢状位 T1WI 显示低信号的皮肤窦道➡通过 L5 后部结构延伸，走行于硬膜内并拴住 L2-L3 水平的低位圆锥。维生素 E 胶囊已被放置到窦口➡的皮肤处作为标记。（右）矢状位 T1WI 压脂增强显示皮肤窦道轻度强化➡，不伴脓肿形成。注意脊髓圆锥中央管扩张➡，因为有低位脊髓和皮肤窦道的存在，可能代表脊髓空洞积水症而不是终室

单纯尾部陷窝

术语

- 同义词：骶部陷窝

影像

- 低位骶部陷窝通过纤维束连接到尾骨
  - 通常位于臀沟内
  - 根据定义，未延伸到硬膜内
- 大小不一；较深的陷窝常能引起医生和家长的注意

主要鉴别诊断

- 背部皮肤窦道
- 藏毛窦

病理学

- 先天性
- 通道常闭锁；偶尔腔内可填充液体

临床问题

- 通常无症状，在换尿布或洗澡时被父母发现
  - 随着患儿生长发育，陷窝变得不太明显
  - 无需特殊的治疗；可让患儿父母放心
- 偶尔表现为急性炎症或脓性分泌物

诊断要点

- 与背部皮下窦道鉴别很重要，后者需要手术切除
  - 开口在臀沟内的低位凹陷通常是但并不一定是尾部陷窝
  - 高位凹陷，伴液体漏出，更可能是背部皮肤窦道
- 在 MR 上寻找被周围高信号脂肪包围的低信号通道
- 要利用 MR 上可视的标志来标记皮肤陷窝开口

（左）腰骶椎矢状位示意图显示低位骶部陷窝（维生素 E 胶囊标记➡），经纤维束➡连接到尾骨尖。没有延伸到硬膜内，脊髓圆锥 / 硬膜内结构正常。（右）矢状位 T2WI 显示一个深的低位骶部陷窝，并放置维生素 E 胶囊标记➡。脊髓圆锥终止于正常的 L1 水平。陷窝和通道➡直接连接到尾椎➡，没有延伸到硬膜内

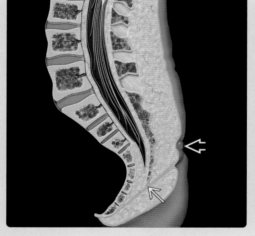
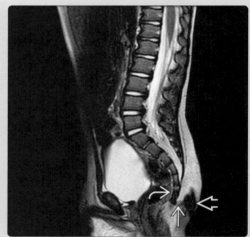

（左）矢状位 T1WI 示一个深的骶部陷窝，用维生素 E 胶囊➡标记。脊髓圆锥终止于正常的 L1 水平。陷窝通过短纤维束➡连接于尾椎，表现为典型的"点焊"状。（右）轴位 T1WI 证实被维生素 E 胶囊➡标记的骶部陷窝和通道➡，该通道直接连接到尾椎➡，没有延伸到硬膜内

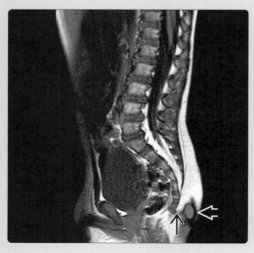
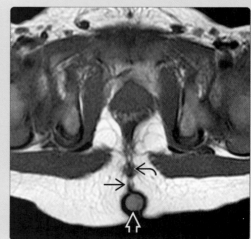

脊髓栓系

术语

- 同义词：脊髓栓系综合征（TCS）、终丝牵拉综合征

影像

- 脊髓拉伸、变薄伴圆锥低位，终丝增粗
- ± 纤维脂肪瘤 / 终丝脂肪瘤、神经管闭合不全、椎骨分段异常
- 脊髓运动↓

主要鉴别诊断

- 正常变异的低位脊髓圆锥
- 开放型或闭合型脊柱闭合不全
- 术后脊髓圆锥低位

病理学

- 神经纤维、小动脉和小静脉栓系延长→脊髓圆锥和神经根的氧化代谢受损→脊髓空洞积水症，脊髓软化
- 即使圆锥终止于正常水平，栓系的终丝组织学表现异常

临床问题

- 腰腿痛，步态和感觉异常，膀胱功能障碍
- 有症状的表现最常见于身体快速生长期（青春期生长突增，4～8岁），或继发性脊柱后凸（老年人）

诊断要点

- TCS 是临床诊断；影像的作用是检测出脊髓圆锥低位 / 终丝增粗和相关解剖学异常，帮助外科制订治疗方法
- 尽管圆锥水平正常，临床上也可能存在栓系
- 在 L5/S1 测量终丝厚度；若增粗的终丝向远处被拉伸的程度较大，可能会错误地认为终丝在"正常"范围内

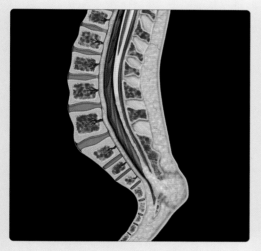
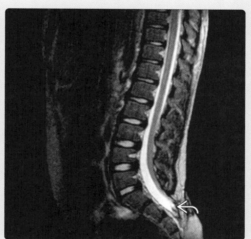

（左）腰骶椎矢状位示意图显示复合型脊髓栓系综合征（TCS）表现：脊髓低位、积水、被牵拉伴终丝增粗，纤维脂肪瘤与终丝脂肪瘤融合，并通过背部脊柱闭合不全与皮下脂肪延续。（右）矢状位 T2WI（临床有 TCS 症状）显示细长、低位的脊髓，延伸到 S2 水平，终于一个小的终丝脂肪瘤➡。也可见局灶性骶骨后部闭合不全

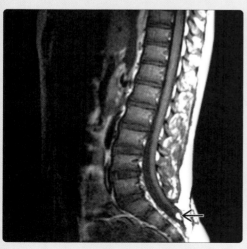
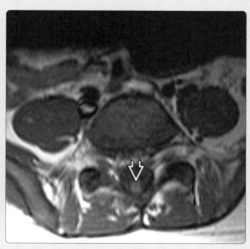

（左）矢状位 T1WI（临床有 TCS 症状）显示细长、低位的脊髓，延伸到 S2 水平，终于一个小的终端脂肪瘤➡，并见局灶性骶骨后部闭合不全。一般来说，脂肪瘤在 T1WI 上要比在 T2WI 上明显。（右）腰骶水平的轴位 T1WI 显示异常细长、低位的脊髓➡延续到骶椎水平

Klippel-Feil 谱系疾病

术语

- 同义词：Klippel-Feil 综合征（KFS）
- 先天性脊柱畸形，特征是 ≥ 2 个颈椎节段融合 ± 胸椎、腰椎节段融合

影像

- 单个或多个水平的先天性颈椎分段和融合异常
- C2-3（50%）> C5-6（33%）>颅颈交界、上位胸椎
- 椎体通常小于正常
- 在融合的残余椎间隙处椎体变窄（"蜂腰征"）± 后部附件融合

主要鉴别诊断

- 青少年特发性关节炎
- 手术融合
- 椎间盘炎慢性后遗症

- 强直性脊柱炎

病理学

- 无公认的病因学；胚胎期损伤（推测在 4 ～ 8 周之间）
- 散发；在许多患者中存在家族基因伴多种表达

临床问题

- 典型的三联症（33% ～ 50%）：短颈、后发际线低、颈部运动受限
- 然而，在临床中，存在广泛的变异和解剖特点

诊断要点

- 多数 KFS 的发病率和几乎所有的死亡率都与内脏系统的功能不全相关
- 寻找不稳定的、进展性的退行性变和脊髓/脑干压迫

（左）矢状位示意图（KFS 2 型）显示先天性 C5-6 椎骨和棘突融合 ➡，伴随特征性的残余椎间隙和先天性融合的典型"腰征"。（右）侧位平片（KFS 2 型）显示典型的 C2-3 先天性融合伴随特征性的残余椎间隙 ➡ 和关节面、棘突融合。椎间隙的外观有助于区分颈椎后融合

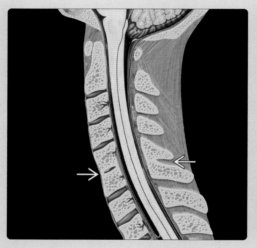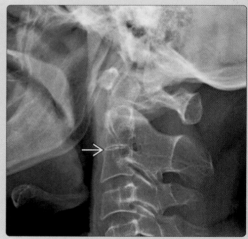

（左）矢状位骨 CT（KFS 1 型）显示所有颈椎与后部附件的广泛融合和特征性的椎体、椎间盘间隙发育不良。此患者也存在 C1 与颅底骨融合（寰椎枕骨化）。（右）轴位骨 CT（KFS 1 型，重度异常融合）显示一个左侧肩胛脊椎骨的椎关节 ➡

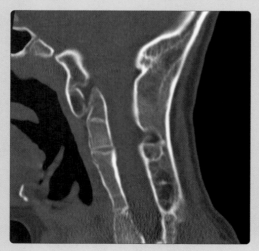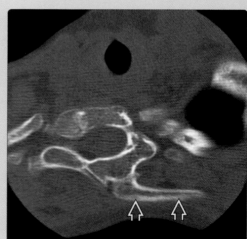

硬脊膜发育不良

术语

- 同义词：硬脊膜扩张

影像

- 椎体后部光滑性重塑，骨性椎管扩张，± 脊柱后凸畸形
  - 椎弓根变薄，椎弓根间距离变宽，前部和后部附件侵蚀
- 硬脊膜囊扩大、膨胀
- 矢状位影像较易显示

主要鉴别诊断

- 先天性椎骨发育不良
- 脊髓肿瘤或脊髓瘘管
- 强直性脊柱炎的马尾受压综合征

病理学

- 病因包括 NF1、结缔组织病（Marfan 综合征、Ehlers-Danlos 综合征、Loey-Dietz 综合征、高胱氨酸尿症），及特发性
- 与胸廓侧面或腰椎脊膜膨出、骶前脊膜膨出、脊柱后侧凸、关节活动过度、晶状体异常、动脉瘤、动脉夹层、外周或中枢神经肿瘤相关
- 扩张区的硬脊膜极薄且脆弱

临床问题

- 通常多数患者存在背部疼痛 ± 神经根病
- 其他主诉包括头痛、失禁、盆腔症状
- 可能出现于任何年龄，取决于疾病严重程度和潜在的病因

诊断要点

- 识别特异性的影像学表现和整合可利用的临床资料，从而得出更多的特异性诊断
- 重要的是为治疗计划、基因咨询、决定预后等确认潜在的疾病

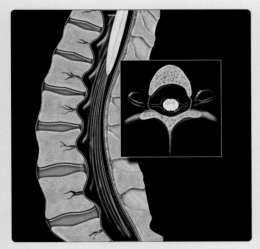
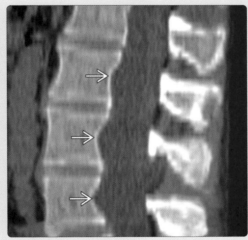

（左）腰骶部脊椎矢状位示意图显示椎体后部扇贝样改变和脊柱椎管扩大。注意硬脊膜囊广泛扩张填充了椎体后部凹陷。插图可见显著的腰椎两侧脊膜膨出。（右）矢状位骨 CT（神经纤维瘤病 1 型，NF1）显示特征性的椎骨后部重塑、扇贝样改变➡和脊柱椎管扩大

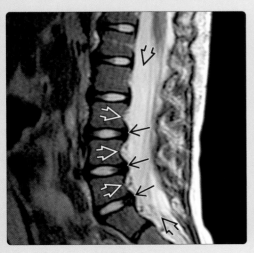
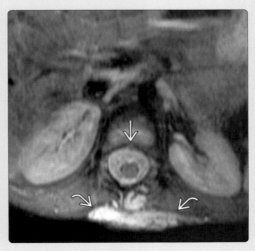

（左）矢状位 T2WI MR（NF1）显示椎体后部扇贝样改变➡和硬膜囊扩张➡。椎间盘➡正常，椎体异常使它们看起来像膨出。（右）轴位 STIR MR（NF1）显示椎体后部重塑➡与硬脊膜发育不良有关。注意同时存在腰背部皮下浸润性丛状神经纤维瘤高信号的典型表现➡，是进行影像学检查的临床指征

神经纤维瘤病 1 型

术语

- 同义词：von Recklinghausen 病，周围性神经纤维瘤病
- 中胚层发育异常伴神经纤维瘤（neurofibromas，NF）、脊柱畸形、肿瘤性和非肿瘤性脑损伤、皮肤红斑

影像

- 脊柱后侧凸 ± 多发性神经根肿瘤，丛状神经纤维瘤、硬脊膜扩张 / 侧部脊膜膨出
- 肿瘤大小可以从极小到非常大

主要鉴别诊断

- 神经纤维瘤病 2 型（NF2）（中枢神经纤维瘤病）
- 慢性炎症性脱髓鞘性多神经病
- 先天性肥大性多发性神经根神经病

病理学

- 常染色体显性遗传

  - 染色体 17q11.2 上 *NF1* 基因突变
- 特征性的损害是丛状神经纤维瘤，然而 NF1 中可见到 3 种类型的脊柱 NF
  - 局限性 NF（占所有 NF 的 90%）
  - 弥漫性 NF
  - 丛状 NF（NF1 的特殊病征）

临床问题

- 显著的色素异常（咖啡牛奶斑、腋窝雀斑、Lisch 结节）
- 局灶性或急性脊柱后侧凸 ± 脊髓病
- 可触及的脊柱或皮肤肿物

诊断要点

- 多发神经鞘瘤，≥ 1 个 NF，明显异常的脊柱后侧凸伴脊椎畸形→考虑 NF1
- 未见皮肤红斑不能排除 NF1
- T2WI 压脂或 STIR MR 序列可最好地显示丛状神经纤维瘤的影像学特征

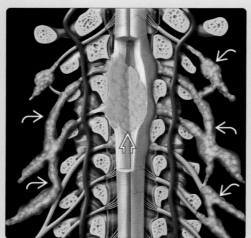

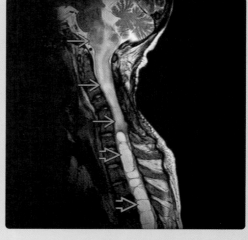

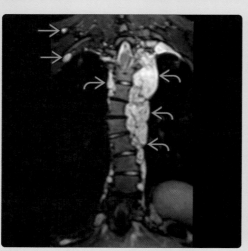

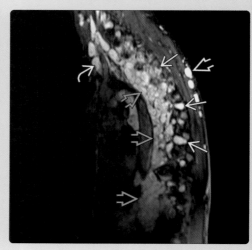

（左）颈椎的冠状位示意图显示神经纤维瘤病 1 型的多发表现，包括大的髓内肿瘤➡和双侧臂丛的丛状神经纤维瘤➡。（右）MR 矢状位 T2WI 显示巨大而膨胀的原发性髓内肿瘤➡延伸至脑干。可见大的肿瘤性空洞➡。注意颈椎反弓，可能继发于脊髓活检为目的的椎板切除术

（左）MR 冠状位 STIR 显示大量的丛状神经纤维瘤➡累及双侧椎旁交感神经链以及多个肋间神经➡。（右）MR 矢状位 STIR 显示多发 T2 高信号的丛状神经纤维瘤，累及脊神经➡、交感神经链➡、双侧臂丛神经➡以及多个皮神经➡

第二篇 脊柱 正常解剖和先天性疾病
第一章

关键点

术语

- 罕见的 22 号染色体缺陷的常染色体显性遗传病，所有患者均存在 CNS 肿瘤
- NF2 肿瘤的特点：多发性遗传性神经鞘瘤、脑（脊）膜瘤、室管膜瘤

主要鉴别诊断

- 转移瘤
- 血管母细胞瘤
- 非综合征性神经鞘瘤
- 非综合征性脑（脊）膜瘤
- 非综合征性室管膜瘤
- 淋巴瘤

病理学

- 22q12 缺失与 NF2 基因产物 "merlin"（又称神经鞘蛋白）缺失相关
- NF2 确诊依据
  - 双侧听神经鞘瘤
  - 单侧早发型听神经鞘瘤（年龄＜30 岁）和以下任何 2 种：脑（脊）膜瘤、胶质瘤、神经鞘瘤、青少年晶状体后囊膜下混浊
- 可能的 NF2 诊断
  - 单侧早发型听神经鞘瘤（年龄＜30 岁）和下列一种
    - 脑（脊）膜瘤、胶质瘤、神经鞘瘤、青少年晶状体后囊膜下混浊
    - 多发性脑（脊）膜瘤（＞2）和单侧听神经鞘瘤
  - 或者下列之一：胶质瘤、神经鞘瘤、青少年晶状体后囊膜下混浊

临床问题

- 皮肤红斑微小或无

诊断要点

- 使用脑和全脊椎 MR 增强扫描进行筛查

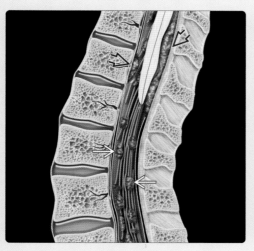
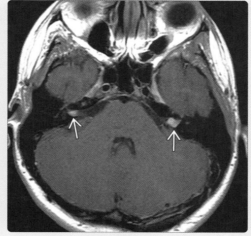

（左）矢状位示意图显示沿马尾生长的多个圆形的神经鞘瘤（棕色）➡，以及扁平的宽基底脊膜瘤（红色）⊒ 压迫圆锥。（右）神经纤维瘤病 2 型患者 MR 轴位 T1WI 增强显示双侧桥小脑角（CPA）强化肿物➡，为听神经鞘瘤

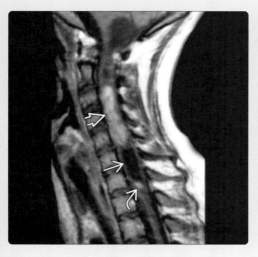
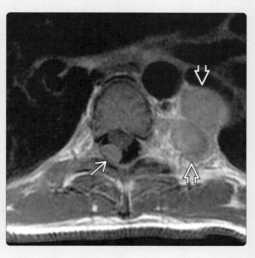

（左）MR 矢状位 T1WI 增强显示多发髓内强化的室管膜瘤。最大的位于 C3-C5 水平➡，其下方有相关囊肿➡，第二个较小的肿瘤位于 C7-T1 水平➡。（右）MR 轴位 T1 增强显示椎旁不均匀强化的神经鞘瘤➡，以及硬膜下髓外的宽基底脊膜瘤➡

软骨发育不全

术语

- 累及脊柱和四肢的常染色体显性遗传性侏儒症
- 软骨发育不全性侏儒症

影像

- 椎弓根缩短
  - 下部腰椎的椎弓根间距离逐渐缩短
- 椎体略扁平和（或）前部楔形变
- 胸腰椎后凸
- 腰椎过度前凸
- 枕骨大孔变小
- 其他
  - 生长障碍在四肢近端尤为明显（短肢侏儒症）
  - "香槟酒杯状"骨盆：骨盆入口宽平
  - 方髂骨翼
  - 肋骨短小
  - 颅盖骨增大，颅底骨缩小

主要鉴别诊断

- 假性软骨发育不全
- 软骨发育不良
- 畸形骨发育不全
- 脊椎骨骺发育不良
- 致死性骨发育不全
- 成骨不全症

病理学

- 致病基因 *FGFR3* 缺陷，定位于 4p16.3
- 通常自发性突变（80%）
- 导致软骨内成骨缺陷
- 常染色体显性遗传

临床问题

- 手术矫正进展性的脊柱后凸
- 在严重病例中，使用手术减压矫正枕骨大孔

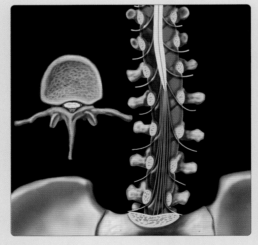
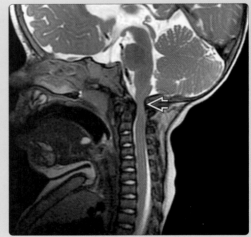

（左）示意图显示尾部方向的椎弓根间距离逐步缩小。插入的轴位图显示椎管狭窄与椎弓根缩短和椎弓根间距离减小相关。（右）MR 矢状位 T2WI 显示颅底骨相对于颅顶骨体积缩小。枕骨大孔狭窄➡压迫头颈交界处，上段颈髓由于脊髓病变而信号轻度增高

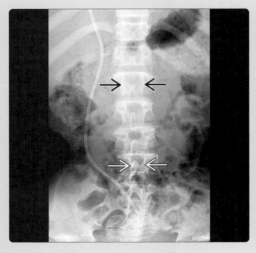
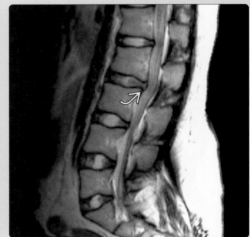

（左）腰椎正位 X 线片显示 L1 ⊟至 L4 ➡椎弓根间距离缩短和渐进性椎弓根狭窄，导致腰椎横径变窄。（右）MR 矢状位 T2WI 显示腰椎椎管的前后径弥漫性狭窄，其根源在于椎弓根缩短。先天性椎管狭窄加之 L2-L3 水平椎间盘突出➡而使狭窄加重

脊柱后凸

术语

- 继发于椎体异常的脊柱弯曲
- 半椎体畸形：单侧或前部脊椎发育不良
- "蝶形"椎：由于椎体中心发育异常而导致椎体中心裂
- 椎骨融合：胚胎时期的脊柱分段失败导致
- Klippel-Feil 综合征：多节段颈椎异常融合

影像

- 侧位图像上背部胸椎弯曲度增加
- 寻找脊柱侧凸或脊柱后凸患者的脊椎异常证据
- 如存在多个异常，则可能有多个脊柱后凸或侧凸弯曲

主要鉴别诊断

- Scheuermann 脊柱后凸畸形

- 特发性脊柱后凸
- 脊柱后凸或脊柱侧凸综合征
- 创伤性脊柱后凸
- 骨髓炎或肉芽肿引起的脊柱后凸

病理学

- 可能先天性，也可能是继发性
- 先天异常源于胎内发育失败和（或）分段失败

临床问题

- 可能是孤立的异常或伴发多系统异常

诊断要点

- 对整个脊髓（尤其是儿童）进行成像，以排除其他骨或脊髓异常、Chiari 1 畸形

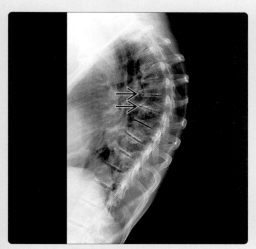
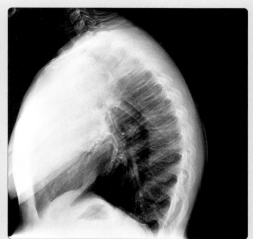

（左）退变性脊柱后凸患者，侧位 X 线片显示胸椎后凸伴上胸椎早期退变性椎间盘病变➡。（右）胸部侧位 X 线片（特发性脊柱后凸）显示上胸段大范围后凸形成圆背畸形。未发现潜在的脊柱后凸病因（例如 Scheuermann 病、既往外伤、先天性异常或感染性疾病）

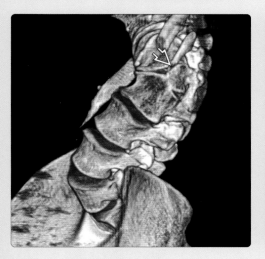
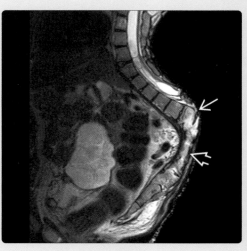

（左）CT 侧位三维重建显示后部半椎体畸形➡与下一椎体融合形成脊柱后侧凸畸形。先天性脊柱侧凸畸形在三维重建图中显示最佳。（右）MR 矢状位 T2WI 显示一个高位脊髓脊膜膨出合并先天性脊椎分段失败修复术后➡的患儿，可见严重的腰骶局部后凸畸形➡

脊柱侧凸

术语

- 所有脊柱侧弯的一般术语

影像

- 脊柱侧弯
  - 侧弯曲线两端处于中线处
  - 常有旋转
- 最常见的是胸椎和胸腰椎
- 影像学诊断方法
  - X 线进行初步诊断
  - 多平面 MRI 筛查骨和脊髓异常
  - CT 用来制订手术方案和检查并发症

主要鉴别诊断

- 特发性脊柱侧凸
- 神经肌肉型脊柱侧凸
- 先天性脊柱侧凸
- 先天性综合征性脊柱侧凸不伴脊椎畸形

- 退变性脊柱侧凸
- 感染所致脊柱侧凸
- 肿瘤所致脊柱侧凸
- 外伤性脊柱侧凸
- 肢体不等长相关脊柱侧凸
- 体位性脊柱侧凸

临床问题

- 通常发生于儿童或者青少年
- 特发性脊柱侧凸通常无症状
  - 疼痛性脊柱侧凸提示存在潜在异常
- 对于快速进展的脊柱侧弯或侧弯角度＞40°，行手术融合治疗

诊断要点

- 侧弯较短或疼痛性侧弯，通常有潜在异常
- 侧弯曲度可快速进展，尤其在快速生长期

（左）一位特发性脊柱侧凸患者的正位 X 线片显示典型的异常脊柱曲度，胸椎向右侧凸➡而腰椎向左侧凸➡。未见椎体畸形，故排除先天性脊柱侧凸。（右）骨 CT 冠状位三维重建显示 L3 右半椎体畸形➡导致先天性脊柱右侧弯，可见残存的 L3 左侧椎弓根及附件结构➡

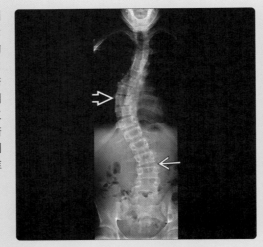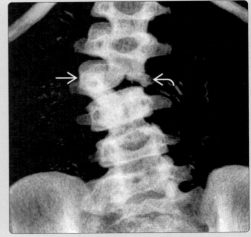

（左）特发性脊柱侧凸正位骨 CT 三维重建显示脊柱顶椎➡和端椎➡旋转和侧弯畸形。（右）骨 CT 轴位三维重建显示与端椎➡相比顶椎➡存在旋转畸形。CT 三维重建在制订手术方案和评估旋转程度中很有价值

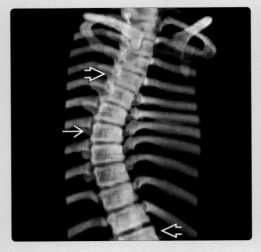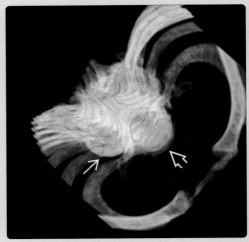

退行性脊柱侧凸

关键点

术语

- 与老年椎间盘退变和小关节面疾病相关的脊柱侧弯
- 在骨骼发育成熟患者中的骨骼畸形，冠状面 Cobb 角 > 10°
- 下腰椎弯曲明显

影像

- 传统立位全身正侧位 X 线片来监测脊柱曲度的进展变化
- 最常见的是 L1-4
  - 侧方滑脱，椎体旋转
  - 椎间隙变窄，终板硬化
  - 终板周边骨刺增生
  - 椎小关节病
  - 脊椎前移，生理曲度消失

主要鉴别诊断

- 成人特发性脊柱侧凸

- 神经肌肉异常
- 先天性脊柱侧凸
- 外伤后、炎症或肿瘤引起的脊柱侧凸
- 发育不良（神经纤维瘤病 1 型，Marfan 综合征）

病理学

- 多节段不对称退化引起的脊柱变形
  - 脊柱节段的不对称负重引起脊柱 3 维畸形
  - 脊椎前移和（或）旋转

临床问题

- 下背痛，神经根病
  - 脊柱伸展引起的疼痛加重
  - 神经根病无法通过弯曲缓解
    - 与不伴脊柱侧凸的椎管狭窄不同
- 畸形和腰部不对称
- 步态异常

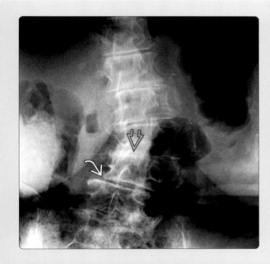
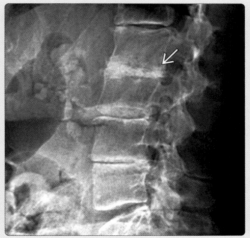

（左）正位 X 线片显示腰椎旋转畸形（向左侧凸），伴有多个椎间隙变窄和终板硬化 ⊠。L4 相对 L5 左侧滑移 ➔。（右）侧位 X 线片显示腰椎曲度消失伴随多个椎间隙变窄和退变性终板骨质硬化，L2-L3 尤为严重 ➔

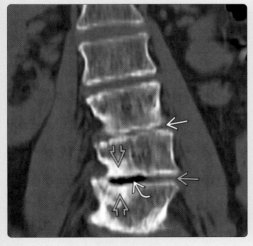
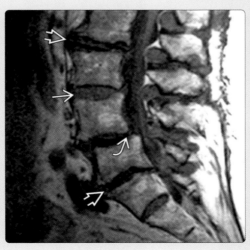

（左）腰椎 CT 平扫冠状位重建显示 L4-L5 轻微左侧凸伴椎间盘真空现象 ➔ 和右侧终板硬化 ⊠。L3-L4 ➔ 和 L4-L5 ⊟ 椎间隙变窄。（右）MR 矢状位 T1WI 显示 L4 相对 L5 有 1 度向前滑脱 ➔ 伴重度椎间盘退变。椎间盘退变 ➔ 同时出现在 L2-L3、L5-S1，而 L3-L4 椎间盘相对正常 ➔

第二篇　脊柱

第二章
外伤和出血

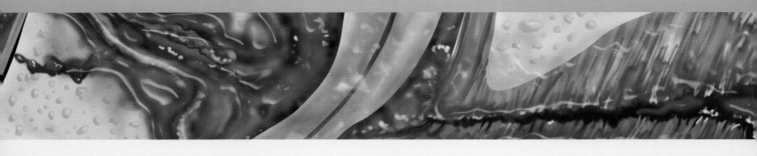

脊髓中央束综合征

术语

- 脊髓中央束综合征（central cord syndrome，CCS），急性创伤性脊髓中央束综合征（acute traumatic CCS，ATCCS）
- 部分性脊髓综合征最为常见
- 外伤性脊髓损伤，伴有以下临床综合征
  - 双侧无力，上肢＞下肢
  - 膀胱功能障碍，各种感觉障碍
- 中央灰质损伤，皮质脊髓束和脊髓丘脑束损伤

影像

- X 线片可以显示脊椎病或先天性椎管狭窄
- MR 显示脊髓中央 T2WI 高信号
- 骨折或脱位占据很大比例

病理学

- 常在椎管狭窄的基础上伴发
  - 先天性椎管狭窄
  - 椎间盘突出，骨刺形成
  - 关节面 / 韧带肥大

临床问题

- 包括 4 种情况
  - 10% 的 ATCCS 患者仅有磁共振脊髓信号改变而无其他 X 线片异常
    - 医学管理
  - 20% 的 ATCCS 患者表现为急性椎间盘突出
    - 建议手术治疗
  - 30% 的 ATCCS 患者有颈椎骨折半脱位损伤
    - 建议早期行脊柱重建伴脊髓减压
  - 40% 的 ATCCS 患者存在椎管狭窄，不伴骨或韧带损伤
    - 是否处理存在争议

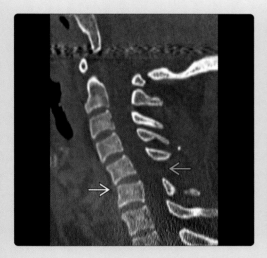
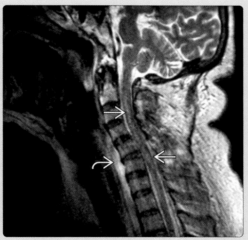

（左）脊髓 CT 矢状位重建显示 C5-6 局部弯曲变形➡️，椎体后方附件间隙扩大➡️，这位外伤患者过度屈曲损伤，出现明显的上肢无力。（右）该患者 T2WI 矢状位显示 C5-6 局部屈曲畸形。从 C2-3 到 C6-7 段脊髓存在弥漫的中度高信号➡️，提示有脊髓挫伤。注意椎前软组织内水肿➡️

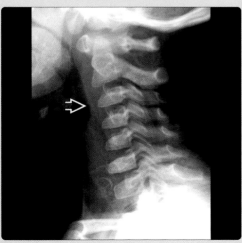
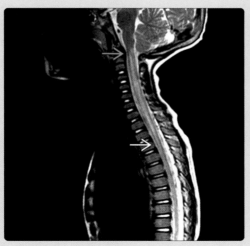

（左）一位外伤后脊髓中央束综合征的患儿侧位 X 线片显示椎前软组织变薄➡️，但这不具有特异性。（右）该患儿矢状位 T2WI 显示正常的脊椎排列和椎前软组织（较其他序列显示更清楚）。自颈延髓交界➡️至 T4-5➡️可看到弥漫的脊髓内高信号，提示脊髓挫伤

创伤后脊髓空洞

关键点

影像

- 脊髓内梭形脑脊液样高信号
  - 脊髓软化灶是空洞形成的"空洞前状态"
- 囊性扩张的脊髓病变
  - 可表现为"扩张性"病变，可发现脊髓萎缩
- 如果怀疑脑脊液流动受阻（如蛛网膜粘连），可行相位对比法（动态）脑脊液流动成像

主要鉴别诊断

- Gibbs 伪影
- 非创伤性空洞
- 脊髓炎
- 脊髓软化症

病理学

- 目前脊髓空洞的治疗是基于创伤后蛛网膜粘连和脑脊液流动受阻的假说

临床问题

- 症状包括痉挛状态、多汗、疼痛、感觉障碍及腱反射亢进
- 经典表现：止痛剂无法缓解的疼痛；上升性、分离性感觉缺失
- 进展性神经功能缺损的患者可从手术中获益
  - 首先要分流创伤空洞，使受阻的脑脊液恢复正常流动
    - 松解脊髓
    - 硬膜重建
    - 如果有侧弯或不稳定可行脊椎重建或融合

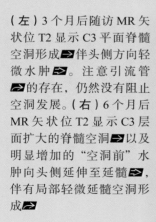

（左）矢状位影像显示随着时间的进展脊髓空洞周围形成"空洞前"水肿。C5-6 既往屈曲损伤和 C3-4 融合后首次 MR T2 显示 C5-6 水平境界清晰的空洞伴脊髓膨胀➡。脊髓内从空洞向头侧延伸到 C2 水平的 T2 高信号为脊髓水肿➡。（右）矢状位 CT 显示脊髓空洞腹腔分流术后空洞内引流管➡，空洞范围较前缩小➡

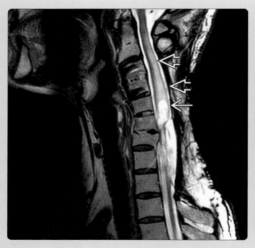 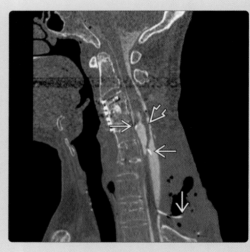

（左）3 个月后随访 MR 矢状位 T2 显示 C3 平面脊髓空洞形成➡伴头侧方向轻微水肿➡。注意引流管➡的存在，仍然没有阻止空洞发展。（右）6 个月后 MR 矢状位 T2 显示 C3 层面扩大的脊髓空洞➡以及明显增加的"空洞前"水肿向头侧延伸至延髓➡，伴有局部轻微延髓空洞形成➡

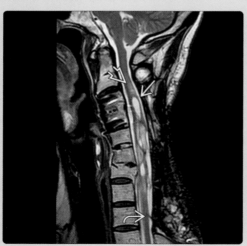 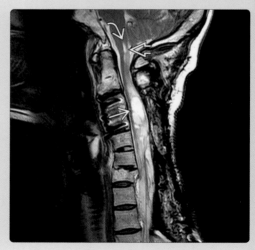

脊髓挫伤－血肿

术语

- 脊髓损伤（spinal cord injury，SCI）
  - 创伤性轴索损伤、脊髓水肿和（或）出血

影像

- 创伤部位脊髓 MR 信号异常
- 成人脊髓损伤常见于 C4-6 水平
- 青年人（16～45 岁）常伴有骨折或半脱位
- 老年人群的脊髓损伤常伴发潜在的退行性改变（椎管狭窄）
- 儿童（＜8 岁）脊髓损伤 X 线片常表现正常
- 脊髓损伤通常在 CT 不可见

病理学

- 创伤所致脊髓损伤整体发病率约为 3.7%
- 青少年患者中与高速度相关的机制较常见

- 45 岁以上常与跌倒有关；老年人低处跌倒（＜1 m）即可导致严重的脊髓损伤

临床问题

- 水肿不伴出血：预后良好的标志
- 血肿形成：提示预后不良，难以恢复
  - 髓内出血及脊髓肿胀的范围是创伤性颈髓损伤后神经功能恢复的关键预测因素
- 在美国年发生率为（30～60）/1 000 000

诊断要点

- 矢状位 STIR 是最佳序列
  - 对脊髓水肿敏感
  - 韧带 / 肌肉损伤
  - 脊髓水肿
- 脊髓出血建议做矢状位和轴位梯度回波序列成像

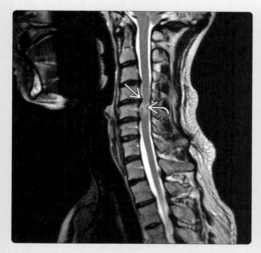
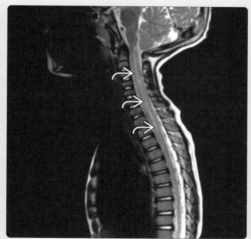

（左）一位外伤后四肢无力（上肢重于下肢）的患者 MR 矢状位 T2WI 显示先天性椎管狭窄伴多个层面椎间盘突出，椎管狭窄尤以 C4-5 层面显著➡。远处的轻度、片状 T2 高信号提示非出血性脊髓挫伤➡。（右）一位患儿 MR 矢状位 T2WI 显示自 C1 至上胸段的广泛脊髓挫伤➡。患者跌倒后出现四肢无力。平片可能是正常的

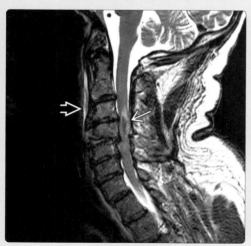
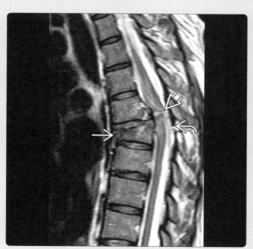

（左）该外伤患者 MR 矢状位 T2 显示 C4 平面➡椎管明显狭窄，以及表现为低信号的脊髓出血伴周围水肿。椎骨前亦有水肿➡。（右）MR 矢状位 T2 显示胸骨中段粉碎性骨折➡，黄韧带断裂。脊髓完全横断性损伤➡，可见裂隙内充满脑脊液，伴周围水肿

自发性硬膜外血肿

术语

- 脊髓硬膜外出血，并非由严重外伤或医源性因素引起

影像

- 硬膜外多发 T1 高信号积液
- 胸段和腰段＞颈段
  - 晶状体形或双凸面形
  - 轮廓由头尾侧背部硬膜外脂肪勾勒
- 急性期 T1WI 表现（＜48 h）
  - 等信号＞低 / 高信号
- 亚急性期和慢性期 T1WI 表现
  - 高信号＞等信号
- T2WI 为不均匀高信号

主要鉴别诊断

- 硬膜外转移瘤
- 淋巴瘤

- 椎间盘脱出或移位
- 硬膜外脓肿
- 硬膜下血肿
- 硬膜外脂肪增多症

病理学

- 特发性：40% ～ 50%
- 轻微外伤
- 抗凝治疗
- 凝血功能障碍
- 椎间盘突出
- 血管畸形

临床问题

- 突发颈背部疼痛
- 进行性下肢轻瘫
- 膀胱或直肠功能障碍

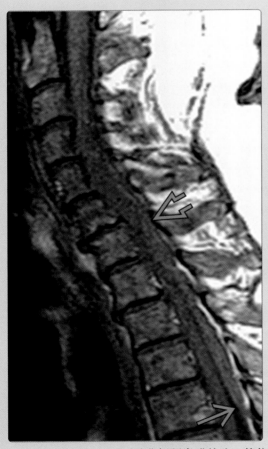

MR 矢状位 T1WI 显示颈髓背侧硬脊膜外腔一等信号团块影➡，导致相应节段颈髓边缘模糊不清。病变位于硬脊膜外腔，在其下缘显示最清晰➡

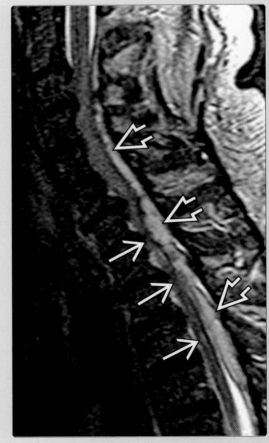

同一患者 MR 矢状位 T2WI 显示颈髓背侧 C2-T4 水平的硬脊膜外腔内可见一长节段、稍欠均匀的高信号影➡。脊髓➡明显受压并向前移位

硬膜下血肿

术语

- 硬脊膜和蛛网膜之间的积血

影像

- 硬膜下病变 T1WI 呈高信号，T2WI 或梯度回波成像上呈明显低信号
- 胸腰段＞腰或腰骶段＞颈段
- 出血密度／信号的簇状、分叶状肿块

主要鉴别诊断

- 硬膜外血肿
- 硬膜下脓肿
- 脑脊液漏综合征
- 脊膜炎
- 特发性肥厚性硬脊膜炎

病理学

- 外伤
- 出血体质：占已报道病例的 54%
- 在凝血功能异常患者中，医源性因素占 2/3
- 肿瘤
- 动静脉畸形
- 术后并发症
- 自发性：15%

临床问题

- 突发颈或背部疼痛
- 神经根痛，膀胱／直肠功能障碍
- 比脊髓硬膜外血肿更为少见
- 治疗
  - 可自行缓解
  - 椎板切除减压并血肿清除术
    - 严重和进行性加重的神经系统症状是手术指征

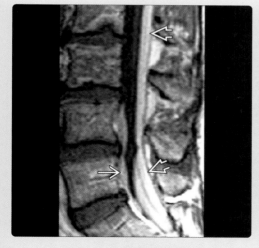

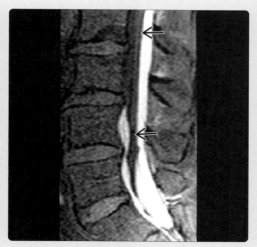

（左）MR 矢状位非压脂 T1WI 可见椎管内腹侧➡和背侧➡明显的条状高信号，蛛网膜下腔内脑脊液（CSF）信号减少。（右）矢状位 T1WI 抑脂后能更清晰地显示硬膜下积血的条状高信号。箭头处➡可见 CSF 间隙明显变窄。在凝血指标异常的脊髓硬膜下出血中，2/3 的患者是由医源性因素引起

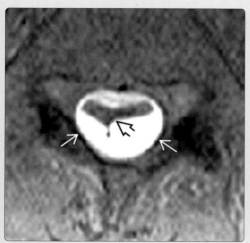

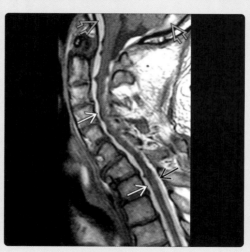

（左）同一患者的 MR 轴位 T1WI 压脂显示硬膜下出血的典型表现，病变规整的外界为硬脊膜➡，内界为分叶状的"奔驰征"➡。（右）一位硬膜下血肿患者的矢状位 T1WI 成像，可见椎管内腹侧➡和背侧➡弥漫性高信号，延伸至颅内➡

蛛网膜下腔出血

术语

- 多种病因所致血液进入脊髓蛛网膜下腔
  - 外伤（＞50%）
  - 动脉瘤性蛛网膜下腔出血（SAH）伴脊髓受累
  - 脊髓动静脉畸形
    - 主要为Ⅱ、Ⅲ、Ⅳc型和圆锥畸形
  - 肿瘤
  - 抗凝治疗
  - 感染（肺炎球菌性脑膜炎，疱疹）
  - 系统性疾病
  - 脊髓动脉瘤（罕见）

影像

- 硬膜囊内可见液-液平面
- 影像学表现取决于血液成分的时期和产物
- 动态增强 MRA 有助于筛查脊髓血管畸形

主要鉴别诊断

- 脊髓硬膜外出血
- 脊髓硬膜下出血
- 髓内出血

病理学

- 少量研究提示脊髓 SAH 后会出现颈髓/胸髓蛛网膜炎

临床问题

- 急性背痛或神经根痛，± 脊髓压迫症状（麻木、无力）
- 大量脊髓 SAH 可能会导致急性脊髓压迫、瘫痪和二便失禁

（左）一例硬膜外血补丁术后出现脊髓蛛网膜下腔出血的患者，其出血原因可能为进针深度错误。MR 矢状位 T1WI 显示 L5-S1 水平硬膜囊内可见长条状血液积聚，由于高铁血红蛋白堆积，在 T1WI 上表现为高信号➡。病变未累及硬膜外腔。（右）同一患者的矢状位 T2WI 成像提示出血呈低信号➡。硬膜外间隙正常➡

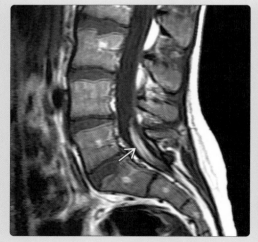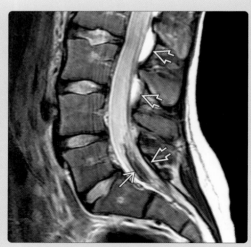

（左）同一患者（硬膜外血补丁术所致脊髓蛛网膜下腔出血）的轴位 T1WI 可见 L5-S1 水平硬膜囊内局灶性 T1 高信号➡。（右）轴位 T2WI 可见硬膜囊内弥漫性低信号，提示蛛网膜下腔出血➡

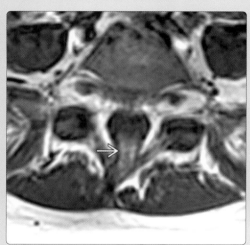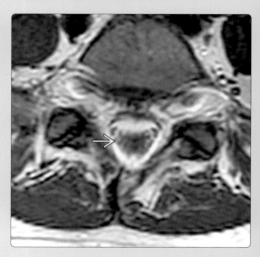

第二篇 脊柱

第三章
退变性疾病和关节炎

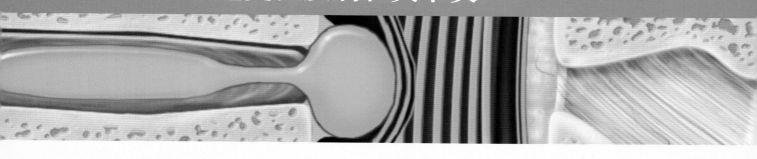

椎间盘退变

概述。为了便于交流，描述椎间盘退变性疾病的形态学改变需要通俗标准的专业术语。由跨学科委员会提出并由多个专业协会认可的一系列病理解剖术语和定义在此总结出来。这些一般性术语是描述性语言，与影像检查方法无关。

需要强调的是下面的术语为一般描述性用语，与病因、症状、预后及是否需要治疗无关。

MR 信号强度。椎间盘退变可以发生以下任何或所有改变：真实或明显脱水、纤维化、椎间隙变窄、椎间盘膨出、纤维环裂隙/黏液变性、脊椎骨赘形成，以及终板或邻近骨髓的变化。

严重的椎间盘退变伴明显的信号减低在T2WI上可能出现线状的高信号区，这些高信号可能代表裂隙中的自由水或椎间盘的破裂。椎间盘退变在T1WI上也可出现信号变化，但比T2WI上信号减低少见得多。

有时还可见到信号减低或缺失的局部**椎间盘严重钙化**。信号缺失是由自由运动的质子减少引起的，在梯度回波序列上，钙化组织对磁场不均匀的敏感性也会增加。

T1WI有时可见到局灶性或弥漫性高信号椎间盘密集钙化区域，这些信号改变与继发于表面弛豫机制的T1弛豫时间改变相关。这些T1WI上的高信号区域不受脂肪抑制的影响，提示是由于T1缩短效应而不是脂质的存在。严重退变的椎间盘上脂肪抑制序列能够抑制的高信号可能与含脂肪的黄骨髓有关。

纤维环从椎体附着处分离或撕脱，或纤维环放射状横断或纤维环板层间同心圆样分裂，均称为**纤维环裂隙**。在MR上，这些变化表现为T2WI上纤维环外环/后纵韧带复合体的高信号（称为高信号区）。这些区域有时在给予顺磁性造影剂后发生强化，这种效应被认为是组织的反应性修复。应避免使用"纤维环撕裂"这个词。

目前并没有证据证明纤维环破裂和椎间盘退变之间的因果关系。鉴于对"椎间盘内破裂"的概念一直存在争议，因此可能不能确定放射状撕裂是不是只是退变晚期的一种表现。虽然没有数据明确地支持这些退行性改变与症状之间存在明确的因果关系，但是由于"椎间盘源性疼痛"概念以及椎间盘造影诊断的有用性均存在争议，纤维环破裂需要得到重视。部分后背痛患者并没有椎间盘形态学异常，例如疝或狭窄，其原因可能与髓核从破裂的纤维环渗入到硬膜外间隙有关。

小关节和韧带退变可伴或不伴椎间盘退变，这些改变可以在影像学检查中很容易地识别。随着椎间孔或椎管狭窄、小关节积液、囊肿和其他异常的出现，这些改变最好逐级描述。

膨出或疝出

膨出这一术语用来描述椎间盘组织超过周长的50%，延伸超过邻近骨的边缘（＜3 mm）。膨出不等同于疝出，尽管一部分椎间盘可能膨出，另一部分椎间盘可能疝出。

膨出通常是一种正常的变异，尤其是儿童，因为儿童的正常椎间盘表现为轻度超出椎体边缘。膨出可能与椎间盘退变相关，或是对轴位负荷或伴韧带松弛的角度运动的反应。有时候，在一个层面表现为膨出，而在另一平面上则是真正的中央性韧带下椎间盘疝出。若椎间盘组织不对称性膨出超过椎间盘周长的25%，可认为是对邻近变形的适应而不应视为疝出的一种类型。

疝出是椎间盘局部的移位，即在任何方向超过椎间隙的范围。椎间隙在头尾方向上以椎体终板为界，周围以椎体环状骨突外缘（不包括任何骨赘）为界。如果疝出＜椎间盘周长的25%，则定义为**局灶性**或**局限性**疝出。如果疝出介于25%～50%之间，则认为是**宽基底**疝出。这一术语已在最新版本的命名法中被删除。

椎间盘突出是疝出的一种，其超出椎间隙的椎间盘物质边缘之间的最大距离在任何平面上小于在相同平面上椎间盘基底部边缘之间的距离。在实际中，这就像矢状面图像的一个三角形，椎间盘边缘相当于三角形的底部，三角形的顶点在硬膜外间隙内。

椎间盘脱出也是疝出的一种，其中至少在1个平面上，超出椎间隙的椎间盘物质边缘之间的任何1个距离大于在相同平面上基底部边缘之间的距离，或者椎间隙以外的椎间盘物质与椎间隙内的椎间盘物质失去连续性。在实际术语中，这就像矢状位图像上的牙膏征，有更大的疝内容物位于硬脑膜外间隙内和更小的蒂连接椎间盘。

如果脱出的椎间盘物质与椎间盘不相连，则称为椎间盘**游离**（或"游离的椎间盘碎片"）。如果已经从脱出点移位，无论是否游离，都被认为是移位。脱出部分的信号强度在T2WI上可能会增高或减低。所有椎间盘疝出，不论范围大小，增强扫描时都会强化，强化可能构成硬膜外肿块的一大部分。急性椎间盘疝出可能导致局灶性硬膜外出血。

游离的椎间盘碎片可以位于后纵韧带之前，尤其是它们已经移位于椎体后方，此时后纵韧带不是在其直接的对应方向上。碎片也可以位于后纵韧带之后。侧隐窝或神经孔内的游离碎片能够侵蚀骨皮质，导致侧隐窝和神经孔扩大，这是需要与合并有侧隐窝和神经孔扩大的椎体肿物进行鉴别诊断。

在罕见的病例中，椎间盘疝出可能突破硬膜和蛛网膜。**硬膜内椎间盘疝出**的形成被认为是由于慢性炎症的发展导致硬膜和后纵韧带发生粘连。然而，常常是从后纵韧带后方穿透，并与纤维环融合，或从后纵韧带上方或下方穿透，并与椎体边缘相融。硬膜下椎间盘疝出可能会强化，类似肿瘤。

椎间盘疝出的特征并不总是明确的，它可能在一个平面上表现为突出，而在另一个平面上表现为脱出。如果在任何平面上存在椎间盘空间上的移位，那么可视为椎间盘脱出。还需考虑覆盖椎间盘疝出的纤维环外环的完整性。

椎间盘疝出疾病可被视为纤维环破坏的开始，继续进展形成小的局灶性疝出（环–韧带复合体未被完全破坏），最后形成明显疝出（脱出）。椎间盘脱出已经从纤维环与后纵韧带复合体完全分离。这些脱出的椎间盘内容物不尽相同，但在游离碎片和椎间盘重度脱出时周边可见线状低信号，这时纤维环和韧带有明显的破坏。这些低信号被认为是继发于疝出的椎间盘的纤维环和韧带纤维。

纤维环和后纵韧带在椎间盘水平交叉存在，以至于这两种结构之间的差别从某种意义上来说不可能完全区分开。CT 和 MRI 由于技术的局限性，有时候不能区分是否存在椎间盘疝出。在横断面上，椎间盘异常用**中央型、中央偏右、中央偏左、关节下、椎间孔或椎间孔外型（远外侧型）**来描述。在矢状位上，常用椎间盘型、椎弓根上型、椎弓根下型及椎弓根型来描述。

一些非标准化的术语应该避免，这些术语包括超出椎间隙的椎间盘物质（DEBIT），它已经被突出或脱出的分类所替代。"疝出的髓核"是老的说法但不准确，因为大部分疝出的不是髓核（软骨、纤维组织）。椎间盘"破裂"这种说法不确切，因为这暗示了创伤病因，而患者基本无此病因。最后，"脱垂"在标准术语中是突出的同义词。

退变性终板改变

椎体、终板和椎间盘之间的关系已通过使用退变的和木瓜凝乳蛋白酶治疗的椎间盘模型进行过研究。MR 上常见的变化是邻近退变椎间盘的终板的椎体骨髓信号强度改变。这些变化主要包括 3 种形式。

Ⅰ 型表现为 T1WI 信号减低和 T2WI 信号增高，该型大约出现在 4% 的检查腰椎疾病的患者中，也见于约 30% 的蛋白酶治疗椎间盘的患者，可视为急性椎间盘退变的一个模型。

Ⅱ 型表现为 T1WI 上信号增高和 T2WI 上等或稍高信号。这些变化可见于约 16% 的病例。Ⅰ、Ⅱ 型均与受累层面的退变性椎间盘疾病有明显相关性。Ⅰ 型椎体骨髓在注入钆剂（Gd-DTPA）后可见轻度强化，有时可累及椎间盘本身。这种强化可能与邻近骨髓内的血管化纤维组织有关。

Ⅰ 型的椎间盘组织病理学表现为终板破坏和裂隙，邻近骨髓内可见血管化纤维组织，这些物质能够延长 T1、T2 弛豫时间。Ⅱ 型表现为终板破坏和邻近椎体的黄骨髓取代，导致 T1 值缩短。不同类型之间似乎存在某种关系，因为 Ⅰ 型随着时间变化可以转化为 Ⅱ 型，Ⅱ 型则保持相对稳定。

Ⅲ 型在 T1WI、T2WI 上均表现为信号减低，这些表现可能与广泛的骨硬化相关。

然而，Ⅰ 型的信号强度变化可能与椎体骨髓炎所见相似，但鉴别要点（至少在成人中）是对椎间盘的累及，感染时表现为 T2WI 上信号增高和形态异常。椎间盘信号增高可能提示炎症活跃期。椎间盘狭窄、硬化和椎体终板不规则所提示的骨髓炎也可以出现在长期血液透析和焦磷酸钙疾病患者中。透析性脊柱关节病患者的典型表现为椎间盘在 T1WI 和 T2WI 上为低信号。结晶疾病在长 TE/TR 序列上表现为信号增高。

参考文献

1. Fardon DF et al: Lumbar disc nomenclature: version 2.0: Recommendations of the combined task forces of the North American Spine Society, the American Society of Spine Radiology and the American Society of Neuroradiology. Spine J. 14(11):2525-45, 2014
2. Fardon DF et al: Nomenclature and classification of lumbar disc pathology. Recommendations of the Combined task Forces of the North American Spine Society, American Society of Spine Radiology, and American Society of Neuroradiology. Spine (Phila Pa 1976). 26(5):E93-E113, 2001
3. Milette PC: The proper terminology for reporting lumbar intervertebral disk disorders. AJNR Am J Neuroradiol. 18(10):1859-66, 1997

（左）椎间盘膨出的矢状位示意图显示椎间盘边缘超出椎体边缘➡。轴位图上若椎间盘超出部分与椎体后缘角度大于90°称为膨出，若小于90°则称为突出。（右）椎间盘突出矢状位示意图显示椎间盘物质延伸超过椎间隙边缘，并且疝的基底部宽于硬膜外间隙部分➡

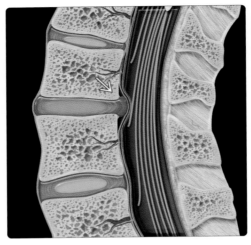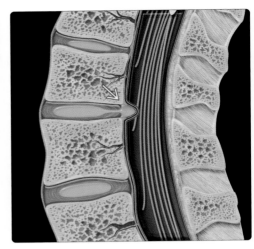

（左）椎间盘脱出矢状位示意图显示椎间盘物质延伸超过椎间隙，并且疝出物质的基底部小于硬膜外间隙部分➡。（右）矢状位示意图显示椎间盘脱出伴游离碎片。脱出的椎间盘显示椎间盘物质延伸超过椎间隙，其基底部较硬膜外间隙部分窄➡。另一部分➡已从本体椎间盘中分离出来，成为游离碎片

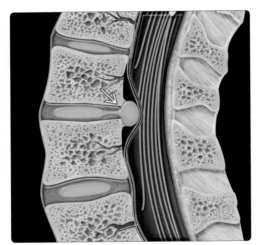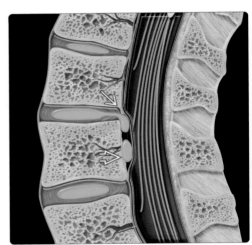

（左）MR矢状位T1WI显示L5-S1严重椎间盘退变伴椎间盘脱出，其疝出部分的基底部窄于延伸至硬膜外间隙的部分➡。椎间盘疝出部分下移同时合并游离碎片。（右）MR矢状位T1WI显示L3-4远外侧位椎间盘脱出，并神经孔受压（椎间孔内疝出）➡，阻碍了L3神经根的出入。正常存在的下一层神经根被标出作为对照➡

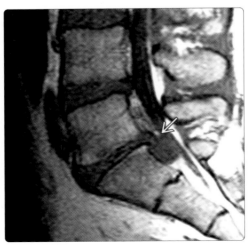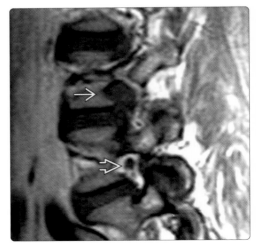

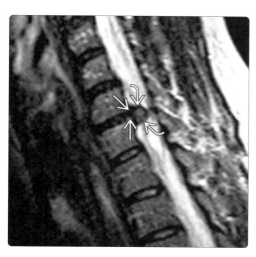

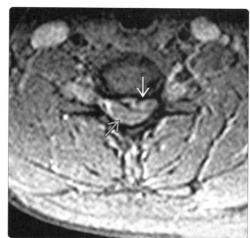

（左）MR 矢状位 T2WI 显示 C5-6 椎间盘脱出，其疝的基底部➡小于延伸至硬膜外间隙的部分⇨。（右）另一患者在 MR 轴位 T2*GRE 上显示大的中央偏左型椎间盘脱出➡合并硬膜囊和脊髓中度受压⇨

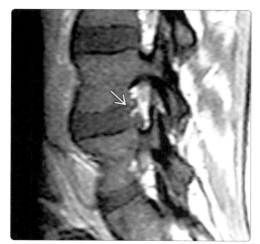

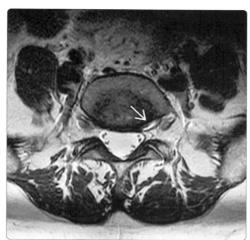

（左）MR 矢状位 T1 增强像显示后外侧纤维环内的纤维环裂隙，表现为局限性强化➡。没有椎间盘疝出，而且椎间孔大小是正常的。应避免使用"纤维环撕裂"这个词。（右）轴位 T2WI 显示纤维环裂隙沿着椎间盘后外侧缘，表现为线状高信号不伴局部轮廓异常➡

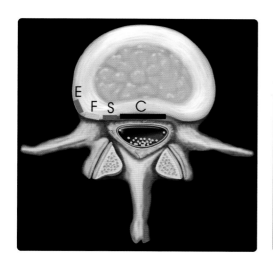

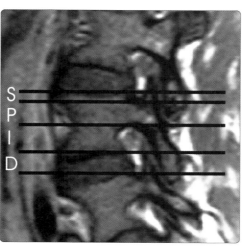

（左）腰椎椎间盘的轴位示意图显示椎间盘疾病从右到左的位置命名分类：C（中央型）、S（关节下型）、F（椎间孔型）和 E（椎间孔外型或远外侧型）。（右）经过腰椎神经孔层面的 MR 矢状位 T1WI 显示不同水平的分类和命名。2 条线之间的空间被分类为：S（椎弓根上型）、P（椎弓根型）、I（椎弓根下型）和 D（椎间盘型）

椎间盘退变性疾病

术语

- 广泛的多因素过程影响椎间盘–椎体单位，导致生物力学／形态学改变

影像

- 椎间隙高度减低，椎间盘内可见低信号的真空现象
- 终板退变性改变Ⅰ～Ⅲ型
  - Ⅰ型：以纤维血管骨髓替代
  - Ⅱ型：以脂肪骨髓替代
  - Ⅲ型：骨质硬化，几乎不含残留骨髓
- T2显示髓核信号丢失，水平髓核裂隙缺失
- 椎间盘退变性疾病可表现为椎间盘的线性强化，许莫氏结节（Schmorl node）强化

主要鉴别诊断

- 椎间隙感染
- 血液透析性脊柱关节病
- 血清阴性脊柱关节病

病理学

- 椎间盘退变的病因多样
- 从事人工物料搬运的人员，在重复搬运重物的情况下，风险会增加
- 一些研究表明椎间盘性背痛有明显的家族遗传倾向

临床问题

- 无症状，或与颈／背痛 ± 神经根病相关
- 美国人一生之中出现背痛（所有病因）的概率为50%～80%
- 成人患病率为15%～30%
- 45岁以下人群中背痛最常见的致残原因
- 主诉有慢性疼痛（＞3个月）的患者中，1/3有行动不便的症状

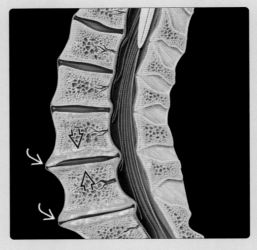
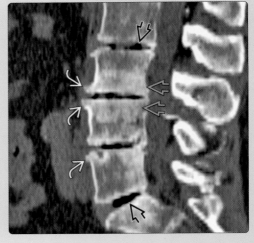

（左）矢状位示意图显示L4-L5和L5-S1椎间盘退变，椎间隙变窄伴Ⅱ型脂肪型终板变性➡和骨赘形成➡。（右）CT平扫矢状位重建显示多个椎间盘层面椎间隙明显变窄和真空现象，表现为椎间盘内的黑色袋状气体影➡。L3-L4终板骨质象牙样改变（硬化）最明显➡。骨赘在几个层面均可见➡

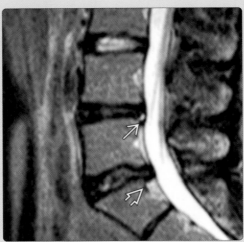
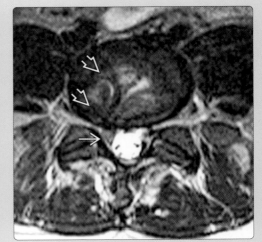

（左）MR矢状位T2WI显示L4-L5、L5-S1退变的椎间盘相对于L3-L4正常椎间盘为低信号。椎间盘退变性疾病的表现还有L4-L5椎间隙变窄，L5-S1椎间盘疝出➡，以及L4-L5纤维环裂隙➡。（右）MR轴位T2WI显示椎间盘突出➡压迫神经根，退变性椎间盘中心低信号，并可见破裂的椎间盘内物质突向疝处➡

椎间盘膨出

术语

- 环状膨出
- 椎间盘广泛延伸超出椎体边缘

影像

- 椎间盘环形"膨胀"超过椎体终板的边缘
  - 外延的短径 ≤ 3 mm
  - 大于椎间盘边缘的 25%
  - 如果形态异常小于椎间盘周长的 25%，那么就是椎间盘疝出而不是膨出
- 表现为椎管内平滑的腹侧硬膜外缺损，在硬膜囊前缘有压迹
  - 中央管和关节下隐窝通常不会受压，除非合并韧带肥厚
- MR 矢状位和轴位 T1WI 和 T2WI
- 椎间盘造影术可帮助确认有症状的椎间盘病变

主要鉴别诊断

- 椎间盘突出（小于椎间盘边缘的 25%）
- 后纵韧带骨化
  - 最常发生在颈椎（70%）
- 椎体终板骨刺
  - 与椎体终板相连续

病理学

- 膨出与椎间盘退变和纤维环破裂相关 → "椎间盘源性"疼痛

临床问题

- 低位背痛
- 多达 39% 的无症状成人有椎间盘膨出
- 保守治疗的成功率超过 80% ～ 90%

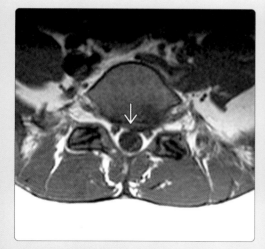
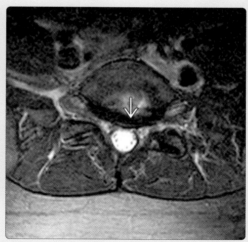

（左）MR 轴位 T1WI 显示典型的 L5-S1 椎间盘宽基底膨出➡，椎间盘广泛超出椎体边缘，没有局限性突出。（右）MR 轴位压脂 T2WI 显示同一患者的椎间盘宽基底膨出➡，以低信号为主。相关的纤维环裂隙显示为局限性高信号

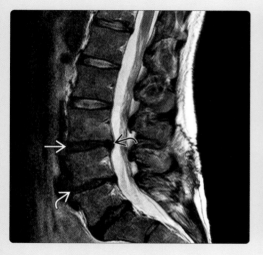
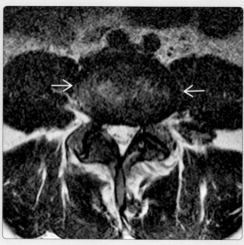

（左）一位 39 岁低位背痛患者的矢状位 T2WI 显示 L3-4 ➡ 和 L4-5 ➡ 椎间盘脱水和高度减低。注意 L3-4 硬膜囊前缘由于该水平椎间盘轻度弥漫性膨出而导致压迹 ➡。（右）同一病例通过 L3-4 椎间盘层面的轴位 T2WI 显示椎间盘轻度圆周性膨出➡，可见光滑的圆形轮廓但没有任何局限性的椎间盘物质突出

术语

- 椎间盘突出，椎间盘脱出，游离碎片，椎间盘游离
- 椎间盘物质局限性超出椎体边缘（小于椎间盘周长的 50%）

影像

- 椎管腹侧小肿块，与椎间盘相连
- 椎间盘突出是在本体椎间盘上有宽基底的疝出
- 椎间盘脱出是在本体椎间盘上有窄基底或无基底的疝出
- 游离或自由碎片：脱出的椎间盘不与本体椎间盘相连
- 移位：椎间盘物质从疝出点移位，无论是否与本体椎间盘相延续

主要鉴别诊断

- 后纵韧带骨化

- 骨赘
- 肿瘤
- 血肿
- 脓肿

临床问题

- 40 岁以下人群中 10% 有颈椎间盘疝出
- 急性神经根病通常为自限性，可以恢复
  - 颈痛（90%）
  - 神经根痛（65%）
  - 感觉异常（89%）
- 治疗
  - 保守治疗
  - 多种未达成共识的手术路径

诊断要点

- 对脊髓疾病使用快速 STIR 序列
- 轴位 GRE、T2*GRE 显示椎间盘

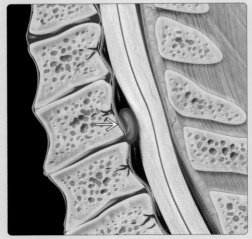

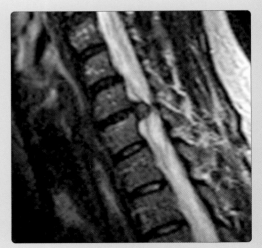

（左）矢状位示意图显示椎间盘脱出➡，基底部较硬膜外部分小，硬膜囊缩小和脊髓受压。（右）MR 矢状位 T2WI 显示 C5-6 椎间盘脱出，基底部小于延伸至硬膜外间隙的部分

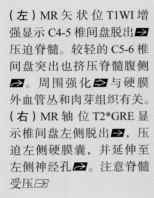

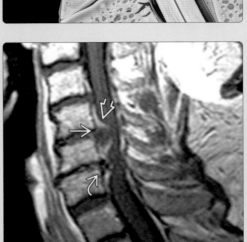

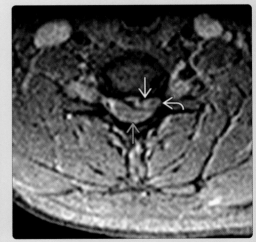

（左）MR 矢状位 T1WI 增强显示 C4-5 椎间盘脱出➡压迫脊髓。较轻的 C5-6 椎间盘突出也挤压脊髓腹侧➡。周围强化➡与硬膜外血管丛和肉芽组织有关。（右）MR 轴位 T2*GRE 显示椎间盘左侧脱出➡，压迫左侧硬膜囊，并延伸至左侧神经孔➡。注意脊髓受压➡

胸椎间盘疝出

影像

- 椎管内与椎间盘相连的小肿块
  - 腹侧硬膜外
  - 上胸椎（T1-3）少见
- 静脉注射造影剂后可能由于肉芽组织或扩张的硬膜外血管丛而出现周边强化
  - 周边强化可表现为"提带状"或"幕状"外观

主要鉴别诊断

- 骨赘
  - 边缘锐利，不直接来源于椎间盘水平
- 肿瘤
  - 均匀强化
- 血肿
  - 沿硬膜外间隙延伸，后方更常见
- 脓肿
  - 可以类似大的椎间盘疝出伴周边强化

临床问题

- 40 ～ 50 岁
- 少见
- 胸椎间盘手术少见，占所有椎间盘手术的 1% ～ 2%
- 既往有舒尔曼病病史（继发于多发许莫氏结节的脊柱后凸→椎体楔形变）

诊断要点

- 钙化（65%）
- 多发疝出（14%）
- T2WI 很关键，因为椎间盘疝出在 T1WI 上由于钙化可能不易被发现
- 分别从 C2 和 L5 水平计数，反复检查疝出层面

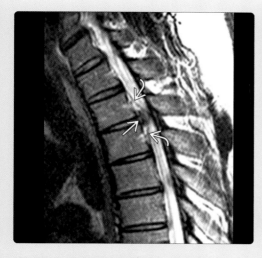
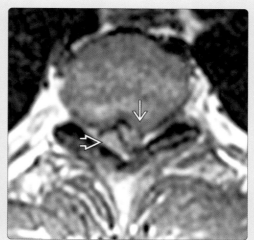

（左）MR 矢状位 T2WI 显示 T2-3 水平一个大的低信号椎间盘脱出➡压迫硬膜囊，使腹侧硬膜呈"幕状"外观➡。（右）MR 轴位 T1WI 显示大的左侧椎间盘脱出➡严重压迫脊髓左侧➡

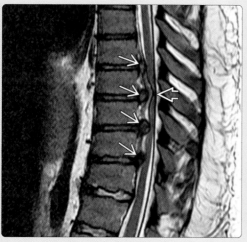
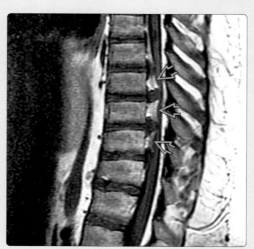

（左）MR 矢状位 T2WI 显示多发大的、低位胸椎间盘疝出➡，并在多个平面严重压迫脊髓➡，胸椎间盘疝出最常见于 T7-12。（右）同一患者 MR 矢状位 T1WI 增强显示疝出椎间盘的周围明显强化➡，与幕状或扩张的硬膜外血管丛及疝出相关的肉芽组织有关

腰椎间盘疝出

术语

- 超出椎间隙范围的椎间盘物质局部移位（小于椎间盘周长的 25%）
- 椎间盘突出
  - 疝出的椎间盘与本体椎间盘以宽基底相连
- 椎间盘脱出
  - 疝出的椎间盘与本体椎间盘以窄基底或无基底相连
- 椎间盘游离：游离碎片

影像

- 与椎间盘相连的硬膜外前部肿块，突入椎管
- 轴位：中央型、关节下型（侧隐窝）、椎间孔型或椎间孔外型（远外侧型）
- 矢状位：椎间盘水平、椎弓根下型、椎弓根型、椎弓根上型

主要鉴别诊断

- 硬膜周围／硬膜外纤维化

- 硬膜外转移瘤
- 神经鞘瘤

临床问题

- 下背痛
- 神经根病
  - 最常见：后外侧向下肢的放射痛
    - 可能是前部痛（例如，L3-4 椎间孔型或远外侧型疝出，表现为大腿前部痛）
    - 直腿抬高试验阳性（Lasègue 征）
  - 马尾神经综合征
    - 鞍区感觉消失，肠／膀胱功能障碍等
    - 偶尔由大的椎间盘疝出导致
- 背痛 ± 神经根病通常在 6 ～ 8 周缓解
- 治疗选择
  - 保守治疗
  - 微创手术（多种类型）
  - 标准开放手术，如椎板切开术／椎间盘切除术

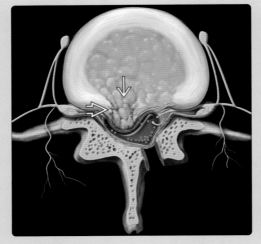
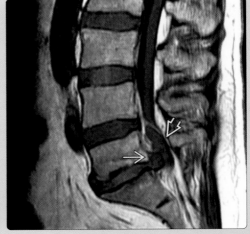

（左）复发的椎间盘疝出示意图显示髓核➡从纤维环后部的巨大缺损➡中突出，腹侧硬膜囊受压，椎间神经根受压移位。（右）MR 矢状位 T1WI 显示 L5-S1 水平一个较大的椎间盘脱出➡并向上移位至 L4-5 水平➡。硬膜囊被巨大的疝出椎间盘压迫几乎消失

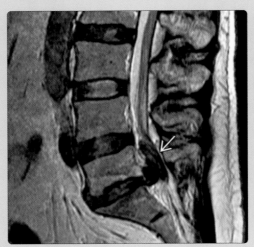
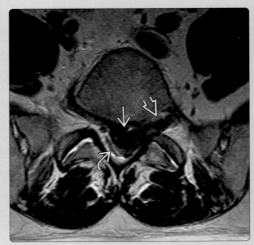

（左）MR 矢状位 T2WI TSE 显示 L5-S1 水平巨大的椎间盘脱出合并游离成分（游离碎片）➡向上移位。（右）MR 轴位 T2WI 显示巨大的中央偏左型椎间盘脱出➡并硬膜囊严重受压➡。疝出累及左侧椎间孔➡

第二篇 脊柱

第三章 退变性疾病和关节炎

椎间盘脱出，椎间孔型

术语

- 椎间盘物质脱入神经孔内
- 椎间盘脱出累及神经孔外侧为远外侧型

影像

- 在矢状位图像上神经孔内神经根周围脂肪消失
- 软组织肿块与本体椎间盘相连
- 相对于本体椎间盘，T1WI 为等信号
- 相对于本体椎间盘，T2WI 呈等、低或高信号
- 可见周边强化
- 在脊髓造影上经常看不到

主要鉴别诊断

- 神经鞘瘤
- 脊神经根憩室
- 大的关节面骨赘

临床问题

- 占所有椎间盘疝出的 5% ～ 10%
- 严重的神经根痛
  - 神经根出口的占位效应导致神经孔狭窄
  - 比中央型椎间盘疝出更容易引起临床症状
  - 腰椎：25% 坐骨神经痛，75% 股神经痛
- 侧弯、坐以及腹内压增高均可导致疼痛加剧
- 休息时，髋部和膝部弯曲可使疼痛减轻
- 可稳定或自发地消散
- 手术
  - 保守治疗失败后 6 ～ 8 周，进行性加剧
  - 层间入路进行部分内侧椎间关节切除术
  - 更常采用内镜下外侧入路，但是相对于开放性手术来说结果大致相同

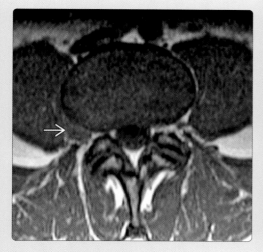
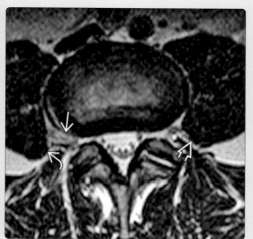

（左）MR 轴位 T1WI 显示 L4-L5 水平右侧神经孔内较大的椎间盘疝出➡️。疝出的椎间盘累及神经孔的外侧。（右）同一患者 MR 轴位 T2WI 显示右侧神经孔内和神经孔外侧较大的椎间盘疝出➡️，信号与邻近椎旁软组织几乎相等，腰大肌➡️轻度外侧移位（与对侧腰大肌➡️相比）

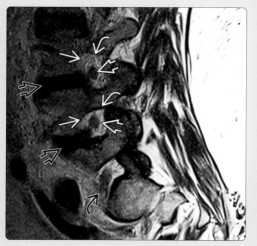
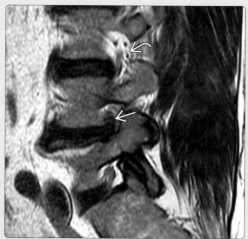

（左）正常低位腰骶部 MR 矢状位 T2WI 显示 L3-4、L4-5 水平"钥匙孔状"神经孔➡️。背根神经节（DRG）➡️周围可见明亮的脂肪信号➡️填充神经孔。注意背根神经节出口位于椎间盘水平➡️稍上方层面。L5 神经根➡️位于 L5-S1 神经孔出口。（右）MR 矢状位 T2WI 显示 L4-5 椎间孔型 / 远外侧型椎间盘疝出➡️填充神经孔，与正常"钥匙孔状"L3-4 神经孔➡️形成鲜明对比

术语

- 小关节病，退变性小关节病，退变性关节疾病

影像

- 骨性关节面增生，压迫神经孔，伴有关节间隙的狭窄
- 小关节骨赘导致椎间孔狭窄
- 蘑菇伞状小关节表现
- 关节间隙狭窄伴有骨质硬化
- 关节内气体（"真空现象"）
- 小关节周围软组织炎症性强化较常见
- 关节间隙狭窄，关节软骨变薄
- 关节积液呈线性高信号

主要鉴别诊断

- 感染性小关节
- 关节面骨折愈合

- 炎性关节病
- Paget 病
- 骨化性肌炎
- 转移瘤

临床问题

- 机械性颈痛（小关节病综合征）
  - 与来源于脊神经背侧主支内侧分支的支配关节的神经受激惹相关
  - 囊状扩张，滑膜炎，两关节突之间滑膜绒毛包埋，或骨赘导致的神经压迫
- 休息后疼痛加剧，轻度活动后减轻
  - 早晨更明显
- 持续时间、疼痛严重度与小关节退变程度的相关性不大

诊断要点

- 薄层 CT 观察最佳

（左）侧位 X 线片显示 C2-3 严重的小关节肥大性退变性关节病➡，合并小关节明显肥大。（右）轴位 CT 平扫显示严重的、过度增生性右侧小关节退变性关节病➡，呈现蘑菇伞状表现

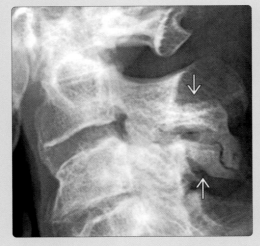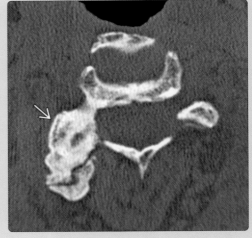

（左）矢状位 CT 平扫显示多层面肥大性小关节退变性关节病，合并"真空现象"➡、骨质硬化和骨赘形成。（右）MR 轴位 T2*GRE 显示右侧严重的钩椎关节肥大性退变性关节病，合并严重椎间孔狭窄➡及小关节退变

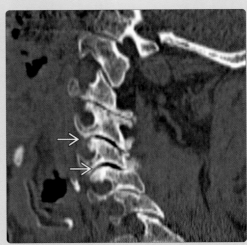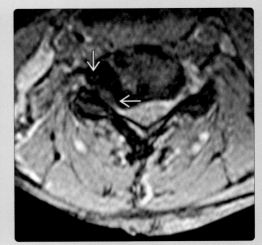

腰椎小关节病

术语

- 小关节病，退变性小关节病，退变性关节疾病，小关节肥大
- 有滑膜衬覆的腰椎间关节的骨关节炎

影像

- 骨质增生压迫椎间孔，伴有关节间隙狭窄
  - 蘑菇伞状小关节表现
  - 关节间隙变窄伴骨质硬化、黄韧带肥厚
  - 关节内积气、积液
  - 腰椎滑脱常见
- CT 对于检查是否患有关节病及其严重程度比 X 线平片更敏感
  - 关节肥大性退变性关节病，尤其上关节突延伸至腰椎间孔内

- MR 检查能最好地显示退变性小关节对硬膜囊和脂肪填充的神经孔的压迫
  - 小关节周围软组织炎症性强化常见
- 如果有 MR 检查禁忌证或 MR 不能显示小关节与神经孔的关系时，需考虑 CT 脊髓造影术

主要鉴别诊断

- 感染性小关节
- 炎性关节病
- Paget 病
- 肿瘤
  - 转移瘤
  - 淋巴瘤

诊断要点

- 寻找相关的**滑膜囊肿**

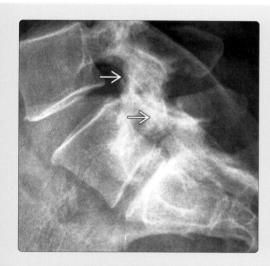
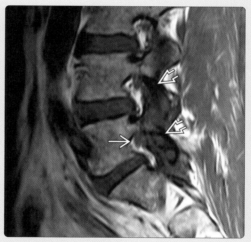

（左）侧位 X 线片显示 L4-5 和 L5-S1 小关节面肥大和骨质硬化➡。（右）MR 矢状位 T1WI 显示 L4-5、L5-S1 小关节退变性关节病，伴有关节肥大和小关节骨质硬化导致的低信号➡。L5-S1 椎间孔狭窄➡主要由 S1 上关节突肥大引起

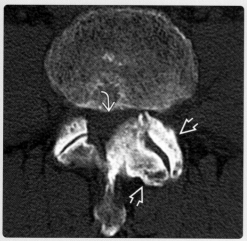
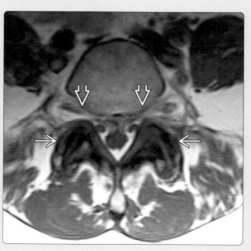

（左）轴位 CT 骨窗显示左侧小关节严重的过度生长➡，导致中重度的中央性狭窄➡。小关节的过度生长表现为蘑菇伞状外观。（右）MR 轴位 T1WI 显示明显的小关节肥大性退变性关节病，关节面增大➡，导致中重度椎间孔狭窄➡

许莫氏结节

术语

- 定义：椎间盘通过终板纵向突入椎体内形成的结节（椎体内椎间盘疝出）
  - 可见于脊柱任何水平，但胸椎、胸腰椎较颈椎更常见

影像

- 由于椎间盘突入而致终板局部内陷，周围可见骨质硬化（慢性）或水肿（急性）
- X线平片
  - 终板轮廓缺损，从椎间隙延伸至椎体松质，边缘有较完整的骨皮质
- CT
  - 通过椎体轴向层面显示被密质骨包绕的岛状低密度影
- MR
  - 终板的局限性缺损被椎间盘物质填充，± 邻近骨髓水肿，骨髓脂肪化

主要鉴别诊断

- 急性压缩性骨折
- 退变性终板变性
- 椎间盘炎
  - 均表现为终板缺损
- 椎缘骨
  - 在椎体一角可见
- 骨岛（硬化性结节）
- 局灶性转移
  - 与本体椎间盘无连续性
- 舒尔曼病（Scheuermann disease）
  - 常见于胸椎，有前部楔形变

临床问题

- 发生于多达 75% 的正常椎体
- 保守治疗

诊断要点

- 许莫氏结节总是与本体椎间盘相连

（左）CT 矢状位图显示多发大小不等的许莫氏结节➡。结节附近有不同程度硬化。T12 椎体楔形变➡是一种 T11-L1 常见的正常解剖变异。通过正常轮廓和终板受累可以与压缩性骨折相鉴别。（右）椎间盘造影术侧位 X 线透视影像（不同患者）显示上终板的许莫氏结节➡。通过椎间盘注入造影剂显示疝入终板的许莫氏结节内造影剂填充

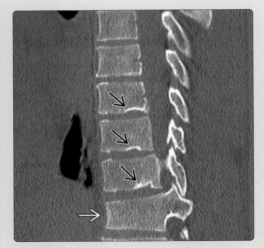
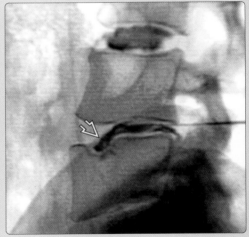

（左）MR 矢状位 T2WI 显示典型的骨髓脂肪化➡从而勾勒出慢性终板疝（许莫氏结节）的轮廓➡。（右）同一患者 MR 轴位 T2WI 显示位于 S1 上终板的一个边界清楚的局限性低信号灶➡，代表许莫氏结节。许莫氏结节周围有一个薄的同心圆状骨髓脂肪化改变➡

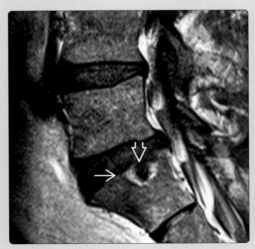
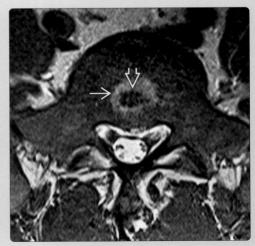

舒尔曼病

关键点

术语

- 青少年脊柱后凸，舒尔曼脊柱后凸
- 继发于多发许莫氏结节的脊柱后凸畸形→椎体楔形变

影像

- 胸椎椎体楔形变伴终板不规则
  - 连续累及≥3个椎体，相互间的后凸角度≥5°
  - 终板的波浪样外观继发于广泛的椎间盘内陷
  - 椎间隙狭窄，前部狭窄最明显
  - 许莫氏结节边界常很清楚

主要鉴别诊断

- 姿势性脊柱后凸
- 楔形压缩性骨折
- 先天性脊柱后凸畸形
- 骨结核

- 成骨不全症
- 神经肌肉性疾病（临床）

病理学

- 椎间盘通过椎体终板的薄弱处脱出
- 举重、体操或其他椎体承重运动都可能引起

临床问题

- 活动后胸椎痛加剧
- 脊柱后凸畸形发生于青少年，并可能在以后的生活中持续存在
- 好发年龄：13～17岁
- 早期治疗包括观察和固定治疗
- 未成年人脊柱后凸角度＞75°适合手术治疗

诊断要点

- 许莫氏结节不伴有椎体前部楔形变不能诊断舒尔曼病

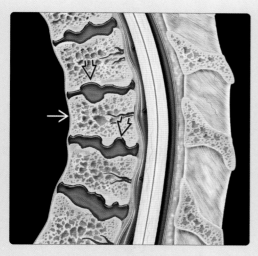
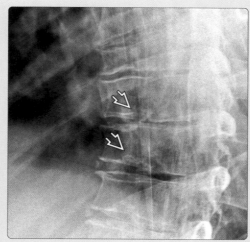

（左）矢状位示意图显示椎体前部楔形变➘和椎间盘物质通过椎体终板疝出☒，造成胸椎后凸畸形并局部皮质下骨质缺陷。终板不规则反映了骨修复过程的结果。（右）侧位X线片显示伴有多发许莫氏结节➠的每个椎体前部楔形变和椎体终板不规则

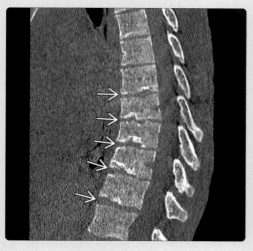
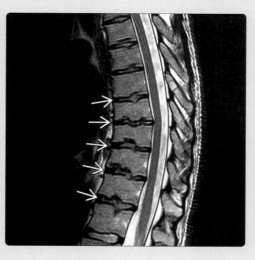

（左）矢状位骨CT显示椎体前部高度变窄和终板不规则累及多个胸椎间盘➠。多个（＞3）连续终板不规则（许莫氏结节）增加了胸椎的后凸畸形。（右）MR矢状位T2WI（同一患者）显示多个胸椎水平椎间隙狭窄和信号减低➠。胸椎脊髓是正常的，没有胸椎间盘疝入椎管

关键点

术语

- 腰椎椎管狭窄
  - 继发于多因素的退变，是一个进展和动态的过程

影像

- 腰椎管在轴位影像上呈三叶草状
- 骨性腰椎管的矢状径＜ 10 mm

主要鉴别诊断

- 椎间盘疝出
- 转移瘤
- Paget 病
- 硬膜外血肿

临床问题

- 慢性腰背痛

- 神经源性跛行
  - 腿痛（80%）
  - 双侧下肢痛、感觉异常和无力
  - 80% 患者蹲或坐时疼痛缓解
- 膀胱功能障碍或性功能障碍（10%）
- 神经根痛（10%）
- 少见但重要的表现：突发下肢症状
- 手术治疗包括手术减压或 X-Stop 棘突间植入减压术
- 自然病史：大多数患者的症状可持续数月至数年（40% ～ 70%）
  - 非手术治疗的患者 1/3 症状改善
  - 1/3 症状恶化

诊断要点

- 轴位 T2WI 确定椎管狭窄与否

（左）MR 轴位 T2WI 显示严重的中央椎管狭窄合并明显的小关节退变性关节病➡。硬膜囊呈三叶草状➡。（右）另一例患者 MR 轴位 T1WI 显示中央椎管狭窄➡主要与关节面➡和韧带肥大/增厚➡有关，未见腹侧硬膜外病变

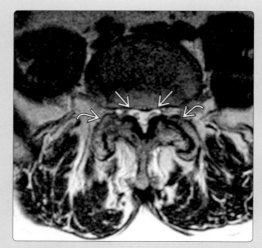
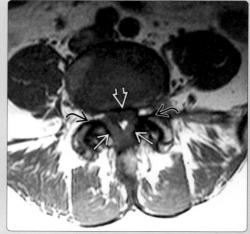

（左）MR 矢状位 T2WI 显示由于后方黄韧带增厚所致的 L4-5 水平严重中央性狭窄➡，棘间韧带内的高信号提示退变➡，这被称为 Baastrup 病或棘突间滑囊炎。（右）MR 矢状位 T2WI 显示 L3-4 椎管狭窄合并椎间盘膨出和韧带增厚➡。注意由于神经根冗长所致的头侧硬膜囊内蛇形低信号区➡

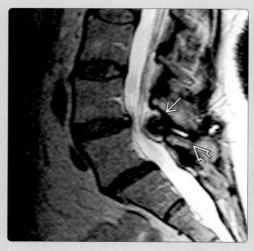
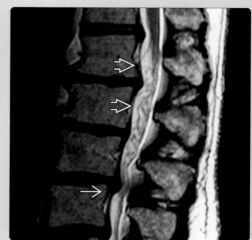

先天性椎管狭窄

术语

- 由于短粗的椎弓根和横向椎板导致的椎管前后径变小

影像

- 椎管中央管径小于正常
  - 颈椎：前后径绝对值 < 14 mm
  - 如果椎管前后径 L1 < 20 mm、L2 < 19 mm、L3 < 19 mm、L4 < 17 mm、L5 < 16 mm、S1 < 16 mm，则提示为椎管狭窄
    - 腰椎：严重狭窄值定义为 L4 < 14 mm、L5 < 14 mm、S1 < 12 mm
- 短、厚的椎弓根
- 三叶草状侧隐窝
- 横向椎板

主要鉴别诊断

- 获得性椎管狭窄

- 遗传性椎管狭窄
  - 软骨发育不全
  - 黏多糖贮积症

病理学

- Torg 比（椎管前后径 / 椎体前后径）< 0.8
- 特发性

临床问题

- 症状性颈或腰椎管狭窄的症状发生年龄早于退变性狭窄
  - 这些患者一般无并发其他疾病（糖尿病或血供不足）
- 运动员表现为身体接触后出现短暂的神经功能缺损，随后缓解
- 腰椎：减压性椎板切除术，在受累层面行后路椎间孔切开术
- 颈椎：后路颈椎板切除术或椎板成形术

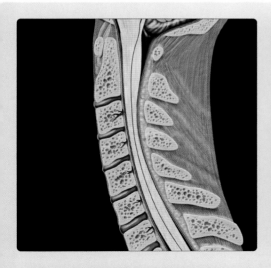
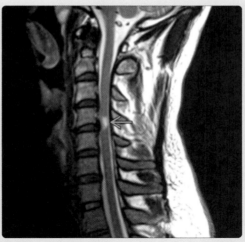

（左）矢状位示意图显示明显的先天性椎管前后径狭窄。（右）MR 矢状位 T2WI 显示中度先天性椎管前后径狭窄，并且由于 C4-5 椎间盘疝出而更加显著。椎间盘突出所致的脊髓 T2 高信号 ⊟ 与临床的脊髓症状有关

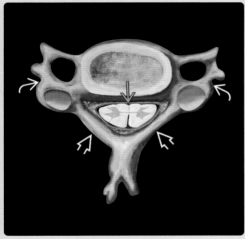
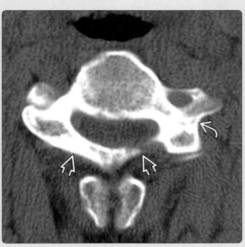

（左）轴位示意图显示先天性颈椎管前后径狭窄并广泛的蛛网膜下腔狭窄。椎弓根 ➡ 短、厚，椎板横向变扁 ➡，脊髓受压 ⊟。（右）轴位 CT 骨窗显示明显的椎管前后径减小可归因于发育性短椎弓根 ➡ 和横向椎板 ➡

术语

- 继发于多因素退行性改变的颈椎椎管和神经孔狭窄

影像

- 颈椎、腹侧硬膜外、椎间盘中心水平
- 颈椎椎管矢状径< 13 mm
- 椎间盘骨赘复合体突入椎管，并压迫硬膜囊和脊髓
- 在颈椎椎间盘水平蛛网膜下腔完全消失→"搓板状颈椎"
- 不同程度脊髓受压

主要鉴别诊断

- 后纵韧带骨化
- 脊髓信号异常鉴别
  - 脊髓肿瘤

- 脊髓空洞
- 多发性硬化
- 运动神经元疾病

病理学

- 多层面椎间盘退变合并椎间盘脱水和裂隙
- 椎间盘疝出、膨出伴相关的宽基底骨赘
- 钩椎关节的骨关节炎改变伴椎间孔狭窄

临床问题

- 后天获得性椎管狭窄（颈椎）没有特殊的症状或体征
  - 可能具有中枢性和周围性神经症状
- 痉挛性轻截瘫较常见
- 上肢麻木、无力（"脊髓病样手"）
- 自然病史包括隐匿性发病、周期性静止性残疾及发作性加重

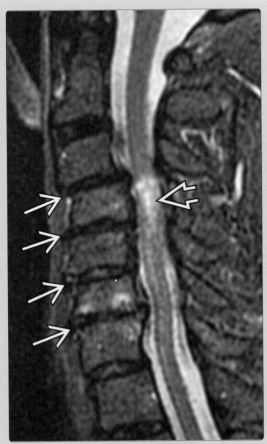

MR 矢状位 T1WI 显示多层面椎间盘退变性疾病和椎间盘骨赘复合体➡，伴 C3-4 至 C6-7 椎管狭窄。C3-4 脊髓中央 T2 高信号代表脊髓软化➡

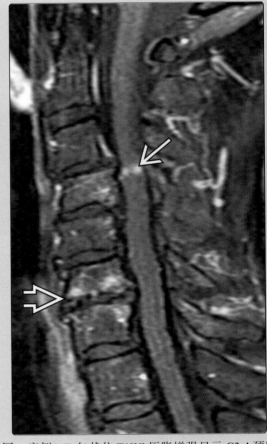

同一病例 MR 矢状位 T1WI 压脂增强显示 C3-4 颈髓内水平线状强化➡，这是由于慢性脊髓软化所致。C6-7 也可见 I 型终板退变导致的强化➡

弥漫性特发性骨肥厚症

关键点

术语

- 弥漫性特发性骨肥厚症（diffuse idiopathic skeletal hyperostosis，DISH）
- Forestier 病，老年强直性骨肥厚，非对称性骨肥厚

影像

- 椎体前缘连续性骨化而椎间盘退行性变轻微，小关节的关节病，无小关节强直
- 胸椎（100%）＞颈椎（65%～80%），腰椎（68%～90%）；右侧＞左侧
- 侧位 X 线平片便宜、可靠
- MR 评估与后纵韧带骨化或脊椎病相关的脊髓受压

主要鉴别诊断

- 脊椎病
- 强直性脊柱炎

- 银屑病关节炎或反应性（Reiter）关节炎

病理学

- 刺激新生骨过度形成的原因尚不清楚
  - 肌腱、韧带和关节囊附着处活跃的反应性增生
  - 与后纵韧带骨化相关
  - 与 DISH 多因素相关的吞咽困难
- DISH 的主要诊断标准
  - 椎体前缘骨化累及至少 4 个连续椎体
  - 没有骨赘或骶髂关节强直
  - 轻度椎间盘退变，没有小关节强直

临床问题

- 大多数病例偶然发现
- 症状严重时需行骨赘切除
- 高发病率，伸展型骨折的风险增加

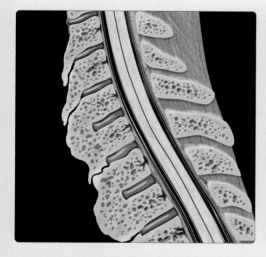
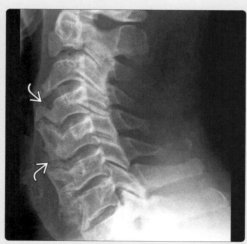

（左）矢状位示意图显示前纵韧带的大范围连续骨化，超过 4 个连续椎体。椎间隙相对正常。（右）侧位 X 线片显示大的椎前骨性肿块➜，在一些椎间隙上不连续，提示颈椎可一定程度地活动

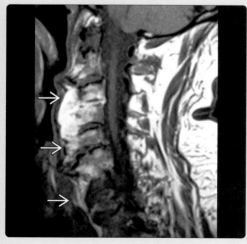
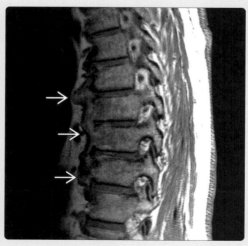

（左）MR 矢状位 T1WI 显示大量椎前连续骨化➜，符合 DISH。椎前骨化部分 T1WI 高信号是因为脂肪化的黄骨髓。（右）MR 右侧旁矢状位 T1WI 显示大量前纵韧带连续骨化➜，分布超过 4 个椎体，但椎间盘异常很轻微，这是 DISH 的典型特征

后纵韧带骨化

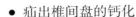
术语

- 后纵韧带骨化（ossification of posterior longitudinal ligament，OPLL）

影像

- 椎体后方连续的多层面骨化
  - 相对轻微的椎间盘退行性疾病，没有小关节强直
  - 颈椎中部（C3-5）＞胸椎中部（T4-7）
  - 后纵韧带骨化导致椎管前后径变窄→椎管狭窄，脊髓受压
- 轴位图像上特征性的"倒置T形"或"蝴蝶结状"后纵韧带结构
  - CT矢状位重建可证实MR的诊断，为手术计划提供骨化程度的评估
  - 矢状位T1WI、T2WI评估脊髓受压情况，以及韧带骨化的程度

主要鉴别诊断

- 脊椎病

- 疝出椎间盘的钙化
- 脊膜瘤

病理学

- 程度各异
  - 连续性
    - 跨越几个椎体节段的骨性团块
  - 节段性
    - 每个椎体后方节段性的骨化
  - 混合性
    - 连续性和节段性同时存在
  - 局限性
    - 局限于椎间盘水平的骨化

临床问题

- 痉挛性麻痹→瘫痪（17%～22%）
- 如果椎管狭窄＞60%，则发展为进行性脊髓病的危险性增大，颈椎活动的范围增大

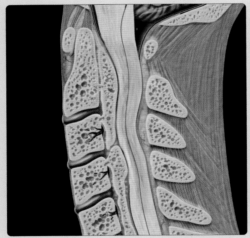

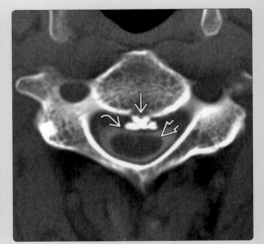

（左）矢状位示意图显示多层面连续的后纵韧带骨化（OPLL），导致椎管狭窄和脊髓受压。（右）脊髓造影后轴位CT骨窗显示典型的"倒置T形"OPLL结构➡，导致造影剂填充的硬膜囊轻度受压➡，但脊髓未见变形➡

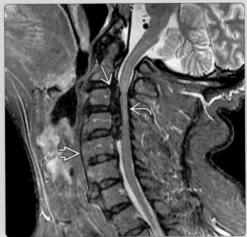

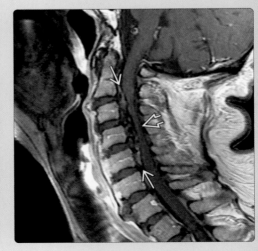

（左）MR矢状位STIR序列显示典型的连续性OPLL，表现为脊髓腹侧的低信号➡合并脊髓严重受压➡。注意相关的弥漫性特发性骨肥厚并多层面的融合➡。（右）同一病例MR矢状位T1增强显示颈髓腹侧轻度不均匀强化的肿块➡并C4水平脊髓严重受压➡。OPLL在T1WI上可表现为低信号或不均匀高信号，后者是由于黄骨髓内的脂肪成分所致

术语

- 前滑脱：椎体相对于下一椎体向前移位
- 后滑脱：椎体相对于下一椎体向后移位

影像

- 侧向屈曲和伸展运动评估稳定性
  - 在前后位 X 线平片上显示为"拿破仑帽征"
  - 不稳在退变性滑脱中不常见
    - 90% 的健康志愿者在屈伸位平片显示 1～3 mm 平移
- 脊椎滑脱在 MR 上可能难以显示
  - 关键看矢状位 T1WI
  - CT 可明确细微骨折的诊断

病理学

- 退变性脊椎滑脱（degenerative spondylolisthesis，DS）
  - 退变性脊椎后滑脱与椎间盘退变相关
  - 矢状面移位更提示存在 DS
- 脊椎滑脱（峡部）
  - 80% 为双侧
- 手术后：后附件稳定性消失
- 发育不良：L5 椎体较小导致峡部裂
- 创伤：严重创伤可导致椎体移位
- 病理：伴有不稳定性的潜在肿瘤

临床问题

- 脊椎滑脱治疗后所有并发症的发生率为 **9.2%**
  - 严重脊椎滑脱相关并发症，退变性脊椎滑脱＞峡部裂性脊椎滑脱，与老年人（＞65 岁）有关
- 与非手术治疗相比，外科手术治疗退变性脊椎滑脱并椎管狭窄，4 年间疼痛和功能改善更显著

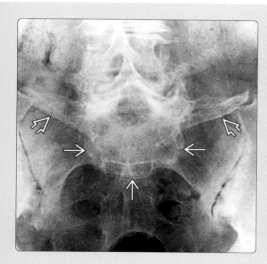
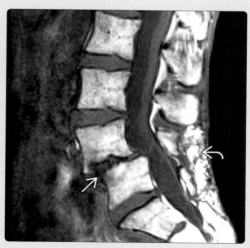

（左）正位 X 线片显示"拿破仑帽征"。帽子是反向的，帽冠➡️代表椎体前缘皮质，帽檐➡️代表横突。（右）MR 矢状位 T1WI 显示腰椎椎板切除术后脊椎滑脱➡️。L4-5 椎间隙可见晚期退行性改变➡️，伴 L4 相对于 L5 向前半脱位

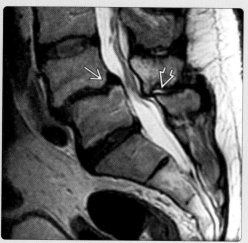
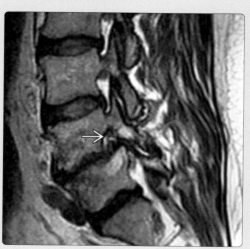

（左）MR 矢状位 T2WI 显示 L4 相对于 L5 有 1 级脊椎滑脱➡️，伴有椎间盘退变和相关的终板脂肪变。棘间韧带也有退变➡️。（右）MR 矢状位 T2WI 显示 L4 相对于 L5 有 1 级脊椎滑脱，导致椎间孔严重狭窄➡️

脊椎峡部裂

术语

- 脊椎峡部裂被认为是由于反复压力损伤所致
  - 峡部连接椎弓根、椎板和椎小关节

影像

- 最常见于 L5，发生率为 80% ~ 90%
- 在斜位 X 线平片上显示"猎狗"颈部的不连续
- 轴位成像在峡部裂水平上显示椎管延长
- 轴位成像显示不完全环征

主要鉴别诊断

- 后附件急性创伤性骨折
- 椎小关节病并骨髓水肿
- 椎小关节面感染并骨髓水肿
- 骨肿瘤并骨髓水肿
- 椎弓根压力性骨折

- 先天性缺陷并峡部裂

病理学

- 脊椎峡部反复的微小骨折导致疲劳骨折

临床问题

- 总人口发病率为 6% ~ 8%
- 典型的年龄范围是 10 ~ 20 岁
- 症状是慢性下背部疼痛
- 保守测量为 1 ~ 2 度脊椎滑脱
- 治疗方法多种多样
  - 50% 的外科医生建议手术治疗
  - 在最佳的手术方案上没有一致定论

诊断要点

- 在矢状位 MR 上观察脊椎峡部的完整性、峡部 / 椎弓根骨髓水肿

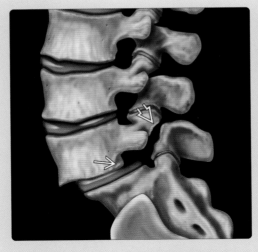
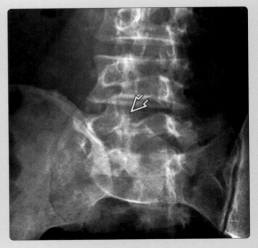

（左）侧位示意图显示慢性 L5 脊椎滑脱➡和脊椎峡部裂➡及由此引起的椎间孔狭窄。（右）斜冠状位 X 线片显示 L5 右侧峡部呈薄层透亮影➡伴邻近骨质硬化

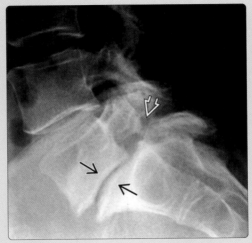
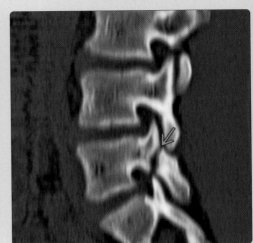

（左）侧位 X 线片显示 L5 脊椎峡部缺损并轻度成角➡，L5 相对于 S1 向前滑脱。L5-S1 椎间隙变窄伴相关终板硬化➡。（右）矢状位 CT 骨重建显示 L5 峡部裂➡不伴前滑脱

成人风湿性关节炎

关键点

影像

- 齿突、钩椎关节、椎小关节受侵蚀
- 20% ～ 86% 的风湿性关节炎患者寰枢椎不稳
- 5% ～ 8% 的风湿性关节炎患者颅骨下沉
- 低位颈椎：椎小关节和钩椎关节受侵蚀、不稳定
- 行直立、屈曲和伸展侧位片来评估不稳定性
  - 正常情况下 C1 前弓内缘与齿突的间距 = 2 mm
  - 如果间距 ≥ 9 mm，则与神经系统症状密切相关
- 血管翳类似肿瘤样改变，它包绕和侵蚀齿突、椎小关节、钩椎关节
  - 在 T1WI 上呈低信号
  - 在 T2WI 及 STIR 上信号不均匀
  - 钆增强后明显强化

主要鉴别诊断

- 血清阴性的脊柱关节病

- 二水焦磷酸钙结晶沉积（calcium pyrophosphate dihydrate deposition，CPPD）病
- 青少年慢性关节炎
- 骨关节炎

临床问题

- 50% ～ 60% 的风湿性关节炎患者颈椎受累
- 在手和（或）脚受累之前不累及脊柱
- 可能出现神经根病、脊髓病
- 不稳→发病率和死亡率显著增加

诊断要点

- 钙化性肿块伴齿突受侵蚀不是风湿性关节炎
  - 提示结晶性关节病，通常是 CPPD

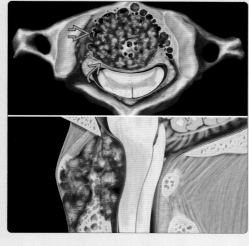

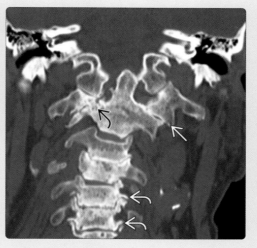

（左）轴位和矢状位示意图显示齿突被过度增生的滑膜组织（血管翳）➡侵蚀。血管翳侵蚀齿突的横韧带➡，导致不稳。脊髓受压。（右）冠状位 CT 重建显示右侧寰枢关节的侵蚀性改变➡及 C1 相对于 C2 右侧半脱位➡。下颈椎的钩椎关节也出现炎性滑膜增生及周围骨质破坏➡

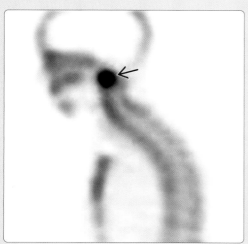

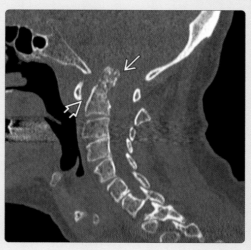

（左）骨扫描侧位片显示风湿性关节炎患者寰枢关节局灶性摄取明显➡。（右）矢状面颈椎 CT 平扫显示齿突向上移位➡及寰椎齿突间距离增宽➡。颅骨和寰椎仍在位，寰枢间韧带松弛并破坏（伴有寰椎侧块塌陷），使得枢椎向上移入枕骨大孔并压迫脑干（未显示）

二水焦磷酸钙结晶沉积（CPPD）病

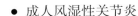

术语

- 代谢性关节病
- 齿状突加冠综合征：由于二水焦磷酸钙结晶沉积于齿突周围引起疼痛

影像

- 软组织钙化
  - 通常为线状，偶尔为球状
  - 出现于韧带、椎间盘、椎小关节囊、透明软骨
  - 齿突周围马蹄形钙化
- 齿突、椎体终板受侵蚀
  - 通常边界清楚，常见皮质包绕
- MR 表现无特异性
  - 钙化通常显示不清，在所有序列均呈低信号
  - 齿突周围软组织肿块
  - 齿突、椎体终板破坏

主要鉴别诊断

- 退变性椎间盘疾病

- 成人风湿性关节炎
- 化脓性骨髓炎
- 血清阴性的脊柱关节病
- 血液透析所致关节病
- 甲状旁腺功能亢进
- 痛风

临床问题

- 急性发作的疼痛 ± 发热 ± 神经根病
  - 几乎任何关节均可受累
- 其他
  - 常见慢性背痛
  - 由于脊髓受压引起脊髓病

诊断要点

- CT 对于鉴别 CPPD 和风湿性关节炎非常有用，风湿性关节炎通常没有钙化

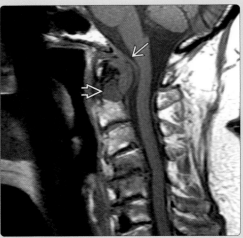
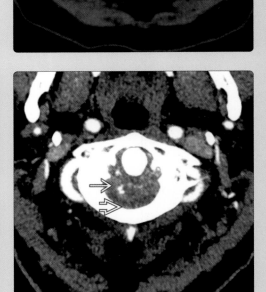

（左）MR 矢状位 T1WI 显示齿突后方较大的假性血管翳➡，并中重度压迫腹侧硬膜囊，对延髓颈髓交界处形成轻度占位效应。齿突出现一个较大的退变性囊肿➡。（右）轴位骨窗 CT 显示齿突后方软组织明显增厚➡伴散在钙化➡，这符合二水焦磷酸钙结晶沉积（CPPD）的诊断

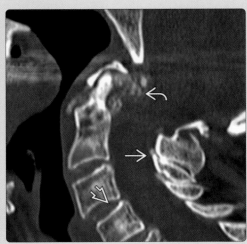

（左）矢状位骨窗 CT 显示颅颈交界处严重的 CPPD。齿突后方可见较大的钙化性肿块➡及齿突严重破坏。黄韧带➡及椎间盘➡钙化。（右）轴位 CTA 检查显示齿突后方较大的软组织肿块内多发点状钙化➡，肿块压迫脊髓➡

强直性脊柱炎

关键点

影像

- 发病部位
  - 椎间盘及脊柱滑膜关节
  - 中轴骨关节，少见于外周关节
  - 肌腱和韧带附着处（肌腱末端）
- 骶髂关节：双侧对称性、侵蚀性关节病→晚期融合
- 椎小关节、钩椎关节：侵蚀→晚期融合
- 方形椎体→椎角侵蚀→"亮椎角"（椎角硬化）→关节强直
- 肌腱和韧带附着处破坏、新骨生成
- 外伤
  - 通常为过伸性损伤，可累及所有脊柱节段
  - 融合的部位可出现骨折
  - 需要用 MRI 来排除隐匿性骨折，因为继发于骨质减少的骨折比较轻微

主要鉴别诊断

- 弥漫性特发性骨肥厚症
- 银屑病性关节炎和反应性关节病
- 风湿性关节炎
- 髂骨致密性骨炎

病理学

- 相关表现
  - 肺间质纤维化，胸廓活动度减少，葡萄膜炎，主动脉炎，主动脉瓣关闭不全
- 90% 的患者 HLA-B27 阳性

临床问题

- 并发症：脊柱后凸畸形，融合脊椎骨折
- 以骶髂关节疼痛为主，背部僵直

诊断要点

- 正常的骶髂关节可排除强直性脊柱炎的影像诊断

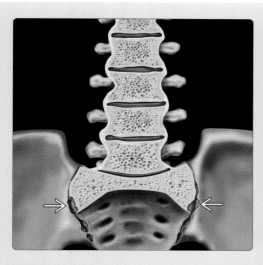
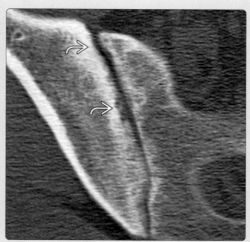

（左）示意图显示骶髂关节破坏➡。关节的下 1/3 主要是滑膜组织，可清晰显示骨质破坏。关节上部主要为韧带，只有少量的滑膜组织，很难发现骨质破坏。（右）轴位骨窗 CT 显示骶髂关节炎的典型表现，包括小的骨质破坏➡、软骨下骨板模糊及相邻骨质硬化。关节的髂骨面表现更严重

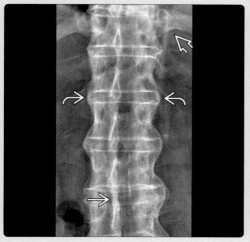
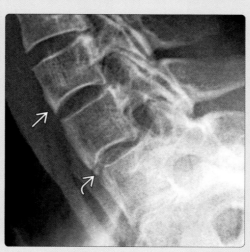

（左）前后位 X 线片显示晚期强直性脊柱炎的"竹节样脊柱"典型表现，纤维环的外层纤维发生骨化➡，类似竹节。可见肋横突关节融合➡和棘突间融合➡。（右）侧位 X 线片显示亮椎角征➡。前纵韧带下方的骨质吸收导致方形椎体轮廓。可见孤立的薄的骨赘➡

第二篇 脊柱
第四章
感染和炎症性疾病

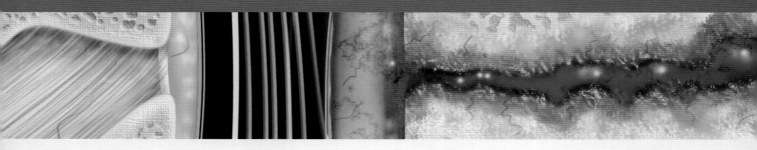

基于解剖的影像问题

感染可能沿着多种不同途径中的一种进行扩散，包括**直接扩散**、**淋巴道播散**、**血行播散**及沿着**脑脊液途径**扩散。顾名思义，**直接扩散**，发生于骨或软组织与感染直接接触，导致软组织脓肿或骨髓炎。在脊柱，典型的感染途径见于褥疮附近的骨髓炎。椎间盘的感染可扩散至邻近的椎旁软组织并形成腰大肌脓肿。直接扩散也是椎间盘感染头侧或尾侧的硬膜外脓肿形成的机制。此途径也可见于脊髓内脓肿，此时感染是通过先天性脊柱裂或皮肤窦道扩散而来。淋巴道播散相对于更多见的直接扩散和血行播散而言，其在脊柱的重要性比较局限。**淋巴道播散**可见于盆腔或腹腔原发肿瘤引起腹膜后淋巴结增大的病例。

血行播散

血行播散是感染扩散至中轴骨的主要途径。椎体内具有与长骨干骺端在生理上功能相似的区域。与干骺端相似的骨质分布于前纵韧带附近，并且具有终末动脉网，使其非常易于细菌种植。这些区域具有血流缓慢的远端非吻合血管，阻断这些血管会导致缺血性坏死。在椎体上，节段动脉通常供应相邻两个椎体和椎间盘，提供了典型的椎间隙感染模式。静脉途径典型的是通过 Batson 静脉丛，它是平行于脊柱的纵行无瓣膜静脉网。这些静脉位于胸腹腔之外。这些静脉沟通多个静脉系统，包括腔静脉、门静脉系统、奇静脉系统、肋间静脉、肺静脉和肾静脉。随着胸腔和腹腔压力的变化，静脉丛内血流方向也发生变化。咽椎静脉丛具有相同的生理作用。颅内和椎管内脑脊液之间的连续性导致肿瘤和感染的直接扩散。颅内的肿瘤可播散至颈、胸、腰部硬膜囊。同样，尾部硬膜囊的肿瘤可向头部扩散并蔓延至颅内的脑脊液腔。

病理学问题

脊柱感染的类型可分为椎间隙感染 / 脊椎骨髓炎、硬膜下积脓、脊膜炎、脊髓内脓肿、化脓性关节炎 / 椎小关节受累。椎间隙感染典型表现为椎间盘和邻近终板在 T1WI 上低信号改变。终板不规整是典型征象。椎间盘内的 T2 高信号通常以非解剖模式出现，并扩散至邻近的椎体内。当感染累及椎间盘时，对比增强倾向于不规则强化，伴受累椎体广泛强化。扩散至椎旁软组织是椎间隙感染的重要表现，应使用脂肪抑制序列、T1WI 增强来观察椎旁软组织和腰大肌，并用 T2WI 观察 T2 高信号。重要的是，不仅要评估受累的范围，也要观察任何可能出现的椎体不稳和排列不齐，以及是否累及椎旁区域、硬膜外间隙和腰大肌。

硬膜外脓肿和脊膜炎

孤立的硬膜外脓肿可不伴有邻近椎间隙感染，但与脊柱留置导管或脊椎内固定有关。不常继发于血行播散。脊膜炎典型表现为 T1WI 造影剂注射后沿着脊髓或马尾根部的软脊膜表面线状强化。真菌感染可见更多结节状强化，类似于肿瘤播散的表现。脊椎硬膜下积脓是感染的一种少见表现，但可见于严重椎间隙感染并扩散至邻近硬膜外间隙的情况。可能这是感染通过硬膜直接蔓延，造成硬膜下间隙感染的结果。

脊髓内脓肿很少见，但可继发于血行播散和直接扩散途径。在成人，直接扩散是更典型的机制。在儿童，典型机制是通过皮下窦道直接扩散。化脓性关节炎 / 椎小关节受累可通过血行播散或直接扩散引起。早期感染可只表现为椎小关节的轻度 T2 高信号，伴有小关节积液。

成人及儿童

成人和儿童化脓性感染的途径因年龄不同而有所差异。在成人，椎体终板首先被感染，扩散至椎间隙，接着到邻近椎体、椎旁组织和硬膜外间隙。在儿童，骺板具有血管管道，导致椎间盘原发感染并引起椎体继发感染。椎间隙感染最多见于腰椎、其次是胸椎和颈椎。危险因素很多，包括年龄大于 50 岁、静脉内药物滥用、糖尿病、风湿性关节炎、AIDS、类固醇药物治疗、尿管留置、陈旧性脊柱骨折、截瘫。金黄色葡萄球菌是最常见的致病菌。药物滥用的情况下可能发生假单胞菌感染。沙门菌是镰状细胞贫血患者典型的感染；然而，所有人群中最多见的还是金黄色葡萄球菌感染。

分类

骨感染的 Cierny 和 Mader 分类将病理学分为 4 种解剖疾病类型和 3 种患者类型，进而产生 12 种临床分类。4 种解剖疾病类型是：①早期血源性或髓性骨髓炎；②浅表骨髓炎（邻近扩散）；③局部或整体死骨形成；④弥漫性骨髓炎。3 种患者类型是：①正常生理反应；②局部或系统性受损反应；③骨髓炎治疗后，可能比感染本身更严重。

Mehta（2001）的脊柱结核分类将疾病分为四组：①不伴有脊柱后凸畸形的稳定的前部病变，用脊柱前部清创术及支撑植骨治疗；②整体病变伴脊柱后凸和不稳，用后部内固定和前部支撑植骨治疗；③经胸手术治疗具有高危险的患者，用后部减压和内固定治疗；④孤立的后部病变可用后部减压术治疗。

临床表现及治疗

脊柱感染占所有骨髓炎的2%～5%。最常见的表现是中轴脊柱痛，虽然起病十分隐匿，病程呈进展性，引起疼痛，休息不能缓解。发热有多种表现，可出现于＜50%的病例。高热发生率＜5%，运动和感觉障碍发生于10%～15%的患者。很少见的，髓内脓肿可表现为运动或感觉神经功能缺失。脊柱感染延误诊断很常见。髓内脓肿的致死率为8%，超过70%的病例出现持久神经功能缺失。超过90%的病例红细胞沉降率为阳性。C反应蛋白升高。脊柱骨髓炎的患者25%～60%血培养阳性。

由于多种原因必须行清创及融合术，包括需要明确特定的病原菌、脓肿引流、持续的神经功能缺失、出现脊柱不稳定和畸形、药物治疗无效。如果没有急性或进展性的神经功能缺失，长期静脉内注射抗生素仍是首选治疗方法。典型方案是6周的静脉内注射抗生素，也包括静脉注射完成后额外口服抗生素。可使用脊柱外固定和支撑。败血症复发、椎旁脓肿和慢性引流窦道形成与疾病复发有关。有效的非手术治疗最常见的结果是感染水平的慢性自愈。

鉴别诊断

MR是评估硬膜外脓肿的主要诊断方法，它对硬膜外感染的敏感性与CT脊髓造影相似，但也能排除其他诊断，例如疝、空洞、肿瘤和脊髓梗死。硬膜外脓肿的MR表现为硬膜外间隙边界清楚的软组织肿块及对硬膜囊和脊髓的相关占位效应。硬膜外肿块通常在T1WI上与脊髓呈等信号，T2WI上信号增高。脓肿完全显示需要行MR增强扫描。硬膜外脓肿的MR增强模式包括：①弥漫性和均匀性；②不均匀性；③薄壁环形。在MR平扫显示不清时

增强对于评估病变范围、显示感染活动性、指导穿刺活检和随访治疗，是非常有用的辅助手段。有效的治疗会使椎旁软组织、椎间盘和椎体的强化程度进行性减低。在脊椎骨髓炎的最初阶段，椎间盘还没受累时，仅用MR进行鉴别诊断难以排除肿瘤性疾病、Ⅰ型退变性终板改变或压缩性骨折。通常需要随访来进一步确定病变的性质。

Boden等（1992）认为在手术后的脊柱出现椎间隙强化、环形强化和椎体强化三联征时可诊断为椎间隙感染，并出现相应的实验室检查结果，例如红细胞沉降率增高。然而，有一组实验室检查正常的手术后患者没有椎间隙感染的证据，却出现环形强化（手术刮除区域）、椎间盘强化和椎体终板强化。在手术后出现正常的强化，椎间盘强化典型表现为平行于邻近终板的薄层带状强化，椎体的强化与Ⅰ型退变性终板改变的强化相关。这种强化模式可与椎间隙感染的椎间盘不规则强化区别开来。

参考文献

1. Duarte RM et al: Spinal infection: state of the art and management algorithm. Eur Spine J. 22(12):2787-99, 2013
2. Malghem J et al: Necrotizing fasciitis: contribution and limitations of diagnostic imaging. Joint Bone Spine. 80(2):146-54, 2013
3. Go JL et al: Spine infections. Neuroimaging Clin N Am. 22(4):755-72, 2012
4. DeSanto J et al: Spine infection/inflammation. Radiol Clin North Am. 49(1):105-27, 2011
5. Celik AD et al: Spondylodiscitis due to an emergent fungal pathogen: Blastoschizomyces capitatus, a case report and review of the literature. Rheumatol Int. 29(10):1237-41, 2009
6. Hong SH et al: MR imaging assessment of the spine: infection or an imitation? Radiographics. 29(2):599-612, 2009
7. Karikari IO et al: Management of a spontaneous spinal epidural abscess: a single-center 10-year experience. Neurosurgery. 65(5):919-23; discussion 923-4, 2009
8. Mylona E et al: Pyogenic vertebral osteomyelitis: a systematic review of clinical characteristics. Semin Arthritis Rheum. 39(1):10-7, 2009
9. Petruzzi N et al: Recent trends in soft-tissue infection imaging. Semin Nucl Med. 39(2):115-23, 2009
10. Posacioglu H et al: Rupture of a nonaneurysmal abdominal aorta due to spondylitis. Tex Heart Inst J. 36(1):65-8, 2009
11. Sobottke R et al: Treatment of spondylodiscitis in human immunodeficiency virus-infected patients: a comparison of conservative and operative therapy. Spine (Phila Pa 1976). 34(13):E452-8, 2009
12. Thwaites G et al: British Infection Society guidelines for the diagnosis and treatment of tuberculosis of the central nervous system in adults and children. J Infect. 59(3):167-87, 2009
13. Dai LY et al: Anterior instrumentation for the treatment of pyogenic vertebral osteomyelitis of thoracic and lumbar spine. Eur Spine J. 17(8):1027-34, 2008
14. Mehta JS et al: Tuberculosis of the thoracic spine. A classification based on the selection of surgical strategies. J Bone Joint Surg Br. 83(6):859-63, 2001
15. Mader JT et al: Staging and staging application in osteomyelitis. Clin Infect Dis. 25(6):1303-9, 1997
16. Boden SD et al: Postoperative diskitis: distinguishing early MR imaging findings from normal postoperative disk space changes. Radiology. 184(3):765-71, 1992

感染扩散途径

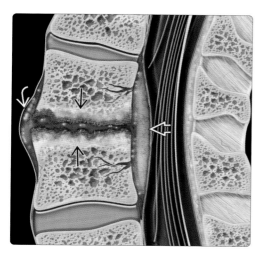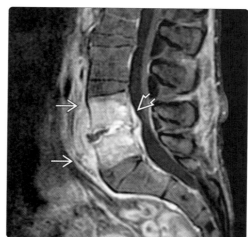

（左）矢状位示意图显示腰椎间隙感染伴椎体骨髓炎及终板破坏➡️。腹侧➡️和背侧➡️有脓肿积聚。（右）椎间隙感染病例，MR矢状位T1WI压脂增强显示L4、L5椎体➡️及椎间盘强化，椎前和硬膜外可见蜂窝织炎➡️扩散

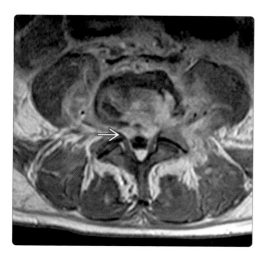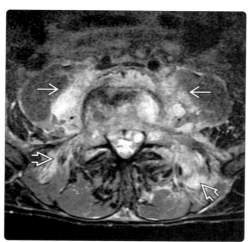

（左）椎间隙感染MR轴位T1WI增强显示炎症扩散至椎前间隙、腰大肌及脊柱背侧肌肉。蜂窝织炎扩散至脊柱硬膜外间隙伴硬膜囊受压➡️。（右）MR轴位T2WI压脂显示炎症扩散至椎前间隙、腰大肌➡️及脊柱背侧肌肉➡️

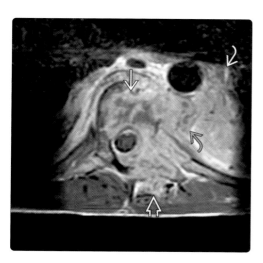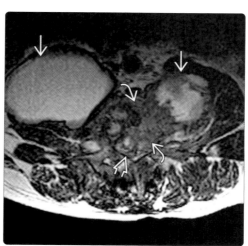

（左）MR轴位T1WI增强显示播散性球孢子菌病伴弥漫性骨➡️和软组织➡️受累，邻近椎旁扩散➡️并侵及肺➡️。（右）另一例球孢子菌病的轴位T2WI显示椎旁巨大脓肿➡️。椎间隙感染和骨髓炎➡️导致椎管内正常的硬膜囊消失➡️

（左）矢状位示意图显示皮下窦道➡️从皮肤表面延伸至圆锥，圆锥脓肿形成➡️及广泛的脊髓水肿。
（右）颈髓脓肿和链球菌性心内膜炎患者的 MR 矢状位 T2WI 显示脊髓弥漫性增粗，伴 C4 至 C5-6 脊髓内环形 T2 低信号区（脓肿壁）➡️

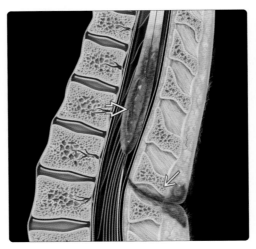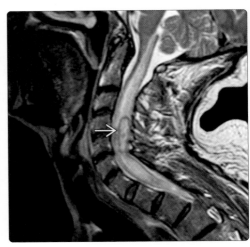

（左）MR 矢状位 T1WI 压脂增强显示广泛的硬膜下积脓伴贯穿颈椎的边缘强化➡️，并沿着斜坡扩散➡️。
（右）图示椎小关节的化脓性炎症。L4-5 的 MR 轴位 T1WI 增强显示感染扩散至右侧椎小关节伴关节面骨质弥漫性强化及关节面邻近软组织受累➡️

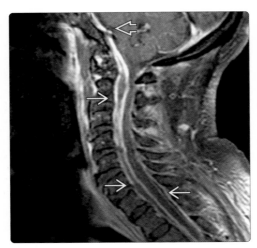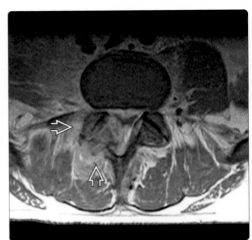

（左）MR 轴位 T1WI 增强显示感染性主动脉瘤➡️的感染直接扩散至椎体腹侧，导致骨破坏和骨髓炎➡️。感染也直接扩散至腰大肌➡️。（右）轴位增强 CT 显示感染性主动脉瘤➡️的感染直接扩散至椎体➡️和左侧腰大肌➡️

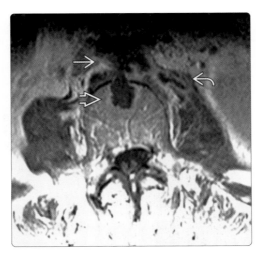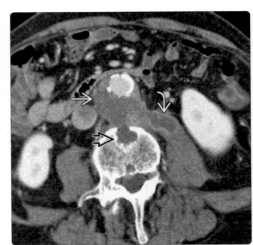

脊髓脊膜炎

影像

- MR
  - 弥漫性、广泛的蛛网膜下腔强化
  - 光滑或不规则的脊膜强化

主要鉴别诊断

- 癌性脊膜炎
  - 沿着脊髓或神经根的局灶性或弥漫性、层状或结节状强化
- 结节病
  - 软脊膜及神经根强化，与脊膜炎相似
- 腰椎蛛网膜炎
  - 空囊征（神经根卡在硬膜囊内）
- 吉兰-巴雷综合征
  - 近期病毒性疾病引起的炎性脱髓鞘病变
- 低颅压（自发性或医源性）
  - 硬膜外静脉丛（而非硬脊膜/蛛网膜或软脊膜）充血扩张

病理学

- 脑脊液、覆盖于脊髓/神经根的软脊膜感染
- 相关表现
  - 椎间盘炎
  - 脊柱硬膜外脓肿
  - 脑脊液流动受阻→脊髓内压力增高→脊髓空洞

临床问题

- 急性发热、寒战、头痛，± 意识改变

诊断要点

- 早期影像学表现通常为阴性，因此要行腰穿
  - 进展性细菌性脊膜炎或肉芽肿性感染阳性
- 静脉内注射钆造影剂可提高发现脊膜病变的敏感性

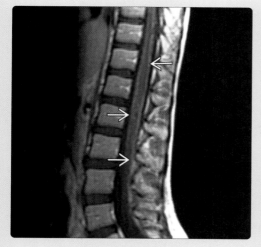
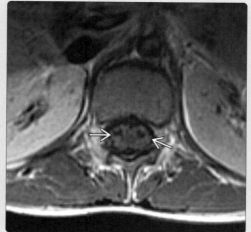

（左）MR 矢状位 T1WI 增强显示软脊膜弥漫性轻度不规则强化➡。没有出现硬膜外或椎体炎性改变。已证实感染性脊膜炎患者仅 55% ～ 70% 在 MR 增强中出现异常的造影剂强化。MR 增强对病毒性脊膜炎尤其不敏感。（右）同一患者的 MR 轴位 T1WI 增强显示神经根明显增粗和强化➡

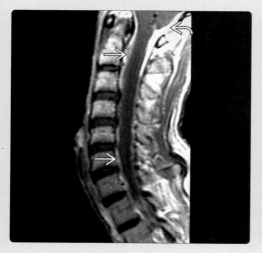
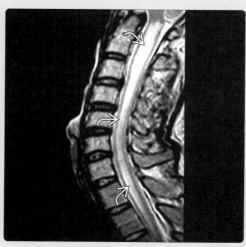

（左）MR 矢状位 T1WI 增强显示弥漫性软脊膜强化➡，延伸至后颅窝➡。（右）MR 矢状位 T2WI 显示弥漫性髓内高信号➡，与脊髓缺血相符，并发脊膜炎。急性炎性血管炎导致血管受损。血供不足继发于蛛网膜炎，引起迟发性并发症，例如下肢轻瘫、感觉丧失、尿失禁

结核性骨髓炎

术语

- 结核；结核性脊柱炎（tuberculous spondylitis，TS）
  - 脊柱／邻近组织的肺外肉芽肿性感染
  - 也称为 Pott 病

影像

- 脊柱弯曲伴相对完整的椎间盘，巨大椎旁脓肿
- 胸椎中段或胸腰椎交界多于腰椎、颈椎
- 可能出现后部附件单独受累
- MR 是观察病变范围、评估治疗效果的最佳方法
  - 矢状面 STIR 或 FSE T2 压脂对骨髓水肿、硬膜外受累最敏感
  - T1 增强
    - 骨髓、韧带下、椎间盘、硬脊膜强化
    - 弥漫性软组织强化＝蜂窝织炎
    - 环形强化＝脓肿

主要鉴别诊断

- 化脓性脊柱炎
  - 软骨下骨最先感染
  - 典型表现是椎间盘感染
- 真菌性脊柱炎
- 脊柱转移瘤
  - 骨外硬膜外或椎旁侵犯
  - 椎间隙不受累
- 布鲁杆菌脊柱炎

病理学

- 血源性或经淋巴道扩散
- 椎体前部最先受累
  - 在纵韧带下扩散，导致其他（通常是不连续的）椎体受累

临床问题

- 慢性背痛，局部压痛，发热
- 结核性脊柱炎常出现神经功能缺失

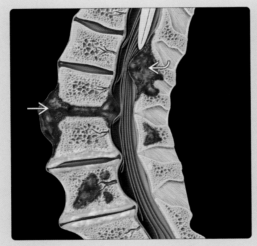
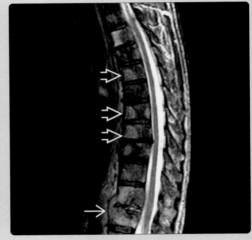

（左）腰椎矢状位示意图显示多发肉芽肿性骨髓炎。L3-4 椎间隙➡和 L2 与 L3 棘突间➡出现脓肿。（右）结核感染患者的 MR 矢状位 STIR 显示连续椎体受累，伴韧带下脓肿扩散和部分椎间盘受累➡。多发性骨病变不伴邻近椎间盘受累➡

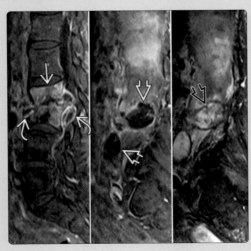
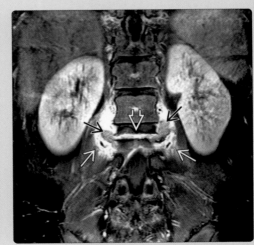

（左）MR 矢状位 T1WI 压脂增强显示 L2-3 局部后凸，椎间隙变窄，椎体明显强化➡，腹侧及背侧椎旁脓肿➡。椎旁软组织可见边缘强化的脓肿➡，表现为低信号环➡。（右）MR 冠状位 T1WI 压脂增强显示结核性骨髓炎伴 L2 椎体扁平➡。腰大肌受累出现肿胀和明显强化➡。炎性软组织包绕椎间盘➡

第二篇　脊柱
第四章　感染和炎症性疾病

椎旁脓肿

术语

- 椎旁蜂窝织炎包绕边缘强化的积液

影像

- 椎前/椎旁间隙
- 沿着肌肉层面的多发或多房性积液
- CT 平扫
  - 不规则形低密度的肌肉内积液
  - 结核性椎旁脓肿的典型表现是钙化性腰大肌脓肿
  - 终板破坏
- MR
  - T1WI 呈等或低信号
  - T2WI 及 STIR 呈高信号积液并包绕肌肉
  - 弥漫性强化：蜂窝织炎
  - 边缘强化的积液：脓肿

主要鉴别诊断

- 肿瘤，原发或转移
- 腹膜后血肿
- 髓外造血

病理学

- 最常见的病原菌：金黄色葡萄球菌、结核分枝杆菌、大肠埃希菌

临床问题

- 表现为发热（50%）
- 背痛和压痛
- 红细胞沉降率加快，白细胞计数增高

诊断要点

- 椎旁脓肿典型表现为椎旁软组织内边缘强化的积液及邻近脊柱炎

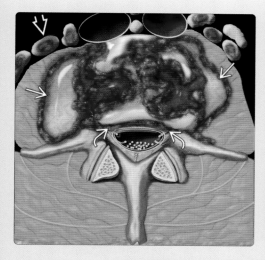
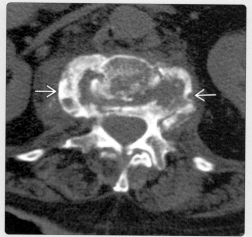

（左）经腰椎间隙的轴位示意图显示广泛的脓肿浸润双侧腰大肌➡和硬膜外间隙➡。腹膜后淋巴结也出现异常➡。（右）轴位平扫 CT 显示结核性椎间盘炎患者双侧钙化性椎旁肿物➡。邻近软骨下终板的椎体前部感染并扩散至邻近椎间盘。脓肿沿着腰大肌包膜向下蔓延，并典型表现为钙化

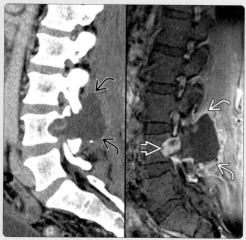
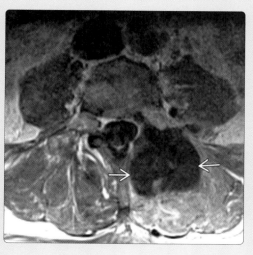

（左）腰椎矢状位 CT 显示神经鞘瘤切除术后术区出现低密度积液。积液边缘轻度强化➡。同一患者 MR 矢状位 T1WI 增强更好地显示了术后积液不规则边缘强化➡及神经孔强化➡。患者表现为发热和白细胞增多。（右）MR 轴位 T1WI 增强显示左侧神经孔术区出现边缘强化的积液➡

硬膜外脓肿

术语

- 脊柱硬膜外脓肿
- 硬膜外脊柱感染并脓肿形成

影像

- 下胸段和腰椎多发于上胸段和颈椎
- CT
  ○ 强化的硬膜外肿物，使椎管变窄
- MR
  ○ T1WI：相对于脊髓呈等或低信号
  ○ T2WI/STIR：高信号
  ○ T1WI 增强：均匀或不均匀强化的蜂窝织炎
  ○ 边缘强化的坏死性脓肿
- 脂肪抑制：STIR、T2WI 压脂、T1WI 压脂增强
  ○ 通过抑制硬膜外脂肪和椎体骨髓的信号使病灶更显著
- 继发于压迫、缺血或直接感染使脊髓信号改变
- MR 随访影像为不伴占位效应的硬膜外持续强化

- 可能是无菌性肉芽组织或纤维
- 结合红细胞沉降率和 C 反应蛋白判断疾病的活动性

主要鉴别诊断

- 硬膜外转移瘤
  ○ 常与椎体病变相连
- 硬膜外血肿
  ○ 有或无轻度边缘强化

病理学

- 金黄色葡萄球菌是最常见的致病菌，其次是结核分枝杆菌

临床问题

- 发热、急性或亚急性脊柱痛、压痛
- 如果脊髓出现并发症（肠、膀胱功能障碍），则表现为神经外科急症
  ○ 减压＋静脉应用抗生素 4 ～ 6 周

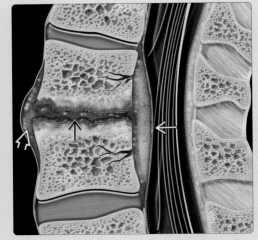
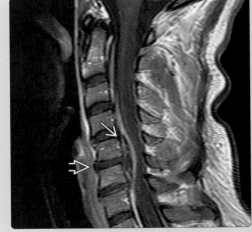

（左）经腰椎的矢状位示意图显示椎体骨髓炎并椎间脓肿➡️，扩散至腹侧➡️及背侧进入硬膜外间隙➡️，使椎管狭窄。（右）静脉内药物滥用患者的 MR 矢状位 T1WI 增强显示腹侧巨大的硬膜外脓性积液➡️伴边缘强化，引起对颈髓严重的占位效应。C5-6 终板➡️相对正常，相应椎间盘无强化

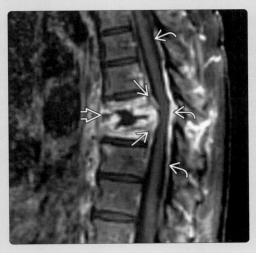
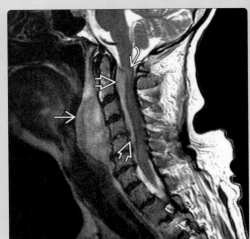

（左）MR 矢状位 T1WI 压脂增强显示腹侧硬膜外间隙均匀强化的硬膜外蜂窝织炎➡️，邻近骨髓炎／椎间盘炎➡️。背侧硬膜外蜂窝织炎➡️对脊髓造成压迫。（右）MR 矢状位 T2WI 显示信号增高的椎旁巨大脓肿➡️。注意腹侧硬膜外脓肿➡️向后扩散压迫脊髓。脊髓出现小片状水肿➡️

术语

- 脊柱硬膜下脓肿
- 硬脊膜和蛛网膜之间的潜在间隙中的髓外硬膜下环形强化积液

影像

- 胸腰椎最多见
- 通过脊髓占位效应和蛛网膜下腔阻塞，可提示存在病变
- 脊髓移位：有或无压迫和水肿
- CT 平扫硬膜下密度增高
- MR
  - T2 高信号 /T1 低信号
  - 不均匀、弥漫性硬膜下强化
  - 环形强化积液
- 最佳成像方法
  - MR 增强，检测脊柱硬膜下脓肿的敏感性增高
  - 轴位序列明确硬膜下位置（位于硬脊膜边缘内侧）

主要鉴别诊断

- 脓肿：硬膜外、椎旁
  - 典型表现与椎间盘炎相关
- 硬膜下血肿
  - 在 T2WI 或梯度回波序列主要为低信号

病理学

- 诱发因素
  - 静脉内药物滥用、免疫受损状态、糖尿病、肝硬化、肾衰竭

临床问题

- 发热
- 颈或背痛及压痛

诊断要点

- 环形强化的髓外硬膜下积液，轴位成像通过硬膜外脂肪和脑脊液来确定范围

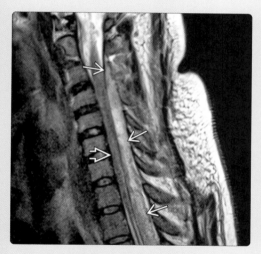
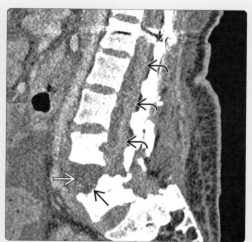

（左）MR 矢状位 T2WI 显示在背侧髓外硬膜下间隙不均匀的高信号积液➡️伴低信号环，对颈髓造成明显的占位效应➡️。（右）CT 矢状位显示在椎管背侧可见高密度的硬膜下脓肿➡️。L4 及 L5 终板骨质破坏➡️，相应层面椎间盘内低密度积液➡️。这个广泛的脊柱硬膜下脓肿开始于黏质沙雷菌感染所致腰椎硬膜外脓肿

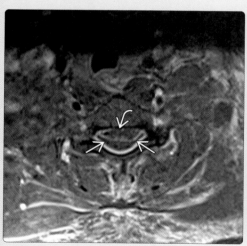
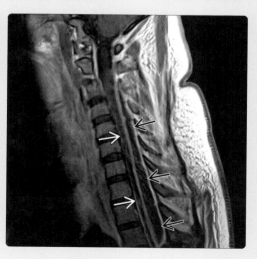

（左）MR 轴位 T1WI 增强显示在椎管内背侧可见环形强化的积液➡️，压迫颈髓致其向前移位➡️。（右）MR 矢状位 T1WI 增强显示厚壁环形强化➡️的低信号积液跨越颈椎和胸椎椎管背侧。该硬膜下脓肿对脊髓造成严重的压迫➡️。最初尝试在 CT 引导下引流，但成效甚微。随后，进行了外科减压手术

病毒性脊髓炎

术语

- 由于直接病毒感染或病毒感染后免疫攻击引起脊髓的急性炎症性损害

影像

- 连续节段受累的脊髓肿胀、水肿
  - 从一个节段到广泛的脊髓受累
- 脊髓融合肿胀
- 受累节段的脊髓 T2 信号强度弥漫性增高
- 受累节段的脊髓呈多样的、片状强化

主要鉴别诊断

- "特发性"横贯性脊髓炎
- 多发性硬化
- 急性脊髓梗死
- 视神经脊髓炎

病理学

- 由于脊髓灰质炎病毒几乎完全消除，其他肠道病毒是最常见的病原菌
- 脊髓水肿、软化，± 坏死

临床问题

- 伴随发热或上呼吸道感染的急性起病的乏力
- 脑脊液显示单核细胞计数和蛋白质含量增高
- 主要的治疗方法是应用抗病毒药物 ± 类固醇，疗效各异

诊断要点

- 急性起病的脊髓病重要的诊断线索：长的、节段性脊髓增粗和水肿，不伴局灶性病变

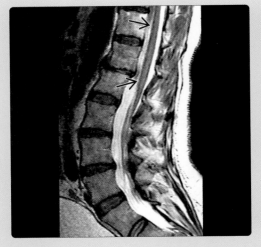
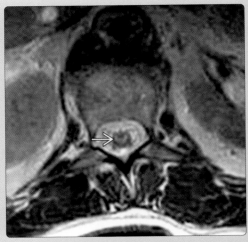

（左）MR 矢状位 T2WI 显示经血清学 IgM 阳性证实为西尼罗病毒（WNV）感染的患者远端胸髓和脊髓圆锥 ➔ 呈高信号。WNV 可导致脑膜炎、脑炎，± 不可逆的急性软瘫。WNV 感染好发于颅脑深部灰质核团和脊髓。（右）同一 WNV 感染患者的 MR 轴位 T2WI 显示远端胸髓中央灰质呈高信号 ➔

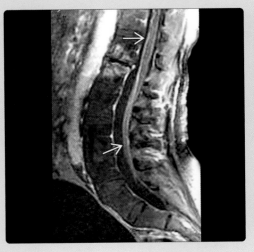
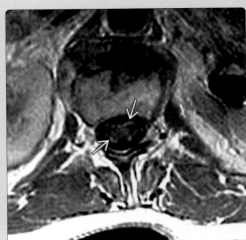

（左）MR 矢状位 T1WI 压脂增强显示由于 WNV 感染引起远端脊髓和马尾强化 ➔。该患者具有脊髓灰质炎样综合征。（右）同一患者的 MR 轴位 T1WI 增强显示马尾呈线状强化 ➔。大多数 WNV 相关的急性软瘫是由于脊髓运动神经元受累引起前部脊髓炎

人类免疫缺陷病毒（HIV）脊髓炎

术语

- 原发性 HIV 感染引起的脊髓病

影像

- 最常见：萎缩
- 脊髓 T2 高信号，± 片状强化
  - 胸段多于颈段；随着病程进展向头侧扩散

主要鉴别诊断

- 维生素 B$_{12}$ 缺乏
- 感染（水痘-带状疱疹病毒、人类 T 细胞白血病 / 淋巴瘤病毒）
- 多发性硬化
- 横贯性脊髓炎
- 迟发型放射性脊髓病

病理学

- DNA 慢病毒 / 反转录病毒攻击脊髓单核细胞、巨

噬细胞
  - 脊髓和颅脑的病变通常单独发生，提示不同的发病机制
- 机会性中枢神经系统和外周神经系统感染及恶性病变

临床问题

- 痉挛性轻截瘫隐匿性进展，伴共济失调、尿路问题及感觉丧失
  - 血清转化后可立即出现急性脊髓炎综合征
- 免疫重建炎症综合征→脊髓病
- 根据临床、实验室检查和影像结果进行排除性诊断
  - MR 排除其他外在或内在的疾病

诊断要点

- 排除其他可治愈病因的脊髓病十分重要
- MR 最常见的异常表现是脊髓萎缩，典型表现为胸髓受累，± 颈髓受累

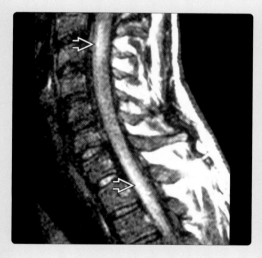

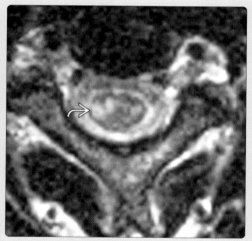

（左）MR 矢状位 FLAIR 显示颈髓呈异常高信号➡。脊髓没有肿胀。这个表现符合脊髓 HIV 感染相关的改变。（右）MR 轴位 T2WI 显示右半脊髓呈高信号➡。脊髓没有肿胀。T1WI 增强后没有强化（未展示）。这个表现符合脊髓 HIV 感染相关的改变

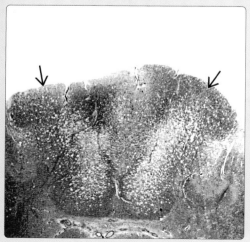

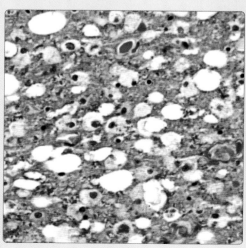

（左）显微病理学、低倍镜 Luxol 固蓝染色显示空泡性脊髓病的白质内广泛海绵状改变➡。脊髓和颅脑的病变通常单独发生，提示不同的发病机制（Courtesy R. Schmidt，MD.）。（右）显微病理学、高倍镜 Luxol 固蓝染色显示 HIV 脊髓病的白质内明显的空泡形成（Courtesy R. Schmidt，MD.）

机会性感染

术语

- 在免疫功能缺陷状态下的感染
  - HIV（＋）
  - 慢性／系统性疾病
  - 类固醇激素治疗
  - 癌症，± 化疗

影像

- 椎间盘炎／骨髓炎→椎间隙变窄、椎体终板侵蚀性改变
  - 邻近终板不规则强化，终板的黑色皮质边缘模糊
- 硬膜外脓肿／蜂窝织炎→腹侧／背侧硬膜外间隙的软组织
  - 蜂窝织炎呈均匀强化
  - 脓肿呈环形强化
- 脊柱旁脓肿／蜂窝织炎

- 感染性蛛网膜炎→神经根增粗、粘连
- 髓内脓肿→髓内病灶呈边缘强化

主要鉴别诊断

- 化脓性骨髓炎
- 脊膜炎
- 急性播散性脑脊髓炎，脊髓
- 急性横贯性脊髓炎，特发性

临床问题

- 发热
- 背部／颈部疼痛
- 轻截瘫
- 针对病原菌进行治疗

诊断要点

- 如果免疫缺陷患者出现神经系统症状，应考虑进行全脊柱成像

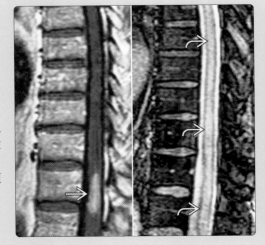
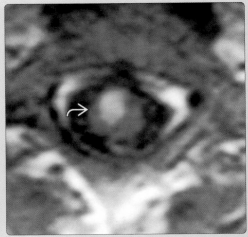

（左）MR 矢状位 T1WI 增强（左半侧）显示下胸段脊髓内强化➡，代表弓形虫感染病灶。MR 矢状面 T2WI（右半侧）显示多节段脊髓异常高信号➡。（右）MR 轴位 T1WI 增强显示髓内病变结节状强化➡，代表脊髓内弓形虫脓肿。脊髓轻度肿胀。脊柱弓形虫病仅出现于同时伴有颅脑弓形虫病的 HIV 患者

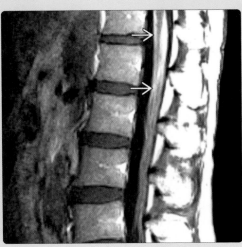
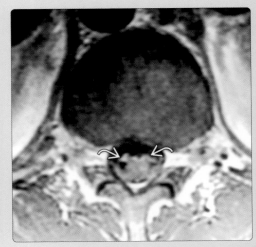

（左）巨细胞病毒感染多发性神经根病患者的 MR 矢状位 T1WI 增强显示近端马尾轻度增粗，及明显的软脊膜和马尾强化➡。（右）MR 轴位 T1WI 增强显示由于巨细胞病毒感染所致脊神经根炎的马尾弥漫性强化➡。多个神经根受累伴相对光滑的强化提示巨细胞病毒感染。肿瘤的脑脊液播散、淋巴瘤、化脓性脑膜炎可出现类似的改变，但更倾向于结节状强化

关键点

术语

- 非压迫性脊髓病
- 急性横贯性脊髓病（acute transverse myelopathy，ATM）是广义的通用术语，包括引起脊髓功能障碍的一组异质性疾病
  - 病因包括炎症＋血管疾病＋辐射＋副肿瘤综合征＋特发性（未知）
  - 当病因为炎症时，ATM 是脊髓功能障碍更具体的术语
    - 炎症定义为有脑脊液异常表现和 MR 强化

影像

- T2WI 的高信号病变，伴有轻度脊髓肿胀 ± 增强
- 纵向延伸（3＋节段）＝视神经脊髓炎、急性播散性脑脊髓炎、病毒感染

主要鉴别诊断

- 炎症病因
  - 获得性脱髓鞘
    - 多发性硬化
    - 视神经脊髓炎
    - 急性播散性脑脊髓炎
  - 类感染性疾病
  - 系统性自身免疫
  - 副肿瘤（与癌症相关的抗神经元免疫性疾病）
- 非炎性病因
  - 辐射
  - 代谢
  - 肿瘤和囊肿
  - 血管性病变
    - 脊髓梗死
    - 硬脊膜瘘（Ⅰ型动静脉瘘）
- 特发性急性横贯性脊髓病

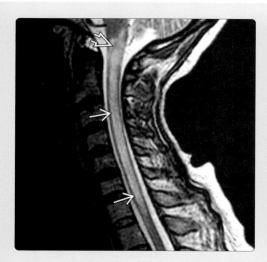
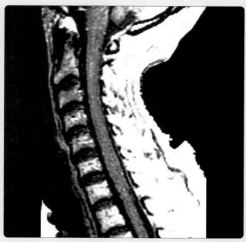

（左）MR 矢状位 T2WI 显示纵贯颈髓全长➡️和低位延髓➡️的 T2 高信号。鉴别诊断包括视神经脊髓炎、急性播散性脑脊髓炎、类感染性疾病和系统性自身免疫性疾病。（右）同一患者 MR 矢状位 T1WI 增强显示病灶无明确强化。该患者病变沿颈髓大范围纵向延伸，提示 MS 不是潜在的病因

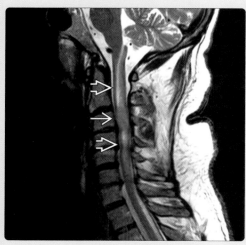
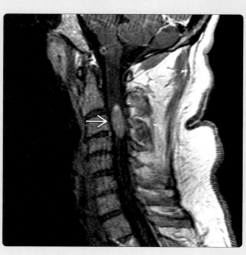

（左）肺癌患者，MR 矢状位 TSE T2WI 显示 C3 水平➡️髓内转移瘤，表现为局灶性肿块伴邻近脊髓水肿➡️。（右）MR 矢状位 T1WI 增强显示肺癌脊髓转移的患者脊髓内转移灶的强化➡️

术语

- 累及左 / 右侧脊髓的炎症性疾病，导致双侧运动、感觉和自主神经功能障碍

影像

- 脊髓中央肿胀性病变 > 2 个脊椎节段长度 ± 可变的偏心增强

主要鉴别诊断

- 多发性硬化
- 视神经脊髓炎
- 脊髓肿瘤
- 脊髓梗死

病理学

- 自身免疫现象，形成抗原-抗体复合物
- 小血管病→脊髓缺血
- 相关脱髓鞘过程

临床问题

- 纳入标准
  - 归因于脊髓的感觉、运动或自主神经功能障碍（包括肠 / 膀胱受累）
  - 具有明确感觉水平的双侧体征 / 症状
  - 神经影像排除压迫性病因
  - 脑脊髓炎症，表现为脑脊液细胞增多、IgG 指数升高或钆增强
- 排除标准
  - 10 年内有脊髓辐射史
  - 脑缺血 / 梗死，动静脉畸形
  - 结缔组织病
  - CNS 感染、结节病、系统性红斑狼疮或干燥综合征

诊断要点

- 脊髓中央病变 > 2 个脊椎节段，偏心增强→考虑急性横贯性脊髓炎

（左）MR 矢状位 T2WI 显示颈髓超过 5 个椎体节段的轻度肿胀伴髓内融合的 T2 高信号➡。（右）同一患者 MR 矢状位 T1WI 显示颈髓轻度肿胀伴髓内中央稍低信号➡。病灶在 T1WI 上通常不如 T2WI 上明显

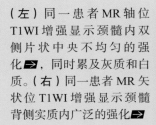
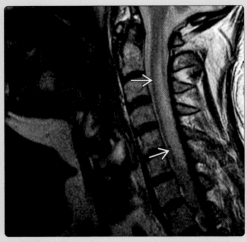
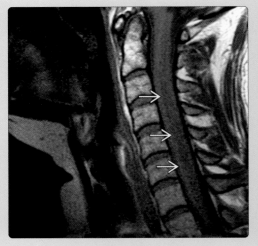

（左）同一患者 MR 轴位 T1WI 增强显示颈髓内双侧片状中央不均匀的强化➡，同时累及灰质和白质。（右）同一患者 MR 矢状位 T1WI 增强显示颈髓背侧实质内广泛的强化➡

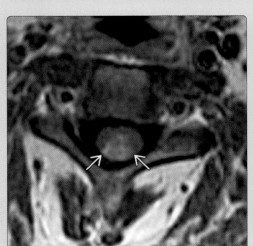
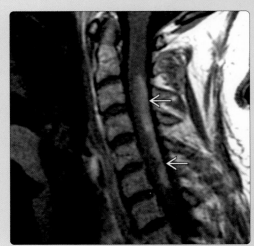

第二篇 脊柱
第四章 感染和炎症性疾病

多发性硬化

关键点

术语

- 中枢神经系统的原发性脱髓鞘疾病，具有时间多发性和空间多发性
  - 脑室周围、胼胝体下、脑干或小脑白质的多发颅内病灶

影像

- 孤立性脊髓病（10% ～ 20%）
- 颈段最常受累
  - 脊髓的背外侧
  - ＜脊髓横截面积的 1/2
  - ＜ 2 个椎体节段长度
- 增强的矢状位和轴位 T1WI 和 T2WI 序列
  - 病变通常为椭圆形、外周、不对称
  - 分散与模糊的高信号病变
  - 强化被认为是疾病活跃的标志
    - 持续 1 ～ 2 个月（不反映疾病进展）

主要鉴别诊断

- 髓内肿瘤
- 特发性横贯性脊髓炎
- 视神经脊髓炎

病理学

- 自身免疫性，细胞介导的炎症过程集中在 CNS 髓磷脂中

临床问题

- 发病高峰：20 ～ 40 岁
- 临床类型
  - 复发缓解型（最常见）
    - 可表现为局部感觉或运动缺失、失衡、视力变化、其他神经系统损害
  - 继发进展型
  - 原发进展型
  - 进展复发型

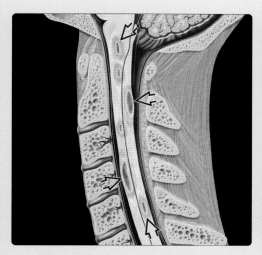
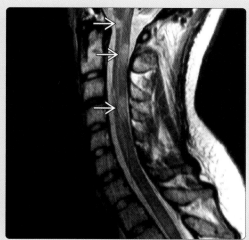

（左）矢状位示意图显示颈髓内的多个脱髓鞘斑块➡。（右）MR 矢状位 T2WI 显示颈髓多个 T2 高信号病灶➡，一些边界清晰而一些边界不清。病灶的多样性和缺乏水肿或明显的脊髓肿胀是脱髓鞘疾病的典型表现

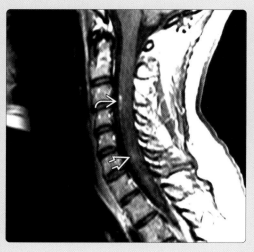
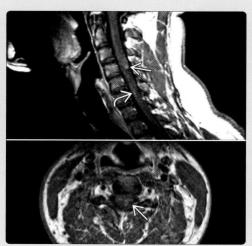

（左）MR 矢状位 T1WI 增强显示颈髓内多发强化的脱髓鞘病灶。强化形式不一，可见局限强化➡或境界不清的强化➡。强化模式随着炎症的演变而改变。（右）MR T1WI 增强（上图为矢状位，下图为轴位）显示 C3-4 水平颈髓背侧不完整的环形强化病变➡。在 C6 水平➡颈髓腹侧可见第二个小的强化病灶

视神经脊髓炎

术语

- 同义词：Devic 病，视神经-脊髓多发性硬化
- 定义：累及视神经和脊髓神经元的自身免疫性炎症性疾病，伴有局灶性脑实质受累

影像

- 脊髓纵向延伸（＞3 个椎体节段）的 T2 高信号＋视神经强化（85% 病例）
- T2 异常信号倾向于累及整个脊髓的横断面，不像 MS 是更局限地受累

主要鉴别诊断

- 炎症性病因
  - 多发性硬化
  - 急性播散性脑脊髓炎（ADEM）
  - 类感染性脊髓炎（病毒、细菌）
- 系统性自身免疫性疾病
- 非炎性病因（硬膜动静脉瘘、肿瘤）
- 特发性急性横贯性脊髓炎（排除诊断）

病理学

- 针对水通道蛋白（水通道蛋白-4）的自身免疫性疾病

临床问题

- 修订的诊断标准（2006）
  - 视神经炎、脊髓炎，以及 3 个支持标准中的至少 2 个
    - 连续脊髓病变≥3 个节段长度，初始脑 MR 不能诊断 MS 或视神经脊髓炎 IgG 血清阳性

诊断要点

- 同时发生视神经炎和脊髓炎——视神经脊髓炎在第一次发病时不能与 ADEM 区分开来

（左）MR 矢状位 T2WI 显示长节段的颈髓增粗伴 T2 高信号➡。（右）MR 矢状位 T1WI 增强显示颈髓增粗和境界不清的强化➡。视神经脊髓炎（neuromyelitis optica，NMO）是一种自身免疫性疾病，可能靶向跨膜水通道蛋白-4。NMO-IgG 抗原的血管中心性分布与 NMO 患者脊髓病变中免疫球蛋白和补体沉积的位点相关

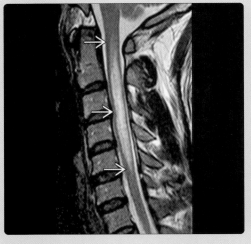
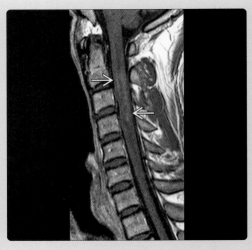

（左）MR 轴位 T1WI 压脂增强显示右侧视神经的管内段和交叉前段明显强化和轻度肿胀➡。（右）MR 冠状位 T1WI 压脂增强显示右侧视神经的管内段和交叉前段明显强化和轻度肿胀➡。这是累及视神经和脊髓的 Devic 病的经典表现，没有脑实质异常

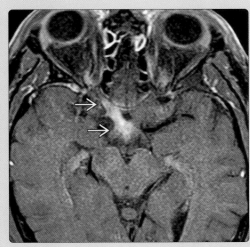
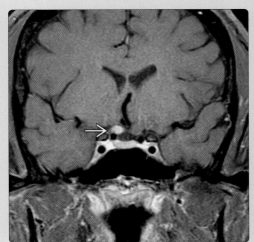

急性播散性脑脊髓炎（ADEM）

术语

- 感染后免疫介导的白质炎症性疾病
  - 病原体的抗体与髓鞘碱性蛋白呈现交叉免疫反应性

影像

- 多灶性短节段白质病变，伴相对较轻的占位效应或血管源性水肿
  - 火焰状病变伴轻微脊髓肿胀
  - 背部白质较多受累
  - 可能会看到灰质受累
  - 强化程度不一，取决于疾病的阶段
  - 可以看到神经强化
- 脑几乎总是受累

主要鉴别诊断

- 炎症性病因
  - 获得性脱髓鞘
    - 多发性硬化
    - 视神经脊髓炎
  - 类感染性脊髓炎
  - 系统性自身免疫（血管炎）疾病
- 非炎性病因
  - 血管畸形
  - 脊髓梗死
  - 肿瘤和囊肿
- 特发性急性横贯性脊髓炎

临床问题

- 典型的单相疾病持续 2 ～ 4 周
  - 脑病，局部麻痹
- 通常是儿童或年轻成人
- 处方：高剂量皮质类固醇（急性）

诊断要点

- 影像表现异常常迟滞于临床起病，因此如果最初检查为阴性，则复查

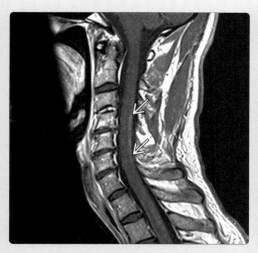
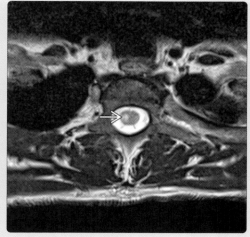

（左）MR 矢状位 T1WI 增强显示中段颈髓背侧的线性强化➡。急性期有静脉周围水肿、脱髓鞘、巨噬细胞和淋巴细胞浸润，轴突相对不受累。疾病的晚期以血管周围神经胶质增生为特征。（右）MR 轴位 T2WI 显示右半脊髓的局限高信号➡及脊髓轻度增粗。ADEM 是感染后由自身反应细胞或分子介导的疾病

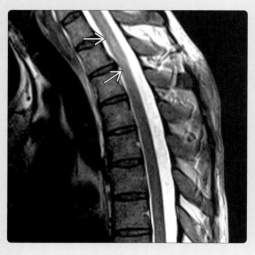
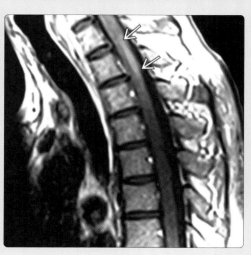

（左）MR 矢状位 T2WI 显示脊髓内模糊的局限性高信号➡。脊髓轻度肿胀。（右）MR 矢状位 T1WI 增强显示上胸段脊髓内卵圆形局限性强化➡

急性炎症性脱髓鞘性多神经根病（AIDP）

术语

- 急性炎症性脱髓鞘性多神经根病（acute inflammatory demyelinating polyradiculoneuropathy，AIDP）
  ○ 又名吉兰-巴雷综合征（Guillain-Barré syndrome，GBS）
- 周围神经、神经根、脑神经的自身免疫性感染后或疫苗接种后的急性炎症性脱髓鞘

影像

- 马尾和脊髓圆锥平滑的软脊膜增强
  ○ 神经根经常轻微增粗
  ○ 圆锥无增粗
- MR 轴位 T1WI 增强显示马尾腹侧神经根的优先对比强化

主要鉴别诊断

- Miller-Fischer 综合征

- 慢性多发性神经病
  ○ 亚急性炎症性脱髓鞘性多神经根病
  ○ 慢性炎症性脱髓鞘性多神经根病
  ○ 遗传性多神经病
- 癌性或淋巴瘤性脑膜炎
- 前腰椎神经根病

病理学

- 70% 的 GBS 病例有先前事件或"触发"事件
  ○ 通常发生在最近的病毒性感染之后

临床问题

- 经典地表现为"上行性麻痹"
  ○ 如果上升到脑干，可能累及脑神经，需要呼吸机支持
  ○ 感觉缺失常见，但不太严重
- 脑脊液显示蛋白细胞分离（蛋白升高而白细胞没有升高）

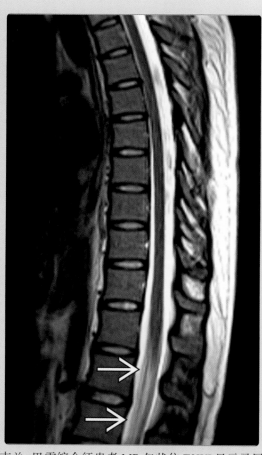

吉兰-巴雷综合征患者 MR 矢状位 T2WI 显示马尾增粗➡，圆锥形态及信号正常。抗神经节苷脂抗体滴度升高证实为吉兰-巴雷综合征

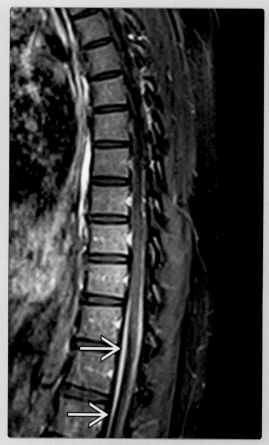

MR 矢状位 T1WI 压脂增强显示马尾光滑线状增粗和强化➡。该患者表现为典型的急性乏力发作和远端肢体反射消失

慢性炎症性脱髓鞘性多神经病（CIDP）

术语

- 临床上异质性、大体对称性、感觉和运动神经病，为单相、复发或进展性疾病
  - 病程发展＞8 周

影像

- 神经根、神经丛或周围神经增粗，可见 T2 异常高信号
- 脊神经根和周围神经（椎孔外＞硬膜内）
- 腰椎＞颈椎、臂丛、胸椎/肋间＞脑神经

主要鉴别诊断

- 吉兰-巴雷综合征（急性炎症性脱髓鞘性多神经病）
- 遗传性脱髓鞘性神经病
- 神经纤维瘤病 1 型

病理学

- 自身免疫性疾病累及细胞和体液免疫
- 慢性炎症性脱髓鞘性多神经病（chronic inflammatory demyelinating polyneuropathy，CIDP）的标志："洋葱头样"神经增粗，脱髓鞘

临床问题

- 诊断主要依靠临床、电生理检查，以及神经活检
- 典型表现
  - 四肢远端和近端进行性无力/感觉丧失，伴反射消失
  - 病程进展＞8 周
  - 脑脊液蛋白↑，神经传导不均匀减慢
  - 对皮质类固醇和（或）静脉注射免疫球蛋白治疗有效

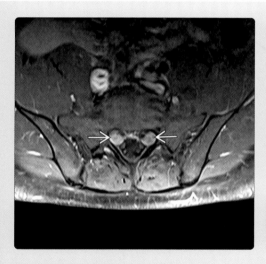
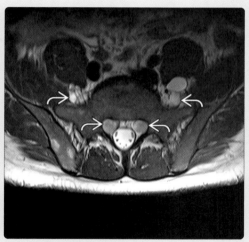

（左）MR 轴位 T1WI 压脂增强显示腰神经根对称性增粗伴轻度强化➡。（右）同一患者 MR 轴位 T2WI 显示双侧腰神经轻度增粗，呈等至高信号➡

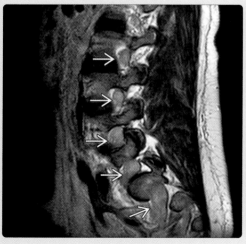
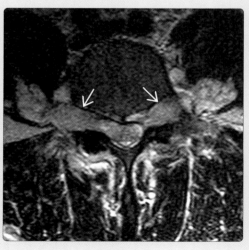

（左）同一患者矢状位 T2WI 显示硬膜外腰骶神经增粗伴 T2 异常高信号➡。（右）同一患者轴位 T2WI 显示硬膜外腰骶神经增粗伴 T2 异常高信号➡。影像学表现和相关的进行性运动和感觉功能缺失，伴脑脊液蛋白质含量升高、脱髓鞘的电生理学特征，是 CIDP 的特征性表现

结节病

术语

- 神经结节病
- 脊柱和脊髓的非干酪性肉芽肿性疾病

影像

- 软脊膜和髓内的肿块样强化提示脊柱结节病
- 髓内
  - 梭形脊髓肿胀
  - 强化的髓内肿块
  - 局灶性或弥漫性 T2 高信号病变
- 髓外硬膜下
  - 软脊膜强化
  - 硬脊膜肿块
- 硬膜外
  - CT/X 线片：硬化性病变，或溶解性和硬化性混合病变
- 颅内（在矢状位颈椎扫描时观察大脑）
  - 经常累及脑膜，尤其是脑底附近
  - 经常累及脑神经

主要鉴别诊断

- 髓内肿瘤
- 特发性横贯性脊髓炎
- 淋巴瘤
- 硬膜内转移瘤
- 多发性硬化

临床问题

- 结节病患者临床累及 CNS（5%）
  - 脊髓髓内结节病（＜1%）
- 下肢无力，感觉异常
- 膀胱和肠功能障碍
- 治疗：静脉注射 ± 口服皮质类固醇
  - 免疫抑制治疗

（左）示意图显示脑干和上颈髓内多发结节病肉芽肿▱。结节病可以累及髓内、髓外硬膜下和硬膜外区域。罕见的表现如钙化和囊肿形成，也有报道。（右）MR 矢状位 T1WI 增强显示弥漫性线性软脊膜强化➡和散在的结节状强化➡。颅内也可见受累➡。广泛的软脊膜受累不是神经结节病常见的表现

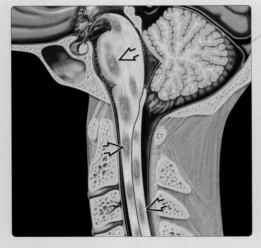
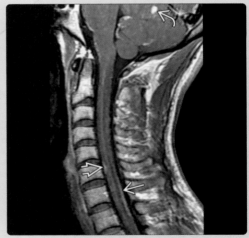

（左）MR 轴位 T2WI（上图）显示髓内高信号➡。MR 轴位 T2WI（下）显示脊髓表面的软脊膜不规则强化➡。（右）腰椎 MR 矢状位 T1WI 增强显示蛛网膜下腔多发强化结节➡散布在马尾中。髓外硬膜下病灶通常表现为软脊膜结节病浸润，约占脊髓病变的60%

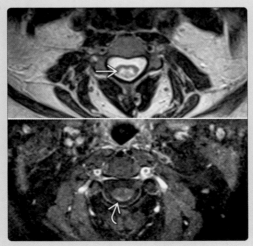
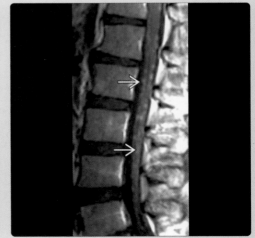

第二篇 脊柱 第四章 感染和炎症性疾病

亚急性联合变性

术语

- 维生素 B_{12} 缺乏引起脊髓后索 ± 侧索的选择性退变

影像

- 纵向背侧脊髓 T2 异常信号
- 轴位图像→背侧脊髓内的"倒 V 形"或"反兔耳"
- ± 轻度脊髓后索增强

主要鉴别诊断

- 感染性脊髓炎
  - HIV 空泡性脊髓病
  - 水痘-带状疱疹 / 疱疹
- 炎症性脱髓鞘
  - 多发性硬化
  - 急性播散性脑脊髓炎
- 急性横贯性脊髓炎
  - 急性期表现→弥漫性多节段脊髓高信号，肿胀

- 脊髓梗死
  - 超急性表现
- 铜缺乏，锌中毒（可能表现相同）

病理学

- 吸收不良（最常见）
  - 代谢性疾病：铜缺乏、氧化亚氮麻醉易感性、转钴胺蛋白 II 缺乏

临床问题

- 感觉异常，僵硬，轻度感觉性共济失调，位置觉和振动觉丧失，痉挛，反射亢进
- 临床症状的缓解度与其持续时间和严重程度成反比

诊断要点

- 神经病表现可能在贫血之前出现，可能在治疗后不会完全缓解

第二篇 脊柱
第四章 感染和炎症性疾病

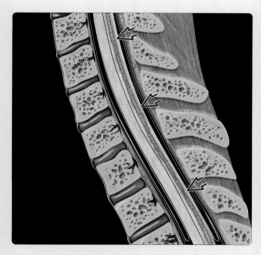
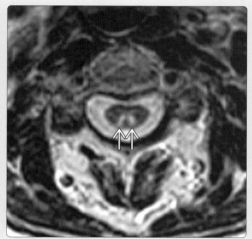

（左）示意图显示继发于维生素 B_{12} 缺乏的背侧脊髓脱髓鞘病变➡。主要的临床表现包括下肢 ± 上肢感觉障碍、步态异常、位置觉及振动觉损害，是继发于脊髓后索、外侧皮质脊髓束或有时脊髓丘脑外侧束的功能障碍。（右）MR 轴位 T2WI 显示局限于脊髓后索的"倒 V 形" T2 高信号➡，这是维生素 B_{12} 缺乏的特征性表现

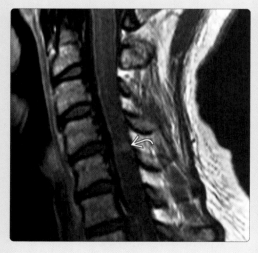
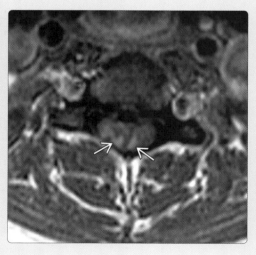

（左）MR 矢状位 T1WI 增强显示髓内背侧模糊的强化病灶➡。维生素 B_{12}（甲基丙二酰 CoA 转化为琥珀酰 CoA 的辅因子）缺乏引起甲基丙二酰 CoA 聚积，导致正常髓鞘合成下降和异常脂肪酸合成入神经元脂质。（右）MR 轴位显示脊髓后索双侧斑片状强化➡，这反映了由血管周围脱髓鞘和炎症引起的血管-脊髓屏障破坏

副肿瘤性脊髓病

术语

- 副肿瘤性神经系统疾病
- 针对 CNS 的抗神经元免疫机制，与癌症一起发生

影像

- 脊髓内纵向延伸的、对称的特异性信号改变，通常在癌症患者给予钆对比剂后强化
- 约 70% 的病例信号异常
- 侧索、后索
- 中央灰质

主要鉴别诊断

- 脊髓梗死
- 视神经脊髓炎
- 维生素 B$_{12}$ 缺乏（亚急性联合变性）
- 转移性疾病
- 神经结节病

病理学

- 副肿瘤性疾病通常
  - 有针对细胞内抗原的抗体
  - 老年人，对治疗耐受
  - 由 T 细胞机制介导
- 最常见于肺癌和乳腺癌
- 最常见的引起脊髓病的抗体
  - 双载蛋白 -IgG
  - Collapsin 反应调节蛋白 -5

临床问题

- 隐匿性进展性脊髓病
- 经常在发现癌症之前出现症状（2/3 患者）
  - 从脊髓病发病到癌症检出的时间中位数为 12 个月
- 预后不良，往往导致轮椅依赖

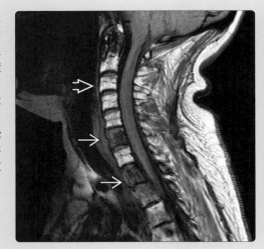
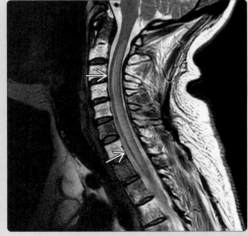

（左）MR 矢状位 T1WI 显示累及颈椎和上段胸椎的多发转移瘤➡️，以及之前的放射治疗引起的骨髓转化➡️，脊髓轻度肿胀。（右）同一患者 MR 矢状位 T2WI 显示颈髓内纵向延伸的高信号，伴脊髓轻度肿胀➡️。这种水肿是非特异性的，脊髓转移和放射性改变都应考虑

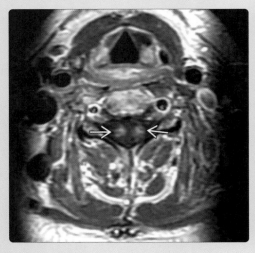
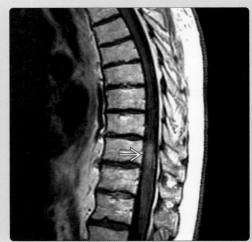

（左）同一患者 MR 轴位 T1WI 增强显示典型的副肿瘤性脊髓病，表现为对称性的局灶性中心强化➡️。转移瘤或放射性改变不会出现这种对称性受累。（右）脊髓局部转移瘤➡️患者的 MR 矢状位 T1WI 增强显示脊髓内局限性的肿瘤强化病灶，伴脊髓副肿瘤性病变的纵向延伸异常信号

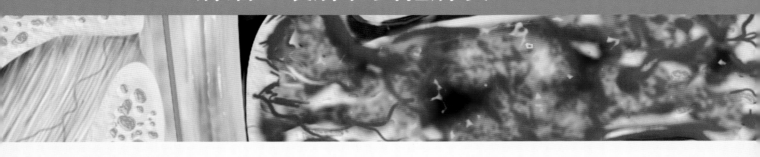

第二篇 脊柱
第五章
肿瘤、囊肿和其他肿块

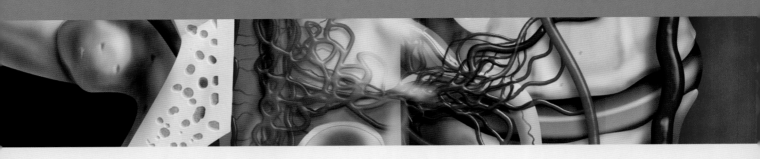

血管性和系统性疾病

肿瘤播散

基于解剖的影像问题

肿瘤可以通过淋巴系统、血源途径或沿着脑脊液（CSF）途径扩散至脊柱，也可以是这些途径的组合。最典型的是通过血液转移到椎体，随后直接蔓延到硬膜外间隙。

软组织的原发性肿瘤可以直接侵犯脊柱。其中包括肺癌累及胸壁，然后侵犯椎旁区域并累及脊柱和硬膜外间隙。前列腺癌、膀胱癌或肠癌可累及骶前间隙，随后侵犯脊柱和硬膜外间隙。鼻咽癌可延伸至斜坡和颅底，并可沿脑神经播散。在极少数情况下，CNS 肿瘤可能沿着活检或手术通路直接播散。还有罕见的 CNS 肿瘤病例通过留置分流管产生全身转移。脊柱肿瘤直接播散表现为软组织肿块伴邻近骨质破坏以及不同程度的神经受累。肿瘤直接侵犯至硬膜外间隙通常是自椎体沿后纵韧带播散所致。前纵韧带和椎间盘相对不容易被肿瘤侵犯。前纵韧带比后纵韧带强韧，并且穿支血管相对较少。一旦肿瘤进入硬膜外间隙，下一步便是侵犯硬脊膜，硬脊膜是抵御肿瘤浸润的有效屏障。该屏障导致椎间隙感染伴相邻椎体骨髓炎和肿瘤浸润之间的鉴别特征明显，前者病变位于椎间隙水平，后者病变累及椎体，而椎间隙很少受累。肿瘤的直接蔓延也可以见于原发性颈髓肿瘤延伸到幕下间隙。然而，脑干或小脑肿瘤很少会累及上段颈髓。

相对于更普遍存在的血源性扩散，淋巴扩散对脊柱影像的重要性有限。骨盆肿瘤局限性累及腰椎而无肺转移时，提示肿瘤是沿静脉或淋巴管播散。

血液扩散是中轴骨恶性肿瘤的主要播散途径。Batson 静脉丛是平行于脊柱的纵向无瓣膜静脉网络。这些静脉位于胸腹腔外，并与静脉系统的多个静脉沟通，包括腔静脉、脊柱静脉、门静脉、奇静脉、肋间静脉、肺静脉和肾静脉。Batson 静脉丛中血液流动方向由于胸腔和腹腔内压力变化而变化。很多解剖部位的肿瘤可能沿静脉丛途径引起转移性病变而没有肺或肝受累。前列腺癌细胞可以通过 Batson 静脉丛种植至椎体，而不一定累及腔静脉。乳腺癌也可能通过奇静脉系统进入 Batson 静脉丛而种植于椎体。只有 5% ~ 10% 的门静脉血流可能分流到 Batson 静脉丛，因此胃肠道（GI）和泌尿生殖道（GU）原发恶性肿瘤转移至脊柱的概率相对较低。绝大多数脊柱转移可能并没有确切的到达靶器官的转移路径。肿瘤细胞的归巢性质和转移部位的接受性可能比任何特定的血管途径更重要。

原发性颅内肿瘤的一个重要转移途径便是沿 CSF 播散。肿瘤栓子可以通过碎裂进入 CSF，也可以在外科手术操作中脱落所致。通过蛛网膜下腔播散的 CNS 肿瘤类型包括髓母细胞瘤、室管膜瘤、松果体肿瘤、星形细胞瘤、淋巴瘤、白血病、脉络丛癌和视网膜母细胞瘤（伴有 *MYCN* 基因扩增者预后不良）。CSF 播散也可能发生在原发肿瘤血源性播散后。例如，在肺和乳腺转移性病变发生血液播散之后，还可以再发生脊髓和软脊膜转移。

病理问题

40% 的癌症患者在发病过程中会出现内脏或骨转移。而脊柱则是骨转移的最常见部位。男性发生椎体转移较多，男 / 女比例为 3：2。前列腺癌、肺癌和乳腺癌占脊柱转移的绝大多数。转移部位主要为胸椎（70%）＞腰椎（20%）＞颈椎。

原发性肿瘤通常由多种生物学上转移潜能不同的细胞组成。细胞不断从原发肿瘤脱落并进入循环系统。仅不到 0.01% ~ 0.10% 的肿瘤细胞可存活到达远处。肿瘤播散需要完成一个复杂的途径，包括从原发肿瘤分离，进入血液、CSF 或淋巴系统，在运输过程中的存活，于远处血管的内皮细胞附着，从血管进入细胞间隙，并最终在原隔部位发生血供。远处宿主环境复杂。很多解剖路径都可能受累，与静脉和动脉内的不同流动模式有关。

肿瘤发生机制

人类肿瘤发生似乎是一个多步骤的过程。这些步骤反映了促使正常人类细胞向高度恶性细胞转化的基因改变。人类癌症的发病率与年龄有关，与随机事件有关。肿瘤发展通过一系列遗传变化进行，每种遗传变化都赋予一种或另一种类型的生长优势，这些优势使正常人类细胞逐渐转化为癌细胞。根据定义，癌细胞在调控细胞增殖和动态平衡方面具有缺陷。这些缺陷分为 6 种类型的细胞生理学改变：①生长信号自足；②对生长抑制信号不敏感；③细胞程序性死亡（凋亡）中断；④复制潜力无限制；⑤持续血管生成；⑥组织侵犯和转移。这 6 种生理变化中的每一种都反映了细胞和组织中固有抗癌防御机制的成功突破。

正常细胞需要生长信号才能进入活跃的增殖状态。信号通过结合有各种信号分子的跨膜受体传递给细胞，例如可扩散生长因子、细胞外基质组分和细胞-细胞黏附分子（cell-to-cell adhesion molecules，CAM）。许多癌细胞对于其应答的生长因子，获得该生长因子的合成能力，从而产生异常的阳性反馈回路。例如，胶质母细胞瘤产生血小板源性生长因子，肉瘤产生肿瘤生长因子 - α（TGF- α）。表皮生长因子受体在脑肿瘤中上调。

正常组织具有多种限制细胞增殖的机制。这些信号包括生长抑制剂和相邻细胞表面细胞外基质内的抑制剂。许多抗增殖信号通过视网膜母细胞瘤抑制蛋白及其变异型进行调节。通过抑制 E2F 转录因子使细胞对抗生长因子不敏感，允许细胞增殖，从而破坏了视网膜母细胞瘤蛋白质途径。

程序性细胞死亡（凋亡）的中断通常由于 TP53 肿瘤抑制基因的突变所致。这种 TP53 蛋白的失活可见于 50% 以上的癌症患者。

肿瘤的无限复制潜力可以在已经永生化的肿瘤细胞培养物中看到。培养物中的正常人类细胞类型的复制不超过 60 ～ 70 次。染色体末端的端粒似乎在此过程中受累。端粒的侵蚀发生在正常细胞复制的连续循环过程中，导致它们失去了保护染色体 DNA 末端的能力。这将导致最终的细胞危象和细胞死亡。相比之下，端粒在所有类型的恶性细胞中保持很好。在癌症中，端粒保持在高于某些临界阈值的长度，这允许无限制的细胞增殖。

异常血管生成可能是癌症异常细胞生理学中更为公认的一个方面。血管生成促进信号通常与血管内皮生长因子和成纤维细胞生长因子同时存在。超过 24 种血管生成诱导因子已被发现，并有相似数量的抑制型蛋白质。

转移性疾病和细胞运动

90% 的肿瘤患者死于转移。肿瘤侵袭和肿瘤转移是非常复杂的过程，具有多种遗传和生物化学因素。这些可以被描述为肿瘤侵袭，肿瘤细胞通过血液或淋巴系统播散，远处器官的定植和转移灶的形成。几种类型的蛋白质参与细胞周围环境的调节，并在侵袭和转移中发生改变。CAM 和整联蛋白与细胞-细胞调控信号有关。基底膜是肿瘤细胞的第一个屏障。细胞表面的受体识别其附着的基底膜糖蛋白。随后，通过肿瘤特异性胶原酶对基底膜的IV型胶原进行蛋白水解。基底膜裂解后移行，细胞穿过有缺陷的基底膜进入细胞间隙、淋巴管和血管。趋化因子可通过激活特异性受体和下游细胞内信号通路来激活细胞迁移和侵袭。这个过程最终重组了肌动蛋白细胞骨架。Rho/Rac GTP 酶是众所周知的细胞骨架组织调节剂。Rac 的激活诱导细胞膜褶皱、黏附复合物和板状伪足形成。

肿瘤播散和细胞运动发生于 3 个不同的途径，包括上皮-间质转化（epithelial-to-mesenchymal transition，EMT）、变形转录和群体迁移。在 EMT 中，细胞通过酶延长和降解局部基质，并与伪足样的突起迁移。在变形转录中，细胞变成球形并通过细胞外基质间隙。在群体迁移中，肿瘤细胞成片状或簇状迁移。EMT 包括紧密连接和细胞角蛋白丝网络中上皮标志物的下调和间质标志物（如 N- 钙黏蛋白、波形蛋白、整联蛋白、腱生蛋白 C、纤连蛋白和成纤维细胞特异性蛋白 1）的上调。N- 钙黏蛋白似乎在这组标志物中最重要。EMT 可以通过固有致癌活化（如 K-Ras 突变或 HER2 过表达）来控制。在某些癌症中，如肺癌，EMT 调节因子的中心作用在于 TGF- β。TGF- β 通过调节控制细胞增殖、凋亡、分化、运动和迁移的基因来促进 EMT。

临床表现

脊柱转移瘤患者表现为背部疼痛。客观体征在疾病中不常见或发生于晚期（如可触及的肿块和脊柱变形）。背部疼痛和力弱是肿瘤硬膜外播散的征兆。由于脊髓丘脑束交叉模式，感觉水平可能在椎体压缩部位以下 1 ～ 2 个节段出现异常。感觉异常在脊柱转移中并不常见。

参考文献

1. Balic M et al: Circulating tumor cells: from bench to bedside. Annu Rev Med. 64:31-44, 2013
2. Perlikos F et al: Key molecular mechanisms in lung cancer invasion and metastasis: a comprehensive review. Crit Rev Oncol Hematol. 87(1):1-11, 2013
3. Ianari A et al: Cell death or survival: The complex choice of the retinoblastoma tumor suppressor protein. Cell Cycle. 9(1):23-4, 2010
4. Chen HZ et al: Emerging roles of E2Fs in cancer: an exit from cell cycle control. Nat Rev Cancer. 9(11):785-97, 2009
5. Fiorentino FP et al: Senescence and p130/Rbl2: a new beginning to the end. Cell Res. 19(9):1044-51, 2009
6. Mazel C et al: Cervical and thoracic spine tumor management: surgical indications, techniques, and outcomes. Orthop Clin North Am. 40(1):75-92, vi-vii, 2009
7. Sciubba DM et al: Solitary vertebral metastasis. Orthop Clin North Am. 40(1):145-54, viii, 2009
8. Fokas E et al: Metastasis: the seed and soil theory gains identity. Cancer Metastasis Rev. 26(3-4):705-15, 2007
9. Guillevin R et al: Spine metastasis imaging: review of the literature. J Neuroradiol. 34(5):311-21, 2007
10. Christofori G: New signals from the invasive front. Nature. 441(7092):444-50, 2006
11. Demopoulos A: Leptomeningeal metastases. Curr Neurol Neurosci Rep. 4(3):196-204, 2004
12. Batson OV: The function of the vertebral veins and their role in the spread of metastases. Ann Surg. 112(1):138-49, 1940

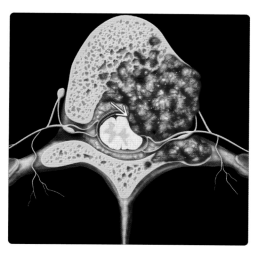

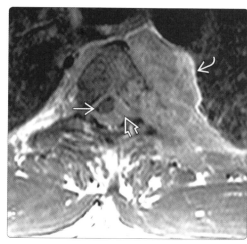

（左）轴位示意图显示胸椎椎体和椎弓根的血液播散溶骨性转移瘤，并直接向硬膜外延伸➡压迫脊髓。（右）MR轴位T1WI增强显示大的血液播散性椎旁转移瘤➡，肿瘤直接延伸到硬膜外间隙➡。注意肿块压迫脊髓➡

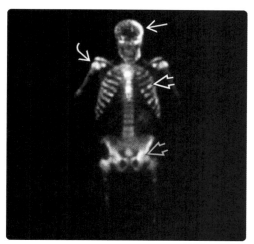

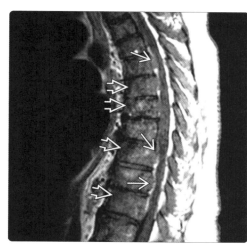

（左）前列腺癌广泛转移病例，骨扫描显示代表弥漫性骨转移的放射性示踪剂摄取增多的多发病灶。骨盆➡、肋骨➡、肱骨➡和颅骨➡尤其明显。（右）前列腺癌广泛转移患者，MR矢状位T1WI增强显示所有椎体信号弥漫性异常减低➡并向腹侧硬膜外间隙延伸➡，引起脊髓轻度受压

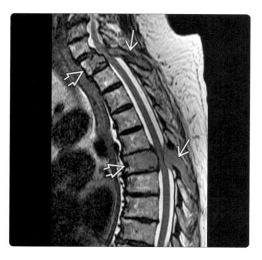

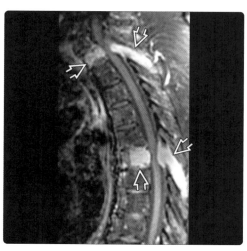

（左）多发性骨髓瘤患者，MR矢状位T2WI显示2个椎体受累的骨肿瘤➡以及棘突轻度膨胀➡，两处均有严重的脊髓受压。（右）同一患者MR矢状位T1WI压脂增强显示受累区域的强化➡

（左）肾细胞癌转移瘤患者，轴位CT平扫显示肿块破坏T7-8椎体右侧，延伸至后部附件并累及右侧肋骨和肋椎关节，同时可见骨膨胀和环形薄边及肥皂泡样改变➡。（右）同一患者MR冠状位压脂T2WI显示肿块向硬膜外延伸➡并压迫脊髓➡。多发血管流空影➡存在，提示为富血供肿瘤

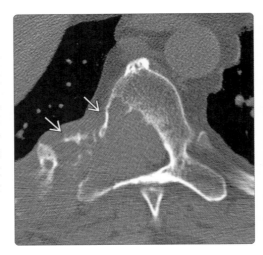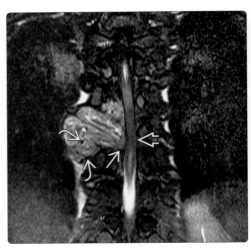

（左）颈髓转移瘤患者，MR T2WI平扫显示从颅颈交界处到C5水平的广泛脊髓水肿➡。在C2-C3水平可见一局灶性异常信号➡。（右）同一患者MR矢状位T1WI增强显示髓内大转移瘤➡的强化。本例为肺癌血行转移

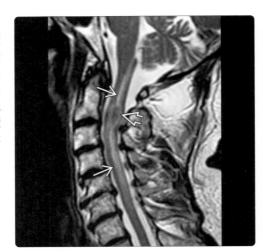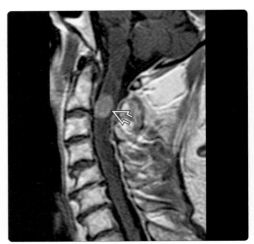

（左）脑内高级别少突胶质细胞瘤广泛软脑膜转移患者，MR矢状位T1WI增强显示软脑膜大量的结节状强化➡。该患儿有急性发作的弛缓性截瘫，提示肿瘤压迫引起脊髓梗死。（右）MR矢状位T1WI增强显示转移性黑色素瘤的硬膜外肿块➡和脊髓受压➡，播散途径可能是血行转移

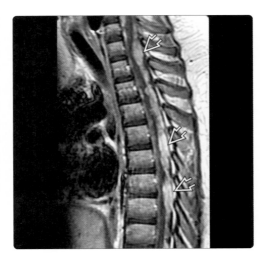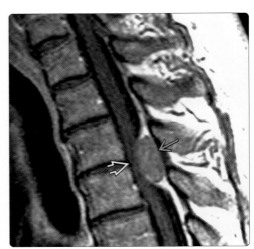

成骨性骨转移瘤

术语

- 原发肿瘤蔓延到脊柱，并且骨生成超过骨质破坏

影像

- 脊柱多发性成骨细胞病变
  - 可能与溶骨性肿瘤、软组织肿块共存
- 病变分布与红骨髓成比例（腰椎＞胸椎＞颈椎）
- MR T1WI、T2WI信号在成骨性转移瘤区域通常减低
- 硬化性转移瘤通常在骨扫描中示踪剂显示高摄取

主要鉴别诊断

- 转移瘤治疗后改变
- 椎间盘硬化
- 血管瘤
- Paget病

- 骨肉瘤

病理学

- 骨髓浸润，肿瘤刺激成骨细胞反应
  - 新骨沉积于骨小梁、小梁间隙内
- 成人原发性肿瘤：前列腺癌、乳腺癌、类癌、肺癌、胃肠癌、膀胱癌、鼻咽癌、胰腺癌
- 儿童原发性肿瘤：髓母细胞瘤，神经母细胞瘤、尤文肉瘤

临床问题

- 疼痛：渐进性累及中轴骨、神经根
- 硬膜外肿瘤，如果存在，可能会引起神经功能障碍
- 90%的转移性前列腺癌累及脊柱，腰椎比颈椎多3倍

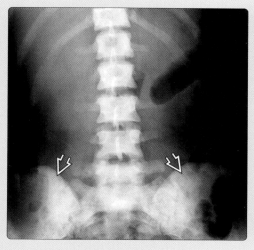
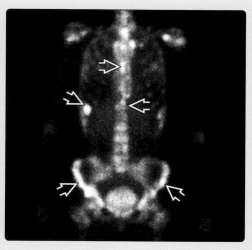

（左）正位X线片显示脊柱弥漫性骨硬化，所有椎体及骨盆密度增高➡️，由于乳腺癌广泛骨转移所致。（右）正位骨扫描显示由于乳腺癌弥漫性骨转移引起的胸腰椎、骨盆、胸骨和多个肋骨的弥漫性、斑片状示踪剂摄取升高➡️

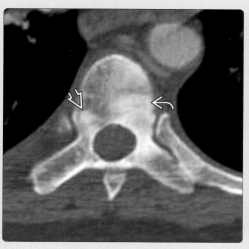
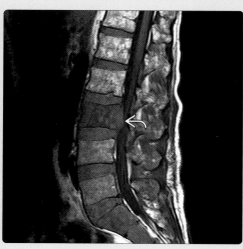

（左）轴位CT平扫显示累及椎体左半部分的弥漫性骨质硬化➡️，由于前列腺癌患者的成骨性转移所致。右侧可见较小范围的异常区域➡️。（右）MR矢状位T1WI显示累及L3椎体和骶骨的低信号，反映弥漫性转移。在L3椎体➡️可见病变向骨外延伸至硬膜外腔。在MR上没有特定的信号改变来确定这些转移瘤的成骨性质

溶骨性骨转移瘤

术语

- 原发肿瘤转移到脊柱，受累处骨质破坏超过新生骨

影像

- 脊柱多发溶骨性病变
- 压缩性骨折伴后部皮质弯曲，骨质破坏累及椎弓、骨外软组织
- 病变分布与红骨髓成比例（腰椎＞胸椎＞颈椎）
- X线片需要50%～70%骨破坏和肿瘤大小＞1cm才能检出
- 对于活跃的溶骨性肿瘤或非常小的病变，骨扫描可能产生假阴性结果

主要鉴别诊断

- 造血系统恶性肿瘤
- 良性（骨质疏松性）压缩性骨折
- Schmorl结节

- 正常骨髓分布不均匀
- 椎间盘炎

病理学

- 脊柱是骨转移的最常见部位
  - 5%～10%的癌症患者发现脊柱转移
- 引起溶骨性转移的常见原发性肿瘤
  - 乳腺癌、肺癌、肾癌最常见
  - 其他：甲状腺癌、胃肠道癌、卵巢癌、黑色素瘤

临床问题

- 疼痛：渐进的中轴骨疼痛，或神经根痛
  - 压缩性骨折常见
- 硬膜外肿瘤蔓延可导致神经功能障碍
  - 5%患全身性癌症的成人有脊髓压迫（70%为单发，30%为多发）

（左）侧位X线片显示C2椎弓➡和C3椎弓上缘➡的骨质破坏。（右）同一患者MR矢状位T1WI显示较大的软组织肿块取代了C2椎弓➡，还可见C2椎体和齿突骨髓➡被替代。随后患者发现右上肺非小细胞肺癌

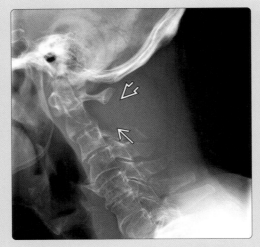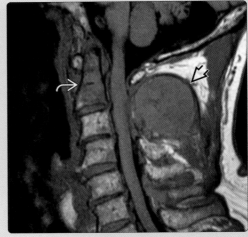

（左）轴位CT平扫显示C3椎体和左侧小关节/椎板的较大的甲状腺癌转移瘤。骨质膨胀明显，可见环形薄边➡部分包绕肿瘤。在骨窗上骨外软组织肿块显示不清➡。（右）稍低层面的轴位CT增强显示肿块强化➡，是包括甲状腺癌在内的富血供肿瘤的典型表现。肿块内侧缘在椎管内，硬膜囊消失，提示可能压迫颈髓

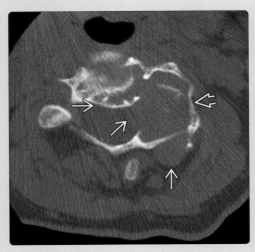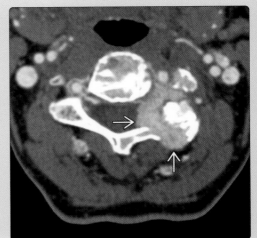

血管瘤

术语

- 脊柱最常见的良性肿瘤
  - 骨髓内血管 / 脂肪成分，伴较少但增粗的骨小梁

影像

- CT：边界清楚的低密度病变，伴粗糙垂直的骨小梁（矢状位呈灯芯绒状外观，轴位呈 "白色圆点状"）
- MR：局限性病变，在 T1WI 和 T2WI 上呈高信号，伴低信号垂直条纹
  - 通常位于骨内，可能有硬膜外延伸
  - 非典型血管瘤可能由于脂肪少而导致 T1 信号减低
  - 不均匀的明显强化
- 通常多发（20% ~ 30%）
- 骨 CT 可以补充具有不典型影像学特征的疑似血管瘤的 MR 评估

病理学

- 组织学
  - 内衬血管内皮的薄壁窦状通道
  - 散在的增粗的骨小梁
  - 脂肪组织

临床问题

- 在 10% 的成人影像中发现
- 通常偶然发现
- 并发症 < 1%
  - 病理性压缩性骨折
  - 硬膜外血管瘤成分伴有脊髓压迫
- 对于小病变和无骨外延伸的疾病影像，通常不需要随访

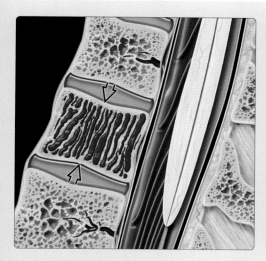
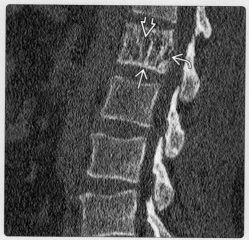
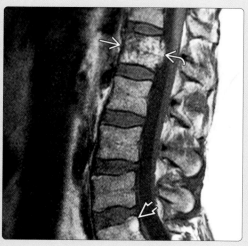
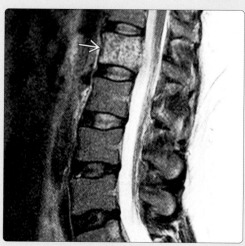

（左）胸腰交界处矢状位示意图显示血管瘤的典型条纹状改变，伴有增粗的骨小梁➡。病灶虽然填满整个椎体，但既没有骨外延伸也没有压迫硬膜囊。
（右）43 岁女性，腰痛，由轴位数据进行矢状位骨 CT 重建，显示粗糙增粗的垂直骨小梁➡和交替存在的低密度脂肪区域➡，这是椎体血管瘤的特征性表现。后缘皮质➡显示不清楚

（左）同一患者矢状位 T1WI 显示 L1 椎体骨髓的 "斑点状" 高信号➡（与正常 T12 和 L1 椎体相比）。局部突破骨皮质向硬膜外间隙延伸➡。注意比较该血管瘤与 L5 椎体的局部骨髓脂肪替代➡。局部骨髓脂肪在中老年人是常见的正常表现。（右）同一病例矢状位 T2WI 显示 "斑点状" 骨髓脂肪或典型的椎体血管瘤➡

淋巴瘤

术语

- 伴有许多特异性疾病和细胞分化的淋巴网状内皮细胞肿瘤

影像

- 具有不同影像学表现的多种类型
- 硬膜外淋巴瘤：胸椎＞腰椎＞颈椎
  ○ 增强的硬膜外肿块 ± 椎体受累
- 骨淋巴瘤：长骨＞脊柱
  ○ 骨破坏（"象牙"椎，罕见），扁平椎
- 淋巴瘤性软脊膜炎
  ○ 平滑／结节性软脊膜增强
- 髓内淋巴瘤：颈椎＞胸椎＞腰椎
  ○ 边界不清、增强的肿块
- 继发＞原发受累
- 硬膜外＞硬膜内＞髓内
- FDG PET 可用于分期、监测治疗反应、预测治疗效果和对淋巴瘤患者进行危险分层

病理学

- 淋巴瘤是硬膜外腔最常见的恶性肿瘤
- 非霍奇金淋巴瘤（NHL）＞＞霍奇金病；80%～90% 是 B 细胞
  ○ CNS 淋巴瘤＞85% 非霍奇金淋巴瘤（B 细胞＞＞T 细胞）
- CNS 淋巴瘤可能是原发性或继发性（血源性或直接蔓延）

临床问题

- 最常见的症状是背痛
- 髓内＝脊髓病（乏力、麻痹）
- 5%～10% 的系统性淋巴瘤发生脊髓压迫
- CNS 淋巴瘤预后普遍较差
- 对化疗／X 线放疗非常敏感
- 体液免疫和细胞免疫降低导致机会性感染

（左）MR 矢状位 T2WI 显示后部硬膜外间隙一个孤立的低信号肿块及硬膜外脂肪帽➡。脊髓受压向前移位➡。活检证实为 B 细胞淋巴瘤。（右）MR 矢状位 T2WI（左半图）显示沿着马尾神经的不规则低信号肿块➡。MR 矢状位 T1WI 增强（右半图）显示软脊膜强化的淋巴瘤围绕远端圆锥，并广泛累及神经根➡

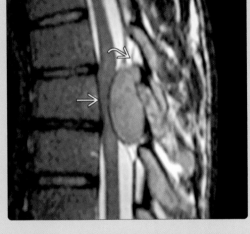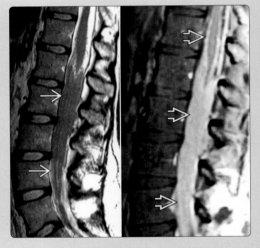

（左）冠状位 PET（左半图）显示临床上明显的左颈部淋巴结肿块➡的 FDG 高摄取。PET/CT 融合图像（右半图）显示 T11 异常高摄取➡。这是颈部原发霍奇金淋巴瘤骨转移的病例。（右）矢状位 CT（左半图）显示中段胸椎椎体的病理性压缩性骨折➡。MR 矢状位 T1WI 增强（右半图）证实异常骨髓强化➡和腹侧椎旁肿块➡

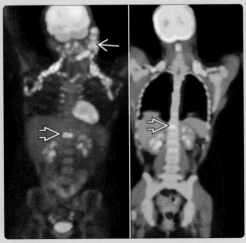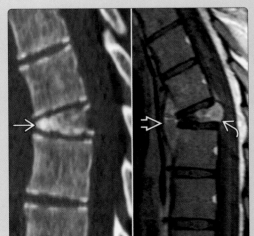

白血病

关键点

术语

- 急性或慢性髓样或淋巴样白细胞肿瘤，脊髓受累为全身性疾病的一部分

影像

- X 线片 /CT
  - 弥漫性骨质密度减低伴多发性椎体骨折 ± 脊柱溶骨性病变
  - 可不同程度强化的等密度软组织肿块，伴邻近骨破坏
- MR
  - T1WI：低信号骨髓和局灶性肿瘤肿块
  - T2WI：高信号骨髓 ± 局灶性椎体肿块，脊髓信号异常
  - T1WI 增强：骨髓、局部病变或软脊膜的异常增强

主要鉴别诊断

- 转移瘤
- 淋巴瘤
- 尤文肉瘤
- 朗格汉斯细胞组织细胞增生症

临床问题

- 局部或弥漫性骨痛
- 有症状患者表现为发热、红细胞沉降率升高、肝脾大、淋巴结肿大、关节积液、瘀点和视网膜出血、贫血、频繁感染

诊断要点

- 骨质疏松症的患儿骨髓浸润应怀疑白血病
- 无法解释的压缩性骨折患者考虑白血病

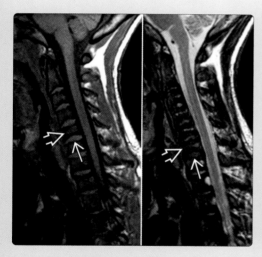 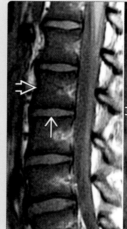 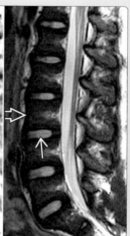

（左）颈椎 MR 矢状位 T1WI（左半图）和 T2WI（右半图）显示椎体内弥漫性异常低信号➡️，信号低于邻近的椎间隙➡️。（右）腰椎 MR 矢状位 T1WI（左半图）和 T2WI（右半图）显示相对于邻近椎间隙➡️，椎体内弥漫性异常低信号➡️。异常信号的原因可能是肿瘤浸润骨髓和继发于贫血的骨髓增生

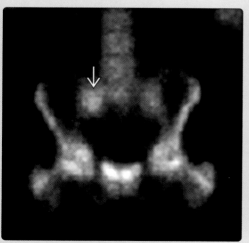 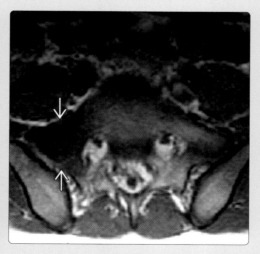

（左）骨盆的冠状面骨扫描显示右侧骶骨翼摄取异常升高➡️，该病例是白血病局部转移到中轴骨。骨扫描可能会低估病变的范围，特别是在没有明显皮质破坏的情况下。（右）同一患者 MR 轴位 T1WI 显示右侧骶骨翼转移性病变➡️。没有明确的皮质破坏

浆细胞瘤

术语

- 骨或软组织的孤立性单克隆浆细胞肿瘤
- 诊断孤立性骨浆细胞瘤（solitary bone plasmacytoma，SBP）需要以下几点
  - 孤立性病变，活检提示浆细胞成分
  - 骨骼检查阴性，脊柱、骨盆、近端股骨/肱骨 MR 检查阴性
  - 骨髓穿刺克隆细胞阴性
  - 无贫血、高钙血症或肾受累等提示全身性骨髓瘤的证据

影像

- 中轴骨骼＞四肢
  - 胸椎椎体是最常见的部位
- X 线片/CT
  - 溶骨性、多囊性病变 ± 垂直条纹
  - 病理性压缩性骨折常见

- 骨髓表现为 T1 低信号、T2/STIR 高信号伴曲线样低信号区域
  - 大多数病例中，后部附件受累
  - ± 相邻软组织肿块（棘突旁或硬膜外伴"帷幕"征）

病理学

- SBP 可能反映早期（Ⅰ期）多发性骨髓瘤
- SBP 考虑临床 Ⅰ期 Durie-Salmon 病变

临床问题

- 最常见的症状＝骨骼破坏引起的疼痛
- 硬膜外延伸可能会引起脊髓或神经根压迫
- 平均年龄＝55 岁（小于多发性骨髓瘤患者的年龄）

诊断要点

- 必须排除其他病变（33% 病例）

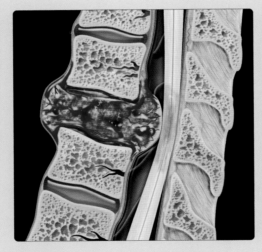
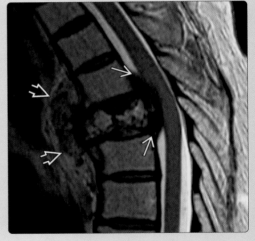

（左）矢状位示意图显示肿瘤浸润引起的胸椎椎体塌陷。椎体前后缘可见向外凸起。后缘凸起和肿瘤可导致脊髓压迫。（右）MR 矢状位 T2WI 显示胸椎椎体内不均匀高信号病变，以及低信号的腹侧硬膜外➡️和椎旁➡️软组织成分引起脊髓压迫

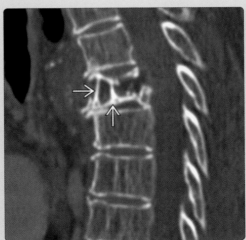
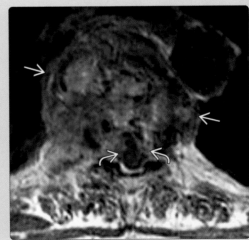

（左）矢状位骨 CT 显示特征性的增厚皮质类似支柱的表现➡️，这是由溶骨过程引起的应力现象，迫使剩余骨骼增加厚度，作为对骨骼衰减的补偿反应。（右）MR 轴位 T1WI 增强显示胸椎椎体的肿瘤浸润，延伸到椎旁➡️和硬膜外间隙➡️。后者导致椎管明显狭窄

多发性骨髓瘤

关键点

术语

- 骨髓内单克隆浆细胞的多灶性增生

影像

- 骨骼检查是诊断性影像学的初步评估
  - 弥漫性骨质减少和多发性溶骨性病变
- CT 平扫（骨算法）
  - 多灶性溶骨性病变
  - 椎体破坏和骨折
- MR 模式
  - 正常
  - 局灶性骨髓受累
  - 弥漫性骨髓受累
  - 混杂模式（小结节，"椒盐样"）
- 压缩性骨折伴不同程度中央椎管狭窄
- FDG PET
  - 鉴别活跃的多发性骨髓瘤；有助于监测治疗

反应

- FSE T2 抑脂、STIR 或 T1WI 抑脂增强有利于病变清晰显示

主要鉴别诊断

- 转移瘤
- 白血病 / 淋巴瘤
- 骨质疏松症

临床问题

- 骨痛：75%
- 骨髓衰竭：贫血、感染
- 肾功能不全 / 衰竭
- 血清蛋白质电泳显示 M 蛋白（单克隆免疫球蛋白）
  - 免疫固定电泳对少量病变更加敏感
- 高钙血症

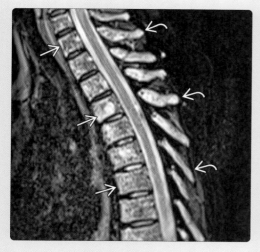
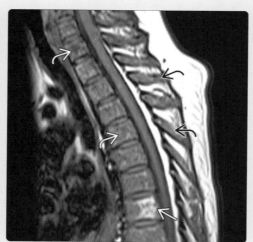

（左）MR 矢状位 STIR 序列显示颈椎和胸椎椎体➡及棘突➡大量的高信号病灶。X 线片正常的单克隆丙种球蛋白病或孤立性浆细胞瘤患者建议行进一步的影像学检查。（右）MR 矢状位 T1WI 显示椎体➡和棘突➡由于大量低信号的脂肪替代病变而使骨髓信号表现为不均匀。T8 可见良性椎体血管瘤➡

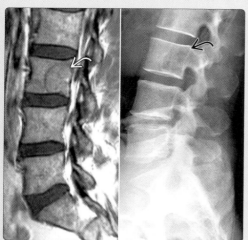
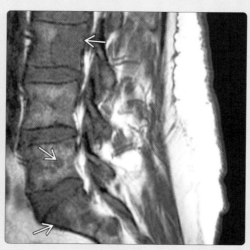

（左）MR 矢状位 T2WI（左半图）显示骨髓信号不均匀和 L3 椎体低信号病灶➡，在侧位 X 线片上（右半图）几乎不能发现➡。X 线平片仅能检测到至少破坏 30% 骨小梁的椎体病变。（右）MR 矢状位 T1WI 显示黄骨髓被几个不同大小的低信号椎体病变➡替代。治疗后的骨髓 MR T1WI 表现为渐进性红骨髓化，随后被黄骨髓替代

关键点

术语

- 神经鞘瘤（Schwannoma）
- 源自神经鞘（施万细胞）的肿瘤

影像

- 70%～75% 为髓外硬膜下
  ○ 最常见的髓外硬膜下肿瘤
- 15% 完全位于硬膜外
- 15% 经椎间孔生长，"哑铃状"肿物
- 由于巨大的椎管内或椎间孔内肿瘤而导致骨质重塑常见
- 常见囊性改变
- 钙化、出血罕见
- 均匀的、不均匀的或边缘强化方式

主要鉴别诊断

- 神经纤维瘤
- 神经根袖囊肿
- 黏液乳头状室管膜瘤
- 脊膜瘤
- 软脊膜癌病
- 神经母细胞瘤

病理学

- WHO Ⅰ 级
- 神经纤维瘤病 2 型（NF2）：位于 22 号染色体的肿瘤抑制因子（merlin）缺失
- 散发的神经鞘瘤比 NF2 更为常见
  ○ 约 60% 病例中 merlin 基因失活突变

临床问题

- 最常见的临床表现是疼痛、无力、感觉异常
- 典型为孤立性肿瘤，除非是遗传性肿瘤综合征的一部分

诊断要点

- 孤立、强化的"哑铃状"脊柱肿瘤最可能的诊断是神经鞘瘤

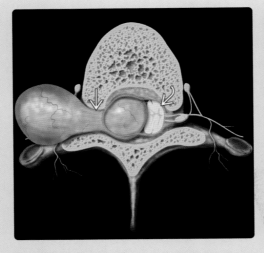
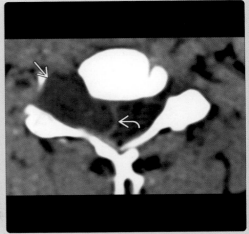

（左）轴位示意图显示右侧哑铃状的脊神经根的神经鞘瘤，椎间孔扩大➡，脊髓受压➡。硬膜下和硬膜外成分（"哑铃状"）同时存在。（右）轴位 CT 平扫显示经椎间孔的低密度肿物➡，致右侧椎间孔扩大。椎管内肿物使鞘膜囊消失➡并导致椎管狭窄

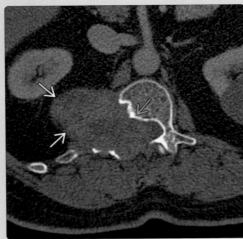
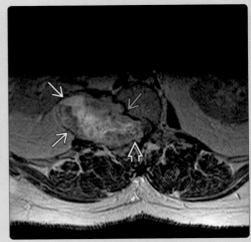

（左）轴位 CT 平扫显示巨大的软组织肿物➡，使右侧 L1-2 椎间孔扩大。椎体呈明显的扇贝样改变➡。看不到全部椎管内肿瘤成分。（右）同一患者 MR 轴位 T2WI 显示信号不均匀的肿物➡。椎间孔扩大和椎体的扇贝样改变仍然可见➡。椎管内的硬膜外肿瘤部分使椎管明显狭窄➡

脊膜瘤

影像

- 髓外硬膜下肿物
- 胸段（80%）＞颈段（16%）＞腰段（4%）
- 常为圆或卵圆形（球状）
  - 形态多样的肿块，沿着硬膜呈扁平或薄饼状生长
- 与硬膜宽基底相连
- 显著均匀强化
  - 典型的"硬膜尾征"比颅内少见
- 1%～5%的病例可见钙化
- 脊柱无骨骼重塑或骨肥大

主要鉴别诊断

- 神经鞘瘤
- 室管膜瘤，黏液乳头型
- 淋巴瘤
- 硬膜下转移瘤

病理学

- 起源于蛛网膜帽细胞
- ＞95% 为 WHO Ⅰ级
- 大多数为单发，散发
  - 几乎所有都存在 22q12 异常
- 综合征
  - 多发病变见于神经纤维瘤病 2 型
    - 髓外硬膜下的脊膜瘤和神经鞘瘤
    - 髓内的室管膜瘤
  - 家族性透明细胞脑（脊）膜瘤综合征
  - 多发脑（脊）膜瘤病

临床问题

- 高峰发病年龄：40 ～ 60 岁
- ＞80% 为女性
- 第 2 位常见的髓外硬膜下肿瘤
- 感觉和运动缺陷（84%）
- 步态失调（83%）
- 局部疼痛（47%）

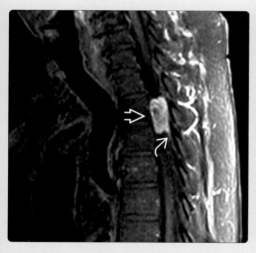
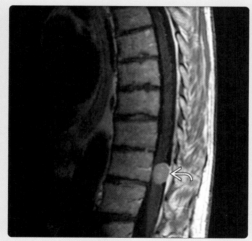

（左）上胸椎 MR 矢状位 T1WI 抑脂增强显示显著强化的硬膜下肿物➡，与硬膜宽基底相连。可见一小的强化的硬膜尾征➡，该征象提示脊膜瘤，但不能除外其他肿瘤。（右）MR 矢状位 T1WI 增强显示一个圆形、境界清楚的髓外硬膜下肿物➡，显著均匀强化，位于胸段脊髓的背侧。在此例无明显的硬膜尾征

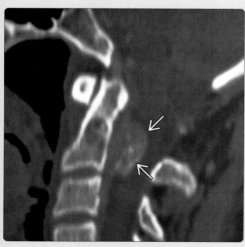
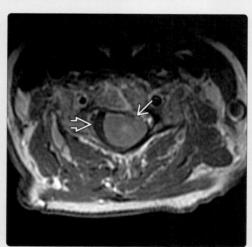

（左）CT 矢状位重建显示起源于 C2 水平椎管腹侧的一个相当大的、部分钙化的脊膜瘤➡。肿物导致椎管显著狭窄，压迫脊髓。（右）MR 轴位 T1WI 增强显示一个大的 C5-6 水平颈椎脊膜瘤，腹侧呈宽基底与硬膜相连➡，颈髓明显受压，向后向右移位➡

术语

- 含有施万细胞、成纤维细胞、黏液基质和外周神经纤维的肿瘤

影像

- 位置：硬膜外 / 脊柱旁，髓外硬膜下
- 可累及脊髓根、神经丛、外周神经或终末器官
- 大小不一，从小的境界清晰的肿物到累及躯体多器官的大的丛状神经纤维瘤（NF）
- 丛状神经纤维瘤是神经纤维瘤病 1 型（NF1）的特征性表现
- T2WI 的"靶征"可以提示 NF，但不是 NF 的特异征象
- PET 浓聚提示恶性变

主要鉴别诊断

- 神经鞘瘤
- 脊膜瘤（"哑铃状"有椎管内和椎管外成分）

- 神经根袖囊肿
- 慢性炎症性脱髓鞘性多神经病
- 恶性神经鞘瘤

病理学

- 肿瘤性施万细胞＋成纤维细胞
- 肿瘤、神经束混合存在
  - 轴突的存在是 NF 的特征
- 90% 的神经纤维瘤为散发

临床问题

- 在 10% 的 NF1 患者，丛状 NF 可恶变为恶性周围神经鞘瘤（MPNST）

诊断要点

- 快速生长的 NF 或不典型疼痛提示 NF 恶变为 MPNST
- 孤立的脊柱肿物更倾向于神经鞘瘤而不是 NF

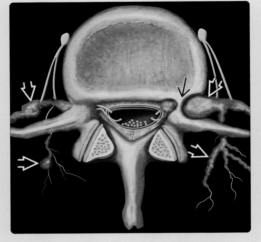
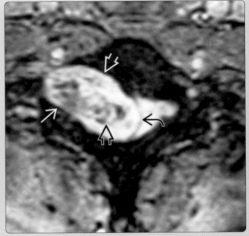

（左）轴位示意图显示神经纤维瘤病 1 型的双侧分叶状的丛状神经纤维瘤 ➡。肿瘤侵蚀左侧椎弓根 ➡。（右）MR 轴位 T2* 显示肿物致右侧椎间孔增宽 ➡，邻近的颈椎椎体呈扇贝样改变 ➡。肿瘤椎管内硬膜外的部分 ➡ 导致椎管明显狭窄。肿瘤大部分呈高信号伴有中心部分漩涡状低信号 ➡（也称为靶征，并不是神经纤维瘤的特异征象）

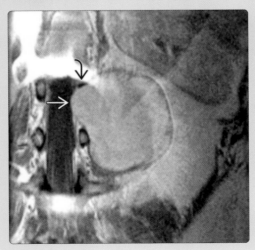
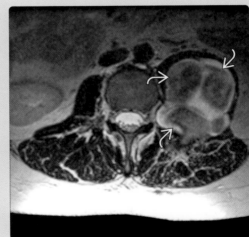

（左）MR 冠状位 T1WI 增强显示 L1-2 水平左侧椎旁的强化肿物延伸至左侧椎间孔，硬膜囊轻度受压 ➡。重塑导致 L1-2 左侧椎间孔增大伴有 L1 椎弓根变薄 ➡。（右）同一患者的 MR 轴位 T2WI 显示中心区域 T2 低信号 ➡，伴有周围环状高信号。此靶征是非特异性的，但是与神经鞘瘤相比，更常见于神经纤维瘤

关键点

术语

- 恶性肿瘤经脑和脊髓的蛛网膜下腔播散

影像

- 沿脊髓、马尾神经的平滑或结节状强化
- 可位于沿脑脊液路径的任何位置
- 4 种基本类型
  - 在硬膜囊底部或沿脊髓表面的孤立性局灶性肿物
  - 弥漫性、薄层、大片状包裹脊髓/神经根（"癌性脑膜炎"）
  - 马尾神经呈绳样增粗
  - 沿脊髓/神经根的不连续、多灶性结节

主要鉴别诊断

- 多灶性原发性肿瘤
- 脊膜炎（化脓性、肉芽肿性＞化学性）
- 神经结节病（弥漫性或结节状强化）
- 近期腰椎穿刺

- 神经根/马尾增粗
  - 吉兰-巴雷综合征
  - 先天性肥厚性多发性神经根神经病
  - 肿瘤（如淋巴瘤）

病理学

- 实性肿瘤的血源性播散（1%～5%）
- 原发性中枢神经系统肿瘤的"种植"转移（1%～2%）
- 白血病，淋巴瘤（5%～15%）
- 脑脊液细胞学检查假阴性率高达 40%

临床问题

- 常见于晚期癌症病例
- 随着癌症患者生存时间越来越长，患病率逐渐增高
- 患者经治疗后中位存活期为 3～6 个月

诊断要点

- MR 比 CSF 细胞学检查更加敏感

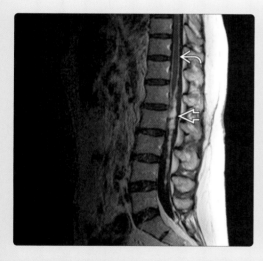
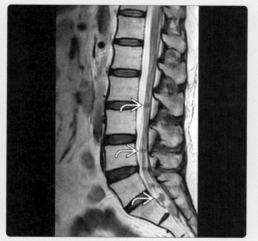

（左）MR 矢状位 T1WI 增强显示多形性胶质母细胞瘤种植转移引起的沿远端脊髓及脊髓圆锥的混杂结节状➡和平滑➔的软脑膜肿瘤。（右）MR 矢状位 T2WI 显示累及马尾神经根的多发、圆形、低信号结节状肿物➔，源自颅内多形性胶质母细胞瘤的种植转移

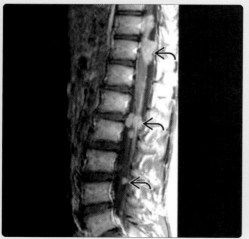
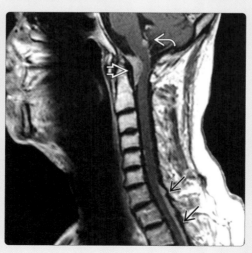

（左）MR 矢状位 T1WI 增强显示源自松果体生殖细胞瘤的沿圆锥和马尾神经的较大的结节状种植转移➡。（右）MR 矢状位 T1WI 增强显示源自小细胞肺癌的沿脑脊液播散的转移瘤，表现为较大的强化的硬膜肿物压迫颅颈交界处➡，及自 C7 以下沿脊髓背侧软脊膜表面线状强化的转移瘤➡。薄束结节区域可见一额外的强化灶➔

星形细胞瘤

术语

- 原发性星形细胞起源的脊髓肿瘤

影像

- 脊髓梭形肿胀，并有形态不一的强化成分
  - 几乎总是强化
- 颈段＞胸段
- 通常≤ 4 个节段
  - 偶可累及多节段，甚至全脊髓（更常见于毛细胞型星形细胞瘤）
- ± 囊性 / 空洞（与脑脊液相比，液体在 T1 呈轻度高信号）
- 质子密度及 T2WI MR 上呈高信号
- 应采用 MR 对比增强评价脊髓病变

主要鉴别诊断

- 室管膜瘤
- 血管母细胞瘤

- 脊髓空洞症
- 自身免疫或炎症性脊髓炎

病理学

- 80% ～ 90% 为低级别
- 10% ～ 15% 为高级别

临床问题

- 脊髓病缓慢发作
- 可能引起疼痛性脊柱侧凸
- 大多数为缓慢生长
  - 恶性肿瘤可引起快速的神经功能退化
- 大多数常见的髓内肿瘤发生于儿童和青少年
- 总体上，室管膜瘤＞星形细胞瘤（2：1）

诊断要点

- 应采用 MR 评价脊髓病

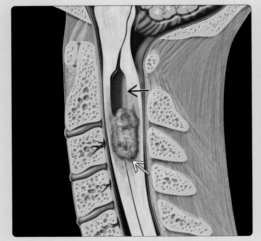
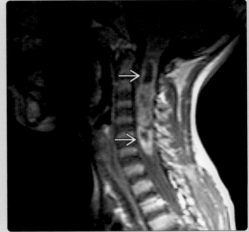

（左）矢状位颈椎星形细胞瘤的示意图显示一梭形实性肿瘤➡伴近段脊髓囊性变➡。（右）MR 矢状位 T1WI 增强显示一不均匀强化的颈髓肿物➡。肿瘤的亚型和组织学级别是最重要的预后因子。恶性转化，尽管在成人的复发性低级别胶质瘤中常见，但在儿童的低级别脊髓内肿瘤中并不常见

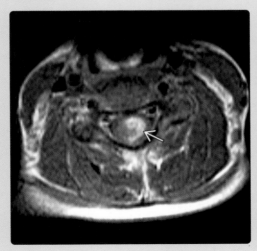
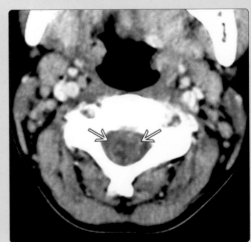

（左）MR 轴位 T1WI 增强显示颈髓内的强化肿瘤➡。星形细胞瘤倾向于偏心性生长模式，T2 高信号。据报道高达 1/3 的肿瘤无强化，但有占位效应和脊髓增粗。（右）轴位 CT 增强显示颈髓的星形细胞瘤，表现为中央椎管内不均匀强化的肿物➡及全脊髓水肿（未显示）

经典型室管膜瘤

术语

- 起源于脊髓中央管衬覆的室管膜的肿瘤

影像

- 局限性、强化的出血性脊髓肿物伴有周围水肿
- 常伴有囊变
- 颈段＞胸段＞圆锥
- T1WI：与脊髓相比，呈等信号或轻度低信号
- T2WI：相对于脊髓呈高信号
- 帽征：头侧或尾侧缘有含铁血黄素沉着
- 大多数肿瘤强化

主要鉴别诊断

- 星形细胞瘤
- 血管母细胞瘤
- 脱髓鞘疾病
- 特发性横贯性脊髓炎

病理学

- 起源于脊髓中央管的室管膜细胞
  - 大多数为髓内肿瘤
  - 少数可为髓外硬膜下肿瘤
- 大多数为 WHO Ⅱ 级
- 极少数为 WHO Ⅲ 级
  - 间变性室管膜瘤
- 与神经纤维瘤病 2 型有关

临床问题

- 最常见的表现
  - 颈痛或背痛
- 其他表现
  - 进展性下肢轻瘫、感觉异常

诊断要点

- 边缘出血的脊髓肿瘤提示为细胞型室管膜瘤

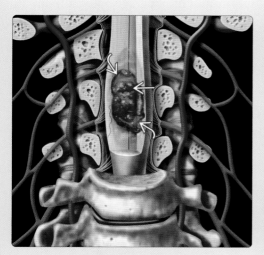

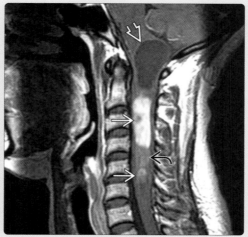

（左）冠状位示意图显示一个髓内室管膜瘤使颈髓轻度肿胀。头侧及尾侧的囊变➡，及出血产物➡，提示为室管膜瘤。（右）MR矢状位T1WI增强显示颈髓内囊实性肿物致脊髓梭形膨大。肿瘤内有两处强化的实性区域➡，头侧的囊肿➡向上延伸至脑干。邻近实性部分呈轻度强化➡

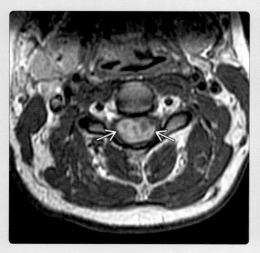

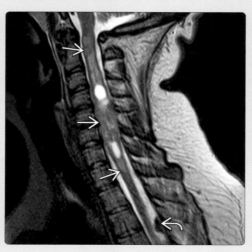

（左）MR轴位T1WI增强显示一个膨胀的显著强化的髓内室管膜瘤➡。（右）MR矢状位T2WI显示神经纤维瘤病2型患者的混杂囊实性外观的颈髓室管膜瘤➡。此外，还有一个贴硬膜生长的髓外硬膜下脊膜瘤➡

黏液乳头型室管膜瘤

术语

- 起源于圆锥、终丝及马尾神经室管膜细胞的缓慢生长的胶质瘤

影像

- 通常跨越 2 ~ 4 个椎体节段
  - 可能填充整个腰骶部硬膜囊
- 卵圆形，分叶状，腊肠形
- CT/X 线片
  - ± 骨性椎管膨大，椎弓根变薄，椎体扇贝形改变
  - 可能使椎间孔增大，并经椎间孔延伸
- T1WI：与脊髓相比，呈等至高信号
- T2WI：与脊髓相比，几乎都呈高信号
  - 肿瘤边缘低信号 = 含铁血黄素沉着
- T1WI 增强：显著强化

主要鉴别诊断

- 神经鞘瘤

- 硬膜下转移瘤
- 脊膜瘤
- 副神经节瘤

病理学

- WHO I 级
- 可能有局灶的种植或蛛网膜下腔播散
- 蛛网膜下腔出血

临床问题

- 症状与椎间盘突出相似
- 最常见为背痛
- 其他症状包括下肢轻瘫、神经根病，或膀胱和肠功能障碍

诊断要点

- 缓慢生长的肿瘤可能延误诊断
- 在表现为背痛的患者务必检查脊髓圆锥

（左）矢状位示意图显示多节段的马尾黏液乳头型室管膜瘤。肿瘤富血管，有陈旧性瘤内出血➡，急性蛛网膜下腔出血➡。肿瘤缓慢生长致椎管增大，椎体后部骨皮质重塑➡。（右）MR 冠状位 T1WI 显示腰椎水平一个境界清晰的髓外硬膜下肿物➡。与脊髓和神经相比，病变绝大部分呈等信号。几乎 70% 的终丝肿瘤为室管膜瘤，绝大多数为黏液乳头型

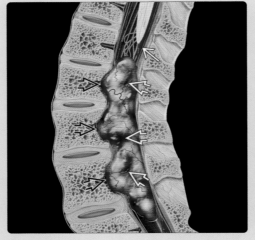

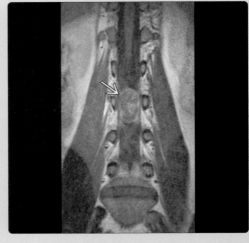

（左）MR 矢状位 T2WI 显示一个广泛的硬膜下肿瘤，致圆锥➡和马尾➡扭曲变形。黏液乳头型室管膜瘤的特点是在细胞内和血管周围有黏蛋白积聚，黏蛋白在 T1/T2 呈高信号。（右）MR 矢状位 T1WI 增强显示肿瘤明显不均匀强化➡。注意弥漫性的硬膜下肿瘤种植➡。较小的肿瘤倾向于使马尾神经根移位，而较大肿瘤通常压迫或包裹它们

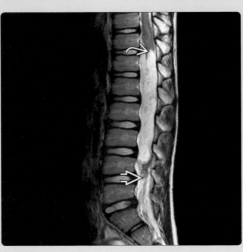

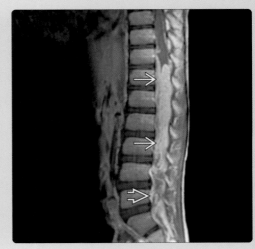

脊髓转移瘤

关键点

术语

- 其他组织器官（包括脑）的原发肿瘤转移

影像

- 局灶性强化的脊髓病变伴有广泛的水肿
- 典型为小病灶（< 1.5 cm）
- T1WI：脊髓增粗
- T2WI/PD/STIR：局灶性高信号代表弥漫性水肿
  - 脊髓空洞罕见
- T1WI 增强：局灶性强化
- T2* GRE：由于出血成分，表现为低信号

主要鉴别诊断

- 脱髓鞘疾病
  - 多发性硬化
  - 急性播散性脑脊髓炎
- 原发性脊髓肿瘤

- 炎性肉芽肿
  - 结核
  - 结节病
- 炎症性脊髓炎
- 放射性脊髓病

临床问题

- Brown-Séquard 综合征
- 快速进展的弛缓性下肢轻瘫
- 括约肌功能障碍
  - 圆锥受累主要表现为大小便功能障碍
- 髓内的脊髓转移瘤提示预后不良

诊断要点

- 当发现局灶性脊髓肿物时应行全脑全脊髓影像检查
- 小脊髓病灶而不成比例的大范围水肿，提示转移瘤，即使是单发

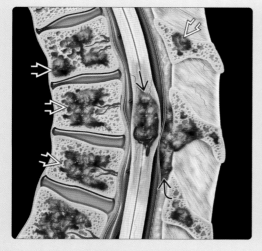
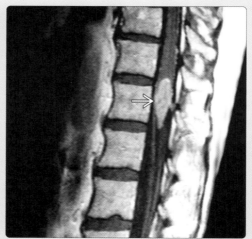

（左）示意图显示椎体骨骼⇒、硬膜外间隙⬈和脊髓⬊的转移瘤。出血性的髓内转移瘤致脊髓膨大。症状快速发作是脊髓髓内转移瘤（intramedullary spinal cord metastatic，ISCM）的特征。已报道有30% ～ 40%的 ISCM 患者表现为与 Brown-Séquard 综合征相似的脊髓不对称性功能障碍，但在硬膜外脊髓压迫的患者则无此表现。（右）MR 矢状位 T1WI 增强显示圆锥一显著强化的非小细胞性转移瘤⇒

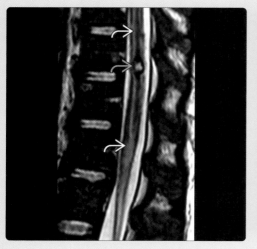
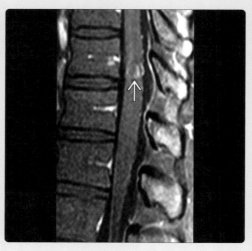

（左）MR 矢状位 T2WI 显示由血管肉瘤转移至胸段脊髓的一境界清晰的髓内病变⬊。病变中心呈高信号，边缘呈低信号。同时要注意脊髓的水肿延伸至病变以上及以下层面⇒。（右）MR 矢状位 T1WI 增强显示血管肉瘤转移瘤呈轻度强化⇒。非肿瘤性病变，例如放射性脊髓病、脱髓鞘斑块和副肿瘤性坏死性脊髓病，和 ISCM 难以鉴别

放射性脊髓病

关键点

术语

- 慢性进展性放射性脊髓炎
- 迟发性放射性脊髓病

影像

- 脊髓梭形膨大伴有不规则、局灶性的边缘强化（早期）
- 局灶性脊髓萎缩（晚期）
- 临床症状可能比 MR 显示的损伤节段范围更广

主要鉴别诊断

- 横贯性脊髓炎
- 多发性硬化
- 脊髓梗死
- 星形细胞瘤
- 脊髓空洞症

病理学

- 脱髓鞘改变、富脂质小吞噬细胞、肿胀的星形细胞、内皮损伤、坏死、局部 Ca^{2+} 沉积、髓内血管壁的透明变性

临床问题

- 放射治疗后 1 个月至数年开始出现进展性麻痹及乏力 ± 括约肌功能障碍
- 大多数病例表现为无明显改善的不间断进展

诊断要点

- 原强化区域在后期出现局灶性萎缩
- 照射野内骨髓脂肪替代可提供病因学线索
- 不是所有脊髓的病理改变都能在 MR 上显示

（左）一位放射治疗后的患者 MR 矢状位 T2WI 显示异常的髓内 T2 高信号➡️，与周围的 CSF 信号相仿。椎体呈高信号➡️反映了骨髓脂肪替代，为放射治疗后的特征性改变。（右）MR 矢状位 T1WI 增强证实在放射性脊髓病损伤最明显的区域脊髓异常强化➡️。可见明显的椎体骨髓脂肪替代➡️

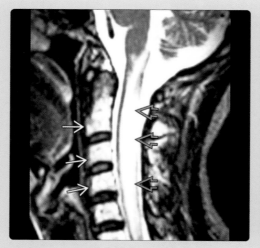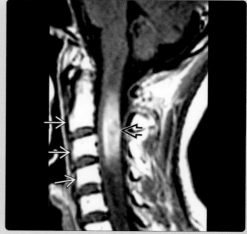

（左）在脊髓损伤和脊髓膨大最明显的区域获得的轴位 T2*GRE MR 证实，大部分异常信号➡️位于脊髓中央灰质内。（右）放射性脊髓病的 MR 矢状位 T1WI 增强显示胸髓的梭形强化➡️。该患者之前因椎体转移瘤而进行的放射治疗导致明显的骨髓脂肪替代➡️。可见压缩性骨折➡️

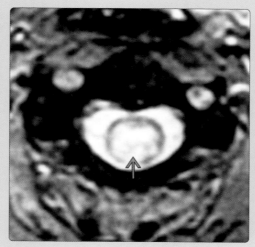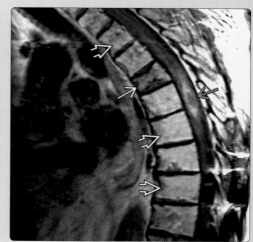

放射后椎体骨髓

术语

- 放射治疗后椎体由富细胞性骨髓转化为富脂肪性骨髓

影像

- 被照射和未被照射的骨髓（照射野的边缘）有清晰的分界
  - 与照射的位置和照射野的范围有关
- T1WI 上放射治疗野内的骨髓信号强度与皮下脂肪相仿
- 可显示相关的压缩性骨折

主要鉴别诊断

- 正常的黄骨髓
- 椎体血管瘤

病理学

- MR 的骨髓改变与照射剂量、分级和距离照射治疗的时间有关
- 并发症包括骨质减少、骨质疏松压缩性骨折、骨坏死、残留或复发转移、照射后脊髓炎

临床问题

- 通常无症状
- 放射后坏死、不全性骨折、肿瘤复发或进展可引起疼痛或神经系统症状恶化

诊断要点

- 均匀的骨髓脂肪变与未照射的椎体骨髓分界清楚是照射后改变的诊断性标志
- MR 是骨髓成像的主要方法
  - MR T2WI 抑脂或 STIR 和 MR T1WI 抑脂增强序列用于评价骨髓病变有无残留或复发

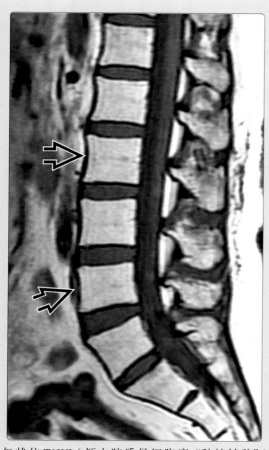

矢状位 T1WI（颅内胶质母细胞瘤"种植转移"）显示全脊柱照射后典型的放射治疗后骨髓脂肪变的"高信号"改变➡

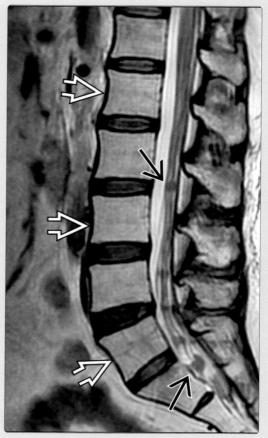

同一患者矢状位 T2WI 显示放射治疗后弥漫性的骨髓脂肪替代，表现为均一的椎体高信号➡。马尾可见多发的转移结节➡

腰椎前神经根病

术语

- 硬膜囊内化疗引起的罕见并发症
  - 短暂或持久的截瘫
  - 最早于急性淋巴细胞白血病的患儿硬膜囊内注射甲氨蝶呤（MTX）后提出

影像

- 圆锥软脊膜和马尾神经根的前部出现光滑的线样强化
- T1WI、T2WI 平扫表现正常

主要鉴别诊断

- 吉兰-巴雷综合征
- 脑脊液播散的转移瘤
- 放射治疗后的神经根病

病理学

- 硬膜囊内注射 MTX、阿糖胞苷（Ara-C）是儿科中枢神经系统白血病的标准预防和治疗方法
- 亚甲基四氢叶酸还原酶（MTHFR）多态性影响叶酸的体内平衡，可能修饰或预测中枢神经系统对 MTX 的易感性

临床问题

- 下肢弛缓性无力，大多数不伴感觉缺失
- 脑脊液蛋白质升高，单核细胞增多，脑脊液免疫球蛋白 G 合成增加
- 大多数发生在硬膜囊内化疗 1 个疗程后
- 电生理检测异常与神经根强化相关
- 大多数患者为儿童，成人罕见报道
- 临床恢复程度不一

诊断要点

- 结合临床病史是正确诊断的关键
- 增强扫描是发现马尾神经异常的关键

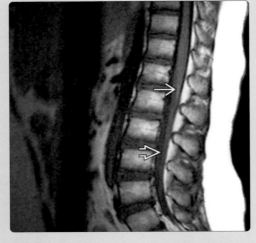
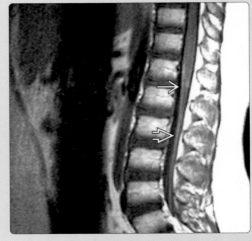

（左）一位白血病患者硬膜囊内化疗后出现左下肢无力，矢状位 T1WI MR 显示圆锥➡和马尾➡表现正常。腰椎前神经根病患者平扫图像可能显示正常，因此必须行增强扫描。（右）同一患者 MR 矢状位 T1WI 增强显示腹侧圆锥软脊膜➡和马尾➡平滑的、薄的、线状的异常强化影。如果没有增强，则会漏诊

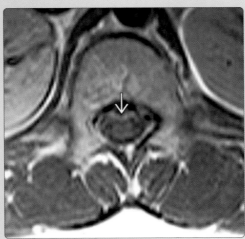
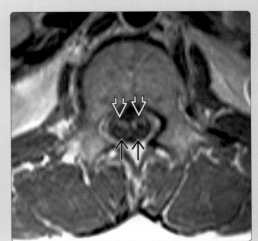

（左）经脊髓圆锥的 MR 轴位 T1WI 增强证实腹侧圆锥软脊膜和马尾➡光滑的、薄的、线状强化影。（右）经马尾水平 MR 轴位 T1WI 增强显示腹侧马尾神经根特征性光滑的、薄的、线状强化影➡，而背侧马尾神经根则没有强化➡

脑脊液流动伪影

术语

- 由于时间飞跃（time of flight，TOF）效应和湍流导致的脑脊液（CSF）流动相关现象

影像

- 位置：硬膜囊内、蛛网膜下腔
  - 在颈椎和胸椎最明显
- 低或高信号
- 边缘欠清晰

主要鉴别诊断

- 血管畸形，Ⅰ型硬脊膜动静脉瘘
- 血管畸形，Ⅳ型动静脉瘘
- 脑脊液播散转移

临床问题

- 时间飞跃效应

- 脑脊液低信号
  - 脑脊液流速和时间飞跃信号丢失之间呈正相关
  - 主要发生在自旋回波或快速自旋回波成像序列
- 流动相关增强产生脑脊液高信号
- 湍流
  - 异常的低信号
- 运动伪影
  - 周期性运动，例如脑脊液搏动，心脏运动和呼吸运动

诊断要点

- 流动伪影常有奇特的非解剖学的外观
- 参考其他层面影像和对比快速成像序列（GRE，平稳式稳态自由进动序列）能减少重叠的流动现象
- 伪影在相位编码方向经常伴有 TOF 和 FRE 相关的信号改变，有助于区别这些改变的本质

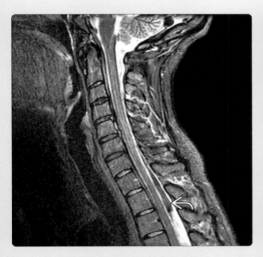
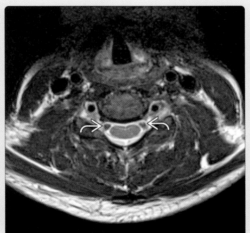
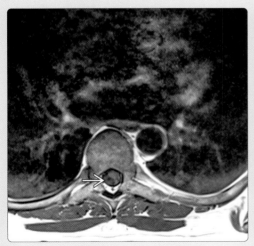
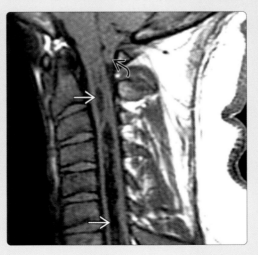

（左）MR 矢状位 STIR 显示在胸椎的背侧蛛网膜下腔有境界不清的流空信号➡。此伪影是由于呼吸和心脏相关的搏动性脑脊液（CSF）流动叠加在向头侧方向的大量 CSF 流动造成，同时也有从蛛网膜下腔腹侧向背侧流动的 CSF 湍流的因素。复杂的 CSF 运动导致相位不连贯，引起信号缺失。（右）MR 轴位 T2WI 证实为 CSF 流动伪影➡

（左）MR 轴位 T1WI 显示胸髓背侧蛛网膜下腔内等信号的 CSF 流动伪影➡。（右）MR 矢状位 T1WI 显示颈髓的脊髓空洞症➡。CSF 流动动力学由于小脑扁桃体异位➡而发生改变。湍流导致质子速度不一，从而导致更快的失相位和信号丢失。同时 CSF 流动速度和时间飞跃信号丢失之间有正相关的关系

关键点

术语

- 脊神经根后根鞘膜的蛛网膜和硬脊膜扩大，其内含神经纤维
- 也称为 Tarlov 囊肿

影像

- 发生于脊柱的任何位置
  - 绝大多数发生在低位腰椎和骶椎
  - 最常累及 S2 和 S3 神经根
- 薄壁的囊性肿物
  - 内容物为脑脊液（CSF）密度 / 信号
  - 无强化
- ± 神经孔扩大（骨质重塑）

主要鉴别诊断

- 椎小关节滑膜囊肿
- 神经鞘瘤
- 脊神经根撕脱
- 脑脊膜膨出

病理学

- 脊髓脊膜囊肿（meningeal cyst，MC）的 Nabors 分类
  - Ⅰ型：无脊神经根纤维的硬膜外 MC
    - ⅠA：硬膜外 MC
    - ⅠB：隐性的骶部脊膜膨出（过时的术语）
  - Ⅱ型：有脊神经根纤维的硬膜外 MC
  - Ⅲ型：硬膜内 MC

临床问题

- 大多数无症状：> 80%
- 症状可能随姿势改变、Valsalva 动作而加重
- 囊破裂→自发性低颅压
- 症状与椎间盘突出和椎管狭窄相似

诊断要点

- CSF 密度的肿物致神经孔或骶管扩大是神经根袖囊肿的特征

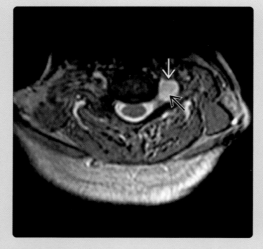
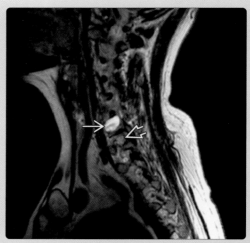

（左）MR 轴位 T2WI 显示在左侧 C6-7 椎间孔的局灶性、境界清晰的、高信号的神经周围囊肿➡。囊肿内轻微的线状低信号➡代表其内的神经。（右）MR 矢状位 T2WI 显示一巨大神经根袖囊肿➡致左侧 C6-7 椎间孔局限性扩大。注意与邻近水平椎间孔的正常背侧神经根节➡比较，囊肿呈高信号

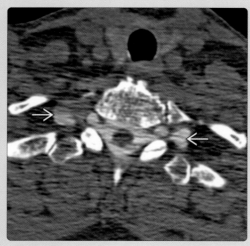
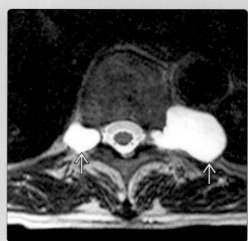

（左）轴位 CT 脊髓造影显示双侧多房的 T1 神经根造影剂填充的囊肿➡，证实其与造影剂填充的硬膜囊相邻。右侧只有部分囊肿含有造影剂。（右）胸椎 MR 轴位 T2WI 显示双侧境界清晰的脑脊液信号的神经周围囊肿➡经椎间孔延伸

硬膜外脂肪过多症

术语

- 椎管内脂肪过多的积聚导致脊髓压迫和神经功能障碍

影像

- 胸椎：58% ～ 61%
  - T6-8，脊髓背侧
  - 硬膜外脂肪厚度≥ 7 mm
- 腰椎：39% ～ 42%
  - L4-5，包绕硬膜囊
- 轴位图像上使腰椎硬膜囊呈 Y 形外观
- 对硬膜囊和神经根有压迫
- 所有序列均为脂肪信号
  - 脂肪抑制序列可证实脂肪组织，排除血液产物

主要鉴别诊断

- 亚急性硬膜外血肿

- 脊椎血管脂肪瘤
- 硬膜外转移瘤
- 硬膜外脓肿

病理学

- 外源性或内源性的类固醇
- 全身肥胖
- 特发性

临床问题

- 症状逐渐加重
- 无力：> 85%
- 背痛，感觉缺失，多发性神经根病，反射改变，大小便失禁，共济失调

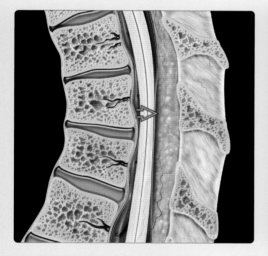

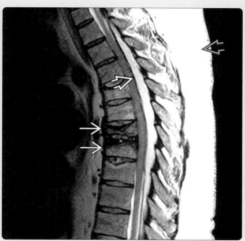

（左）矢状位示意图显示胸椎的椎管背侧有大量互相融合的硬膜外脂肪➘，使背侧硬膜囊消失，对脊髓有轻微的压迫，致其向腹侧移位。（右）胸椎 MR 矢状位 T2WI 显示背侧硬膜外光滑、均匀的组织➚，与皮下脂肪➘信号相同。类固醇所致的骨质疏松引起椎体压缩性骨折➘

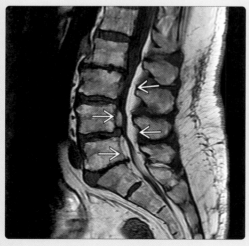

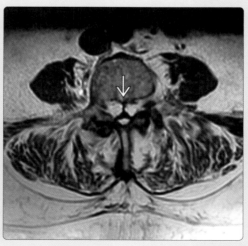

（左）MR 矢状位 T1WI 显示硬膜囊的背侧及腹侧大量的硬膜外脂肪➘。由于脂肪压迫，硬膜囊的前后径较小。（右）MR 轴位 T1WI 显示腰椎管内大量的硬膜外脂肪，导致硬膜囊受压呈三叶草样外观。硬膜外间隙大量的脂肪可以很好地显示 Hoffman 韧带的正常解剖，Hoffman 韧带连接后纵韧带和硬膜腹侧➘

第二篇　脊柱　肿瘤、囊肿和其他肿块
第五章

术语

- 红骨髓：造血的骨髓
- 黄骨髓：脂肪化骨髓

影像

- 黄骨髓经常分布在中央穿通静脉周围
- 在退变性椎间盘疾病中黄骨髓与终板相邻
- 骨髓移植后：脂肪位于椎体中央，红骨髓位于周围
  - 黄骨髓 T1WI 为高信号
  - 红骨髓 T1WI 为低至中等信号
- 与肌肉相比，呈等信号或稍高信号

主要鉴别诊断

- 白血病
- 多发性骨髓瘤
- 转移瘤
- 骨髓纤维化
- 血管瘤

病理学

- 正常的骨髓类型随着年龄而改变
- 儿童期，主要为生成红细胞的骨髓
- 在成人，逐渐转变为黄骨髓
- 黄骨髓首先在中央引流静脉周围看到
- 黄骨髓、生成红细胞的骨髓经常互相混杂呈大理石样
- 在成年晚期，转变为主要是脂肪的骨髓
- 在贫血、肥胖、高强度体育运动、骨髓移植和红细胞生成刺激因子的情况下，发生红骨髓逆转化

临床问题

- 无症状

诊断要点

- 骨髓的脂肪类型随年龄、健康状况而不同

（左）15 岁患者的 MR 矢状位 T2WI 显示脂肪➘在每个椎体的中央，位于引流静脉➘周围。椎体的其余部分含红骨髓，为年轻人常见的骨髓类型。（右）50 岁患者 MR 矢状位 T1WI 显示圆点花样外观的黄、红骨髓。脂肪倾向于以引流静脉为中心及邻近退变的椎间盘➘。与肌肉➘相比，红骨髓呈等信号或稍高信号

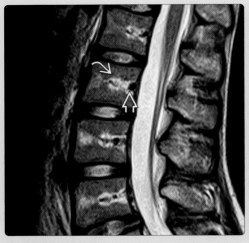
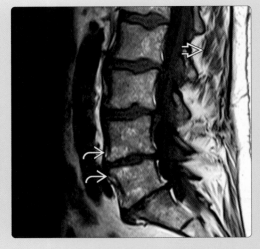

（左）85 岁患者 MR 矢状位 T1WI 显示骨髓绝大部分为脂肪，但是有小灶性的红骨髓➘，表现为稍低信号区域，仍散在点缀分布。尽管红骨髓随着年龄增长而消失，然而在脊柱中始终有部分红骨髓的存在，除非患者接受了放射治疗。（右）MR 矢状位 T1WI 显示正常黄骨髓➘、放射治疗后骨髓➘和肿瘤浸润➘的不同信号强度

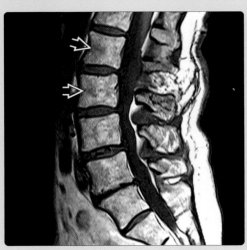
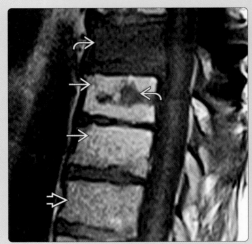

IgG4 相关疾病 / 肥厚性硬脑（脊）膜炎

术语

- 特发性肥厚性硬脑脊膜炎
- IgG4 相关肥厚性硬脑脊膜炎
- 多器官免疫介导的疾病，类似于多发恶性肿瘤、感染和炎性疾病
  - 硬脑膜或硬脊膜的慢性、进展性、弥漫性的炎性纤维化

影像

- 累及硬膜的线状低信号肿块，伴有对脊髓不同程度的压迫
- 线状低信号肿块压迫脑脊液和脊髓
- 与外周活动性炎症带相关的边缘强化 *vs.* 慢性的中央纤维化

主要鉴别诊断

- 脑（脊）膜瘤
- 淋巴瘤
- 结核
- 结节病
- 硬膜转移瘤
- 静脉充血（脑脊液漏）

病理学

- 在 IgG4 相关疾病患者中观察到自身反应性 IgG4 抗体
  - 无证据表明此为直接的致病因素
- 主要的病理特征
  - 淋巴浆细胞浸润
  - 闭塞性静脉炎
  - 席纹状纤维化
  - 轻度到中度的组织嗜酸性粒细胞增多症

临床问题

- 脊柱表现为伴脊髓病或神经根病的肿块
- 组织病理学为诊断的金标准

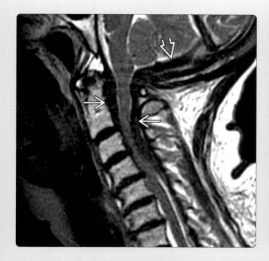
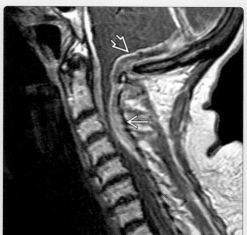

（左）MR 矢状位 T2WI 显示广泛的低信号增厚的硬膜，累及后颅窝➡和上颈部硬膜➡。C1-3 水平脊髓严重受压致正常的脑脊液信号消失。（右）同一患者 MR 矢状位 T1WI 增强显示增厚的硬膜弥漫性强化。注意有均匀强化的区域➡和其他外周强化更明显的区域➡

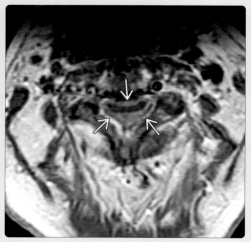
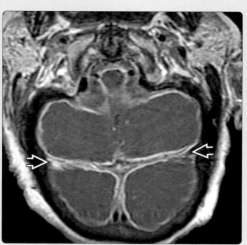

（左）MR 轴位 T1WI 增强显示显著增厚的硬膜弥漫性强化➡，环绕脊髓。（右）MR 轴位 T1WI 增强显示硬膜弥漫性强化和增厚的延伸，包括沿小脑幕延伸➡。注意没有脑实质的直接受累

术语

同义词：大前根动脉，根大动脉＝Adamkiewicz 根大动脉＝Adamkiewicz 动脉

影像解剖

椎动脉

椎动脉分为 4 段，**第一段**（V1）由起始部到约第 6 颈椎横突孔。椎动脉一般是锁骨下动脉分支中最近端且最大的分支，在解剖学路径与起源上存在多种变异。最常见椎动脉起始于锁骨下动脉近端。据报道在 2.4%～5.8% 病例中左侧椎动脉起源于左颈总动脉和左锁骨下动脉之间的主动脉弓。当椎动脉起自主动脉弓时，椎动脉通常会进入第 5 颈椎横突孔；而约 88% 的病例左侧椎动脉正常起源于锁骨下动脉，并进入第 6 颈椎横突孔；另外，也可见其进入 C4 椎体（0.5%）、C5 椎体（6.6%）或 C7 椎体（5.4%）水平。另有左侧椎动脉起始于左侧颈总动脉或颈外动脉，较为少见。右侧椎动脉起源变异较少见（＜1%），包括起自主动脉、颈动脉或头臂动脉。

椎动脉**第二段**（V2）由 C6 横突孔垂直向上直到 C2 横突孔。椎动脉**第三段**（V3）起自 C2 横突孔直到椎管入口。其在穿出 C2 横突孔后，向后外侧走行穿过 C1 横突孔。然后椎动脉在 C1 后弓上表面的水平凹槽内向后内侧走行，在接近中线处穿过寰枕后膜进入椎管。此段变异少见，但偶尔可见连接颈内（外）动脉和椎动脉的寰前节间动脉。V3 段可见局部重复及裂孔。枕动脉也可由 V3 段发出。第一节间动脉可发生在椎动脉穿出 C2 横突孔后在 C1 后弓下方走行进入椎管处，并不通过 C1 横突孔（3%～4%）。小脑后下动脉也可能异常低位起源于 C1 和 C2 间。

椎动脉**第四段**（V4）进入硬膜穿过枕骨大孔，走行于延髓前部，并最终与对侧椎动脉汇合形成基底动脉。其主要分支包括从颅外段发出的多个肌支及脑膜支，其中肌支主要供应颈部深层肌肉。后脑膜支来自 C1 水平以上、枕骨大孔以下的椎动脉，供应小脑幕和后颅窝硬脑膜内侧部分血供。椎动脉在形成基底动脉前每节段会发出分支，向下内侧延伸并在中线处与其他来自椎动脉的相应分支汇合，形成脊髓前动脉。脊髓后动脉可起源于小脑后下动脉或椎动脉的颅内段。

脊髓动脉

脊髓血供主要来自椎动脉的节段分支和发自节段血管的多个根动脉。这些节段血管包括颈升动脉、颈深动脉、肋间动脉、腰动脉和骶动脉。脊髓前动脉起自基底动脉尾端与椎动脉硬膜内段交界处。脊髓前动脉位于脊髓腹侧中线处，沿前正中裂走行，上至枕骨大孔，下至终丝，沿途接受多个节段性滋养动脉的血供。节段性滋养动脉发出脑沟支或中央支，为脊髓前 2/3 区域供血，包括脊髓前角、脊髓丘脑束和皮质脊髓束。

脊髓后动脉起源于椎动脉后支或小脑后下动脉，是一对在脊髓背侧后根内侧走行的纵行血管系统。2 个脊髓后动脉之间形成丛状及大小不一的血管网。脊髓后动脉供应脊髓后 1/3，包括后索和部分皮质脊髓束。脊髓前、后动脉均延续于节段性吻合支。这些节段性血管起自椎动脉、锁骨下动脉、胸肋间动脉和腰肋间动脉的背侧支。这些背侧支通过神经孔进入椎管，然后穿过硬脊膜并分为 2 个主要分支：硬脊膜动脉和根髓支，其中硬脊膜动脉供应神经根袖和硬脊膜。根髓支继而分出根动脉，穿入蛛网膜下腔为脊神经前、后根供血。另外还有一个连接脊髓前动脉和后动脉的髓动脉支。根动脉起自根髓动脉分支，沿脊神经前、后根走行。前根动脉沿脊髓前表面延伸，而后根动脉则沿脊髓后表面走行。

多个胚胎期节段血管在成年期退化，但在成人期留下 2～14 个（平均 6 个）前根动脉和 11～16 个后根动脉。主要的颈神经根脊髓滋养血管发生在 C5-7 水平。有 2～3 个颈髓前部滋养血管大小为 400～600 μm。也有 3～4 个颈髓后部滋养血管体积较小，为 150～400 μm。V3 段不会形成根髓分支。在胸椎段有 2～3 个胸髓前部节段性滋养血管。这些血管通常是在左侧且大小为 550～1200 μm。也存在小的腹侧滋养血管，大小为 200 μm。腹侧神经根血管的数量和管径呈反比关系。有可能发生"寡节段"解剖现象，即血管数目较少（＜5）但管径较大，或者是"多节段"现象，即血管数目较多但管径较小。占主导地位的胸部前根动脉又称 **Adamkiewicz** 动脉。Adamkiewicz 动脉往往为左侧起源（73%），并源于 T9-12 段（62%），不常见的起源包括腰段（26%）和 T6-8 段（12%）。在上段胸椎，通常是 T5 水平，也可见一大的节段性滋养血管，称为 **von Haller** 动脉。胸髓

后部滋养血管的数量为 9～12 个不等，平均为 8 个。胸髓后部滋养血管没有右或左的偏侧化现象，这些血管的大小为 150～400 μm。腰骶部和骨盆区有 0～1 个主要脊髓滋养血管。脊髓前动脉终止于圆锥，发出交通支与脊髓后动脉沟通。髂动脉后支发出骶上、下外侧支，骶上外侧支通过骶前孔发出脊髓动脉。髂动脉前支发出臀下动脉，供应坐骨神经。髂内动脉后支发出髂腰动脉，供应在髂骨翼水平的股神经。

脊髓静脉

脊髓静脉的走行平行于脊髓动脉。静脉引流模式非常对称（与高度不对称的动脉血供相比），从前到后、从右到左很少有节段性变异。脊髓有 2 套辐射状引流静脉，在脊髓表面引流入吻合静脉。脊髓前角和周围白质通过中央组的静脉回流入前正中裂的中央静脉，形成前正中静脉。脊髓后索和侧索的外周引流则是通过小的无瓣膜放射状静脉丛，在脊髓表面延伸到冠状静脉丛，然后引流入 Batson 硬膜外静脉丛。硬膜外静脉丛由前、后椎内静脉丛组成，并与上下腔静脉、奇静脉和半奇静脉系统、颅内硬脑膜窦相连接。共有 30～70 个根髓静脉。前正中静脉沿终丝向尾侧走行到达硬脊膜囊终端。冠状静脉和中央静脉引流入髓静脉，髓静脉在神经根袖处离开硬膜下间隙，延伸到硬膜外静脉丛。髓静脉在硬膜边缘具有类似于瓣膜功能的机制，以防硬膜外血液反流进入硬膜下间隙。没有硬膜内瓣膜。

胚胎学

椎动脉的胚胎发育起始于第 32 天，到第 40 天完成。椎动脉是由连接颈节间动脉的纵向吻合支融合形成，节间动脉则是由原始配对的背侧主动脉分支形成。节间动脉除了第 7 组血管外均退化，而第 7 组血管最终形成锁骨下动脉近端部分，包括椎动脉起始部。当原始背侧主动脉连接消失，椎动脉形成初步形态，即具有更多的串珠吻合样外观和曲折走行形态。基底动脉由 2 个原始椎动脉融合形成。

脊髓血管起源于脊髓腹侧面上的毛细血管网，与节段性主动脉分支连接，形成两个原始的纵行系统。在第 2 个月末，腹外侧系统转变为纵向独立的前正中脊髓前动脉。脊髓背侧面仍主要表现为丛状形式。在妊娠第 4 个月脊髓前动脉完全形成，伴有节段性滋养血管（最初为 31 个）不同程度退化，而减少最明显的是在胸腰椎区域。节段动脉持续存在形成肋间动脉和腰动脉。在颈椎，背侧节间吻合支持续存在形成椎动脉，腹侧吻合支持续存在形成甲状颈干。

参考文献

1. Gailloud P: The artery of von Haller: a constant anterior radiculomedullary artery at the upper thoracic level. Neurosurgery. 73(6):1034-43, 2013
2. Eskander MS et al: Vertebral artery anatomy: a review of two hundred fifty magnetic resonance imaging scans. Spine (Phila Pa 1976). 35(23):2035-40, 2010
3. Becske T et al: The vascular anatomy of the vertebro-spinal axis. Neurosurg Clin N Am. 20(3):259-64, 2009
4. Bell R et al: Neurovascular anatomy: a practical guide. Neurosurg Clin N Am. 20(3):265-78, 2009
5. Debette S et al: Cervical-artery dissections: predisposing factors, diagnosis, and outcome. Lancet Neurol. 8(7):668-78, 2009
6. Goyal MS et al: The diagnosis and management of supraaortic arterial dissections. Curr Opin Neurol. 22(1):80-9, 2009
7. Johnson MH et al: Vascular anatomy: the head, neck, and skull base. Neurosurg Clin N Am. 20(3):239-58, 2009
8. Kim YK et al: Cervical artery dissection: pathology, epidemiology and management. Thromb Res. 123(6):810-21, 2009
9. Tubbs RS et al: Surgical anatomy and quantitation of the branches of the V2 and V3 segments of the vertebral artery. Laboratory investigation. J Neurosurg Spine. 11(1):84-7, 2009
10. Wang S et al: Anomalous vertebral artery in craniovertebral junction with occipitalization of the atlas. Spine (Phila Pa 1976). 34(26):2838-42, 2009
11. Bagheri SC et al: Penetrating neck injuries. Oral Maxillofac Surg Clin North Am. 20(3):393-414, 2008
12. Chen JW: Cervical spine injuries. Oral Maxillofac Surg Clin North Am. 20(3):381-91, 2008
13. Turan TN et al: Treatment of intracranial atherosclerotic stenosis. Rev Neurol Dis. 5(3):117-24, 2008
14. Schmidt WA: Takayasu and temporal arteritis. Front Neurol Neurosci. 21:96-104, 2006
15. Nelson PK et al: Vertebrospinal angiography in the evaluation of vertebral and spinal cord disease. Neuroimaging Clin N Am. 6(3):589-605, 1996

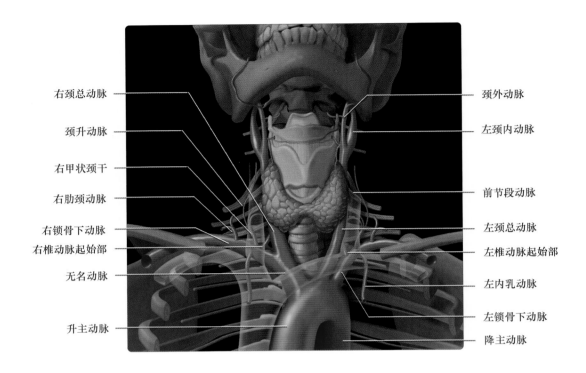

右颈总动脉　　　颈外动脉
颈升动脉　　　左颈内动脉
右甲状颈干　　　前节段动脉
右肋颈动脉　　　左颈总动脉
右锁骨下动脉　　　左椎动脉起始部
右椎动脉起始部　　　左内乳动脉
无名动脉　　　左锁骨下动脉
升主动脉　　　降主动脉

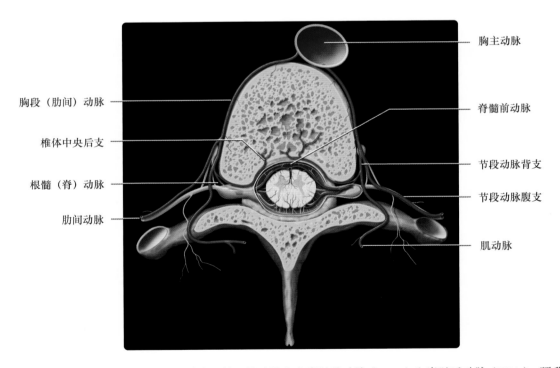

胸主动脉
胸段（肋间）动脉　　　脊髓前动脉
椎体中央后支　　　节段动脉背支
根髓（脊）动脉　　　节段动脉腹支
肋间动脉　　　肌动脉

（上）正位示意图显示红色为主动脉弓和动脉大血管。椎动脉发出脊髓前动脉（ASA）和脊髓后动脉（PSA）。颈升动脉为甲状颈干分支，发出前、后节段性髓动脉，在脊髓表面与 ASA 和 PSA 吻合。完整的脊髓血管造影评价应包括以上所有血管。

（下）轴位示意图显示脊柱及其结构的动脉血供，这里描绘的是下胸椎。配对的节段动脉（颈段为椎动脉和甲状颈动脉，胸段为肋间动脉，腰段为腰动脉）分为前、后支。后支发出肌支、椎体支以及根髓动脉。根髓动脉通过神经孔进入椎管

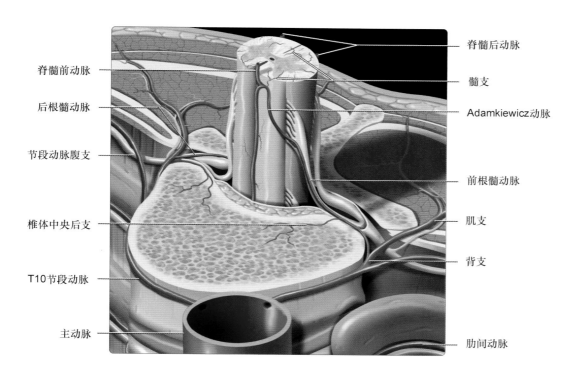

脊髓后动脉

脊髓前动脉

髓支

后根髓动脉

Adamkiewicz动脉

节段动脉腹支

前根髓动脉

椎体中央后支

肌支

T10节段动脉

背支

主动脉

肋间动脉

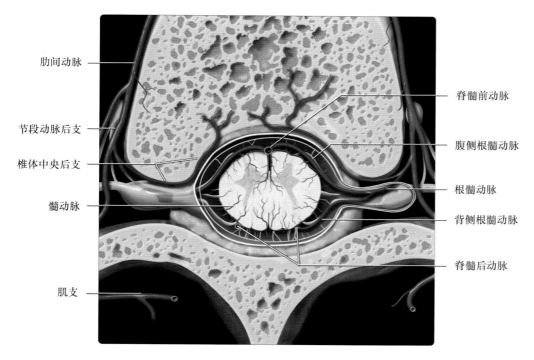

肋间动脉

脊髓前动脉

节段动脉后支

腹侧根髓动脉

椎体中央后支

根髓动脉

髓动脉

背侧根髓动脉

肌支

脊髓后动脉

（上）斜轴位示意图显示 T10 节段肋间动脉由胸主动脉下段发出。Adamkiewicz 动脉为胸段脊髓的主要节段性供血动脉，通过脊髓前动脉供应脊髓前部。注意其特有的"发夹"形态，即在脊髓表面首先向上，然后向下走行。（下）前、后根髓动脉与 ASA 和 PSA 吻合。脊髓的髓动脉穿支大多为终末动脉，很少有侧支血管。脊髓"分水岭"区位于中央灰质

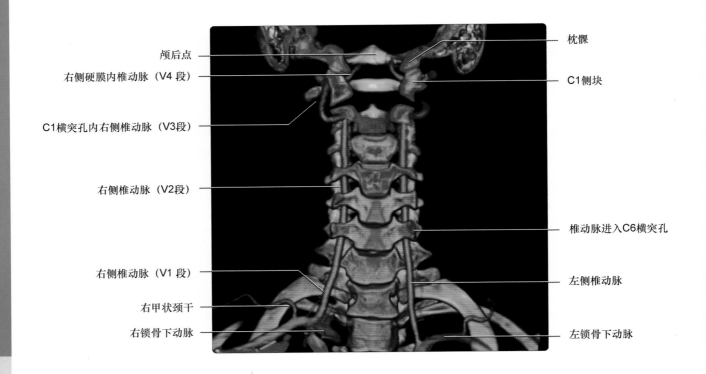

颅后点 — 右侧硬膜内椎动脉（V4 段）

C1横突孔内右侧椎动脉（V3段）

右侧椎动脉（V2段）

右侧椎动脉（V1 段）

右甲状颈干

右锁骨下动脉

枕髁

C1侧块

椎动脉进入C6横突孔

左侧椎动脉

左锁骨下动脉

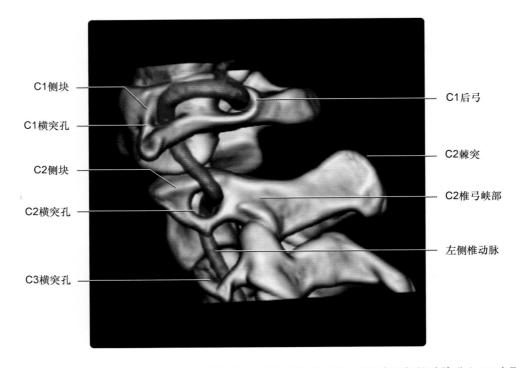

C1侧块

C1横突孔

C2侧块

C2横突孔

C3横突孔

C1后弓

C2棘突

C2椎弓峡部

左侧椎动脉

（上）CTA 容积再现成像前后位图显示椎动脉走行，通过横突孔上升达到枕骨大孔。该患者两侧椎动脉进入 C6 水平，这可显示正常变异。左侧椎动脉起自主动脉弓，在 C5 水平向上走行。（下）CTA 容积再现成像侧位图显示左侧椎动脉远端穿过 C1 椎体，并横向穿过 C2 横突孔

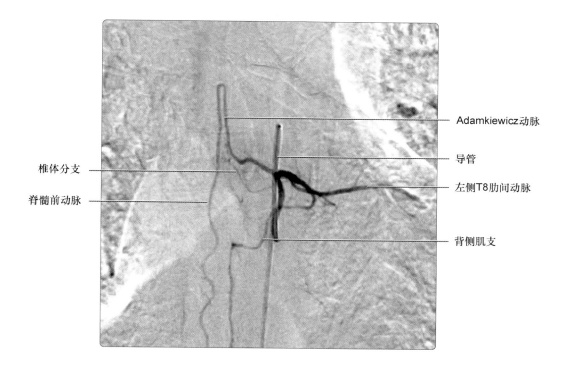

椎体分支　———　Adamkiewicz动脉

脊髓前动脉　———　导管

左侧T8肋间动脉

背侧肌支

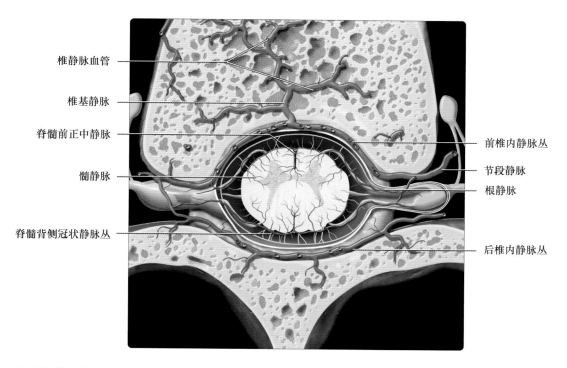

椎静脉血管　———　前椎内静脉丛

椎基静脉　———　节段静脉

脊髓前正中静脉　———　根静脉

髓静脉

脊髓背侧冠状静脉丛　———　后椎内静脉丛

（上）正位观显示左侧 T8 肋间注射后，可见胸髓较大的节段性滋养血管 Adamkiewicz 动脉的特征性"发夹样"结构。从"发夹样"结构顶部向下延伸为 ASA，供应脊髓前 2/3 的血供。（下）放大示意图显示椎内静脉丛。根静脉沿背侧支和腹侧支走行，最终引流入前或后内静脉丛，随后进入节段静脉，最终进入上腔或下腔静脉

术语

- 同义词：Ⅰ型脊髓动静脉瘘（AVF），硬脊膜动静脉瘘（dAVF），硬脊膜瘘
- 定义：硬脊膜内的脊髓动静脉瘘，表现为硬膜内扩张的引流静脉

影像

- 脊髓增粗，T2WI 高信号，脊髓表面见血管流空信号
- 脊髓表面多个水蛇样强化静脉影
- 动态对比增强 MRA 能够有效显示扩张的硬膜内静脉，对血管造影有指导作用
- 脊髓血管造影是诊断／治疗的金标准

主要鉴别诊断

- 脑脊液流动伪影

- 脊髓肿瘤
- 脊髓动静脉畸形
- 椎管狭窄所致扭曲"冗余"的神经根

病理学

- 静脉充血引起静脉高压，使髓内动静脉压力梯度降低，引起组织灌注减少和脊髓缺血

临床问题

- 最常见的表现为渐进性下肢无力，伴上＋下运动神经元受累
- 很少出现蛛网膜下腔出血
- 中年男性有进展性下肢无力，运动可加剧
- 即使动静脉瘘治愈，仍可能出现持续水肿和脊髓强化

（左）胸髓斜矢状位示意图显示脊髓硬膜根袖处Ⅰ型硬脊膜瘘 ➜，伴随由于动静脉分流引起的硬膜内静脉丛继发扩张。（右）矢状位 T2WI MR 显示脊髓中央 T2 高信号（水肿）与外周瘘分流引起的静脉高压有关，通常不累及脊髓边缘。在动脉及扩张的静脉丛可见多个蛇形硬膜内流空影 ➜

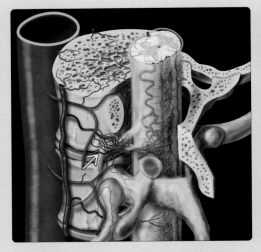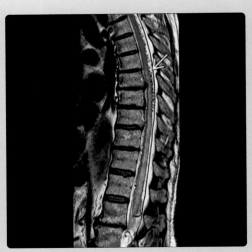

（左）在这例Ⅰ型硬脊膜瘘中，矢状位 T1WI 抑脂增强 MR 显示远端胸髓边界不清的弥漫性强化 ➜。轻到中度脊髓实质强化是该病变常见的表现。（右）双剂量动态增强脊髓 MRA 冠状位重建显示胸椎处扩张的冠状静脉丛 ➜

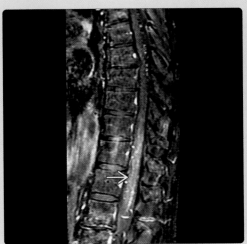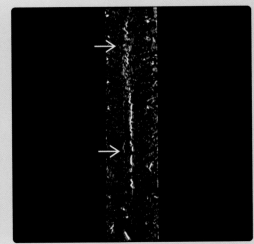

第二篇 脊柱 肿瘤、囊肿和其他肿块 第五章

脊髓梗死

术语

- 脊髓缺血 / 梗死
- 继发于血管堵塞
  - 脊髓前动脉（ASA）；T4-9 最易受累
  - 脊髓后动脉（PSA）
- 低血压（脊髓"分水岭区"＝中央灰质）

影像

- MR 增强扫描，＋弥散成像
- T2WI 脊髓高信号；中央"猫头鹰眼"征
  - 中央灰质或整个横截面
  - 急性期脊髓轻度肿胀

主要鉴别诊断

- 多发性硬化
- 横贯性脊髓炎
- 急性播散性脑脊髓炎 / 病毒性脊髓炎
- 视神经脊髓炎

- I 型硬脊膜动静脉瘘
- 脊髓肿瘤
- 放射性脊髓病

病理学

- 常见原因与动脉病变有关
- 其他病因
  - 系统性低血压、败血症、椎间盘栓塞
  - 钝性损伤伴夹层
  - 医源性（经椎间孔类固醇注射，选择性神经根阻滞）
- 高达 50% 的病例没有确定病因

临床问题

- ASA：突发性无力，感觉丧失
- PSA：背柱功能障碍（本体感觉缺失、震颤）
- 快速进展；在数小时内功能损伤即可达到最大
- 预后差，有永久致残性后遗症
- 疼痛是脊髓梗死的常见及致残性特征

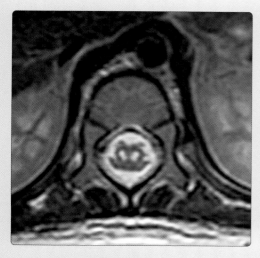
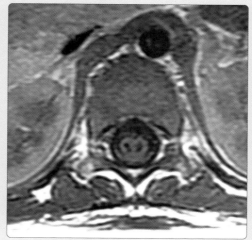

（左）缺氧-缺血性脑病（HIE）患者的 MR 轴位 T2WI 显示，由于慢性脊髓梗死所致的中央灰质内典型的"猫头鹰眼"异常高信号。（右）严重 HIE 患者的轴位 T1WI MR 显示，由于陈旧性梗死的脊髓软化灶所致的脊髓中央局灶性低信号

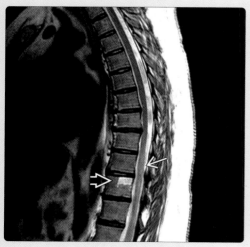
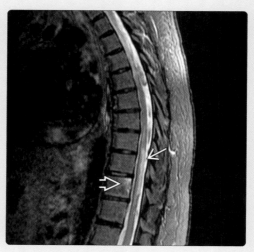

（左）矢状位 T2WI MR 显示远端胸髓内稍高信号➡，该患者有急性发作性下肢无力。由于伴有脊髓及椎体梗死，在胸椎上方有局限性高信号➡。（右）矢状位 STIR MR 显示胸髓中部及背侧高信号➡，同时伴有椎体梗死➡。典型的前 2/3 脊髓受累并不总是存在

骨质疏松症

术语

- 以骨强度减低、易骨折为特征的骨骼疾病

影像

- 骨扫描和 MR 是对脊柱骨质疏松和骶骨功能不全性骨折最敏感的检查
- 骨密度
  ○ 骨质疏松症（osteoporosis，OP）的诊断标准和骨折风险评估方法
  ○ WHO T- 评分 OP 的临界值：－2.5
- 在 X 线片和 CT 中皮质变薄
- 在 T1/T2WI MR 中为正常或不均匀信号
- 良性骨质疏松性骨折的 MR 特征
  ○ 不完全骨髓替代，椎体正常骨髓信号存留
  ○ 多节段压缩性骨折
  ○ 后部骨折片后移
  ○ T1/T2WI MR 显示低信号带

主要鉴别诊断

- 溶骨性或成骨性骨转移瘤
- 多发性骨髓瘤
- 甲状旁腺功能亢进

病理学

- 危险因素
  ○ 年龄
  ○ 绝经后
  ○ 糖皮质激素
- 潜在疾病→继发性骨质疏松症
- 脆性骨折和功能不全性骨折

诊断要点

- 无症状的骨质流失
- 40% 的绝经后妇女多见
- 可使骨折发病率增加

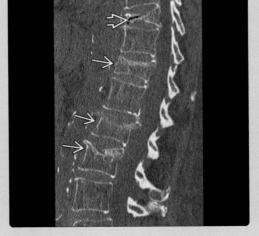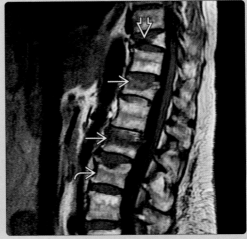

（左）矢状位 CT 平扫显示 T10-L3 的多个节段压缩性骨折➡。T10 前部楔形压缩性骨折显示椎体内含气体信号➡，符合 Kümmel 病（骨坏死）。（右）同一患者的矢状位 T1WI MR 显示 L3 骨折为慢性，内可见脂肪骨髓信号➡。L2 和 T12 骨折为急性，上终板显示为低信号➡。T10 骨折中积气在 CT 显示为黑色➡

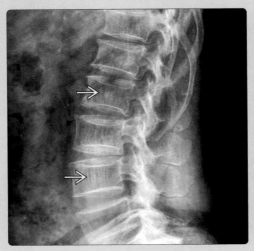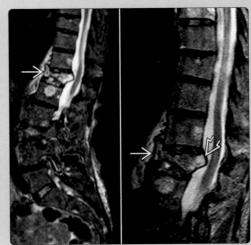

（左）侧位 X 线片显示弥漫性骨质疏松，表现为皮质变薄和由于骨钙流失背景而使骨小梁增强的外观➡。（右）MR 矢状位 STIR 显示 T12 椎体良性骨质疏松性骨折➡，伴后部皮质的后移➡。转移瘤性骨折的 MR 表现包括椎体后缘凸起、椎弓根或后部附件的异常信号、硬膜外或椎旁肿块，及其他部位转移灶

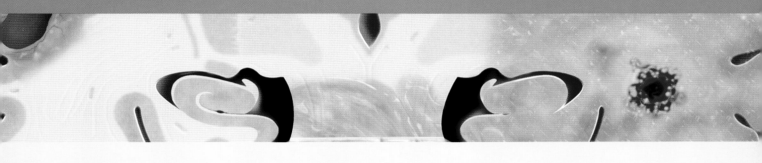

第二篇 脊柱
第六章
周围神经和神经丛

正常神经丛和神经解剖

术语

神经根丝：由背、腹侧神经根直接向脊髓外走行的神经丝

神经根：由多个背侧或腹侧神经根丝组成。背侧感觉神经根由脊髓背外侧发出，其细胞体在背根神经节（dorsal root ganglion，DRG）。腹侧运动神经根从脊髓前灰质发出，其细胞体在脊髓内。

背根神经节（DRG）：背侧神经根感觉神经节，位于神经孔。

脊神经（固有）：包含背侧和腹侧神经根。共有 31 对神经（8 对颈神经、12 对胸神经、5 对腰神经、5 对骶神经、1 对尾神经）。固有脊神经较短，分支汇入腹侧支和背侧支

神经支：脊神经的第一分支。较大的腹侧初级分支（ventral primary ramus，VPR）支配腹侧肌肉和小关节。较小的背侧初级分支支配椎旁肌和部分小关节。

周围神经：由一支或多支神经进入单一的神经导管组成。

神经丛：神经吻合的神经网络。

影像解剖

颈神经丛

颈神经丛（颈丛）由 C1-4 腹侧支和部分 C5 分支组成。它包括升浅支、降浅支以及深支，支配颈部肌肉、膈肌和头 / 颈皮肤组织。

臂神经丛

臂神经丛（臂丛）由 C5-T1 腹侧支和部分 C4 或 T2 分支组成。臂丛参与起源于固有臂丛以上的一些神经的构成，包括肩胛背神经、胸长神经、斜角肌 / 颈长肌支配神经和膈神经的一支。其余小神经和所有较大的终端神经起源于固有臂丛。

在解剖学上，臂丛按经典顺序（由近端到远端）分为 5 个部分：根 / 支、干、股、束和终端分支。根 / 支直接来源于 C5-T1 脊髓。3 干包括上干（C5-6）、中干（C7）以及下干（C8、T1）。重要的小神经直接从干起源，包括肩胛上神经和锁骨下肌支配神经。2 股如下：前股支配前部（屈）肌肉，后股支配后部（伸）肌肉。没有命名的小神经直接来自于前或后股。3 束包括支配前部（屈）肌肉的外侧束（上、中干的前支）、支配前部（屈）肌肉的内侧束（下干的前支）和支配后部（伸）肌肉的后束（所有 3 干的后支）。脊髓分支形成几个重要的周围神经终端分支。

临床上，臂丛基于对锁骨的解剖分为 3 个独立的部分，包括锁骨上丛（根、干）、锁骨后丛（股）和锁骨下丛（束、终端分支）。

腰神经丛

腰神经丛（腰丛）来源于 L1-4 腹侧支和 T12 的小分支。重要的小神经分支包括髂腹下神经、髂腹股沟神经、生殖股神经、股外侧皮神经（L2-3）、臀上神经（L4-S1）和臀下神经（L5-S2）。重要的大神经分支包括股神经（L2-4 后支）和闭孔神经（L2-4 前支）（表 2）。

腰骶干

腰骶干来源于 L4 腹侧支（小分支）和 L5，由于其沿骶骨翼腹侧面走行，在骨盆汇入骶丛，因此在轴位成像容易显现。

骶神经丛

骶神经丛（骶丛）由腰骶干、S1-3 腹侧支及 S4 的小分支构成。骶支和腰骶干汇成上骶神经带（腰骶干和 S1-3）和下骶神经带（S3-4），前者形成坐骨神经，后者形成阴部神经。

尾神经丛

尾神经丛（尾丛）由 S5 腹侧支、尾 1 和 S4 的小分支汇合而成。较大的神经分支为肛尾神经。

基于解剖的影像问题

正常神经表现

神经周围脂肪为观察神经提供良好的视角，使得神经与邻近的软组织容易区别。正常的周围神经是一个圆形 / 椭圆形、境界清晰的内部束状结构。正常的神经束有均匀的大小和形状，这一特征性的束状结构有助于将周围神经和其他病变鉴别开来，例如神经鞘瘤或腱鞘囊肿，它们也显示为内部 T2 高信号。

神经束内信号强度主要是由神经内膜液体与轴索间质含水量决定，而神经束间信号则是由纤维脂肪结缔组织决定，对抑脂敏感。因此，正常神经束与邻近肌肉组织在 T1WI 呈等信号，在脂肪饱和 T2WI 和 STIR MR 中相对于散布在低信号纤维脂肪结缔组织中的肌肉呈稍高信号。在正常解剖的神经中，神经粗细或走行应没有异常变化。

异常神经表现

急性神经异常表现为以下 1 种或多种表现：节段性神经肿大，神经解剖连续性中断，在脂肪饱和 T2WI 及 STIR 序列 T2 信号强度接近于局部的血管信号，正常束状结构中断或扭曲。截断性或瘢痕性神经可能显示粗细或走行的突然改变。

因此，异常神经在 T1WI 仍为等信号，但在 T2WI 则信号比肌肉高。在神经损伤时，神经内膜自由水含量增加可能改变周围神经的正常信号特征。T2WI 和 STIR 序列异常高信号的原因仍不明确，但推测，无序的神经内膜液体流动造成的神经内膜液体增加或局部静脉梗阻导致的水肿可以解释异常的 T2 高信号。轴突质流的改变也可能会引起信号增高。轴突质流可能会由于神经压迫而阻碍，损伤近端和远端轴突质的增加可能产生 T2 高信号。

成像陷阱

有时很难区分周围神经与邻近的血管结构，特别是当异常神经显示 T2 高信号时。血管显示内部流空信号，大角度的分支，并显示强烈的对比增强。相较而言，神经不存在流空效应，一般以锐角分支，很少强化，并在横向成像显示离散的独特束状结构。

临床意义

高分辨率 MR 技术易于识别大的主要神经和神经丛，并且能够显示神经内部解剖结构。相反，较小的主要神经以及几乎所有小的周围神经由于太小而无法直接观察。

成功的周围神经成像需要对正常神经丛和神经解剖有强大的知识储备。另外，周围神经成像很耗时，有必要将成像体积限制于临床相关区域，而非进行一般的"筛查性"广泛成像。有相关的临床和电生理数据非常关键，可限制成像体积和帮助检测细微的异常。

鉴别诊断

正常神经 / 丛

正常的神经 / 丛显示正常走行、粗细、轮廓和内部束状结构。在有症状的患者应考虑肌病或其他非神经病因。

神经 / 丛肿块

神经肿瘤最常见神经鞘起源，包括单发或丛状神经纤维瘤、神经鞘瘤、恶性周围神经鞘肿瘤。不常见的肿瘤包括神经淋巴瘤病和周围神经转移瘤。

外伤

病因包括牵引（伸展或撕裂）、裂伤（弹伤、骨折、尖锐的物体）或直接压迫（血肿、骨折）。

MR 对于检测及在某些病例中识别所有 3 个水平的周围神经损伤比较敏感。**神经失用症**是损伤最轻微的类型，特点是局灶性髓鞘损伤，不伴有轴突中断，表现为神经束肿大和高信号。**轴突断裂**是中度的挤压或牵拉损伤导致轴突断裂，继而 Wallerian 变性，但施万细胞和神经内膜保持完整。轴突断裂在损伤部位束状结构消失，产生均匀高信号。**神经断伤**，是神经损伤中最严重的一种形式，在功能受损而不是解剖受损情况下与轴突断裂不容易区分，但可显示轴突断裂伴有部分或所有周围结缔组织中断及伴随的 Wallerian 变性。

卡压综合征

神经压迫发生在特定位置。这些损伤常常（但并不总是）与较差的人体工效学或过度使用性损伤相关。

遗传性运动和感觉神经病

遗传性周围神经疾病的特点是异常增大的周围神经（如果病变不深，通常可触及）以及多变的临床神经病表现。有些在神经病理活检中表现为特征性的洋葱球样改变，反映了脱髓鞘和髓鞘再生的反复发生。最常见的遗传性运动和感觉神经病变是 Charcot-Marie-Tooth 综合征，具有特征性的临床表现，可累及马尾神经和（或）周围神经。

感染 / 炎症

这组疾病的特征是具有很多的病理学病因和临床表现。重要的病因包括梅毒（脊髓痨）、麻风、感染性神经炎（通常为病毒性）和结节病。免疫介导的非感染性疾病包括病毒感染后或疫苗接种（吉兰–巴雷综合征）、慢性免疫性脱髓鞘性多神经病、特发性臂神经丛炎（Parsonage-Turner 综合征）。

药物 / 中毒性损伤

神经损伤与长春花生物碱、治疗用金、胺碘酮、氨苯砜、沙利度胺、铅或汞中毒有关。

血管损伤

损伤可能是由周围血管疾病或血管创伤或血管炎后遗症引起的神经缺血所致。最常见的血管炎病因包括糖尿病、Churg-Strauss、结节性多发性动脉炎、韦格纳肉芽肿病。

臂丛大神经

神经	定义	运动 / 感觉神经支配	重要分支
桡神经	臂丛后束的终端支	支配臂和前臂的伸肌（肱三头肌、肱桡肌、前臂伸肌）	最重要的分支为骨间后神经
正中神经	臂丛外侧束和内侧束的终端支	支配前臂和拇指屈肌及第一、第二蚓状肌	最重要的分支为骨间前神经
尺神经	臂丛内侧束的终端支	支配尺侧腕屈肌、第三和第四蚓状肌，及多数手内在肌	
肌皮神经	臂丛外侧束的终端支	支配臂部屈肌（喙肱肌、肱二头肌、肱肌）	
腋神经	臂丛后束的终端支	支配三角肌和小圆肌	

腰骶丛大神经

神经	定义	运动 / 感觉神经支配
闭孔神经	腰丛的终端支（前股）	支配大腿内收肌群
股神经	腰丛的终端支（后股）	支配髂肌、腰大肌和股四头肌
坐骨神经	骶丛最大的周围神经支	支配大腿后侧（股二头肌、半腱肌、半膜肌、大收肌）和所有腿部肌肉（通过胫、腓总神经）
腓总神经	坐骨神经的主要前终端支	支配前腿部肌肉；腓浅神经支配腓骨肌、趾短伸肌；腓深神经支配胫骨前肌、趾长伸肌、长伸肌
胫神经	坐骨神经的主要后支	支配小腿后侧肌肉（腓肠肌、比目鱼肌、胫骨后肌、趾长屈肌、长屈肌）

高分辨率 MR 方案

MR 序列	技术参数	技术要求
冠状位 T1WI MR	3～4 mm 层厚，20～24 cm FOV，无层间距	正冠状面，无斜面
冠状位脂肪饱和 T2WI 或 STIR MR	3～4 mm 层厚，20～24 cm FOV，无层间距	正冠状面，无斜面
轴位或斜矢状位 T1WI MR	5～7 mm 层厚，16～20 cm FOV，无层间距	垂直于神经丛的斜矢状面
轴位或斜矢状位脂肪饱和 T2WI 或 STIR MR	5～7 mm 层厚，16～20 cm FOV，无层间距	垂直于神经丛的斜矢状面
冠状位和轴位脂肪饱和 T1WI 增强 MR（可选）	与平扫序列的参数一样	用于疑似或确定的肿块或感染

参考文献

1. Chhabra A et al: Peripheral nerve injury grading simplified on MR neurography: As referenced to Seddon and Sunderland classifications. Indian J Radiol Imaging. 24(3):217-24, 2014
2. Crush AB et al: Malignant involvement of the peripheral nervous system in patients with cancer: multimodality imaging and pathologic correlation. Radiographics. 34(7):1987-2007, 2014
3. Demehri S et al: Conventional and functional MR imaging of peripheral nerve sheath tumors: initial experience. AJNR Am J Neuroradiol. 35(8):1615-20, 2014
4. Pham M et al: Peripheral nerves and plexus: imaging by MR-neurography and high-resolution ultrasound. Curr Opin Neurol. 27(4):370-9, 2014
5. Sureka J et al: MRI of brachial plexopathies. Clin Radiol. 64(2):208-18, 2009
6. Bowen BC et al: Plexopathy. AJNR Am J Neuroradiol. 29(2):400-2, 2008
7. Hof JJ et al: What's new in MRI of peripheral nerve entrapment? Neurosurg Clin N Am. 19(4):583-95, vi, 2008
8. Kim S et al: Role of magnetic resonance imaging in entrapment and compressive neuropathy–what, where, and how to see the peripheral nerves on the musculoskeletal magnetic resonance image: part 2. Upper extremity. Eur Radiol. 17(2):509-22, 2007
9. Castillo M: Imaging the anatomy of the brachial plexus: review and self-assessment module. AJR Am J Roentgenol. 185(6 Suppl):S196-204, 2005

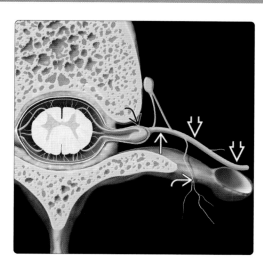

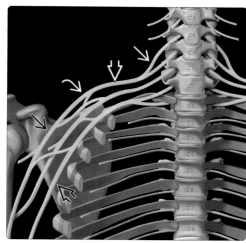

（左）轴位示意图显示脊神经由背侧、腹侧神经根丝形成固有脊神经➡。短脊神经分叉成大的腹侧初级分支➡和小的背侧初级分支➡。神经根的硬脊膜袖显示为灰色，终止于背根神经节➡。（右）示意图显示从近端到远端的臂丛5个典型解剖结构：C5-T1神经根（腹侧初级分支）➡、神经干➡、神经股➡、神经束➡和终端大分支➡

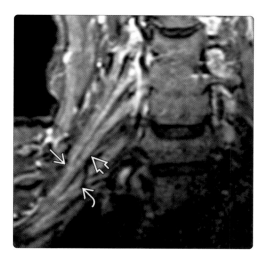

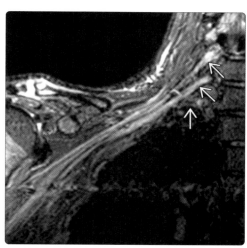

（左）右上臂丛的MR冠状位STIR显示C5-T1臂丛神经根/支的正常稍高信号。C5和C6形成上干➡，C7为中干➡，C8和T1形成下干➡。（右）右下臂丛的MR冠状位STIR显示正常C7、C8和T1神经根/支➡依次形成神经干、股和束。正常臂丛由锁骨后走行入腋下

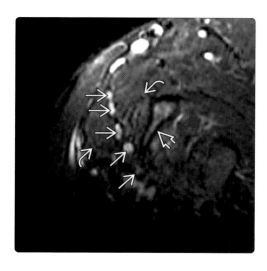

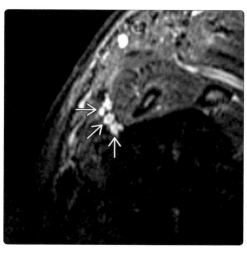

（左）MR斜矢状位STIR显示C5-T1腹侧初级分支（神经根）➡。C8在第一肋骨➡上方发出，而T1在第一肋骨下方发出。臂丛呈"三明治样"走行于前、中斜角肌➡之间。（右）MR斜矢状位STIR在神经根远端水平显示上、中、下干➡形成，在斜角肌间形成垂直线结构

（左）右臂丛神经干、股远端的 MR 斜矢状位 STIR 显示 3 束（外侧束、内侧束和后束）➡️形成。（右）MR 轴位 STIR 显示 C5、C6 和 C7 腹侧初级分支➡️在前、中斜角肌➡️之间走行，并进一步形成上臂丛。该影像图显示了臂丛在常规颈椎 MR 检查中显著可见

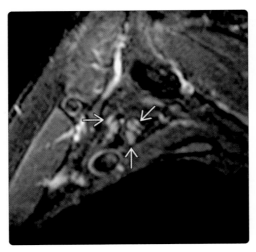
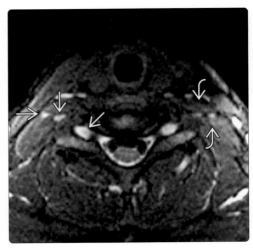

（左）腰骶丛的冠状位示意图显示腰丛➡️在腰方肌和髂肌的腹侧、腰肌内侧走行。腰丛的主要终端支为股神经➡️，在腹股沟韧带下方的髂肌和腰肌之间走行。坐骨神经➡️是腰骶丛➡️的主要分支。（右）冠状位 T2WI 压脂 MR 显示 L4 神经根➡️和 L5 神经根➡️形成腰骶干➡️

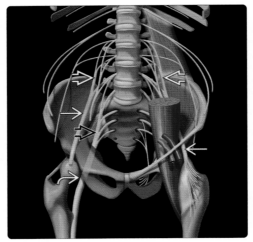
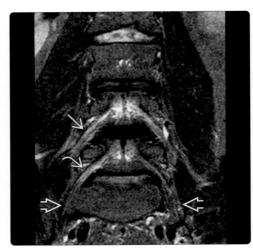

（左）腰骶部交界处的轴位 T2WI 压脂 MR 显示在腰肌内侧的包含 L4 构成成分的双侧腰丛➡️。左侧股神经➡️有分支发出，走行于髂腰肌间沟内。（右）骨盆冠状位 T1WI MR 显示正常左侧 S2 神经➡️穿过 S2 神经孔构成骶丛，经过坐骨切迹形成左侧坐骨神经➡️

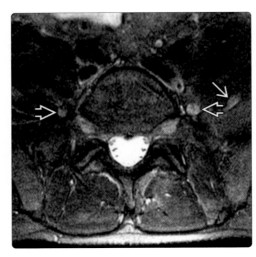
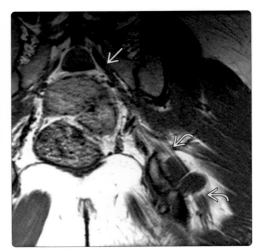

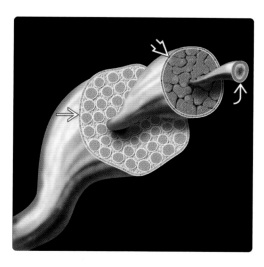

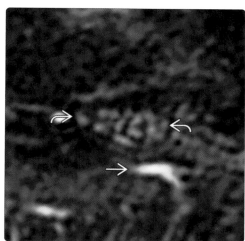

（左）三维示意图描绘正常周围神经的分层解剖。周围神经➡️由无数的神经束构成，其外周包绕神经外膜。每个神经束➡️分别由神经束膜包裹。每个神经束包含许多神经内膜包裹的轴突➡️。（右）正常坐骨神经➡️的轴位 STIR MR 显示正常周围神经的影像学特征。神经束较肌肉呈稍高信号，但较局部血管信号➡️低

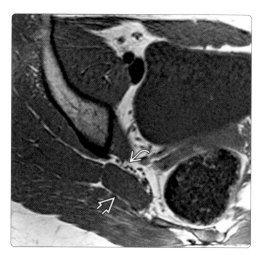

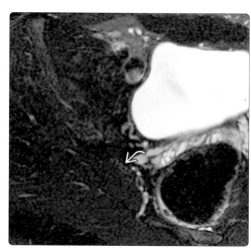

（左）斜轴位 T1WI MR 显示正常坐骨神经➡️在梨状肌➡️腹侧。虽然坐骨神经（人体最大的神经）被神经外膜包绕，但富含纤维脂肪的神经外膜给人的印象是神经束在盆腔脂肪内是独立存在的。（右）斜轴位 T2WI 抑脂 MR 显示正常坐骨神经➡️为稍高信号神经束，被周围的低信号（脂肪抑制）纤维脂肪结缔组织所分隔

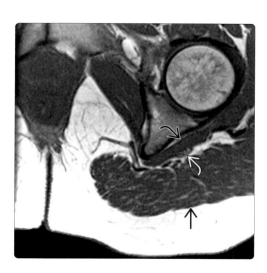

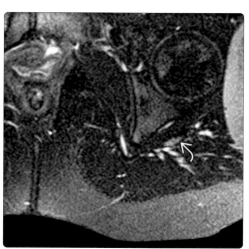

（左）闭孔内肌水平的轴位 T1WI MR 显示正常坐骨神经➡️很容易在闭孔内肌➡️和臀大肌➡️之间观察到。正常坐骨神经在这个水平比在梨状肌水平显得小且扁平。（右）轴位 T2WI 压脂 MR 显示在闭孔内肌和臀大肌水平的正常坐骨神经➡️。正常的神经束结构很独特，容易与邻近静脉相鉴别

第二篇 脊柱
第六章 周围神经和神经丛

关键点

术语

- 同义词：肺上沟瘤
- 良性或恶性肿瘤沿 C8、T1、T2 神经干水平延伸到胸廓上口，伴严重的肩/臂痛，Horner 综合征，手内肌群无力＋萎缩（Pancoast 综合征）

影像

- 肺尖软组织肿块，可延伸到胸壁，伴邻近骨破坏或臂神经丛浸润

主要鉴别诊断

- 转移瘤
- 其他胸部肿瘤［除了非小细胞肺癌（NSCLC）］
- 臂丛神经肿瘤
- 血液系统肿瘤
- 放射性纤维化
- 血管（静脉淋巴管）畸形

- 感染

病理学

- 支气管源性肿瘤可源自任一侧上叶
- 侵犯壁胸膜、胸内筋膜、锁骨下动静脉、臂丛、椎体和上肋骨
- 非小细胞肺癌是最常见病因

临床问题

- 临床表现取决于肿瘤相对于斜角肌的位置
- 严重的肩臂痛
- Horner 综合征
- 肺部症状在疾病进程中出现较晚

诊断要点

- 肺尖肿块伴骨质破坏＝支气管源性肺癌（除非确诊为其他疾病）
- 罕见的良性肿瘤或感染可类似肺癌表现

（左）冠状位 STIR MR［非小细胞肺癌（NSCLC），手臂疼痛无力］显示周围型肺癌肿块➡沿臂丛神经➡延伸，导致肺尖广泛的结构扭曲。（右）冠状位 T1 增强抑脂 MR（NSCLC，手臂疼痛无力）显示一个不均匀强化的肺尖肿瘤➡，该肿瘤沿下臂丛神经延伸➡

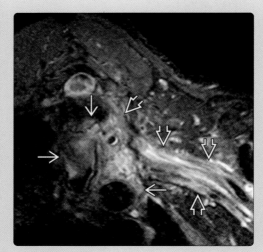 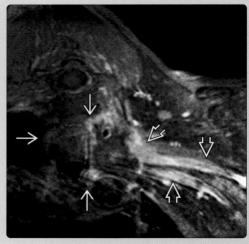

（左）轴位增强 CT 显示软组织肿块➡累及右肺上叶，并沿胸壁延伸破坏 T1、T2 肋骨➡。（右）轴位 PET（FDG）CT 融合图像显示右上叶支气管源性肺癌➡，明显摄取示踪剂，呈高代谢

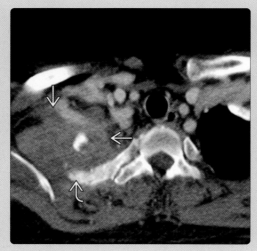 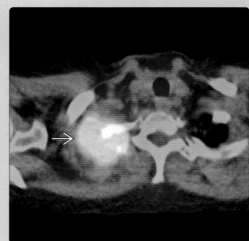

胸廓出口综合征

术语

- 胸廓出口综合征（thoracic outlet syndrome，TOS）
- 在胸廓出口处神经、静脉和（或）动脉压迫综合征
- 通过 3 种方法中的 1 种方法诊断（事件、受影响的结构，或压迫原因）

影像

- ± 颈肋，C7 横突细长
- ± 臂丛受压或扭曲，斜角肌炎症或纤维化，胸廓出口内异常的血管流空影
- 锁骨下动脉（subclavian artery，SCA）闭塞或狭窄，引起手臂过度外展、外旋

主要鉴别诊断

- 原发和继发臂丛肿瘤
- 放射性臂丛神经病
- 外伤

病理学

- 颈肋，异常横突，纤维带，斜角肌压迫胸廓出口内容物
- 神经纤维化损伤，轴突缺失

临床问题

- "真性"神经性 TOS：间歇性臂痛、麻木、无力，伴过度外展、外旋
  - 肩部、上肢近端→颈部疼痛
  - 前臂 / 手感觉异常、麻木
- 血管性 TOS：继发于动脉或静脉缺血的感觉异常
  - 肱及桡动脉闭塞，手臂过度外展和抬高

诊断要点

- SCA 动脉瘤或锁骨下静脉血栓，在胸廓出口处压迫臂丛，伴有异常 T2 高信号，强烈提示 TOS

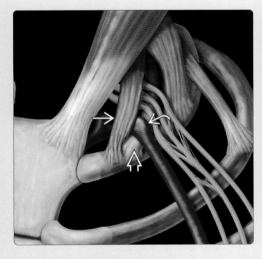
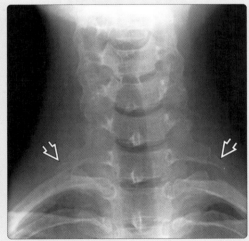

（左）胸廓出口冠状位示意图显示臂丛受压和锁骨下动脉（SCA）动脉瘤➡，继发于 C7 颈肋➡及前部斜角肌➡压迫。（右）正位 X 线片显示双侧残留的 C7 颈肋➡。右颈肋与第一胸肋形成关节连接

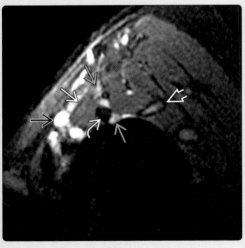
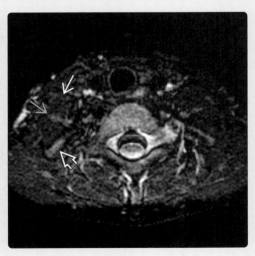

（左）斜矢状位 STIR MR 显示斜角肌间三角的正常解剖：臂丛神经干➡、前➡和中斜角肌、SCA➡、锁骨下静脉➡和第一胸肋➡。（右）轴位 STIR MR 显示正常轴位胸廓出口解剖。臂丛➡在前斜角肌➡和中 / 后斜角肌之间穿过，并在第一胸肋上方➡走行

肌肉去神经支配

术语

- 由于神经损伤后去神经支配，引起继发性肌肉损伤

影像

- 急性去神经支配
  - T1WI 肌肉显示正常信号
  - T2WI 及 STIR 显示弥漫性高信号
  - 钆注射后轻度均匀强化
- 慢性去神经支配
  - T1WI 上脂肪萎缩明显
  - 肌肉体积减少
  - 去神经支配性水肿持续时间长

主要鉴别诊断

- 废用性萎缩
- 肌肉损伤

- 肌肉炎症或感染
- 辐射性肌病

病理学

- 神经肿瘤、感染、自身免疫性神经炎、周围神经病或损伤

临床问题

- 损伤神经分布区的肌无力、肌肉体积减少
  - 可能会疼痛
- 急性去神经支配可能部分或完全恢复，取决于神经损伤的严重程度
- 慢性去神经支配性改变为永久性

诊断要点

- 肌肉信号异常的分布提示神经病变的位置
- 通过液体敏感序列显示相关肌肉的横截面

（左）冠状位 STIR MR 显示由脊髓副神经支配的斜方肌去神经支配性水肿➡。肩上扛重物可引起该神经创伤。（右）同一患者冠状位 T1WI 抑脂增强 MR 显示受累肌肉的均匀强化➡。相反，肌肉撕裂则表现为不均匀强化

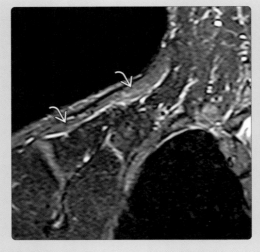
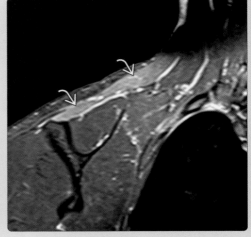

（左）轴位 T2WI 抑脂 MR 显示腿部游离肌瓣➡。肌肉表现为严重的弥漫性水肿，其中散布有少量脂肪条纹。这是本病的常见表现，不应与感染混淆。（右）冠状位 T2WI 抑脂 MR 显示足内在肌肉的去神经支配性水肿➡。糖尿病引起的去神经支配性水肿主要累及足部，它引起的去神经损伤所显示的信号比其他原因导致的去神经损伤更不均匀

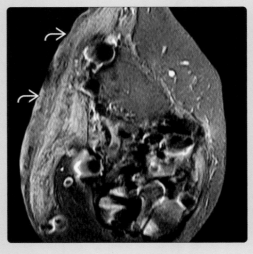
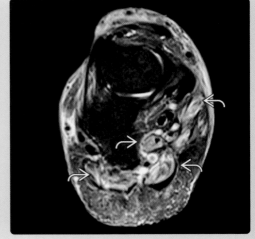

臂丛牵拉伤

术语

- 同义词：臂丛牵拉损伤，臂丛撕脱伤，撕脱性假性脊膜膨出
- ≥ 1 个颈神经根、臂丛的牵拉损伤或撕脱伤

影像

- 牵拉损伤：神经的肿大和异常水肿
- 撕脱伤：在空硬膜囊内观察到脑脊液异常信号

主要鉴别诊断

- 神经鞘肿瘤
- 外侧脊膜膨出
- 神经根袖囊肿
- 慢性炎症性脱髓鞘性多发性神经病（CIDP）；急性炎症性脱髓鞘性多发性神经病（AIDP）少见

病理学

- 成人：大多数创伤后损伤继发于高强度的暴力
- 婴儿：在难产过程中继发于过度牵引（臀位或产钳）

临床问题

- 完全臂丛撕脱伤可产生无功能的"连枷臂"
- 由于冗余肌肉由多个不同神经根支配，完全神经根撕脱伤临床可表现为不完全瘫痪
- 肌电图（EMG）/ 神经传导检查（NCS）有助于鉴别外伤和免疫相关病因

诊断要点

- 熟悉正常的臂丛解剖结构对 MRI 解读至关重要
- 肌肉去神经支配模式可以预测异常神经

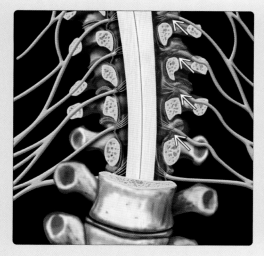

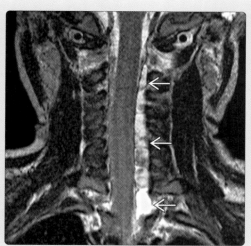

（左）冠状位示意图显示左侧 C5-8 神经根创伤后撕脱伤➡，在神经根损伤部位产生局部出血并伴有假性脊膜膨出。（右）创伤后瘫痪的"连枷臂"患者，冠状位 T2WI MR 显示广泛的硬膜外脑脊液（CSF）信号混杂血液信号➡，代表多个神经根撕脱伤后引起的脑脊液漏，压迫脊髓向右侧移位

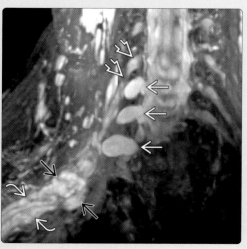

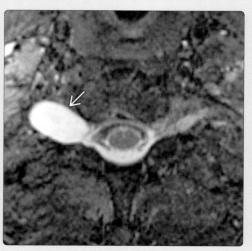

（左）严重的臂丛牵拉伤患者，冠状位 STIR MR 显示右侧 C6、C7、C8 神经根撕脱性假性脊膜膨出➡。C5 神经根变细，伴有异常信号升高（不完全牵拉损伤）➡。撕脱神经根形成"缩小的球形"➡，其远端（去神经支配的）神经丛异常肿大，伴有 T2 高信号➡。（右）轴位 STIR MR 证实脑脊液信号，并观察到在右侧 C7 假性脊膜膨出中神经缺失➡

特发性臂丛神经炎

术语

- Parsonage-Turner 综合征

影像

- 可影响臂丛支配的任何肌肉
  - 最常见：肩袖、三角肌、肱二头肌、肱三头肌
- 早期可发现去神经支配性水肿
  - 受累肌肉呈弥漫性、均匀的 T2WI、STIR 高信号
    - 由 2 个或多个不同的周围神经支配的肌肉常受到影响
  - ± 臂丛的 T2/STIR 高信号
- 慢性去神经支配发生脂肪性萎缩（罕见）

主要鉴别诊断

- 颈神经根病
- 肩胛上神经卡压
- 臂丛肿瘤

- 臂丛或颈神经根撕脱伤
- 放射性神经炎 / 肌炎
- 四边孔综合征
- Pancoast 瘤
- 肌肉损伤

病理学

- 常为特发性；可与病毒或细菌感染有关
- 也可以是创伤后或手术后疾病

临床问题

- 突发疼痛，之后伴无力、感觉异常
- 男性多于女性
- 大多数病例在 3 个月至 2 年缓解
- 物理疗法能保留一定的运动功能

诊断要点

- 通常是在肩部无力、疼痛时行 MR 检查的意外发现

（左）冠状位 STIR MR 显示由特发性臂丛神经炎导致的臂丛弥漫性信号升高➡。（右）斜冠状位 T2WI MR 显示臂丛神经炎引起的小圆肌失神经支配性水肿➡。水肿均匀，没有肌纤维的破坏。四边孔➡没有显示肿块累及腋神经的证据。在看到去神经支配性水肿时，应该查找有无累及神经的肿块或外源性压迫

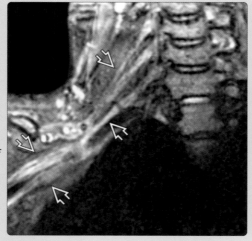

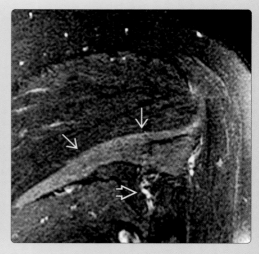

（左）斜冠状位 T2WI MR 在冈下肌上部纤维显示弥漫性信号升高➡。有趣的是，肌肉的下部➡并没有累及。去神经支配性水肿的异常分布在臂丛神经炎是较常见的。（右）矢状位 T2WI MR 显示在冈下肌➡、冈上肌➡的弥漫性异常信号。这种情况的鉴别诊断包括肩胛上神经卡压综合征

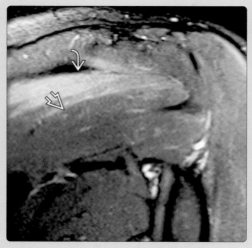

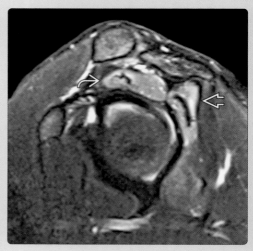

肥大性神经病

关键点

术语

- 局灶性或弥漫性周围神经肿大的一组遗传性疾病
- 遗传性运动–感觉神经病（HMSN）、增生性神经病（HN）、遗传性感觉神经病（HSN）、遗传性运动神经病（HMN）、遗传性感觉和自主神经病（HSAN）、Charcot-Marie-Tooth（CMT）综合征

影像

- 局限性或弥漫性周围神经梭形肿大
  - 周围神经 ± 硬膜内神经根
  - ± 马尾神经根受累
- 急性和（或）慢性肌肉去神经支配变化
- 最佳的成像工具：高分辨率 MR（MR 神经成像）

主要鉴别诊断

- 吉兰–巴雷综合征
- 慢性炎症性脱髓鞘性多发性神经病
- 神经鞘瘤

- 外伤性神经牵拉损伤

病理学

- 肥大性神经根、周围神经
- "洋葱球"样表现＝重复性节段性脱髓鞘/髓鞘再生引起的神经增粗（CMT 组织学标志亦可发生于其他疾病）

临床问题

- 四肢远端肌无力/萎缩（运动性＞感觉性），足畸形
- 背/下肢神经根性疼痛 ± 脊髓病
- 感觉丧失、局部压痛、感觉迟钝

诊断要点

- 在 MR 上看到周围神经异常肿大需要考虑 HMSN
- 患者在 MR 上显示神经梭形肿大应建议其行遗传咨询

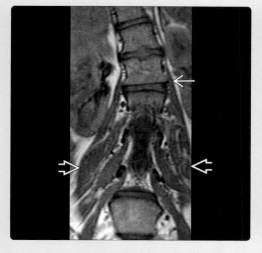
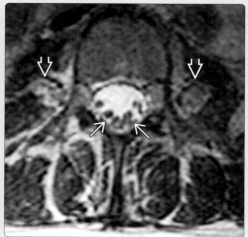

（左）冠状位 T1WI MR（Charcot-Marie-Tooth 综合征，脊柱侧凸伴疼痛）显示脊柱左凸➡及双侧硬膜外脊神经根和腰丛的异常梭形肿大➡。（右）轴位 T2WI MR（Charcot-Marie-Tooth 综合征，脊柱侧凸伴疼痛）证实双侧硬膜外腰神经根异常肿大伴 T2 高信号➡，以及硬膜内马尾神经根异常肿大➡

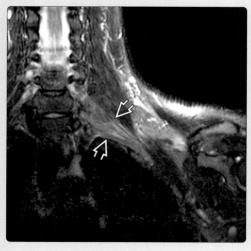
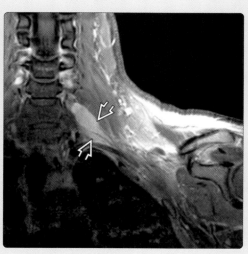

（左）冠状位 STIR MR（未知型肥大性神经病，左臂疼痛和无力）显示左侧近端臂丛 C7 和 C8 神经根/支异常梭形肿大➡。（右）同一患者左侧臂丛的冠状位 T1WI 抑脂增强 MR 显示左侧近端臂丛 C7 和 C8 神经根/支梭形肿大，呈弥漫性均匀强化➡

股神经病

术语

- 同义词：股神经单神经病、股神经麻痹
- 由直接创伤、压迫、牵拉伤或缺血造成的股神经卡压或损伤

影像

- 神经肿大 ± 内部束状结构消失，T2 高信号
- 损伤最常见的部位为腰肌体部、髂腰肌间沟或股管

主要鉴别诊断

- 股神经肿瘤浸润
- 神经鞘瘤
- 腰骶椎间盘综合征
- 腰神经丛病

病理学

- 报道的病因包括自固定牵开器、腿部止血带、外伤性损伤、肝素抗凝（腹膜后血肿）、动脉导管并发症、产科并发症、糖尿病性神经病

临床问题

- 急性症状发作，股神经分布区疼痛 / 无力，膝腱反射减弱 / 消失，大腿肌肉萎缩
- 严重的背部 / 腹股沟疼痛（腹膜后血肿）
- 恢复需要数日→数月

诊断要点

- 股神经病不常见
- 髂腰肌间沟或股管的病变或血肿需要仔细观察

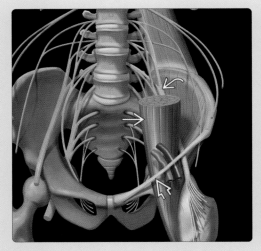
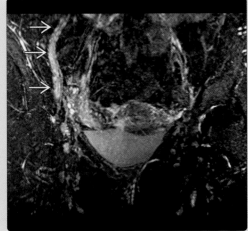

（左）冠状位示意图显示相对于腰肌和腹股沟韧带走行正常的股神经的位置。股神经发出多个周围分支到股前肌。（右）冠状位 STIR MR（疝修补术后股神经病）描述了右侧股神经明显肿大伴 T2 高信号➡️，并在右侧腹股沟处突然走行改变。在本例中，股神经在疝修补术中被意外结扎

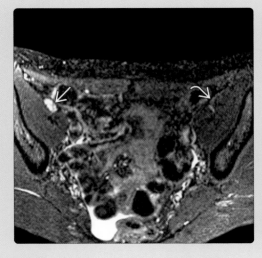
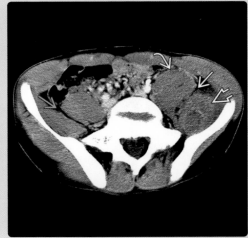

（左）同一患者的轴位 STIR MR 显示在髂腰肌间沟内的右股神经➡️显著肿大，伴有不连续的 T2 高信号（相对于正常的左股神经➡️）。（右）轴位 CT 增强（重度血友病）显示左侧髂肌➡️和腰肌➡️的大血肿。股神经病产生于股神经受压，其沿腰肌和髂腰肌间沟走行➡️。右侧为一个正常的髂腰肌间沟➡️

第二篇 脊柱
第六章 周围神经和神经丛

尺神经病

术语

- 同义词：尺神经卡压，肘管综合征
- 尺神经的部分固定、压迫或扭曲

影像

- 尺神经肿大 ±T2 异常高信号，结构扭曲
- 最常发生在肘管（肘部）；罕见于 Guyon 管（腕部）或臂丛

主要鉴别诊断

- 急性直接神经创伤
- 特发性臂丛神经炎（Parsonage-Turner 综合征）
- 神经鞘瘤
- 扩大的神经周围静脉
- 内上髁炎

病理学

- 尺神经水肿 / 硬化 ± 韧带增厚，纤维浸润，束状结构萎缩 / 消失
- ± 滑车上肘后肌，肱三头肌内侧头增大

临床问题

- 症状从第四、第五手指轻微短暂的感觉异常→爪形手 / 指、内在肌萎缩
- ± 严重肘 / 腕痛，并向近端或远端放射

诊断要点

- 局灶性神经肿大，内上髁远端 T2 异常高信号
- 观察解剖异常（肱三头肌内侧头或肘肌增大、骨赘、韧带增厚）

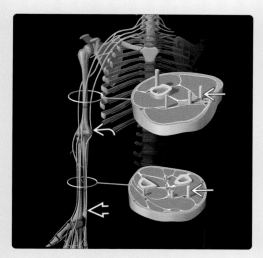

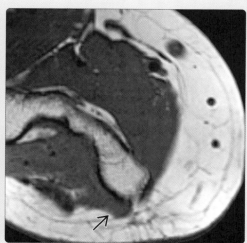

（左）右上肢冠状位示意图显示尺神经（黄色）➡的正常走行。易于损伤的部位包括在肘关节内侧的肘管➡和在腕关节内侧的 Guyon 管➡。（右）右肘部轴位 T1WI MR 显示肘管内右侧尺神经➡轻度异常肿大和圆形的结构

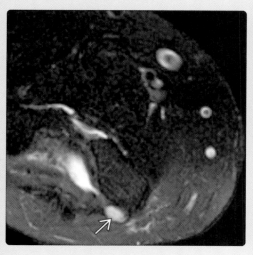

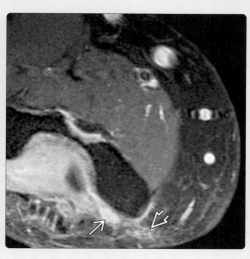

（左）右肘部轴位 T2WI 抑脂 MR 显示右侧尺神经➡轻度增大，呈异常 T2 高信号，内部束状结构完全消失，提示轴突断裂或神经断伤而非较轻的神经失用性损伤。（右）右肘部轴位 T1WI 增强抑脂 MR 证实轻度增大的右侧尺神经弥漫性异常强化➡。注意邻近的软组织也有轻度水肿和炎症➡

肩胛上神经病

术语

- 肩胛上神经卡压引起肌肉去神经支配

影像

- 肩胛上神经卡压可发生在冈盂切迹或肩胛切迹
- 冈盂切迹：位于肩胛颈和肩峰之间，顶部为肩胛下横韧带
  - 卡压仅影响冈下肌
- 肩胛切迹：在肩胛骨上缘，顶部为上横韧带
  - 卡压影响冈上肌和冈下肌
- 去神经支配性水肿是 MRI 的首要征象
  - 肌肉信号均匀升高
- 脂肪萎缩发生较晚

主要鉴别诊断

- 颈神经根病

- Parsonage-Turner 综合征（臂丛神经炎）
- 肩袖撕裂
- 牵引性神经病
- 神经肿瘤

病理学

- 由于后上盂唇撕裂形成的 Paralabral 囊肿
- 肿块或静脉曲张压迫神经
- 创伤后瘢痕或异位骨化

临床问题

- 青年或中年患者，男性多于女性
- 抬头过度的运动员

诊断要点

- 矢状位液体敏感序列显示去神经支配性水肿最佳

（左）冠状位示意图显示肩胛上神经通过肩胛切迹走行➡，之后发出运动支到冈上肌➡。然后神经穿过冈盂切迹➡支配冈下肌➡。（右）冠状位 T2WI 抑脂 MR 显示一个细长的多房性囊肿➡从后上盂唇撕裂处➡延伸通过冈盂切迹。冈下肌➡显示轻度、均匀高信号

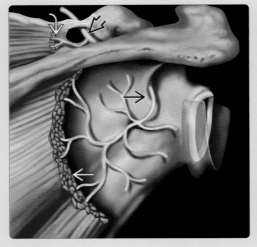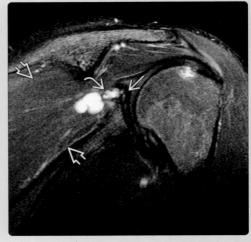

（左）同一患者的轴位 PD FSE 压脂 MR 显示囊肿➡在冈盂切迹➡水平。去神经支配性水肿在此序列上不如 T2 压脂或 STIR 明显。（右）同一患者的矢状位 T2WI 压脂 MR 显示囊肿➡位于冈盂切迹。矢状位成像最容易显示冈下肌➡相对于冈上肌➡的异常信号

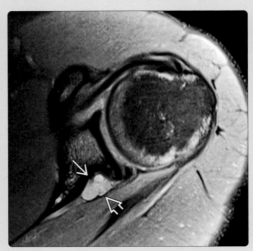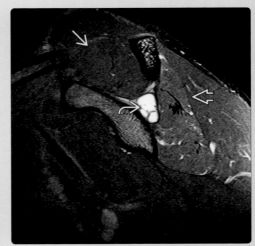

正中神经病

术语

- 旋前圆肌综合征：在旋前圆肌处神经卡压
- 腕管综合征：腕管神经卡压

影像

- 卡压区的远端神经增粗
  - 束状结构模糊
- 神经周围强化
- ± 肿块压迫神经
- 卡压区的远端肌肉去神经支配改变

主要鉴别诊断

- 颈神经根病
- 腱鞘炎
- 周围神经鞘瘤
- 胸廓出口综合征

病理学

- 常见病因
  - 过度使用，关节炎，解剖变异
  - 骨折
- 少见病因：肿瘤

临床问题

- Tinel 征：当神经在卡压点受压时，沿神经走行可有麻刺感
- 如果为双侧病变，需检查是否有糖尿病、甲状腺功能减退、风湿性关节炎

诊断要点

- 根据肌电图进行诊断，而不是 MR
  - 超声是备选方法
- 成像诊断具有挑战性
  - 神经在 FSE T2WI 一般为高信号（腕管内）
  - 神经在钩骨水平一般为扁平状

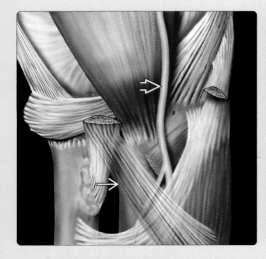
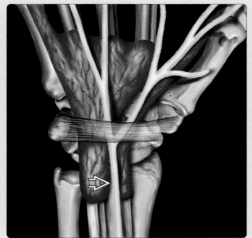

（左）肘前部示意图显示正中神经➡️在肱肌前部走行。它从旋前圆肌头部延伸到肱二头肌腱膜➡️下方。这一区域的神经卡压比腕管综合征罕见。它通常表现为反复旋前 / 旋后时前臂麻木感。（右）腕管的冠状位示意图显示正中神经➡️位于腕管腹侧缘，位于屈肌腱浅面

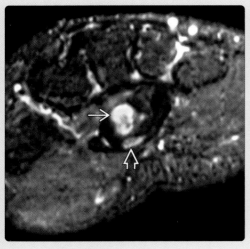
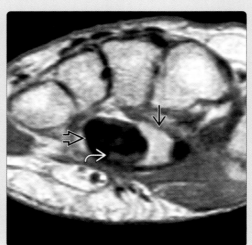

（左）手腕轴位 T2 压脂 MR 显示腕管内腱鞘囊肿➡️，对正中神经➡️产生压迫效应。（右）轴位 T1WI MR 显示腕管内脂肪瘤➡️。屈肌腱➡️向尺侧移位，正中神经➡️受压

腓总神经病

术语

- 同义词：腓总神经（common peroneal nerve，CPN）麻痹，CPN 卡压
- CPN 在腓骨头处卡压

影像

- CPN 肿大，T2 异常高信号
  - 在轻微损伤情况下保留束状结构（神经失用性损伤）
  - 在严重损伤情况下（轴突断裂，神经断伤）内部束状结构消失

主要鉴别诊断

- 腱鞘囊肿
- 病毒性神经炎
- 神经鞘瘤
- 急性直接 CPN 创伤

病理学

- 通常的病因是卡压或在腓骨头水平对 CPN 的持续性压迫后遗症
- 水肿 / 硬化的 CPN± 手术中增厚的"腓骨管"

临床问题

- 足下垂，沿小腿前外侧的感觉异常
- 预后呈多样性；保守治疗后常恢复良好
- 针对顽固病例可行减压手术

诊断要点

- 腓骨头处局限性 CPN 增大、T2 异常高信号，提示 CPN 神经病
- MR 成像检查对急性神经损伤比慢性神经损伤更敏感
- 神经电生理检查（EMG/NCS）可以帮助定位和检查慢性病变

（左）冠状位示意图显示腓总神经（CPN）的正常走行。坐骨神经➡分支走行为胫神经➡（在股骨后方）和 CPN➡（在腓骨头周围）。（右）轴位 T1WI MR 显示由 CPN 支配的右前外侧肌肉➡萎缩和脂肪浸润。右侧 CPN➡内神经束轻度增大，在 T1WI 序列上显示不如 T2WI 抑脂 MR 或 STIR MR 明显

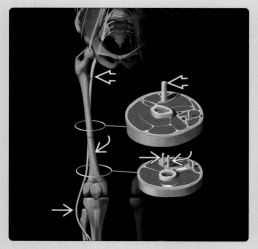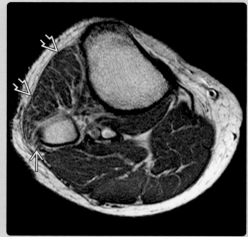

（左）轴位 T2WI 抑脂 MR（同一患者）显示一些前外侧肌肉的 T2 异常高信号➡，表示在慢性去神经支配的基础上叠加了急性去神经支配。右侧 CPN➡轻度增大，伴有肿胀、高信号的神经束。（右）轴位 STIR MR 显示一些前外侧肌肉的异常 T2 高信号➡，CPN➡显示轻度肿大并伴有异常信号，内部束状结构保留

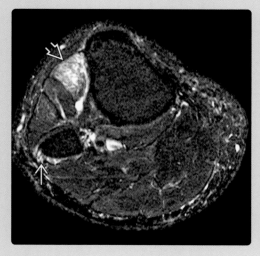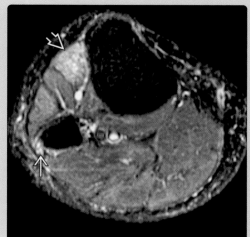

胫神经病

术语

- 跗管综合征

影像

- 足底固有肌去神经支配
  - 液体敏感序列的均匀高信号
- 跗管肿块
  - 神经节囊肿：同液体信号，均匀，± 薄的边缘增强
  - 神经鞘瘤：圆形或卵圆形，在其神经起源处常显示"尾征"，弥漫性增强
  - 静脉曲张：跗管内蛇形、扩大的血管，也可以在跗管外出现
- 瘢痕：胫神经周围的无定形物质
- 骨性卡压：骨折畸形愈合，距下联合

主要鉴别诊断

- 神经根病
- 糖尿病性神经病
- 跟骨应力骨折
- 足底筋膜炎
- 足底肌孤立性脂肪性萎缩

病理学

- 多达 50% 病例为特发性

临床问题

- 烧灼感，刺痛感，足底麻木

诊断要点

- 足底固有肌的脂肪萎缩可能是偶然发现的，随着年龄的增长而增加
- 肌肉水肿是最可靠的肌肉去神经支配标志

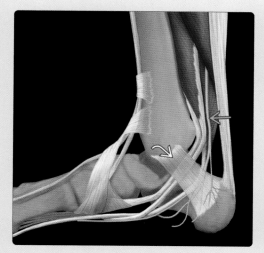
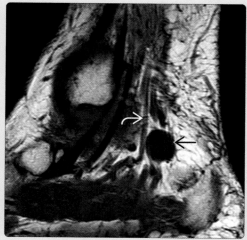

（左）踝关节内侧矢状位示意图显示胫神经➡走行通过跗管，跗管顶部由屈肌支持带➡构成。在整个胫神经走行过程中，胫神经从内踝后部到足中段容易受到压迫。（右）矢状 T1WI MR 显示毗邻胫后静脉➡的跗管内小叶状腱鞘囊肿➡。该患者表现为胫神经病

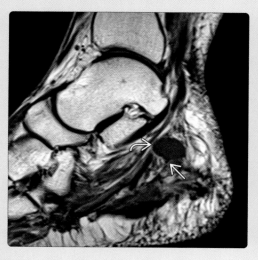
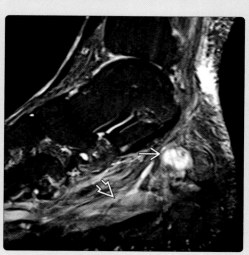

（左）矢状位 T1WI MR 显示跗管内低信号肿块➡。肿块有神经鞘瘤的特征性"尾征"➡。在手术中，证实这是一个恶性周围神经鞘瘤。（右）同一患者的矢状位 STIR MR 显示肿块➡为不均匀的高信号。其异质性程度大于原先诊断的滑膜囊肿。在拇展肌处可见去神经支配性水肿➡

放射学缩略语

A

ADC： 表观弥散系数
（apparent diffusion coefficient）

AP： 前后位，正位
（anteroposterior）

ASL： 动脉自旋标记
（arterial spin labeling）

C

CBF： 脑血流量
（cerebral blood flow）

CBV： 脑血容量
（cerebral blood volume）

CECT： 对比增强计算机断层成像
（contrast-enhanced computed tomography）

Cho： 胆碱
（choline）

CISS： 稳态进动结构相干
（constructive interference in steady state）

Cr： 铬
（chromium）

CT： 计算机断层成像
（computed tomography）

CTA： 计算机断层血管造影
（computed tomography angiography）

CTP： 计算机断层灌注成像
（computed tomography perfusion）

CTV： 计算机断层静脉造影
（computed tomography venography）

D

DaT： 多巴胺转运体
（dopamine transporter）

DCE： 动态对比增强（MR）
[dynamic contrast-enhanced（MR）]

DSA： 数字减影血管造影
（digital subtraction angiography）

DSC： 动态磁敏感对比增强（MR 灌注）
[dynamic susceptibility contrast-enhanced（MR perfusion）]

DST： 硬脑膜窦血栓形成
（dural sinus thrombosis）

DTI： 弥散张量成像（MR）
[diffusion tensor imaging（MR）]

DWI： 弥散加权成像（MR）
[diffusion-weighted imaging（MR）]

E

EMG： 肌电图
（electromyography）

F

F-18 FDG： F-18 氟脱氧葡萄糖
（F-18 fluorodeoxyglucose）

FIESTA： 稳态采集快速成像
（fast imaging employing steady-state acquisition）

FISP： 稳态进动快速成像
（fast imaging with steady-state Precession）

FLAIR： 液体衰减反转恢复
（fluid-attenuated inversion recovery）

fMRI： 功能磁共振成像
（functional magnetic resonance imaging）

FSE T2： T2 快速自旋回波成像
（T2 fast-spin echo imaging）

FS-PGR： 局灶节段脉冲产流
（focal segmental pulse-generated runoff）

G

Glx： 谷氨酸
（glutamic acid）

GRE： 梯度回波
（gradient echo）

H

HMPAO： 六甲基丙二基胺肟
（hexamethylpropyleneamine oxime）

HU： 亨氏单位
（Hounsfield unit）

L

Lac： 乳酸
（lactate）

M

MDCT： 多排计算机断层成像

（multidetector computed tomography）

MIP：最大密度投影

（maximum intensity projection）

MP-RAGE：磁化准备快速梯度回波

（magnetization-prepared rapid acquisition gradient echo）

MR：磁共振

（magnetic resonance）

MR T1：磁共振 T1

（magnetic resonance T1）

MRA：磁共振动脉成像

（magnetic resonance angiography）

MRP：磁共振灌注成像

（magnetic resonance perfusion）

MRS：磁共振波谱成像

（magnetic resonance spectroscopy）

MRV：磁共振静脉成像

（magnetic resonance venography）

MTT：平均通过时间

（mean transit time）

N

NAA：N- 乙酰天冬氨酸

（N-acetylaspartate）

NASCET：北美症状性颈动脉内膜切除术试验

（North American Symptomatic Carotid Endarterectomy Trial）

NCS：神经传导检查

（nerve conduction study）

NCV：神经传导速度

（nerve conduction velocity）

NECT：非增强计算机断层成像

（nonenhanced computed tomography）

P

PACS：图像存储与传输系统

（picture archiving and communications system）

PC：相位差

（phase contrast）

pCT：正电子计算机断层成像

（positron computed tomography）

PD：脉冲多普勒（波）

［pulsed Doppler（wave）］

PET：正电子发射断层成像

（positron emission tomography）

PiB：匹斯堡复合物 B

（Pittsburgh compound B）

pMR：质子磁共振

（proton magnetic resonance）

PWI：灌注加权成像（MR）

［perfusion-weighted imaging（MR）］

R

RF：射频

（radiofrequency）

S

SPACE：可变翻转角快速自旋回波

（sampling perfection with application optimized contrast with different flip-angle evolutions）

SPECT：单光子发射计算机断层成像

（single photon emission computed tomography）

SPGR：扰相梯度回波

（spoiled gradient echo）

SSP：层敏感度曲线

（section sensitivity profile）

STIR：短时间反转恢复

（short tau inversion recovery）

SWI：磁敏感加权成像

（susceptibility-weighted imaging）

T

T1：自旋晶格或纵向弛豫时间（MR 扫描）

［spin lattice or longitudinal relaxation time（MR scan）］

T1 C＋：T1 对比增强（MR）

［T1 contrast-enhanced（MR）］

T1 C＋ FS：T1 对比增强并脂肪抑制

（T1 contrast enhanced with fat suppression）

T1WI：T1 加权成像

（T1-weighted imaging）

T2：自旋−自旋或横向弛豫时间

（spin-spin or transverse relaxation time）

T2*：可测或有效 T2

（T2 star，observed or effective T2）

T2* GRE：梯度回波 T2*

（gradient echo T2 star）

T2* SWI：T2* 磁敏感加权成像

（T2 star susceptibility-weighted imaging）

T2WI：T2 加权成像

（T2-weighted imaging）

T2WI FS MR：T2 加权磁共振成像并脂肪抑制

（T2-weighted magnetic resonance imaging with fat suppression）

TE：回波时间

（echo time）

TOF：时间飞跃

（time of flight）

tPA：组织型纤溶酶原激活剂

（tissue plasminogen activator）

TR：恢复时间

（recovery time）

TTP：达峰时间

（time to peak）